普通高等教育“十一五”国家级规划教材
“十四五”普通高等教育本科规划教材

供本科护理学类专业用

急危重症护理学

第3版

主　编　李文涛　应菊素

副主编　甘秀妮　王欣然　郭全荣　张　华　卢海霞

编　委（按姓名汉语拼音排序）

阿丽亚（珠海科技学院健康学院）
陈　美（遵义医科大学附属医院）
崔　丹（哈尔滨医科大学附属第二医院）
樊　落（兰州大学第一医院）
冯　涛（宁夏医科大学附属中西医结合医院）
甘秀妮（重庆医科大学附属第二医院）
郭全荣（华北理工大学护理与康复学院）
郝文女（内蒙古医科大学附属医院）
李文涛（大连大学护理学院）
卢海霞（贵州医科大学护理学院）
卢慕荣（广州医科大学附属第二医院）
王华荣（承德医学院附属医院）
王惠峰（北京中医药大学护理学院）
王欣然（首都医科大学宣武医院）
王秀清（齐齐哈尔医学院临床教学中心）
王　玥（北京大学人民医院）
徐佳卿（北京大学深圳医院）
杨先芬（青海大学附属医院）
应菊素（北京大学人民医院）
袁　翠（北京大学第一医院）
张　华（海南医学院国际护理学院）
赵博伦（大连医科大学护理学院）

秘　书　赵博伦　王　玥

北京大学医学出版社

JIWEIZHONGZHENG HULIXUE

图书在版编目（CIP）数据

急危重症护理学 / 李文涛，应菊素主编．—3 版．—北京：北京大学医学出版社，2024.1

ISBN 978-7-5659-3057-7

Ⅰ．①急… Ⅱ．①李… ②应… Ⅲ．①急性病－护理学－教材②险症－护理学－教材 Ⅳ．① R472.2

中国国家版本馆 CIP 数据核字（2023）第 231040 号

急危重症护理学（第 3 版）

主　　编： 李文涛　应菊素

出版发行： 北京大学医学出版社

地　　址：（100191）北京市海淀区学院路 38 号　北京大学医学部院内

电　　话： 发行部 010-82802230；图书邮购 010-82802495

网　　址： http: //www.pumpress.com.cn

E-mail： booksale@bjmu.edu.cn

印　　刷： 北京信彩瑞禾印刷厂

经　　销： 新华书店

责任编辑： 赵　欣　　**责任校对：** 靳新强　　**责任印制：** 李　啸

开　　本： 850 mm × 1168 mm　1/16　　**印张：** 24.75　　**字数：** 700 千字

版　　次： 2008 年 6 月第 1 版　2024 年 1 月第 3 版　2024 年 1 月第 1 次印刷

书　　号： ISBN 978-7-5659-3057-7

定　　价： 69.00 元

第 3 轮修订说明

国务院办公厅印发的《关于加快医学教育创新发展的指导意见》提出以新理念谋划医学发展、以新定位推进医学教育发展、以新内涵强化医学生培养、以新医科统领医学教育创新；要求全力提升院校医学人才培养质量，培养仁心仁术的医学人才，加强护理专业人才培养，构建理论、实践教学与临床护理实际有效衔接的课程体系，提升学生的评判性思维和临床实践能力。《教育部关于深化本科教育教学改革全面提高人才培养质量的意见》要求严格教学管理，把思想政治教育贯穿人才培养全过程，全面提高课程建设质量，推动高水平教材编写使用。新时代本科护理学类人才培养及教材建设面临更高的要求和更大的挑战。

为更好地支持服务高等医学教育改革发展、本科护理学类人才培养，北京大学医学出版社有代表性地组织、邀请全国高等医学院校启动了本科护理学类专业规划教材第 3 轮建设。在各方面专家的指导下，结合各院校教学教材调研反馈，经过论证决定启动 27 种教材建设。其中修订 20 种教材，新增《基础护理学》《传染病护理学》《老年护理学》《助产学》《情景模拟护理综合实训》《护理临床思维能力》《护理信息学》7 种教材。

修订和编写特色如下：

1．调整参编院校

教材建设的院校队伍结合了研究型与教学型院校，并注重不同地区的院校代表性；由知名专家担纲主编，由教学经验丰富的学院教师及临床护理教师参编，为教材的实用性、权威性、院校普适性奠定了基础。

2．更新知识体系

对照教育部本科《护理学类专业教学质量国家标准》及相关考试大纲，结合各地院校教学实际修订教材知识体系，更新已有定论的理论及临床护理实践知识，力求使教材既符合多数院校教学现状，又适度引领教学改革。

3．创新编写特色

本着“以人为中心”的整体护理观，以深化岗位胜任力培养为导向，设置“导学目标”，使学生对学习的基本目标、发展目标、思政目标有清晰了解；设置“案例”“思考题”，使教材贴近情境式学习、基于案例的学习、问题导向学习，促进学生的临床护理评判性思维能力培养；设置“整合小提示”，探索知识整合，体现学科交叉；设置“科研小提示”，启发创新思维，促进“新医科”人才培养。

4．融入课程思政

将思政潜移默化地融入教材中，体现人文关怀，提高职业认同度，着力培养学生“敬佑生命、救死扶伤、甘于奉献、大爱无疆”的医者精神，引导学生始终把人民群众生命安全和身体健康放在首位。

5．优化数字内容

在第2轮教材与二维码技术初步结合实现融媒体教材建设的基础上，第3轮教材改进二维码技术，简化激活方式、优化使用形式。按章（或节）设置一个数字资源二维码，融拓展知识、微课、视频等于一体。设置“随堂测”二维码，实现即时形成性评测及反馈，促进“以学生为中心”的自主学习。

为便于教师、学生下载使用，PPT课件统一做成压缩包，用微信“扫一扫”扫描封底激活码，即可激活教材正文二维码、导出PPT课件。

第2轮教材的部分教材主编因年事已高等原因，不再继续担任主编。她们在这套教材的建设历程中辛勤耕耘、贡献突出，为第3轮教材建设日臻完善、与时俱进奠定了坚实基础。各方面专家为教材的顶层设计、编写创新建言献策、集思广益，在此一并致以衷心感谢！

本套教材供本科护理学类专业用，也可供临床护理教师和护理工作者使用及参考。希望广大师生多提宝贵意见，反馈使用信息，以逐步完善教材内容，提高教材质量。

前　言

急危重症护理学是护理学的重要组成部分，是一门综合性的护理学科。对急危重症患者进行快速而准确的护理评估与及时有效的抢救，直接关系到患者的生命安全与预后，需要护士熟练掌握急危重症护理的知识与技能。

《急危重症护理学》（第3版）修订过程中依据急危重症护理学的学科发展状况，参考国内外最新的急危重症护理理论与技术进展，结合各位编者丰富的临床实践与教学经验，通过临床案例导入、分析，力求展示最实用、先进、科学的急危重症护理内容。全书分三篇，共二十八章，第一篇急危重症护理学总论，包括绪论、院前急救、灾害救护、急诊科救护、重症监护等内容，以急救医疗服务体系为主线，突出急危重症护理学的学科特色；第二篇常见急危重症的抢救与护理，包括心搏骤停、急性呼吸困难、突发性意识障碍、严重创伤、急性上消化道出血、急性疼痛、环境及理化因素损伤、急性中毒、多器官功能障碍、危重症患者的感染、危重症患者的营养代谢失调、危重症患者的谵妄等内容，突出以“症”为切入，而非以“病”为切入，更符合急危重症护理的特点；第三篇常用急危重症监测与救护技术，包括急危重症患者的监测、呼吸道通畅与建立人工气道、机械通气、动静脉穿刺置管、心脏电复律、临时心脏起搏器的应用、主动脉内球囊反搏术、连续性血液净化治疗、体外膜肺氧合技术、创伤急救技术、重症康复技术等内容，重在提升急危重症护理实践能力。教材的内容中还有机地融入思政元素，充分体现课程思政的重要性，突出立德树人。本教材主要供全国高等学校护理学类专业本科生使用，也为在职的急危重症护理工作者提供参考。

教材的编写工作得到各编委单位的大力支持，在本教材的编写过程中，全体编者本着求真、求新、求精的原则，精诚合作，以保证教材的质量，但限于水平有限，疏漏与不妥之处难免，敬请广大读者批评指正。

李文涛　应菊素

2023年10月

目 录

第一篇 急危重症护理学总论

第二篇 常见急危重症的抢救与护理

第三篇 常用急危重症监测与救护技术

第一篇

急危重症护理学总论

第一章数字资源

第一章 绪 论

导学目标

通过本章内容的学习，学生应能够：

◆ **基本目标**

1. 复述急救医疗服务体系的概念。
2. 说出急危重症护理学发展过程中的代表性事件。
3. 说出急救医疗服务体系的发展概况。
4. 列举在急危重症护理工作中护士的角色与功能。

◆ **发展目标**

1. 通过展望我国急危重症护理学的发展趋势，建立为未来从事急危重症护理工作而努力提升个人能力的意识。
2. 结合我国急危重症护理学的发展历程，立志未来能为我国护理事业发展做出贡献。

急危重症护理学（emergency and critical care nursing）是研究各类急性疾病、急性创伤、慢性疾病急性发作及各种危重症患者抢救、护理与科学管理的一门学科，其目的是促进急危重症患者维持生命健康、减少伤残和快速康复，以提高其生命质量，提高抢救的成功率。急危重症护理学是伴随着急诊医学与危重症医学的发展而逐步建立和成长起来的，学科名称由急诊护理学、急救护理学演变为急危重症护理学，其内涵也不断拓展，现已成为护理学科的一个重要分支。

第一节 急危重症护理学的发展

一、急危重症护理学的起源与发展

（一）国际急危重症护理学的起源与发展

现代急危重症护理学最早可追溯到19世纪弗洛伦斯·南丁格尔年代，在1854—1856年的克里米亚战争期间，南丁格尔率领38名护士前往战地救护，通过及时处理伤口、将重伤员集中安置在靠近护士工作站的病房、加强对环境的消毒处理及营养支持等手段使前线的英国伤员病死率由42%以上降至2%，充分体现了护士在抢救急危重症伤病员中发挥的重要作用。南丁格尔还首次阐述了在医院手术室旁设立术后患者恢复病房的优点，为重症监护的发展奠定了基础。

战争的爆发、传染性疾病的流行及手术的发展使急诊和危重症医学实践日益受到重视，急危重症护理得到了进一步发展。在18—19世纪的战场上，法国、苏联、美国等使用救护车转运伤病员，形成了院前急救的雏形。1923年，美国约翰霍普金斯医院建立了神经外科术后病房。1924年，在意大利的佛罗伦萨建立起国际上第一个急救医疗服务组织，并开展伤员的救护与转运。1927年，在芝加哥建立起第一个早产婴儿监护中心。第二次世界大战期间，针对大量失血性休克伤员的抢救，欧洲各地纷纷建立起创伤救治中心与休克病房。二战后，由于护士短缺，为节省护士人力，将术后患者集中在术后恢复病房救治，效果明显，术后恢复病房由此得到迅速发展。危重症护理真正得到发展始于20世纪50年代初期，当时北欧暴发流行性脊髓灰质炎，许多患者因呼吸肌麻痹需行“铁肺”治疗，在此背景下建立起世界上最早用于呼吸衰竭患者抢救的监护病室。1956年美国Baltimore City医院建立了规范的综合性监护病房。1962年美国Bethany医院建立了冠心病监护病房（coronary care unit，CCU），针对急性心肌梗死患者进行连续心电监测，此后重症监护病房（intensive care unit，ICU）不断发展。到20世纪60年代末，大部分美国医院都建立了ICU。

20世纪60年代末美国急诊医师学院成立，标志着急诊医学真正开始发展成为临床学科，明确了院前急救的概念与宗旨，即在最短时间内把最有效的医疗救治带到危重患者身边，实施现场急救干预，然后直接转入相关科室或ICU。1970年，美国危重症医学会成立；1972年，美国医学会正式认可急诊医学为一门独立学科。20世纪70年代中期提出了急救事业国际化、国际互助和标准化的方针，对急救车装备、国际救援紧急呼救电话号码等进行了统一。随着急诊医学、危重症医学的发展及急救与监护电子仪器设备的应用，急危重症护理学的理论与技术不断进步。美国急诊护士、危重病护士学会相继成立，并出版《美国危重症护理杂志》，在培训急诊护士（emergency nurse）和危重症护士（critical care nurse）及促进学科发展方面起到了积极的推进作用。

（二）我国急危重症医学与护理学的发展

我国传统医学与护理密不可分，在急重症抢救方面积累了大量的实践经验，并不断传承与发展。东汉时期名医张仲景的《金匮要略》一书中记载了抢救自缢者的人工呼吸法，施救者需“徐徐抱解，不得截绳”，可采用“以脚踏其两肩，手少挽其发，常弦勿纵之”来开放气道，以及“以手按据胸上，数动之”的人工呼吸，并配合屈伸四肢等方法，整个过程坚持不懈，直至自缢者苏醒。此方法较国外应用人工呼吸于人体急救的最早记录还早1500多年。此项技术到晋代有进一步改进，在葛洪所著的《肘后备急方》中记载：“塞两鼻孔，以芦管内其口中至咽，令人嘘之。”描述了人工呼吸中使用口咽通气导管的雏形。唐代孙思邈在他的医学著作《备急千金要方》中最早记载了导尿术，用于解除急性尿潴留患者的痛苦，“以葱叶除尖头，纳阴茎孔中深三寸，微用口吹之，胞胀，津液大通便愈”，此法较法国医生Auguste Nélaton 1860年发明橡胶导尿管的时间早1000多年。此外，针灸自古以来广为应用，哑门、劳宫、三阴交、涌泉、太溪、中脘、环跳、足三里、合谷九个穴位在抢救高热、休克、中风、虚脱、吐泻、昏迷等患者时效果显著，被誉为“回阳九针穴”。另外，针刺穴位在疫病预防及急救中起到良好的效果。

知识链接

我国古代针灸急救术

1．指针疗法　即以手指直接按压在患者某穴位上进行急症的救治。

2．毫针疗法　毫针为九针之一，用毫针治疗急症早在《黄帝内经》中就有记载，历代医者都将其作为急症救治的主要手段。

3．刺络放血疗法　是祖国医学中一种独特的针刺外治方法，起源可追溯至史前时期，后经历代医者不断完善，逐步形成系统的刺血理论。

4．火针疗法　是针刺与火、热相结合的方法，一般用比较粗长的金属针。

5．灸疗法　包括艾炷灸、艾卷灸、灯火灸、自灸及穴位贴敷疗法等。

参考文献：梁繁荣．古代针灸急救术及其临床应用［J］．中国针灸，1990，2：43-46.

我国现代急危重症护理伴随着急诊医学与危重症医学的发展而逐步建立和发展起来。早期由于院前急救的发展滞后，只有医院内的急诊急救与护理，危重患者集中在靠近护士站的病房或急救室，随后医院相继建立了术后监护室。20 世纪 80 年代，各大综合性医院开始组建起专科或综合 ICU。1989 年，卫生部将医院建立急诊科和 ICU 作为医院等级评定的条件之一，明确了急诊和危重症医学在医院建设中的重要地位，以及 ICU 的规模、监护治疗仪器配备的数量与质量要求、医护人员的专业技术水平与实践能力要求等，将危重患者抢救成功率作为医院急救医疗水平的主要衡量指标。由此，我国急危重症护理学进入了快速发展阶段。2003 年，严重急性呼吸综合征（SARS）在我国部分地区流行，通过抗击疫情，我国不仅积累了一定的突发公共卫生事件应急处理经验，也进一步明确了护士在应对突发公共卫生事件中的角色与功能，提升了护理人员急危重症监测与救护水平。2008 年，四川汶川地震后，国家重点建立和健全了突发公共卫生事件紧急医疗救治体系及灾难医疗救援体系，急诊医学与急危重症护理学在应对大型灾难中的地位得到进一步提升。2019 年，新型冠状病毒感染在全球蔓延，在党和政府的正确指导下，全民积极应对，取得了举世瞩目的抗疫成效，护士在抗疫过程中发挥了至关重要的作用，成为抗疫的先锋。

知识链接

抗击“非典”英雄——叶欣

叶欣（1956 年 7 月 9 日—2003 年 3 月 25 日），女，汉族，生前系广东省中医院急诊科护士长，在抗击“非典”的战场上献出了宝贵的生命。生前她留下了一句令人刻骨铭心的话“这里危险，让我来”。她被评为 100 位新中国成立以来感动中国人物之一，荣获第三十九届南丁格尔奖。

与国外发达国家相比，我国急危重症医学及护理学成为独立学科相对较晚。1983 年，急诊医学被卫生部和教育部正式承认为独立学科。1985 年，国家学位评定委员会正式批准设置急诊医学研究生点。此后，中华医学会急诊医学、重症医学及灾难医学分会相继成立，中华护理学会也分别成立了门急诊护理、危重症护理与灾害护理专业委员会，教育部将急救护理学确定为护理学科的必修课程，中华护理学会及护理教育中心设立了多个培训基地，并多次举办了急危重症护理学习班，培训了大批急危重症专科护理人员。2010 年，教育部正式批准开展护理硕士专业学位研究生培养，很多院校都开设了急危重症护理学方向，在急危重症高层次护理人才培养方面取得了突破性进展，相关科学研究不断深入，急危重症护理学科稳步发展。

二、急危重症护理学的范畴

（一）院前急救

院前急救是对急危重症伤病员进入医院前的医疗救治，及时有效的院前急救有利于提高抢救成功率，减少再损伤与致残，减轻患者痛苦，能够为进一步的院内救护创造条件。院前急救越来越得到各级政府的高度重视，尤其突发性事件与灾害的医疗救护需要动员社会各界力量的积极参与，形成有组织的协调管理，实现专业医务人员与非医务人员的紧密配合，以期在最短时间内取得最佳的抢救效果。

（二）医院急诊科救护

急诊科 24 h 随时接收来诊的各种急重症患者，同时接收院前急救转送的伤病员，工作内容主要涉及对患者的预检分诊、急诊评估、分类安置、抢救与管理等。

（三）重症监护

ICU 接收由急诊科、手术室和院内有关科室转来的危重患者，对各种严重疾病、创伤及复杂并发症患者进行全面监护与治疗护理。

（四）急危重症护理培训

急危重症护理人员的继续教育是保证其适应急危重症护理学科发展的重要措施，护理人员通过学术讲座、技术培训等形式不断更新理念、知识，提高专业技能水平，才能更好地适应岗位要求。此外，加强全社会的急救知识与技能培训，提高社会参与急救的能力也是急救护理事业发展的重要内容。

（五）急危重症护理的科学研究

为了适应急诊医学、危重症医学的发展，加强急危重症护理的科学研究与学术交流，用科学的方法指导急危重症护理实践，促进急危重症护理学科不断进步与发展。

三、急危重症护士培训与资质认证

（一）国外急危重症护士培训与资质认证

发达国家非常重视对急危重症护理领域人员的培训，从事急危重症护理的人员除了需要接受正规的院校教育外，还要经过若干年临床护理实践训练及接受一定学时的继续教育。美国急危重症专科护士的培训始于 20 世纪 30—40 年代，起初是一些医院对护士进行的短期培训，使之成为急危重症护理领域的骨干。随着研究生教育项目的实施，许多大学还专门开设了急危重症专科护士研究生项目。美国急诊护士和危重症护士学会负责急诊及危重症护理继续教育项目，每年都根据学科发展需要开设了大量的课程供在职护士选择。加拿大、英国等 20 世纪 60 年代也开始培养急危重症专科护士，主要有专科证书课程和研究生学位课程两种形式。日本急救医学会护理分会 1981 年制定了急救护理专家的教育课程和实践技能标准，由日本护理学会的研修学校负责实施急救护理专家的教育项目。各国对于急危重症护士的培训内容不尽相同，美国急诊专科护士证书课程一般包括急诊突发事件的评估与确定优先事项、对医疗和心理紧急情况的快速反应与救生干预、创伤护理核心课程、高级心脏生命支持术、儿科急诊护理课程、急诊护理程序等。日本急救护理专家教育项目主要针对抢救技术、准确地进行病情分类、调整治疗的顺序、把握患者及家属需求并给予援助等能力的培养，教育课程包括理论和专业技术两部分，其中专业技术课程包括抢救、分诊和应急沟通技能训练。

很多发达国家对急诊和危重症护士实行资质认证（certification）制度，要求注册护士经过专门培训获得证书后方可成为专科护士。美国急诊护士的条件包括：①具有护理学士学位；②取得注册护士资格；③有急诊护理工作经历；④参加急诊护士学会举办的急救护理核心课程学习，并通过急诊护士资格认证考试。日本、英国、瑞典、奥地利、丹麦等国家对急救和危重症护士资质认证也有各自的具体要求。每个国家还对资质证书有效期做了具体规定。采用非终身制的资格审查机制能够促进护理人员不断更新知识与专业技能水平，推动临床急危重症护理工作向更高方向发展。如美国急诊和危重症护士执照有效期通常为 5 年，其间需通过不断获得继续教育学分来保持执照的有效性，否则执照会被取消或被要求重新参加资格考试。日本护理学会规定每 5 年必须重新对临床护理专家、专科护士进行 1 次资格审查，审查内容包括实践（工作）时间、科研成绩、专科新知识学习情况。

（二）我国急危重症护士培训与资质认证

我国急危重症护士培训工作起步较晚，但近年来逐步受到重视，发展迅速。急危重症护理学已是各高校护理专业必修课程之一，适于临床在职急危重症护士的各类继续教育项目也不断丰富。随着我国护理学科的飞速发展，急危重症专科护士培训逐步成为一种高层次的培训形式，被卫生行政管理部门和各级医院所认可。2007 年，卫生部组织中华护理学会及有关专家，针对临床护理技术性较强的 5 个专科护理领域研究制定了《专科护理领域护士培训大纲》，用于指导各地规范开展专科护理领域的培训工作，其中包括急诊、重症监护两个领域的护士培训。急诊护士培训要求 2 个月，理论培训至少 160 学时，临床实践至少 160 学时；重症监护（ICU）护士培训要求 3 个月，理论培训至少 160 学时，临床实践至少 320 学时。此后我国许多地区陆续开展了急诊和危重症专科护士培训工作。国内对急危重症专科领域护士的教育主要以在职培训为主，2010 年我国护理硕士专业学位研究生培养项目全面启动后，急危重症护理领域的高级实践护士（advanced practice nurse，APN）培养逐步走入正轨。《全国护理事业发展规划纲要（2021—2025 年）》中明确指出：建立以岗位需求为导向、以岗位胜任力为核心的护士培训制度。加强临床护士"三基三严"培训，坚持立足岗位、分类施策，切实提升护士临床护理服务能力，有针对性地开展老年、儿科、传染病、急诊急救等紧缺护理专业护士的培训。

我国的急危重症专科护士资质认证尚处在初级阶段，目前没有统一的资质认定标准，并且对急危重症专科护士资质认证工作也未全面展开。2006 年上海市护理学会牵头在上海市尝试开展急诊及危重症护士培训、考核与认证工作，对急诊科或 ICU 工作 2 年以上的注册护士，分期分批进行培训，培训后考核合格者发放证书，以此作为从事急危重症护理工作人员业务水平的最基本证明。随着急危重症护理学科的发展，对专科护士的要求将进一步明确，急危重症专科护士资质认证体系也将不断建立与完善。

随堂测 1-1

第二节　急救医疗服务体系

急救医疗服务体系（emergency medical service system，EMSS）是集院前急救、医院急诊科救护、重症监护于一体的急救医疗网络系统。EMSS 既适合于平时的急救医疗工作，保障急危重症患者得到及时有效的救治，也适合于大型灾难或意外事故的急救处理。

一、急救医疗服务体系的主要环节与任务

（一）院前急救

院前急救是 EMSS 的首要环节，包括现场急救、呼救、转运途中的病情监护与抢救等。院前急救是在医院以外场所，在伤病员入院之前开展的初期救治，需及时抢救并安全运送医院

以延续系统救治。院前急救的主要功能是维持患者基本生命体征；减轻患者痛苦；稳定伤病情，防止再损伤；降低致残率和死亡率；快速、安全地转送患者。

1．院前急救服务的主要过程

（1）伤病员或第一反应者行为。

（2）呼救受理与调度、咨询指导、联络指挥。

（3）现场救护。

（4）急救车转运患者途中的车内监护、急救与处理。

（5）院前、院内紧密联系与交接及协同抢救。

2．院前急救成功的关键因素

（1）急救半径：是指急救单元所执行院外急救服务区域的半径，代表院外急救服务范围的最长直线辐射距离。由急救中心、急救分中心与急救站共同形成的急救系统网络化布局，其网点越密集，急救半径相对就越小，一般城区急救半径应小于 5 km，农村急救半径也应在 15 km 内。

（2）急救反应时间（emergency response time）：是指急救单元接到急救电话至急救车到达现场所需的时间。急救反应时间受急救半径、急救指挥通信与运输设备的条件及交通状况等多种因素影响。发达国家急救反应时间平均 6 ~ 8 min。美国、日本、俄罗斯平均 4 ~ 6 min，德国与英国平均为 8 min。我国一般市区 10 km 以内救护车到达现场的时间为 10 ~ 15 min，一些发达城市的急救反应时间可达 10 min 以内。

（3）专业人员的急救知识与技能水平：专业人员主要是指参与院前急救的急救中心（站）或医院的医务人员，其急救知识与技能水平直接影响抢救的成功率，对于院前急救至关重要。专业人员的急救知识与技能需不断进行更新，以适应院前急救发展的需要。

（4）公众急救知识的普及程度：社会急救是指公众参与的现场急救，社会急救的发展重在提高公众急救知识的普及率。急救知识的普及能提高群众自救、互救能力，提高院前急救成功率。发达国家公众急救知识普及率较高，美国公众基本急救技术普及率达 90%，心肺复苏基本生命支持的培训率可达总人口 25%，新加坡可达 20%，而我国公众急救知识的普及情况极不乐观，很多城市和地区普及率达不到 1%，公众急救知识技能培训亟待普及。

（二）医院急诊科救护

医院急诊科救护是 EMSS 的第二个环节，也是院内救护的首要环节，实施首诊负责制。医院急诊科的医护人员接收各种急诊患者，对于来诊的伤病员经过急诊分诊对其进行抢救和护理，并根据不同的病情作出立即手术、收住专科病房或 ICU 或转院治疗等决策。对于急危重症患者，医院将为其提供快捷高效的急诊绿色通道服务，实行优先抢救、优先检查和优先住院的原则，能迅速及时投入抢救，为挽救生命赢得宝贵时间，提高抢救成功率，减少医疗风险。

（三）重症监护

重症监护（intensive care）是 EMSS 的第三个环节，是指对收治的各类危重症患者运用先进的医疗技术和现代化的监护抢救设备，对其实施集中的加强治疗与护理，以最大限度地确保患者的生命安全与生存质量。ICU 的收治对象原则上为各种急性的、危重的、可逆性疾病。综合性 ICU 一般设在医院内较中心的位置，并与麻醉科及手术科室相近，收治重大手术后需要监测、麻醉手术意外、重度创伤、急性呼吸衰竭、心搏骤停复苏后、急性中毒、休克等患者。各专科 ICU 则设在各专科病区内，主要收治各专科的危重患者，如急性心肌梗死患者收入心血管病监护病房（CCU），脑血管意外患者收入神经科 ICU 等。

二、急救医疗服务体系的发展

（一）国外急救医疗服务体系的发展

20 世纪 50 年代，西方发达国家开始建立并逐步完善急救医疗体系（emergency medical system，EMS），集院前急救、急诊救护与重症监护于一体化管理。

英国与美国急救医疗发展较早，尤其是院前急救方面具有鲜明的特色，保证了急救伤病员的快速安全转运，并建立了英 - 美院前急救模式。1948 年英国政府即开始实行“国家卫生服务制”，覆盖急诊医疗。英国的急救站不仅为急救患者和意外事故的伤员提供服务，而且负责转送非急症患者，国家对于紧急情况派出救护车有统一的标准要求，即在接到呼叫后 3 min 内出车，7 min 内到达事故地点。美国是最早完善 EMS 的国家之一，1973 年国会通过了 EMS 法案，1976 年完成了急救立法程序，建立了国家急救医疗网络，并相继建立了院前急救、现场与途中救护及重症监护体系。美国最早开展了空中救护，对普及急救知识教育也极为重视，要求警察、司机、消防队员、学校师生都必须接受心肺复苏和现场抢救、自救的培训，要求 1/3 以上的群众学会院前急救。

以法国和德国为代表的法 - 德院前急救模式不同于英 - 美模式，对于一般性急症的院前急救，其与英 - 美模式相似，但对于危重伤病员，其不仅重视伤病员的转运，更重视现场急救的实施。法国于 1936 年就建立了 EMS，院前急救统一由 EMS 指挥，与消防部门和全科医师密切配合，必要时派出由急诊专科医师或麻醉师、护士在内的医疗组，以及设备齐全的可移动 ICU 到达危及生命的急诊或严重创伤患者处。法国的急救医疗网络覆盖 90% 以上的国土，直升机覆盖半径为 7 ～ 35 km，医务人员可在 5 ～ 19 min 内抵达救护现场。德国急救中心归属红十字会组织和管理，大部分患者运送工作由红十字会完成，全国使用统一的“110”急救电话号码。无论陆地救护、海上及空中救护，救援工作都是高效率的，直升机救护执行半径为 50 ～ 70 km 的急救任务，覆盖了近 95% 的领空。医务人员于 5 ～ 20 min 可抵达灾难或事故现场，并保证 20 ～ 45 min 将伤病员送到医院。

此外，日本、意大利、加拿大等发达国家的 EMSS 也比较健全。国际 SOS 救援中心现已在多个国家和地区设有办事机构和救援分中心，对建立全球性的急救医疗服务网络发挥了重要的作用，急救医疗服务已向国际化、全球化方向发展。

（二）我国急救医疗服务体系的发展

我国 EMSS 起源于抗日战争和解放战争时对伤员的战地初级救护和快速转运。新中国成立后，由于战伤救护减少，院前救护与转运功能逐步弱化，新中国成立之初急诊只是医院门诊的一个部门，基本没有院前急救，后来大中城市相继建立院前医疗急救的专业机构——救护站。1980 年 10 月，国家卫生部正式颁布了新中国成立后第一个关于急救的文件《关于加强我国城市急救工作的意见》，总结了新中国急救工作的基本状况，提出建立健全急救组织，加强急救工作，逐步实现现代化的一系列意见，将发展急救事业作为医院建设的重要任务。随后，各地的综合医院相继正式成立急诊科并配备救护车开始院前急救，救护车从早期只有担架和简易出诊箱，逐步发展至配备抢救仪器设备的监护型救护车，从坐等患者来诊发展至现场急救，并建立了日益完备的城乡急救组织，将院前急救中心（站）、医院急诊科（室）、重症或专科监护病房三部分有机地联系起来，形成一个完整的 EMSS，全国统一了急救电话号码“120”。目前，我国二级以上的医院均设有急诊科，地市级城市均有急救中心或急救站，综合性大医院都建立了 ICU，配备了一定的专业队伍，院内急救发展迅速，逐步接近国际先进水平。

随堂测 1-2

党和国家高度重视人民生命健康安全，各级医院普遍开通“绿色生命通道”，建立起以急救中心及急救站为主体的院前急救网络，使院前急救与院内急救有效衔接。部分地区实行医疗急救、公安、消防以及交通事故等报警系统的联动机制，一些发达城市还积极探索海、陆、空立体救援新模式，全国整体急救医疗网络不断完善，不仅为本地区的急救医疗服务提供保障，也为灾害救援提供了有效支持。在2008年汶川地震救援及2019年新型冠状病毒感染疫情防控中发挥重要的作用，取得了举世瞩目的成效。院前急救发展经历了三十多年的历史，克服了重重困难，使我国的院前急救日益呈现出良好的发展趋势，然而，我们也必须正视事实，目前我国院前急救的整体水平与发达国家相比仍存在较大差距，未来还需要不断完善与发展。

小 结

本章从急危重症护理学的起源入手，介绍了急危重症护理学的发展过程、急危重症护理学的范畴、护士培训与资质认证。在此基础上重点介绍了急救医疗服务体系的构成，包括院前急救、医院急诊科救护、重症监护三个主要环节。国内外急救医疗服务体系的发展过程存在较大的差异，我国急救医疗服务近年来发展迅速，院内急救医疗服务水平逐步接近国际先进水平，院前急救也得到快速发展。

思考题

1．急救医疗服务体系的主要环节有哪些？
2．应如何更有效地促进EMSS院前与院内急救环节的有效衔接？
3．应如何加强急危重症护理领域专科护士的培养？

（李文涛）

第二章数字资源

第二章 院前急救

导学目标

通过本章内容的学习，学生应能够：

◆ **基本目标**

1. 总结院前急救护理的模式、特点及原则。
2. 复述院前急救护理评估的内容和方法。
3. 描述院前急救现场救护要点、转运流程。
4. 应用所学知识对常见病种实施院前现场救护。

◆ **发展目标**

综合运用急救知识和技能，实施院前急救评估、现场救护、安全转运，并做好途中监护。

急救医学将急救过程分为院前急救、急诊处置和ICU监护三个阶段。院前急救（pre-hospital emergency medical care）又称院外急救（out-hospital emergency medical care），是急危重症患者从现场急救到送达医院过程中的医疗救护，由第一目击者（first responder）和急救人员共同配合完成。在院前急救阶段，第一目击者首先应采取简单而必要的措施，如徒手心肺复苏、清除呼吸道异物等，使患者病情处于相对稳定的状态，同时向急救中心电话呼救，在等待急救人员到来前不间断给予现场急救措施；救护车到达后，急救人员将采取进一步生命救护措施挽救患者的生命。院前急救作为急救医学的重要组成部分，能明显降低突发疾病（或创伤）患者的病死率、致残率。院前急救水平能反映一个国家的卫生组织管理能力和医疗救治水平。

第一节　概　述

院前急救是急救医疗服务体系（emergency medical service system，EMSS）的第一个环节，主要包括呼救、现场救护、途中监护和转运等。院前急救有别于院内急救和其他医疗工作，有其独有的特点、模式及原则。

一、院前急救的内涵

院前急救是指急危重症患者进入医院前的医疗救护，救护活动主要是在现场和途中进行。从内容和过程上可将院前急救理解为，患者发病（或受伤）在医院以外，且病情紧急、危重，必须在送入医院前进行紧急救治以保证病情的相对稳定，但是由于现场条件有限，救治是短暂的、应急的、对症的，经现场抢救的患者还需要被及时、安全地转运到医院进行延续、系统的进一步救治。因此，快速、有效的院前急救体系在维持患者生命、防止再损伤、减轻患者痛苦、提高抢救成功率、降低致残率及为进一步诊治创造条件等方面均具有极其重要的意义。院前急救有广义与狭义之分，其主要区别在于是否有公众参与。

1．广义的院前急救　指患者在发病或受伤时由第一目击者或急救人员实施的医疗救护活动。提供院前急救服务的不仅是由医师、护士、医疗救护员（emergency medical technician，EMT）组成的专业急救人员，而且还包括其他社会公众，如经过急救培训的红十字会会员、司机、交通警察、消防员及过往路人等。非专业人员与急救专业人员密切协作，对患者进行有效的基础生命支持，可为挽救生命、减少伤残赢得时间。因此，院前急救应实行非专业人员与急救专业人员救护相结合，大力开展现场救护知识和救护技能的普及、培训工作，提高社会急救的整体水平。

2．狭义的院前急救　指由急救中心（站）和承担院前医疗急救任务的网络医院按照统一指挥调度，在患者被送达医疗机构救治前，在医疗机构外开展的以现场抢救、转运途中紧急救治及监护为主的医疗活动。院前急救服务的提供者仅为专业的急救人员，以时间顺序可将院前急救分为调度、出车、现场救护、转运及途中监护等环节，保证急救工作有序开展。

二、院前急救的特点

院前急救服务对象的特殊性决定了院前急救工作有别于院内急诊科救护，故而形成了随机性大、时效性强、救护条件差、风险性高、以对症处理为主、体力强度大、社会性强及公益属性明确等特点。

1．随机性大　由于急危重症疾病和灾难事故的突发性，对院前急救服务对象的发病地点、发病时间、病情严重程度、病种及患者人数等均难以预测，使得院前急救工作存在救助地点、救助时间、救助病况随机性强的特点。因此，院前医疗服务机构应备有一定的急救物资储备与人员储备，以保证能在突发事件发生时充分应对。另外，一旦急救人员收到呼救信号，就必须立即行动，并根据现场情况，因地制宜地采取灵活多变的救护措施，才能把握更多的抢救时机。

2．时效性强　院前急救对象通常是急危重症患者，急救重点在于“抢”时间，应急反应时间越短，救治效果越佳。现代医学研究提示，把握创伤和猝死发生后的“急救白金十分钟”，可挽救更多患者的生命。因此，院前急救特别强调时间概念，要求院前急救人员快速反应，及时到达，迅速实施有效的救护措施。

知识链接

“白金十分钟——全国自救互救”志愿服务联盟

根据流行病学大数据时效学分析结果，我国每年死于创伤和猝死的人数有170万，其中发生在10 min之内的约82.5万人（占48.52%），因此，从紧急事件发生到最初的10 min左右是急救或处置的关键，此段时间内进行急救处理可以大大缩短抢救时间，提高抢救成功率，这一时间段称为“急救白金10分钟”（emergency platinum ten minutes，EPTM）。

然而，要保证救护车在10 min内赶到事发现场是困难的，“急救白金10分钟”是以社会公众为主力实施并与“120”院前急救系统相衔接的急救阶段，强调依靠伤病人员自己和目击者，把握时机自救、互救，这就需要向大众宣传普及急救互救知识和应对技术，如心肺复苏、AED除颤、解除气道梗阻、洗胃催吐等救命技术。

为了提高社会公众的急救、自救、互救率，降低死亡率，解放军总医院第一附属医院重症医学科何忠杰主任与全国的危重病急救专家们于2010年10月10日自发成立“白金十分钟——全国自救互救”志愿服务联盟，至今有遍及全国31个省区市210个城市和站点的医疗机构参与。该联盟以学雷锋志愿服务的形式于每年10月10日举办“急救白金十分钟——全国自救互救日”等系列活动。

参考文献：谷向民，王钰禧，何忠杰，等．急救白金十分钟的经济学和社会价值［J］．医学与哲学，2020，41（10）：25-29.

3．救护条件差　院前急救条件大多比较差，如急救人员、急救设备不足；伤病员病史不详，缺乏客观资料；运送途中救护车震动和噪声常使听诊困难，触诊和问诊也易受影响，因此，对病情评估、诊断、救治等方面造成较大困难。

4．风险性高　在灾害事故现场急救过程中，急救人员自身安全可能受到尚未完全消除的各种致伤、致病因素和潜在危险因素威胁，如在地震、火灾、爆炸灾害现场可能受到次生伤害。

5．以对症处理为主　院前急救工作强调速度，因缺乏充足的时间和良好的医疗环境，故难以明确诊断。因此，治疗多以对症处理为主，以达到初步救治的目的，为院内救治创造时间和机会。

6．体力强度大　院前急救专业人员从接到急救指令、迅速反应、抢救患者到转运监护，其中每个环节都要付出大量的体力劳动。如因路况不佳或恶劣天气等影响，有可能徒步前往。到达现场后，须立即对患者开展抢救，抢救后又要搬运患者，运送途中还要不断密切观察患者病情并处理突发情况，这些环节均需消耗大量体力。

7．社会性强　院前急救工作不单涉及医学领域，还需与公安、交警、消防、铁路交通、建筑、运输等政府部门或相关行业密切合作，共同解决事发现场的医疗和非医疗性问题。

8．公益属性明确　我国院前急救是由政府主办的、非营利性的公益事业，是社会保障体系的重要组成部分，关系到人民群众生命安全，属于基本公共卫生服务。应由地方各级卫生行政部门按照“统筹规划、整合资源、合理配置、提高效能”的原则，统一组织实施。

三、院前急救模式与管理

（一）国外院前急救模式

目前世界各国的院前急救模式依据服务质量评价角度不同分为两大类，即英 - 美模式和法 - 德模式。英 - 美模式（又称消防救护模式）突出“急”字，其院前急救理念是“将患者送到医院”，急救人员由经过相关培训的消防人员或警察承担，依赖先进快速的急救工具，对患者进行简单救护后尽快送往医院接受治疗。采用这种模式的主要有美国、英国、澳大利亚、日本、韩国、菲律宾等。法 - 德模式（又称医疗急救模式）突出“救”字，其院前急救理念是“将医院带给患者”，派出的每一辆急救车都相当于一个移动的ICU，配备有全套急救设备和具备相应资质的急救人员，在现场便开展高质量的救护服务，待患者病情初步稳定后再转送至相关医院完成后续专业救治。采用这种模式的主要有法国、德国、俄罗斯、瑞典、瑞士、奥地利等。

（二）国内院前急救模式

我国的院前急救模式总体上介于英 - 美模式和法 - 德模式之间，院前急救随车人员均为具有执业资格的专业急救人员，但现场救治的深度又逊于法 - 德模式。我国院前急救服务模式依据执行主体急救中心的结构属性主要分为独立型、院前型、指挥型、依托型、附属消防型五种，见表 2-1。

表 2-1　我国主要院前急救模式（依据执行主体急救中心的结构属性分类）

类型	组织形式	特点	代表城市
独立型	具备院前急救部、门急诊及病房，可对患者实施院前和院内治疗	有独立的急救中心，实行院前 - 急诊科 -ICU 急救一条龙的急救医疗服务	沈阳
院前型	不设病房，专门从事院前急救，设有急救分站	急救中心是院前急救总调度，分设多个急救站点，分区域负责，统一指挥	北京、上海、天津、杭州
指挥型	由急救指挥中心负责全市急救工作的总调度，以若干医院急诊科为区域，按医院专科性质分科负责急救的模式	急救中心只具备指挥调度权。接到患者的呼救电话，按照“就近、就急、兼顾患者意愿”的原则调度就近急救车辆和医务人员奔赴现场急救，再转运至相应医院	广州、深圳、珠海、汕头、成都
依托型	依托于一家综合医院完成急救任务	急救中心主要附属于一家综合医院，配有调度、医疗、车管等部门，但急救药品及物资由医院统一管理配置，患者经院前处理后可收入自己医院或送到附近医院	重庆及国内大多数中等城市
附属消防型	附属于消防机构，共同使用一个报警电话号码，总部下设有多个救护站。急救人员训练有素，设备精良，反应迅速	香港的院前急救采用与消防、司警统一的通信网络，报警电话为“999”，消防署从就近的救护站派出急救人员赶赴现场，将患者送往医管局所管辖的医院或患者指定的医院	香港

（三）院前急救管理

我国现有院前急救模式各有优缺点，各城市可根据实际情况选择合适的模式，同样也因为模式的多样，存在运行机制、财政投入、网络布局等不足，需大力推进院前医疗急救体系建设。

1．完善院前急救法律体系　随着社会的发展，人们对院前急救水平的要求增高，而院前急救工作的随机性、紧迫性、治疗条件有限性等特点，决定着院前急救服务过程中存在法律风险。应在《院前医疗急救管理办法》的基础上，进一步完善院前急救法规体系，有利于进一步提高对院前急救工作的重视，明确政府、职能部门、医疗机构、公众的权利与义务，提高院前急救的效率和质量。

2．加强政府投入和统筹规划　院前急救的社会公益属性，需要依据国家法律法规，给予充分的长效财政保障，确保院前急救事业的快速可持续发展。进一步完善院前急救管理行业性标准，建立统一、客观、科学的考核管理制度，实施科学评价。

3．完善院前急救网络布局　在科学规划的基础上，探索建立合理、高效的“社区 - 急救 - 医院”院前医疗急救三级服务网络，将院前急救作为社区卫生服务中心或乡镇卫生院履行公共卫生职能的重要组成部分，充分调动社区卫生服务中心或乡镇卫生院，开展针对辖区居民的院前急救，使患者的院前急救更加方便。

4．加强院前急救队伍建设　根据院前急救工作特点，通过与高等教育机构合作培养院前急救人才、推动医疗救护员制度、建立从业人员岗位培训制度等多项举措，提升急救人员岗位胜任力和吸引力，建立科学合理的人员结构体系。

5．加强院前急救信息化建设　一是建立现代化调度指挥系统，实现对全市院前急救资源的统一调配和管理；二是建立计算机辅助受理系统，实现呼救受理、辅助决策、数据记录及管理、GPS 定位等功能；三是开发和引进适合院前急救使用的实时信息传输系统，开通救护现场与调度中心、医院数据共享，实现远程医疗功能；四是将院前医疗急救数据与居民各医疗电子健康档案互联互通，使急救人员及时掌握各医院的急诊资源信息，科学确定送至的目标医院。

6．大力推进社会急救能力的提升　院前急救的时效性强调单位时间内达到的最佳效果，但是由于物理空间的客观条件限制，专业的急救力量很难第一时间赶到现场，第一目击者在现场的快速反应就显得至关重要。因此，需加大对公众实施心肺复苏、止血包扎、固定搬运等基本急救技能的培训与普及，构建人人参与、整体联动的全民急救科普与现场急救网络体系。

四、院前急救的原则

1．先排险后施救　实施现场救护前首先评估环境及人员安全，采取适宜的安全预防措施，如火灾时应先将患者救离火灾现场、在触电现场应先切断电源、远离潜在的危险场所、不要靠近行为不稳定的人群、做好个人防护等，待排除险情后再实施救治。

2．先复苏后固定　现场患者如有心搏、呼吸骤停、骨折等多发情况，应先实施心肺复苏，使其心搏、呼吸恢复后，再进行骨折部位的包扎与固定。

3．先止血后包扎　现场患者如有大出血，同时又有创伤或骨折时，则应根据患者的情况，先选择适宜的方法止血后，再进行伤肢的包扎和固定。

4．先重伤后轻伤　现场救护过程中应遵循先抢救危重患者、后抢救病情较轻者的原则。但当大批患者同时存在时，在时间、人力和物力条件有限的情况下，进行检伤分类后，在遵循“先重后轻”原则的同时，应重点抢救有存活希望的患者。

5．先施救后转运　在现场医疗条件良好的情况下，先对急危重症患者进行初步的紧急处理，再严密监护并转运至医院。

6．急救与呼救并重　现场如有成批患者，又有多名急救人员在场时，要密切分工合作，急救和呼救同时进行，以尽快争取到外援。只有一名救护者在现场时，应根据具体情况进行施救与呼救。

7．转运与监护结合　转运途中要密切监测患者的生命体征和病情变化，必要时进行相应的急救处理，如除颤、气管插管、心肺复苏等。

8．院内与院外衔接一致　要求院前急救措施完善，并按规范填写或记录医疗文书，做好与院内的交接工作，做到交接与记录完整，避免前后重复、遗漏或其他差错，保证急救工作的连续性和有效性。

随堂测 2-1

第二节　院前急救护理

案例 2-1

患者，男性，65 岁，因横穿马路不慎被摩托车撞倒。患者躺在马路上，面色苍白，左下肢可见开放性伤口，活动受限，出血不止。周围群众拨打“120”电话，急救人员 10 min 后到达现场。

请回答：

1．急救人员赶到现场后应立即进行哪些方面的评估？

2．急救人员应采取哪些现场急救措施？

院前急救护理是为进入医院以前的急危重症患者提供特殊的医疗护理服务，包括对患者的现场评估、现场施救、转运与途中监护等环节。院前急救护理活动具有明显的阶段性，各个阶段又有不同的内容和特点。

一、院前护理评估

院前护理评估包括环境评估和病（伤）情评估，及时、正确、科学、合理地对院前急救患者进行病情评估是院前急救工作的基本要求。

（一）环境评估

环境安全隐患直接威胁突发事件现场所有人员的生命并影响救治质量，因此，急救人员在进入急救现场前，一定要对现场环境进行彻底全面的评估，先排险后施救。

现场环境的评估包括：①接到指令前往急救现场。途中应通过电话了解现场情况，并根据了解到的情况尽可能地指导现场人员进行自救互救。②到现场后迅速观察现场环境，了解患者人数、病种，并准备好必要的防护措施。③急救人员通过视、听、嗅觉评估现场环境有无持续危险因素存在，分辨突发事件是否为气体性、化学性中毒等事件。如火灾现场应评估是否会继续扩大或引起爆炸等次生伤害，坠落的电线是否仍带电等，应迅速离开通风不良的现场，避免发生吸入性损伤和窒息等；交通事故现场应先设置道路障碍警示后才能施救。如现场环境不安全，要去除危险因素，并迅速将所有患者转移至安全区。

急救人员在实施院前急救时将自身及团队成员置身险境是极不明智的行为，因此，无论何时何地何种情况，只有在确保自身安全的前提下，才有可能进行下一步的救援。

（二）病（伤）情评估

病（伤）情评估的主要目的是快速识别患者的病情。判断病情主要是通过对患者病情的类型、部位、原因及严重程度的综合检查和分析，询问患者或他人受伤史及相关情况，进行身体检查及查看相关医疗文书等手段实现。

1. 快速评估　目的在于及时发现危及生命的病情并及时处理。紧急情况下主要是对生命重要器官或系统进行快速评估，包括中枢神经、呼吸和循环三大系统。

（1）意识：评估意识状态及对刺激的反应。通过观察意识、肢体的活动度等判断病情严重程度。简单、快速地评估患者意识水平可用Glasgow评分和AVPU法（表2-2）。正常为神志清楚，意识障碍从轻到重可分为嗜睡、意识模糊、昏睡、昏迷。如患者神志不清，则应先将其安置平卧位头偏向一侧，防止发生窒息。有呕吐物或口咽部有分泌物时应及时清除。对于意识丧失、呼吸停止及大动脉搏动不能触及的患者，立即进行心肺复苏；对于神志不清或怀疑颅脑病变者，进一步观察双侧瞳孔直径大小，是否等大、等圆，对光反射是否灵敏；对于疑似脑卒中的患者，应迅速完成生命体征的测量，快速识别脑卒中。

表2-2　AVPU法（意识水平评估）

A（alert）	警惕和意识清醒
V（vocal）	对语言刺激的反应
P（pain）	对疼痛刺激的反应
U（unresponsive）	不清醒或对任何刺激无反应

知识链接

院前脑卒中早期快速识别方法与评估工具

快速识别脑卒中是启动脑卒中急救生存链的第一步，影响紧急医疗救护服务的急救效率和质量。患者及其家属缺乏对脑卒中症状的有效识别并且未能及时拨打 120 急救电话是院前延误的主要原因之一。

2007 年，美国提出面臂语言试验（face arm speech test，FAST）帮助公众自我识别脑卒中，即口角歪斜（face）、上肢无力（arm）、言语困难（speech）、立即拨打急救电话（time）。

2016 年我国专家在 FAST 基础上结合中国文化特点提出了适合中国人群卒中快速识别的工具——“中风 120”，即：1 看—1 张脸不对称，口角歪斜；2 查—2 只手臂，平行举起，单侧无力；0（聆）—听语言，言语不清，表达困难。如果有以上任何突发症状，立刻拨打急救电话“120”。该策略简单明了、通俗易记，有助于迅速识别脑卒中及即刻就医。

2017 年，国际上在 FAST 基础上增加两个症状：身体难平衡（balance）、眼睛看不清（eyes）。“BEFAST”可使公众在家自我识别卒中率由原来的 70% 提高到超过 90%。2021 年 7 月，中国卒中学会在第七次学术年会期间发布识别卒中早期症状的“BEFAST 口诀”，即：

“B”—Balance：是指平衡，平衡或协调能力丧失，突然出现行走困难。

“E”—Eyes：是指眼睛，突发的视力变化，视物困难。

“F”—Face：是指面部，面部不对称，口角歪斜。

“A”—Arms：是指手臂，手臂突然无力感或麻木感，通常出现在身体一侧。

“S”—Speech：是指语言，说话含混、不能理解别人的语言。

“T”—Time：是指时间，上述症状提示可能出现卒中，请勿等待症状自行消失，立即拨打“120”获得医疗救助。

参考文献：

[1] Zhao J，Liu R．Stroke 1-2-0：a rapid response programme for stroke in China［J］．Lancet Neurol，2017，16（1）：27-28.

[2] Aroor S，Singh R，Larry B，et al．BE-FAST（Balance，Eyes，Face，Arm，Speech，Time）reducing the proportion of strokes missed using the FAST Mnemonic［J］．Stroke，2017，2：479-481.

（2）气道：评估气道是否通畅，有无窒息征象。对清醒患者应检查其说话及发声是否正常。如果患者出现咳嗽、憋气等呼吸困难症状，表明可能存在气道阻塞，继续检查可能造成气道阻塞的原因，如口、鼻、咽、喉部有无异物，有无呕吐物、血块、黏液、牙齿脱落等情况。对神志不清的患者应检查有无舌后坠、呕吐物、口咽肿胀等，判断可能造成气道阻塞的原因是否存在。如存在气道阻塞，则应立即解开患者的衣领、腰带，及时清除气道异物，保持气道通畅，防止误吸，对于意识障碍且舌后坠影响气道通畅者放置口咽通气管。作为急救人员，不仅需要能够对各种患者的气道条件进行准确评估，还要清楚地认识到其有可能进一步加重的发展趋势，以便在早期对气道给予适当的保护。

（3）呼吸：评估呼吸频率、节律、深度、形态，以及血氧饱和度。通过观察胸廓或上腹部有无起伏可判断患者呼吸状况，也可以通过听患者口鼻有无呼吸音或用面颊感觉有无气流的吹拂感等方法来参考判断。有呼吸时再进一步评估呼吸频率、节律以及双侧的呼吸音是否对称，有无发绀或三凹征。对呼吸停止者应立即行人工通气。

（4）循环：评估大动脉（如颈动脉或股动脉）的搏动是否存在，观察患者皮肤和黏膜的颜色、温度、湿度，了解血液循环情况。皮肤、黏膜、口唇、甲床颜色苍白或发绀，皮肤湿冷，多提示有效循环血容量不足。结合病史和临床表现初步判断患者出血部位，检查有无明显外伤及显性出血，观察出血的颜色和性状，判断是动脉还是静脉性出血；检查皮肤黏膜有无瘀点、瘀斑，有无伤口渗血或皮下血肿，对部位明确的出血采取紧急人工止血措施，如压迫止血、包扎制动等。这是在早期挽回患者生命的重要手段。

2. 全身评估　在快速评估病情后，对发现的危及生命的情况实施及时、有效的干预措施后，应进一步进行全身评估，目的在于发现患者所有的异常指征。全身评估主要是对患者进行"从头到足"的系统检查，以全面评估患者的病情和潜在的危险，评估时尽量减少患者移动。

（1）头面部评估

1）面部及颅骨：观察面色是否苍白或潮红，有无大汗。检查颅骨是否完整，有无血肿或凹陷，有无出血、撕裂伤、挫伤等。

2）口：观察口唇的颜色，检查口腔有无外伤，口腔内有无呕吐物、血液、食物或脱落的义齿（假牙）。观察患者的呼吸频率、幅度，有无呼吸困难，呼出气有无异味等。评估患者有无咽喉痛、异物感、声音嘶哑、说话困难、吞咽困难等。

3）鼻：观察鼻腔有无异物，有无血液或脑脊液自鼻孔流出，鼻骨是否完整或变形，有无呼吸气流。

4）眼：观察瞳孔大小是否正常、对光反射是否存在（或灵敏）；眼球表面及晶状体有无出血、充血；眼部活动是否受阻、影响视力，或有无视物模糊、复视；感觉是否有漂浮的浑浊物或异物等。

5）耳：观察耳廓是否完整，耳道中有无异物，有无血性或清亮液体流出。评估患者是否有耳鸣、听力障碍等。

（2）颈部评估：观察气管位置是否居中；检查颈静脉有无怒张；检查颈前部有无损伤、出血、血肿，颈后部有无压痛点；触摸有无颈动脉搏动；检查有无颈椎损伤。

（3）胸部评估：评估有无胸痛、气促、出汗，以及心脏搏动的强弱度。检查锁骨有无异常隆起或变形，在其上稍施压力，观察有无压痛，以确定有无骨折并定位。检查胸部有无创伤、出血或畸形，吸气时两侧胸廓有无扩张、是否对称。双手在胸部轻施压力，检查两侧有无肋骨骨折。

（4）腹部评估：观察腹部有无膨隆，腹壁有无伤口或擦挫伤，腹壁是否完整或是否有腹内网膜或肠管脱出，是否有皮肤黄染、色素沉着、蜘蛛痣、静脉曲张等原发疾病体征；检查腹部有无压痛、反跳痛和肌紧张，有无移动性浊音，肝、肾区有无叩痛，有无血便、血尿；确定可能损伤的脏器及范围，是否有影响血流动力学不稳定的因素。

（5）骨盆评估：将两手分别放在患者髋部两侧，向内挤压轻施压力，检查有无疼痛或骨折存在；观察外生殖器有无明显损伤。

（6）脊柱评估：检查有无后突、侧弯及错位畸形，有无二便障碍，有无下肢运动及感觉障碍。在怀疑存在脊髓损伤时，切不可盲目移动患者身体，如需移动患者时，避免脊柱出现弯曲和活动。重点检查运动神经系统（肢体活动）、感觉（包括鞍区感觉）和反射等。初步确定脊髓损伤平面及程度，记录检查结果。应注意检查脊髓损伤平面以下有无并发伤。

（7）四肢评估：检查四肢有无肿胀、畸形、脱位、弹性固定、有无压痛、关节可否活动等。对神志清楚者可嘱其活动手指及前臂，检查肌力和皮肤感觉，并观察肢端、甲床末梢循环状况。同时检查患者双下肢，观察有无变形或肿胀，两侧相互对照，但不要抬起患者下肢。触

随堂测 2-2

摸四肢动脉搏动情况。可应用“6P”法进行评估，即有无疼痛（pain）、苍白（pallor）、麻痹（paralysis）、感觉异常（paraesthesia）、无脉搏（pulselessness）及压迫感 / 压力（pressure）。

急救人员在接诊后第一时间的快速处理与救治过程中的动态评估，是院前早期评估的必要策略，也是提高患者最终救治成功率的保证。

二、现场救护

现场救护是在院外以紧急救治及监护为主的医疗活动。急救人员到达现场对患者进行快速评估后，需立即按急救流程实施初步救治，若现场患者较多，如灾害现场，应先根据国际标准分别采用绿、黄、红、黑四种颜色标识对轻、重、危重及死亡患者检伤分类，然后按照“先重伤后轻伤；先施救后转运”等原则开展现场救护。包括对患者的基本处置、维持呼吸系统功能、维持循环系统功能、维持中枢神经系统功能、常见症状处理、心理护理等，旨在稳定患者生命体征、维持基本生理功能，为后续救治赢得时间。

（一）基本处理

1．合理安置体位 根据疾病特点及病情严重程度合理安置体位，以减轻痛苦、延缓病情进展。一般清醒患者应取平卧位；昏迷、呕吐或呕血患者应取头偏向一侧平卧位或屈膝侧（俯）卧位，以免发生误吸或舌后坠而致气道阻塞；大咯血患者应取患侧头低足高位，以防窒息；气胸、肋骨骨折等胸部外伤患者应取半坐卧位，以减轻呼吸困难；急性左心衰竭患者应取半卧位或端坐位，以减少回心血量，缓解气促症状；休克患者应取中凹仰卧位（头和躯干抬高 20° ~ 30°，下肢抬高 15° ~ 20°），以促进血液回流，增加心脏血供；呼吸、心搏骤停患者应取仰卧位，以便实施心肺复苏；腹痛或腹部伤患者应取屈膝半卧位，以放松腹肌，减轻疼痛；伴有颈椎、脊柱骨折或脊髓损伤时，应保持脊柱呈一条直线的中立位，避免次生损伤，翻身时，需采用轴线翻身法；骨盆骨折患者需及时行骨盆外固定，以减轻局部肿胀和疼痛。

2．松解或去除患者衣物 若为心搏骤停、创伤、烧伤、中暑等患者，为方便救治，需脱去衣物，包括患者的头盔、上衣、裤子及鞋袜等。遵循先脱健侧、后脱患侧原则，骨折部位应尽量保持平直，不可随意抬高或屈曲，以免增加患者痛苦，造成次生损伤。若患者生命垂危、情况紧急，可征得患者或家属同意后，直接剪开衣物，贵重物品注意妥善保管。

3．监测与检查 评估患者神志、瞳孔、肌力等；快速心电监护，监测患者心律、心率、血压、呼吸、血氧饱和度，同时严密观察患者意识、尿量、疼痛、出血等病情变化；根据病情及急救条件完成患者血常规、凝血、血糖、血气分析、心电图、超声等检查。

（二）维持呼吸系统功能

通常给予患者鼻导管或面罩吸氧，维持血氧饱和度在 94% 以上。若有呼吸困难、咳嗽、咳痰或胸闷等呼吸系统症状，以及口唇发绀、呼吸急促、三凹征或肺部干湿啰音等体征，提示患者气道高反应性，可使用布地奈德、特布他林等糖皮质激素雾化吸入，必要时予以高流量氧疗。对气道梗阻患者，立即清除呼吸道分泌物或异物，保持呼吸道通畅，如有呼吸功能严重障碍，需尽快通过环甲膜穿刺术或气管插管术建立人工气道。对张力性气胸或血气胸患者，需紧急实施胸腔穿刺。对于创伤患者，需注意识别颈部损伤、喉损伤、困难气道等情况，对颈、脊髓损伤患者需使用颈托制动颈椎。

（三）维持循环系统功能

迅速建立 2 条及以上静脉通路，必要时根据患者及救护条件建立中心静脉通路或骨髓腔通路。对于休克患者，应尽快予以液体复苏，补液遵循“先快后慢、先晶后胶、先盐后糖、见尿补钾”的原则，同时，使用多巴胺、去甲肾上腺素等血管活性药物提升血压，以改善重要脏器血流灌注。对于脑卒中伴严重高血压患者，应根据患者病情合理、谨慎降压，使用降压药物时，应密切观察，避免血压急剧下降。对于急性胸痛患者，应密切监测患者心电图变化，一旦发生恶性心律失常或心搏骤停，应立即除颤及胸外心脏按压。

科研小提示

缺血性脑卒中患者早期是否需要积极降压，目前仍存在争议。

（四）维持中枢神经系统功能

对于心搏骤停的患者，在现场急救实施基础生命支持的同时，即开始采取脑复苏措施，进行头部重点降温，以提高脑细胞对缺氧的耐受性，保护血脑屏障、减轻脑水肿、减少脑细胞的损害。对于急性颅内压升高的患者，常合并头痛、呕吐以及视神经盘水肿，还可表现为心率缓慢、呼吸深慢、血压升高等，应取头和肩部垫高 > 30° 卧位，静脉滴注甘露醇、甘油果糖或静脉推注呋塞米（速尿）等措施降低颅内压。严重低血糖会导致大脑神经功能失调，患者可表现为轻偏瘫、半身不遂、语言和视力视野障碍、精神错乱、协调能力差等类似卒中表现，当患者血糖低于 3.9 mmol/L 时需使用葡萄糖治疗。若意识障碍或无法进食，给予 50% 葡萄糖液 20 ～ 40 ml 静脉推注，每 15 min 监测血糖 1 次，直至纠正低血糖；若患者神志清楚，可给予糖类食物。

（五）对症处理

1．止血 对于创伤性出血患者，应积极处理原发伤，采取压迫止血、包扎制动等紧急人工止血措施。对于非创伤性出血患者，主要采用药物止血措施，例如，对于咯血患者，可应用垂体后叶素等药物静脉滴注；对于消化道大出血患者，可应用质子泵抑制剂和生长抑素静脉输注、去甲肾上腺素冰盐水口服；对于动脉瘤破裂出血患者，可应用血管紧张素转换酶抑制剂、他汀类等药物，并严格控制血压。

2．镇痛 对于骨折、急性冠状动脉综合征等病因明确的疼痛，根据疼痛的程度使用非甾体抗炎药（如阿司匹林、对乙酰氨基酚、吲哚美辛等）或阿片类止痛药物（如吗啡、芬太尼等）镇痛，及时评估镇痛效果，对烦躁、建立人工气道等患者，可予以适当镇静处理。

3．体温控制 对于发热患者，若体温 ≤ 38.5 ℃，通常采用物理降温；若体温 ≥ 38.5 ℃，采用物理降温的同时还应使用药物降温。对于低体温患者，予以保暖措施，对于休克、昏迷患者，切忌使用热水袋提升体表温度，避免烫伤和皮肤血管扩张增加局部组织耗氧。

4．其他 应用药物或其他方法进行解痉、镇吐、止咳、平喘、解毒等对症处理。

（六）心理护理

院前急救患者病情危重且复杂，患者及家属对于突然遭受的意外伤害或疾病没有思想准备，常表现为惊慌、焦虑和恐惧，此时他们完全寄希望于急救人员。因此，急救人员应具备敏锐的观察能力、良好的应急抢救能力和沟通能力，在抢救时做到沉着冷静、忙中有序、措施精准、技能精湛，给患者及家属以信心，并保持随时动态沟通，告知患者病情状态，体谅患者疾苦，注意运用语言和非语言沟通方式安慰患者及家属，缓解其心理压力。

随堂测 2-3

三、转运与途中监护

转运阶段是安全运载患者抵达医院的过程。患者病情通过现场救护得到有效控制后，遵循就近、就急、满足专业需要、兼顾患者及其家属意愿的原则，将患者及时转运至具有相应急诊抢救能力的医疗机构。若存在患者病情危急、有生命危险，疑似突发传染病、严重精神障碍，其他法律、行政法规有特别规定的患者，一律由急救中心决定送往相应的医院进行救治，如脑卒中患者需转运至最近的有条件的医院。在转运途中，急救转运人员需选择最佳路线，确保快速、安全抵达医院，其间要对患者病情进行持续监护并采取相应救护措施。

（一）转运工具

选择合适的转运工具将患者妥善送往医疗机构是保证院前急救任务顺利完成的重要措施之一，主要取决于患者的数量、疾病性质、转运距离、区域环境和转运成本等。目前实施院前急救常用转运工具包括救护车、飞机、轮船、汽艇、火车、担架、平车等。

1．救护车转运　是我国目前最常用的院前急救转运工具，是院前急救最基本的保障，适用于一般个体或群发意外事故，现场急救常根据需要选择不同类型的救护车。根据运载患者疾病的类型，可分为：①普通型：为基础处理、观察和转运轻症患者而设计和装备的救护车。②抢救监护型：为救治、监护和转运急危重症患者而设计和装备的救护车。③防护监护型：为救治、监护和转运传染病患者装备的救护车。④特殊用途型：为特殊用途设计和装备的救护车。

救护车具有转运速度快、受气候条件影响小等优点，但易因颠簸引起晕车，影响救护工作。使用救护车进行转运时应注意：①检查救护车内仪器设备运行正常，确保急救物品、药品及仪器电量充足。②根据患者病情、晕车史等，给予预防性晕车药物。③患者应顺车体方向平卧于救护车担架上并妥善约束固定，头部在车头方向，以减少转运时对脑部血流灌流的影响。④转运途中密切观察病情。

2．飞机转运　适用于路途较远、环境复杂、交通不便等特殊情况的转运，分为固定翼飞机和直升飞机，具有速度快、效率高，不受道路、地形影响等优点，但存在噪声大、气流颠簸、成本高、起降场地受限等不足，飞机转运患者时应注意：①转运前检查仪器设备运行正常，确保急救物品、药品及仪器电量充足。②患者取平卧位，妥善约束固定，抬高头部，头部朝向机头方向，以减少因起飞、降落时速度变化造成头部充血、加重病情。③受空中低气压影响，对脑脊液漏患者，漏液量可能会增加，需使用多层无菌纱布保护，及时更换敷料，预防逆行感染；中等以上气胸患者，转运前应反复抽气，做好胸腔闭式引流，使气体减至最低限度。④飞机噪声会使血压、心率波动，影响交流及意识判断，应加强对患者意识的评估；大气压的波动会造成患者氧分压改变，应根据情况调节合适氧浓度。⑤飞机噪声、颠簸也可引起患者晕机、烦躁、恶心和呕吐等，应动态密切观察患者病情变化并及时给予相应的处理。

3．轮船、汽艇转运　一般适用于沿海、岛屿等水域环境患者的转运，或作为洪涝灾难时的运输工具。使用轮船、汽艇转运时应注意：①将患者妥善约束固定；②转运过程中实施抢救措施时应注意自身平衡，确保安全施救；③针对晕船患者使用防晕止吐药物，若患者发生呕吐，需及时清除呕吐物，避免误吸。

4．其他常用转运工具　主要包括火车、平车、轮椅、担架等。火车适用于地震灾害等大批量患者的转运；平车、轮椅和担架适用于离医院较近的急诊患者。此外，担架还最常用于灾难急救患者的转运，具有结构简单、使用方便等优点，一般不受道路、地形、交通的影响，但具有转运速度慢、人力消耗大、易受气候影响等不足。使用担架时需注意：①多人搬运患者时，动作应协调一致，注意保护骨折等受伤部位。②注意患者的安全与舒适，将患者妥善约束固定，松紧度适宜，做好保暖、防雨、防暑等措施。③行进过程中，应保持平稳，将患者处于正常功能位，上下坡时头部应在高处一侧，避免引起不适。④患者头侧应有专人观察病情，并保证各种治疗持续进行，如输液、吸氧等。⑤患者移离担架时，应先抬起患者再移动，避免强行拖拉造成皮肤擦伤。

（二）转运前准备

1．患者准备　经过紧急处理，患者病情相对稳定，直接威胁生命的危险因素得到有效控制后方可考虑转运，如心肺复苏后自主呼吸与脉搏恢复、大出血得到有效控制等。转运前再次评估患者的意识、瞳孔、生命体征、血氧饱和度、气道、静脉通道、创伤部位、引流管等。同时，急救人员应向患者或家属告知目前的病情、转运的必要性、潜在的风险性，并征得知情同意，签署知情同意书。紧急情况下，为抢救患者的生命，在家属或被授权人无法及时签字的情况下，可由医疗机构法人或者授权的负责人签字。

2．转运用物准备　保持除颤仪、心电监护仪、吸痰器、微量泵等仪器设备性能完好，电量充足；氧气、输液器、留置针、穿刺包、绷带、无菌纱布等物品以及各种急救药品准备充足。

3．通信准备　通信网络畅通是患者安全转运的重要因素之一，包括车载设备、网络信息系统等，可有效实现信息的互联互通，包括实时定位转运工具的地理位置，远程传输患者的病历资料，在线指导患者的途中治疗等。

（三）转运途中监护

急救转运人员根据目的医院选择最佳路线，确保转运快速、安全、高效。在转运途中，急救人员要对患者的病情进行密切监护，必要时进行紧急抢救。

1．病情观察　密切监测并观察、评估患者的意识、瞳孔、生命体征、血氧饱和度、疼痛、伤口、尿量等情况。转运途中至少每 10 min 进行一次全身评估，如果有意识状态或者病情变化，随时再次评估。

2．持续救治　转运途中根据患者具体病情持续予以氧疗、补液、止血、引流等治疗措施。若病情加重，随时做好心肺复苏、除颤等紧急抢救准备。

3．妥善固定各种管道　保持吸氧管、输液管、导尿管、胸腔引流管等各种管路妥善固定且通畅，防止因体位变动、途中颠簸或患者烦躁而发生管道扭曲、打折或脱出。

4．动态观察救治效果　如呼吸困难有无缓解、创面出血有无改善、止血措施是否有效等。

5．心理护理　途中注意与患者及家属随时沟通病情，进行心理疏导，缓解其惊慌、焦虑和恐惧情绪。

6．与接诊医院保持有效沟通　根据患者实际情况及时与接诊医院沟通，沟通内容应及时、客观、准确、规范和完整，包括患者基本信息、发病时间与地点、发病原因、救护车发车时间、到达现场时间、离开现场时间、现场已采取的处理措施、患者目前病情状况、需尽快采取的措施、预计到达医院时间等，以便接诊人员做好充分准备，确保院前急救与院内救治的无缝衔接。

7．记录　客观、真实、准确、及时完成患者抢救记录，包括患者基本情况、救治经过、处理措施、治疗反应、相关知情同意书等内容。

（四）转运后交接

救护车到达医院后，急救人员与院内接诊人员快速、简明扼要地完成交接，交接内容包括患者的基本信息、发病时间与地点、主要病情、救治经过、治疗效果、目前亟需采取的措施、注意事项等内容。如急性胸痛患者，应重点交接胸痛发作的时间、时长、性质、伴随症状；患者意识、血压、脉搏、血氧饱和度；既往心脑血管疾病史；心电图检查结果；吸氧、除颤、心肺复苏、用药等治疗措施及效果；是否需要进一步转入导管室等。交接的时间宜控制在 10 min 内，交接过程中急救人员应协助医院接诊人员对患者进行持续治疗，交接完成后，双方在《院前急救医疗机构与医院急诊科病情交接单》上签字。急救结束后，急救人员在 6 h 内完善急救病历书写，并负责救护工具消毒、物品和药品补充、仪器设备维护，再次进入待命出诊状态。

随堂测 2-4

知识链接

"120"在胸痛中心认证中需满足的条件

胸痛中心的建设目标是要建立"在最短的时间内将急性胸痛患者送至具有救治能力的医院接受最佳治疗"的机制。为实现该目标，中国胸痛中心认证标准包含基本条件与资质、对急性胸痛患者的评估和救治、院前急救系统与院内绿色通道的整合、培训与教育、持续改进五大要素。其中，院前急救系统（"120"）在急性胸痛救治过程中承担着现场急救及将患者从发病现场转运至医院的任务，因此，"120"应与胸痛中心紧密合作，以提高急性胸痛院前救治能力。要求"120"应满足以下条件。

1．"120"急救中心熟悉区域协同救治的理念，理解"根据救治能力优先"的含义，并能合理统筹调配本地院前急救医疗资源。

2．"120"调度人员熟练掌握胸痛急救常识，能优先调度急性胸痛救护并指导呼救者现场自救。

3．急救人员从接受"120"指令到出车时间不超过 3 min；在首次医疗接触后 10 min 内完成 12 导联心电图。

4．急救人员能准确识别 ST 段抬高型心肌梗死的典型心电图表现；熟悉胸痛中心院内绿色通道及一键启动电话，能在首份心电图完成后 10 min 内将结果传输到胸痛中心信息共享平台，并通知具有决策能力的值班医生。

5．急救人员熟悉各个时间节点的定义，熟练掌握高危急性胸痛患者的识别要点及初级心肺复苏技能等。

参考文献：中国胸痛中心联盟，中国胸痛中心执行委员会．中国胸痛中心认证标准（第六版），2020.

小 结

本章从院前急救的特点、模式、原则、评估、现场救护、转运等方面进行详细阐述。院前急救具有随机性大、时效性强等特点。目前我国院前急救尚无统一固定模式，无论何种模式，院前急救都遵循先排险后施救、先复苏后固定、先止血后包扎、先重伤后轻伤、先施救后转运、急救与呼救并重等原则。急救人员到达现场时，首要任务是迅速完成环境安全及患者病（伤）情的快速评估，根据救治原则紧急采取施救措施，重点维持患者呼吸、循环、中枢神经等重要脏器功能，初步平稳患者病情；再将患者迅速、安全转运至就近医院，途中重点观察患者病情并维持治疗、观察治疗效果、加强心理护理、保持与医院的通信联络，目标是使患者在最短时间内到达医院得到精准救治。

思考题

1．简述院前急救的特点及原则。
2．如何快速判断危重伤患者的情况？
3．简述患者现场救护的主要内容。

4．简述患者途中监护的内容。

5．王某，男性，54 岁，在工地上作业，因“胸骨后压榨性疼痛，伴恶心、呕吐、大汗 1 h”，紧急拨打“120”，急救人员 10 min 内到达工地现场。

请回答：

（1）急救人员到达现场应进行哪些评估？

（2）转运前应做哪些准备？

（3）转运过程中有哪些护理要点？

（甘秀妮）

第三章数字资源

灾害救护

第三章

导学目标

通过本章内容的学习，学生应能够：

◆ **基本目标**

1. 复述灾害的概念。
2. 归纳灾害的分类及对人类健康的影响。
3. 解释灾害现场检伤分类的目的及原则。
4. 列举灾害现场检伤分类的种类及标志。
5. 应用所学知识为灾害现场伤员提供个体化的急救护理方案。

◆ **发展目标**

1. 综合运用急救知识与技能为灾害现场伤员提供持续的护理照护。
2. 及时判断伤员伤情，并配合团队开展灾害现场医学救援。

全球灾害与突发事件频发，给紧急医学救援带来巨大的挑战。应对灾害、减少危险、降低损失是全人类面临的共同挑战。近年来，灾害及灾害护理方面的相关研究不断增多，灾害护理学取得了一定的发展。护士作为灾害医学救援队伍中的主力军，掌握灾害医学救援的知识和技术，对于减少灾害所致人员伤亡、提高受灾人群的健康水平具有重要意义。本章通过对灾害的概念、分类、救护特点、医疗救援准备、现场医疗救援及心理干预进行阐述，帮助护理人员掌握灾害救护的知识与技术，最终达到减少灾害所致人员伤亡、提高受灾人群的健康水平的目的。

第一节　概　述

2002 年世界卫生组织（WHO）将灾害（disaster）定义为：对一个社区或社会功能的严重损坏，包括人员、物质、经济或环境的损失和影响，这些影响超过了受灾社区或社会应用本身资源应对的能力，而不得不向该地区以外的地区求援以应对这些后果，由此可以认为灾害发生。联合国“国际减灾十年”专家组将其定义为：灾害是一种超出受影响社区现有资源承受能力的人类生态环境的破坏。从灾害的定义可以看出，灾害必须具有两个要素：其一，灾害是自然或人为破坏事件，具有突发性；其二，灾害的规模和强度超出受灾社区的自身应对能力。

一、灾害的分类

因为灾害的成因错综复杂，灾害的分类方法亦有多种。

（一）按灾害发生的原因分类

灾害主要来自于天体、地球、生物圈三个方面，以及人类本身的行为，其成因复杂。

1. 自然灾害 主要包括气象灾害、水文灾害、地质灾害、生物灾害。其中，气象灾害包括台风、龙卷风、暴风雪等；水文灾害包括洪涝灾、旱灾、沙尘暴等；地质灾害包括崩塌、滑坡、地震、火山爆发、泥石流等；生物灾害包括病虫害、鼠疫等。

2. 人为灾害 主要包括火灾、交通事故、化学事故、各类工伤事故和其他事故（如恐怖活动、战争、核泄漏等）。

（二）按灾害发生的先后顺序分类

许多自然灾害，特别是等级高、强度大的自然灾害发生以后，常常诱发出一连串的其他灾害接连发生，这种现象称为灾害链。

1. 原生灾害 是灾害链中最早发生并起作用的灾害，如地震、洪水等。

2. 次生灾害 是由原生灾害后引发的不同性质的灾害，如地震后引发的堰塞湖与海啸、洪水过后的饥饿与疫病流行及火山爆发造成的火灾、缺氧等。

3. 衍生灾害 是指原生、次生灾害造成的较间接的灾害，如灾后环境污染、生态平衡破坏、核事故后对遗传与肿瘤发生的影响等。

（三）按灾害发生的方式分类

灾害形成的过程有长有短，有缓有急。

1. 突发灾害 突然发生、难以预测，造成巨大危害的灾害，如地震、火山爆发等。

2. 渐变灾害 发生缓慢，在致灾因素长期发展的情况下，逐渐显现成灾害，如土地沙漠化、水土流失等。

科研小提示

研究表明，可根据灾害发生过程中能量来源和力学作用机制的不同将其分类探讨，有待进一步研究。

二、灾害对人类健康的影响

（一）导致生命丧失

灾害对人类造成的最大影响就是剥夺人的生命。2008 年我国四川省汶川县地震夺去了 69000 余名同胞的生命，还有 17923 人失踪；在 2010 年 1 月海地发生的大地震中遇难者人数超过 30 万人；2021 年 7 月郑州特大暴雨造成 930.57 万人受灾，其中 292 人遇难。

（二）引致伤残

灾害除可造成大量死亡外，很多灾害都会造成各种创伤，甚至导致残疾，既包括灾害发生时导致的直接伤残，也有次生灾害与衍生灾害造成的伤残，如在汶川地震中因伤致残者近 5 万人。

（三）引发疾病

灾害发生后使人处于一种应激状态，机体的内环境不稳定，防御能力下降。此外，灾后大量尸体不能得到及时处理、水源与食物污染、虫媒传播、居住环境条件差及人员拥挤等也是灾害间接致病的因素。

随堂测 3-1

（四）造成心理伤害

灾害在造成人类躯体伤害的同时还带来精神创伤。经历过灾害的人员有 1/3 会出现抑郁、焦虑等精神问题，有近 1/4 会出现创伤后应激障碍（post-traumatic stress disorder，PTSD）。灾后心理受伤害的人员包括灾害中的幸存者、灾害事件中的家属伤亡者、直接参与或目睹灾害者与救灾者及间接了解灾害事件者等。

三、灾害救护的特点

灾害救护对护理人员的护理理论和技能提出了特殊的要求。与平时的护理工作不同，以往实施的传统的急救组织体系、护理技能、理论框架难以适应灾害发生时的境况。这主要是由灾害救护的特点决定的。

（一）大批伤员等待处置

灾害事件常事发突然，受害人数可能多，在灾害现场早期最常见的就是伤员的救援需求大，而救护人员及救护的物资不足，常导致两者之间出现矛盾。急救护理任务急，护理人员少。众多的伤员，复杂的伤情，要求护理人员一专多能，并且具有良好的身心素质，能熟练掌握各项护理技术操作常规，做到“稳、准、快”。

（二）救护条件受到制约

灾害救护时可受多种因素制约，包括救护场所、救护人员数量与技术水平、医疗救护物资供给情况、通信情况、交通状况及气候条件等。当灾害摧毁电力、交通及医疗机构时，护理人员的能力施展受到限制，无法发挥原有的水平。灾害发生时的高压力工作环境，如检伤分类或陈尸处理，护理人员直接接触死伤或者垂死者，部分尸体还没有掩埋处理，这样的场景对救援人员会产生剧烈的心理冲击。同时，灾害伴随着各种炎暑、寒霜、风雨、雷电气候，海上或山区的险象，各种病伤、疫情、意外的风险，以及狭窄吵闹的工作环境，食宿恶劣、无水盥洗的居住条件，物资装备及人力不足（或过多）等因素均是造成压力的原因。某些情况下甚至需要救护人员具有野外生存和自救技术，如攀登、游泳、悬浮等技术，才能有效实施高山、水上等救援，并在必要时进行自救。在救灾现场，目睹伤亡恐怖的场面，有可能使护理人员经历“替代性创伤”，以及和灾民相似的“创伤后压力反应”。

（三）救护时间紧迫

灾后伤员接受首次医疗的时间越早，抢救的成功率就越高。此外，根据伤员的伤情合理安排与利用时间在灾害救护中也同等重要，通过伤情评估分类，能有计划地在短时间内很快地让患者得到救治，并可以迅速、及时地疏散大量患者。只有将患者疏散到各个不同的救治机构和专科中心，或尽可能多的医院中去，才能挽救批量患者生命。

（四）救护的复杂性

由于灾害的突发性和强烈的破坏性，常常会有大批伤员同时出现，病情紧急复杂，有单一伤也有多发伤，以多发伤为主。因此，灾害护理工作较一般护理工作更为艰巨复杂。护理人员在预检分诊、初筛及病情观察过程中没有太多时间思考，须条理清楚，反应敏捷且判断正确。在灾害发生后的混乱、惊恐、焦虑的氛围中，护理人员要保证高效率工作，是对体力、心智和情绪的考验。同时，灾害发生时常根据灾害的发生状况组成各种救援团队或临时机构，人员构成复杂，救援工作需统一领导，保证人员协同工作，任务复杂，沟通困难，指挥混乱、工作程序不合理等情况时有发生。在组织中，护理人员很难确切掌握现场信息及预测下一步的工作内容与流程，而这种情形又可能影响整个团队的运作效率。

（五）伦理困境的冲击

人道主义是医学道德的基本原则之一，它要求医务人员必须重视患者的生命价值，尊重其人格尊严，自觉地维护患者的医疗权利，坚持在医疗面前人人平等。但灾害医学有其特殊的伦理要求，如在伤员量大、人力、物力有限时，重伤员不再无条件地比轻伤员优先处理，而是以尽可能抢救多数伤员为原则，灾害救护中只对那些经过处理才能存活的伤员给予优先处理，而对不经过处理也可存活的伤病员和即使处理也会死亡的伤病员则不予优先处理，这些原则对提高灾害医学的救治效益至关重要且卓有成效，体现了科学务实的精神。但这一做法却与人人享有平等的医疗权相悖。另外，知情同意与紧急救治的冲突在灾害现场时有发生，一些患者没有家属可以询问，在进行一些操作时无法履行先告知后施行的原则。救护人员因长时间目睹伤害及死亡，并在混乱冲突中进行着攸关生死的决策，因此，比一般人更易出现较多的精神障碍。

第二节 灾害医疗救援准备

灾害的医疗救援与日常急救工作的最大区别在于灾害的突发性和紧急性。在极短时间里，发现成批不同伤情的伤员，给救灾、预防和抢救工作带来很大困难，尽管医疗救援按预先制订的急救预案做了充分准备并组织实施，仍然可能会出现对某些问题感到措手不及等情况。因此，灾害与群体意外伤害相关医疗救援卫生行政部门及医务人员应充分认识其复杂性与艰巨性，做好充分的灾害医疗救援准备工作，建立完善的灾害医疗救援体系，保障灾害时通过科学的指挥调度，加强现场伤员分类和现场救护，并根据不同情况进行及时分流，同时能够与现场的消防、公安、交通等部门密切配合。

一、灾害医疗救援的组织管理

（一）灾害医疗救援的组织体系

灾害医疗救援组织机构包括各级卫生行政部门成立的医疗卫生救援领导小组、专家组和医疗卫生救援机构［指各级各类医疗机构，包括医疗急救中心（站）、综合医院、专科医院、化学中毒和核辐射事故应急医疗救治专业机构、疾病预防控制机构和卫生监督机构］、现场医疗卫生救援指挥部。各级卫生行政部门要在同级人民政府或突发公共事件应急指挥机构的统一领导与指挥下，与有关部门密切配合、协调一致，共同应对突发公共事件，做好突发公共事件的医疗卫生救援工作。

1．医疗卫生救援领导小组 国务院卫生行政部门成立突发公共事件医疗卫生救援领导小组，领导、组织、协调、部署特别重大突发公共事件的医疗卫生救援工作。国务院卫生行政部门卫生应急办公室负责日常工作。省、市（地）、县级卫生行政部门成立相应的突发公共事件医疗卫生救援领导小组，领导本行政区域内突发公共事件医疗卫生救援工作，承担各类突发公共事件医疗卫生救援的组织、协调任务，并指定机构负责日常工作。

2．医疗卫生救援专家组 各级卫生行政部门应组建专家组，对突发公共事件医疗卫生救援工作提供咨询建议、技术指导和支持。

3．医疗卫生救援机构 各级各类医疗机构承担突发公共事件的医疗卫生救援任务。其中，各级医疗急救中心（站）、化学中毒和核辐射事故应急医疗救治专业机构承担突发公共事件现场医疗卫生救援和伤员转送；各级疾病预防控制机构和卫生监督机构根据各自职能做好突发公共事件中的疾病预防控制和卫生监督工作。

4．现场医疗卫生救援指挥部 各级卫生行政部门根据实际工作需要在突发公共事件现场设立现场医疗卫生救援指挥部，统一指挥、协调现场医疗卫生救援工作。

（二）灾害医疗救援的保障机制

1．法律法规保障 《中华人民共和国突发事件应对法》对灾害应对、资金筹措、灾害预警、救灾措施、物资储备、灾后重建等做出硬性规定，进一步完善了灾害应急救援管理机制。

2．专项资金保障 财政部、国家发展改革委、民政部等部门根据《中华人民共和国预算法》《自然灾害救助条例》等规定，安排中央救灾资金预算，并按照救灾工作分级负责、救灾资金分级负担、以地方为主的原则，建立完善中央和地方救灾资金分担机制，督促地方政府加大救灾医疗资金的投入力度。采用国家划拨、地方资助、社会捐赠等方式解决救灾物资储备的资金问题。地方政府应设立专门的应急物资储备金，并动员社会力量建立灾害救助基金会等形式，筹集资金解决应急物资在购买、储备、补贴等方面的不足。

3．医疗物资保障 合理规划、建设救灾医疗物资储备库，完善救灾物资储备库的仓储条件、设施和功能，形成救灾物资储备网络。制定救灾物资储备规划，合理确定储备品种和规模；建立健全救灾物资采购和储备制度，每年根据应对重大自然灾害的要求储备必要物资。

4．通信和信息保障 信息不畅是近年来灾害救援中暴露出的重要问题。应利用无线电频率、带宽、信道等手段，建立覆盖全国、快速安全、稳定的灾害应急救援专用通信系统，完善部门间灾情共享机制，提高灾害应急医疗救援能力。

5．装备和设施保障 应配备救灾管理工作必需的医疗设备和装备，做好医疗救治、卫生防病和心理援助工作。

6．人力资源保障 加强自然灾害医疗专业救灾队伍建设、灾害管理人员队伍建设，提高自然灾害救助能力。支持、培育和发展相关社会组织和志愿者队伍，鼓励和引导其在救灾工作中发挥积极作用。

二、灾害医疗救援队伍

（一）管理

1．组成及日常管理

（1）队伍由不同层次卫生行政部门或医疗机构组建。从结构上讲，灾害医疗救援队原则上都应该由卫生应急管理人员、医疗卫生专业人员和技术保障人员构成。另外，在必要时可以在医疗救援队中增加信息宣传或外联人员。

（2）队伍在日常工作中应做好队员的遴选、培训和管理、装备管理等工作。

2．人员轮换机制 队伍的人员轮换机制包括日常队伍管理轮换机制及紧急救援人员轮换两个部分。原则上每3年进行一次调整，符合条件的队员可继续留任，因健康以及其他原因无法履行职责和义务的队员，须经救援队上级管理部门核准终止任用。另外，对于重大灾害，队员需要在灾害现场长时间工作时，救援队要安排队员互相轮换；按照国际惯例，通常每1～2周轮换一次，以保障现场救援效率和队员身心健康。

（二）组建模式

灾害发生后救援队伍的组建可参照我国国际救援队的组建模式。根据救援需要的不同可分为三种组建模式，分别为小规模出队模式、中等规模出队模式及流动医院模式。

1．小规模出队模式 由5人组成，其中队长1人、内科医生1人、外科医生2人和护士1人。

2．中等规模出队模式 由10人组成，分内科、外科及检疫三个组。其中队长1人，内科组医生2人、护士1人，外科组医生3人、护士2人，检验防疫组技师1人。

3．流动医院模式 由20人组成，包括指挥、现场急救、检伤分类、内科救护、外科救护、医技和留观后送等小组。

随堂测 3-2

（三）训练

队伍管理部门需完善灾害救援理论教学，强化实用性强的专业技能训练。通过灾害救援专业训练，帮助队员掌握各种灾害环境中可能使用到的技能，包括灾害环境下的通用技能及医疗救援专业技术。

1．通用技能训练　优秀的救援队员要有好的身体、心理素质，还应经过包括搜索与营救基本知识、野外生存技巧训练、体能训练在内的通用技能训练。搜索与营救基本知识是队伍培训的重要内容，通用技能训练是保障救援队伍自身安全的前提，是完成救援任务的重要保证。

2．医疗救援专业技术训练　医疗救援专业技术训练是队伍训练的核心。但由于救援队员可能来自于不同的医学专业，因此有必要进行专业救援技术的系统培训。从队伍训练的形式来讲，基本可归纳为讲座、模拟训练、综合演习等类型。

（四）人才培养与储备

1．重视在职护士灾害救援继续教育　可采用面授或在线学习等教学方式，通过在职的继续教育，传授与灾害医疗救援相关的知识和技能，提升在职护士的灾害应急救援能力，当灾害发生时，可以更好地实施护理。

2．开展灾害护理学的基础教育　可在护理学专业课程中增设“灾害护理学”或相关课程，或强化不同课程中与灾害护理相关的内容教学，使护生在毕业时已具备灾害救援的基本理论、知识和技能，为其进入临床工作岗位后进一步强化灾害救援的能力提供扎实的理论基础。

3．普及灾害救援宣传和培训　组织开展全国性防灾减灾救灾宣传活动，利用各种媒体宣传应急法律法规和灾害预防、避险、避灾、自救、互救、保险的常识，组织好“防灾减灾日”“国际减灾日”“世界急救日”“全国科普日”“全国消防日”和“国际民防日”等活动，加强防灾减灾科普宣传，提高公民防灾减灾意识和科学防灾减灾能力。积极推进社区减灾活动，推动综合减灾示范社区建设。组织开展对地方政府分管负责人、灾害管理人员和专业应急救灾队伍、社会组织和志愿者的培训。

知识链接

推进自然灾害救援队伍社会化建设

我国灾害应急救援体系中，政府救援力量存在救援主体单一、救援力量不足、某些领域救援技术不专业等问题。社会救援队伍尽管存在资金、人员、组织、管理等诸多问题，但也有靠近现场、人员众多、有特殊专长、减轻财政压力等优势。政府、社会组织、个体紧密结合才能形成最大合力。

2019 年 11 月 29 日，习近平总书记强调要加强国家综合性救援力量建设，采取与地方专业队伍、志愿者队伍相结合和建立共训共练、救援合作机制等方式，发挥好各方面的力量和作用。

参考文献：张小明，周晓宇．依法推进自然灾害救援队伍社会化建设［J］．中国减灾，2020，19：28-33.

三、救援物资

应急物资管理是灾害救援体系的重要部分，可影响灾害救援后勤工作的效率。因此，做好灾害救援物资的配备与管理对灾害救援十分重要。根据救援任务、灾情程度、流行病、救援地区地理气候环境各方面的不同，物资准备重点不同。

（一）救援物资储备供应

1．统一规划与分类储备　不同地区的灾害类型和灾情各异，对救灾物资品种及数量的要求也不相同。目前国家救灾物资储备尚无法满足各地对救灾物资多样化的需求。各地应根据当地地理位置、气候条件、灾害特点，在保障救灾物资种类齐全的基础上，对急需物资的储备有所侧重。对于不易长期保存或数量不足的救灾物资，应与相关厂商签订紧急采购合同，以便及时生产及调运。

2．虚实结合与扩大库容　实现政府储备与社会储备、集中储备与分散储备、实物储备与生产能力、生产技术储备相结合来丰富救灾物资的形式和内容。管理部门在建设各级救灾物资储备库的基础上，还应与有关部门、生产厂商建立联系。建立救援物资生产企业信息库，不断更新生产厂家产品类别、供应能力、运输路线等信息，为及时动员、征用、调运、购买各类应急救援物资提供保障。

（二）救援物资储备管理

建立统一、专门的自然灾害应急管理机构，还应构建统一、高效的灾害管理、指挥、协调机制，实现由单一减灾向综合减灾的转变，形成灾害应急管理的合力。组建一支具有专业灾害防治和物资管理知识的专家队伍，肩负起灾害预警分析、指挥协调救援工作的双重任务，定期进行灾害预测、应对分析及模拟演练。

知识链接

基于信息平台加强救援物资管理

救援物资筹备是否全面充分、配置是否合理、存贮是否得当可靠、抽组携行是否科学合理，直接关系到救援机构的救治水平和救治力度。目前，我国救援装备物资管理还处在起步阶段，很多工作环节的设置、管理模式的制订还需要进一步的研究和探索，当今物流领域已达到了一个较高的水平，给了我国救援装备物资管理很好的借鉴。借助信息化平台设立救援物资数据库，各救援小组人员利用手持终端和自组网及时上传物资消耗信息及后续需求，后方保障人员获取数据后及时协调物资调运，保障物资不短缺、不积压，提高救援效率。

参考文献：闫薇薇，安琳，李娟．基于灾害医学救援护理工作的物资模块化管理的建设与实践［J］．中国急救复苏与灾害医学杂志，2020，15（12）：1453-1455.

四、灾害医疗救援预案

（一）制订总则

1．编制目的　保障自然灾害、事故灾害、公共卫生问题、社会安全问题等突发公共事件发生后各项医疗卫生救援工作迅速、高效、有序地进行，提高卫生部门对各类突发公共事件的应急反应能力和医疗卫生救援水平，最大限度地减少人员伤亡和健康危害，保障人民群众身体健康和生命安全，维护社会稳定。

2．适应范围　预案适用于突发公共事件、灾害所导致的人员伤亡、健康危害的医疗卫生救援工作。

3．工作原则　统一领导、分级负责；属地管理、明确职责；依靠科学、依法规范；反应及时、措施果断；整合资源、信息共享；平战结合、常备不懈；加强协作、公众参与。

（二）救援应急预案的制订

按照《灾害事故医疗救援工作管理办法》《全国救灾防病预案》《国家突发公共事件医疗卫生救援应急预案》等规定，加强各级卫生部门对灾害医疗救援的应对能力。各级医疗单位的灾害应急预案应包括以下内容。

1．应急救援统一指挥　灾害事故的救援组织由公安、交通、消防、卫生、军队等部门组成，遇到特大灾害或战争中有大批伤员时统一指挥，共同配合完成灾害事故的抢险救灾。

2．灾害救援通讯网络建设　急救通讯网络在整个急救过程中承担着急救信息的接收与传递、指挥调度及与上级领导、救灾指挥中心、灾害现场、急救车和医院急诊科的联络任务，发挥承上启下、沟通联络的枢纽作用。

3．灾害医疗救援队伍管理　建立专业救护人员的准入制度和考核制度。由于灾害急救的成功率在很大程度上与急救技术水平有关，因此救护人员必须具备相关专业知识和技能，要制订院前急救操作规程与医疗评价标准，实现灾害意外伤害的规范化管理。

4．灾害救护物资配备　根据各种灾害的性质及灾害造成群体伤害的程度，合理配备交通工具、急救药品及急救器材，特别是创伤现场实施的包扎、止血、固定、搬运等必要的急救物资及工具。

5．群体自救、互救知识培训　加强对群体灾害事件自救、互救知识的普及与宣传教育，使民众了解在灾害发生后如何进行紧急呼救及自救，掌握心肺复苏技术和创伤的包扎、止血、固定与搬运技术。

6．模拟演练计划的制订　制订灾害性事故院前急救预案，有计划地定期或不定期模拟演练，以熟悉灾害现场急救程序，提高急救的应急反应能力。

第三节　灾害现场医疗救援

一、伤员的检伤分类

（一）检伤分类的目的

检伤分类（triage）是指根据伤员需要得到医疗救援的紧迫性和救治的可能性决定哪些人优先治疗的方法。

（二）检伤分类的原则

1．简单快速原则　平均每名伤员分类时间≤ 1 min。

2．分类分级原则　灵活掌握分类标准，先重后轻、合理调配。

3．救命优先原则　伤员出现呼吸道梗阻且可以通过简单手法缓解时，可先救后分或边救边分。

4．自主决策原则　护理人员有权根据现场需求及可用资源，自主决定伤员流向和医学处置类型。

5．重复检伤原则　护理人员须每隔一定时间对伤员进行动态伤情评估。

6．公平有效原则　为挽救更多伤员，兼顾公平性和有效性是现场检伤分类的基本伦理原则。

知识链接

DISASTER 灾害范例工具

美国国家灾害急救生命支持基金会（National Disaster Life Support Foundation，NDLSF）在其灾害急救核心课程的标准化教学用书中建议将灾害范例（DISASTER Paradigm™）作为一种实用有效的助记工具和现场医学救援组织管理工具，以便于响应人员识别灾害响应及灾害恢复的关键要素，加强灾害现场医学救援中个人与机构沟通的一致性。

D（detection，发现）：资源过剩吗？谁负责监测灾害发生？

I（incident management，灾害处理）：你的角色是什么？谁负责指挥事件处理？

S（safety and security，安全与保卫）：现场是否安全？是否能够进入？

A（assess hazards，危险评估）：火灾？危险品？放射物质？建筑物坍塌？断落的电线？

S（support，支持）：是否需要外界救援？当前的可用资源能否承载当地卫生安全需求？

T（triage and treatment，检伤分类与治疗）：是否有相应预案、程序和资源用于伤员的快速检伤分类和及时治疗？需要什么样的公共卫生干预措施？

E（evacuation，疏散）：是否有足够的运输工具参与疏散？灾区群众是否得到妥善疏散和安置？

R（recovery，恢复）：重要的基础设施是否受损？伤员和灾区群众短期和长期的健康需求是什么？

参考文献：Swienton R E，Subbarao I. 灾难急救基础生命支持课程［M］. 潘曙明，唐红梅，译. 上海：上海科学技术出版社，2016.

（三）检伤分类的种类

1．收容分类　是接收伤员的第一步。快速识别需挽救的伤员，将伤员安排到相应区域接受检查和治疗。

2．救治分类　是决定救治实施顺序的分类。评估伤员伤情程度，分为轻、中、重度伤员，并结合伤员数量和救护资源决定救治顺序和救护措施。

3．后送分类　是确定伤员转运到医疗机构顺序的分类。根据伤员伤情的紧迫性和耐受性、救护措施以及后送工具等因素，决定伤员的后送顺序、后送工具及目的地。

（四）检伤分类的标志

1．红色（危重伤）　第一优先。伤情非常紧急，危及生命，生命体征不稳定，需立即给予基本生命支持，并在 1 h 内转运到确定性医疗单位救治。

2．黄色（中重伤）　第二优先。生命体征稳定的严重伤，有潜在生命危险，此类伤员应急救后优先后送，在 4 ～ 6 h 内得到有效救治。

3．绿色（轻伤）　第三优先。伤情不紧急，损伤较轻，能够行走，可能不需要立即入院治疗。

随堂测 3-3

4．黑色（致命伤）　指已死亡、没有生还的可能性、治疗为时已晚的伤员。

（五）常用检伤分类方法

检伤分类的方法除视、触、叩、听等基本检查手法外，主要是采用初级分类（primary triage）方法。

1．START 法（simple triage and rapid treatment）　最为常用，是基于呼吸、心搏及精神状态的检伤分类方法（图 3-1）。在此法检伤分类过程中，救治方面一般仅做三项处理措施：开放气道、止血、抬高患肢。

2．Jump START 法　是对 START 修正后用于受伤儿童（1 ～ 8 岁）检伤分类的方法（图 3-2）。分组方法和分类依据与 START 相似，但基于儿童的生理特点对分类依据做出了调整。

3．SALT 法　是集检伤分类、紧急救治、后续处置与转送于一体的、适用于大规模伤亡事件的预检分诊系统，包括分类（sort）、评估（assessment）、挽救生命的干预措施（life-saving intervention）以及处置 / 转送（treatment/transport）（图 3-3）。

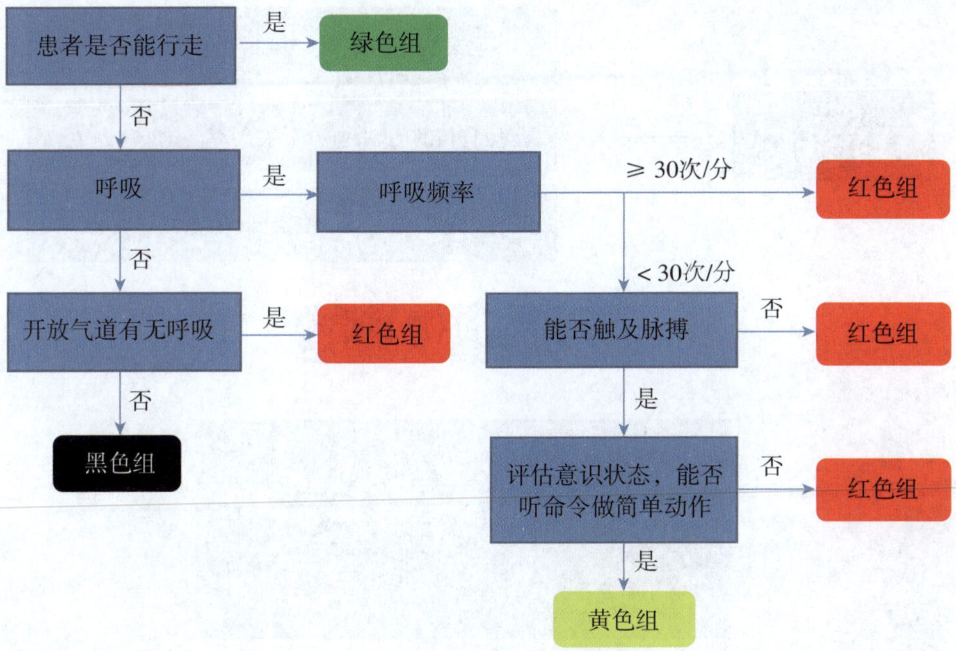

图 3-1　START 法分类流程

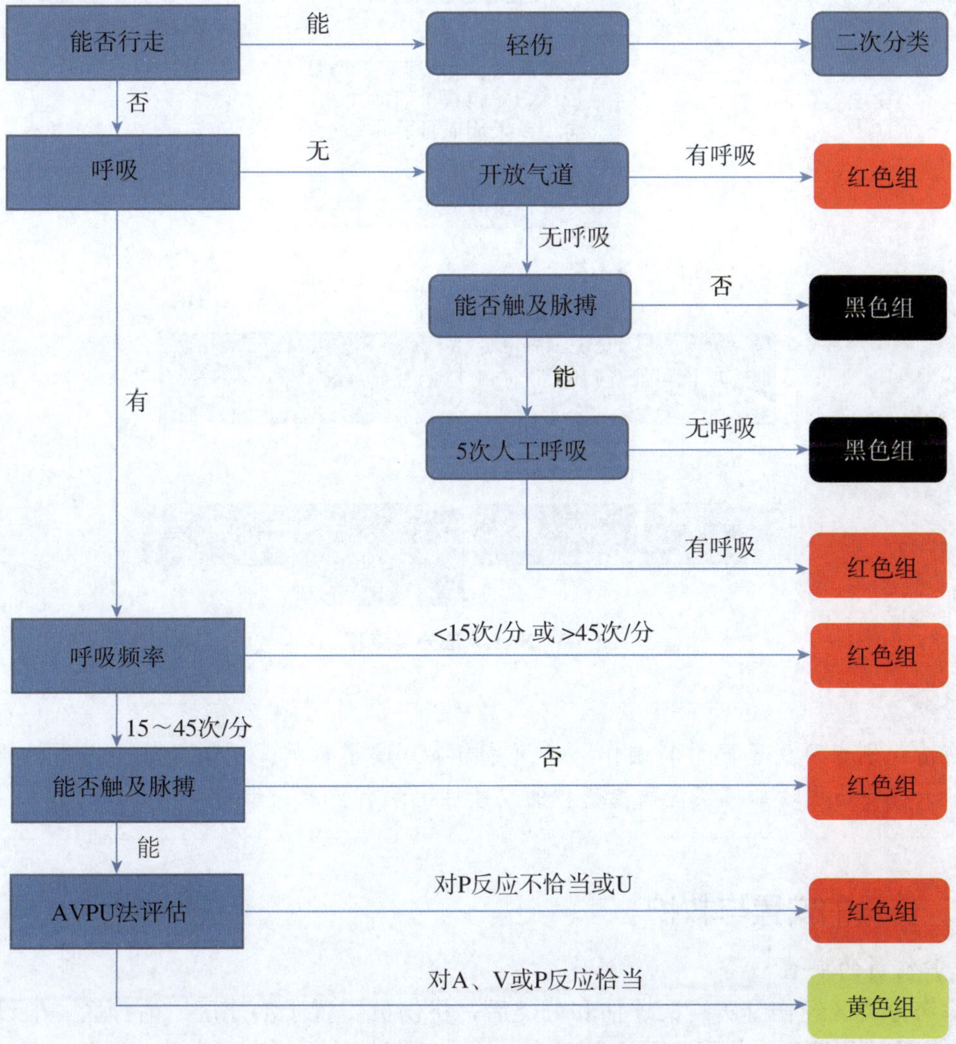

图 3-2　Jump START 法分类流程

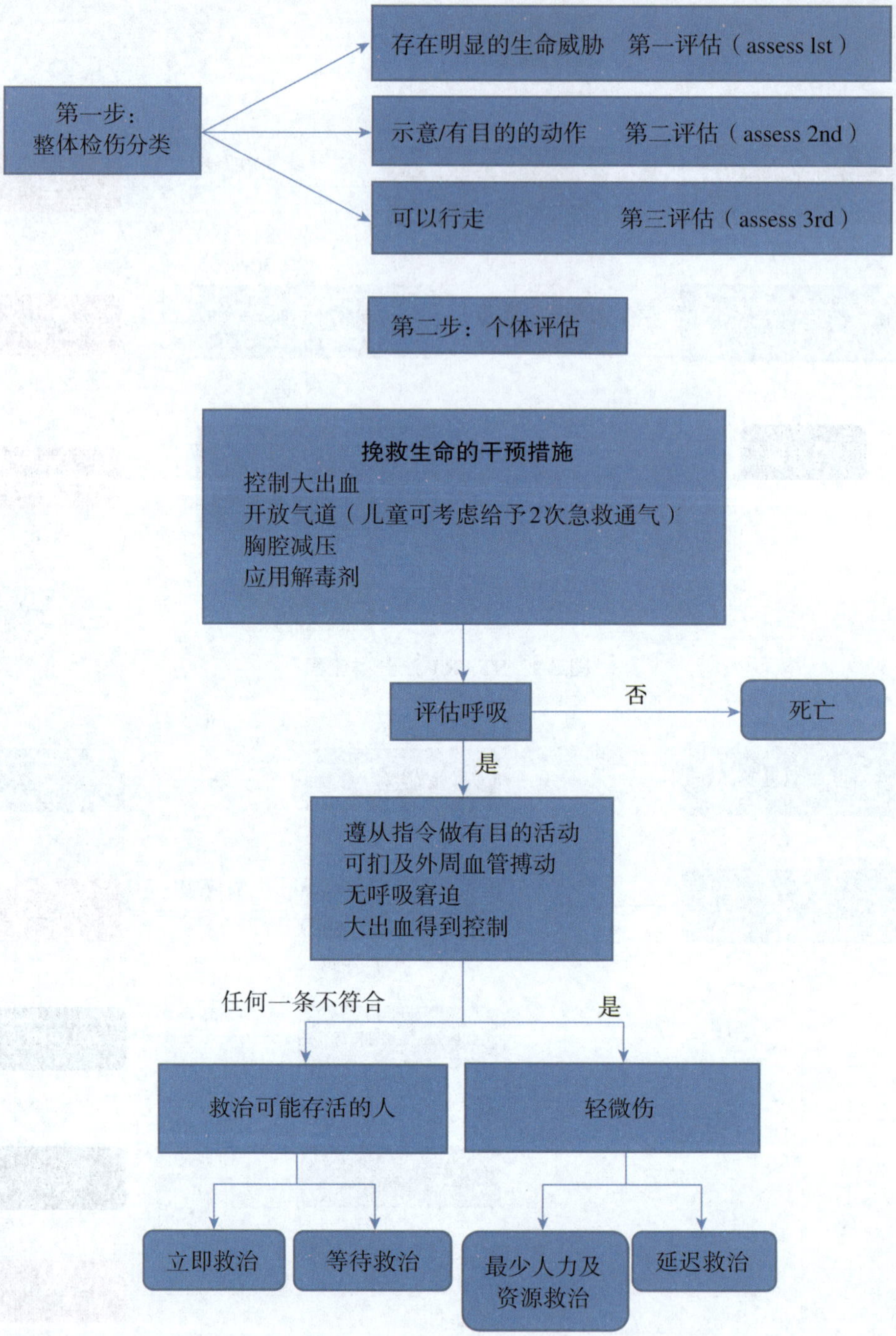

图 3-3　SALT 法分类流程

科研小提示

伤情识别卡可用不同材料制作，如简易布条、硬塑料牌、硬纸板等，不同材料的伤情识别卡在检伤现场如何实现病情变化的连续性记录有待进一步研究。

二、伤员的安置与救护

（一）伤员的安置

在检伤分类区经伤（病）情评估和分类后，将伤员安置于治疗区，治疗区一般设在比较安全的建筑物或帐篷内。如果伤员人数不多，治疗区可与检伤分类区合并，以减少对伤员的搬动。如果人数众多，则还要将治疗区细分为轻、重和危重区，可更有效地运用人力，提高抢救效率。对于重伤和危重伤员，一般紧急处理后应再次进行病情评估和二次分类。

（二）伤员的现场救护

应以维持生命器官的治疗为主。实施救护的原则是先排险后施救，先救命后治病。

1．现场救护的内容

（1）呼吸、心搏骤停患者：立即行初级心肺复苏。

（2）昏迷伤员：安置合适体位，保持呼吸道通畅，防窒息。

（3）张力性气胸患者：用带有单向引流的粗针头穿刺排气或有条件时行胸腔闭式引流。

（4）创伤出血患者：采取有效止血、包扎措施。对疑有骨折的伤员进行临时固定；对肠膨出、脑膨出的伤员行保护性包扎。

（5）休克患者：即刻建立静脉通路，对休克或有休克先兆的伤病员行抗休克治疗。

（6）疼痛患者：对有明显疼痛的伤员给予镇痛药。

（7）伤口处理：对大面积烧伤患者给予创面保护。对伤口污染严重者给予抗菌药物，防止感染。

（8）中毒患者：对中毒的患者及时给予洗胃或冲洗，注射解毒药以促进毒素排泄。

2．现场救护的程序

（1）评估判断：对伤员的伤情或病情进行初步评估，迅速判断伤（病）情严重程度。

（2）对症施救：根据伤员的症状、体征立即实施急需的救护措施，如开放气道、心肺复苏、止血、给氧、抗休克等。

（3）心理干预：稳定伤员的情绪，减轻或消除强烈刺激对其造成的心理影响。

三、批量伤员的转送

（一）转运前准备

1．正确掌握转运指征和时机

（1）转运指征：①伤情需要：现场处理后出现并发症或救援能力有限。②伤员或家属要求；转运前需仔细评估确认伤员不会因搬动和转运而使伤情恶化甚至危及生命。符合以上条件之一者即可转运。

（2）暂缓转运指征：①休克未纠正、血流动力学不稳定者。②颅脑外伤疑有颅内高压、可能发生脑疝者。③颈髓损伤有呼吸功能障碍者。④心脏等重要脏器功能衰竭者。⑤胸、腹部损伤后伤情不稳定，随时有生命危险者。⑥被转运伤员或家属依从性差。有以上情况之一者应暂缓转运。

2．转运前的注意事项

（1）做好必要的医疗处置，严格掌握转运的指征，确保转运途中伤员的生命安全。

（2）转运顺序：优先顺序为危及生命需立即治疗的严重创伤者＞可能有生命危险需急诊救治者＞需要医学观察的非急性损伤者＞不需要医疗帮助或现场已死亡者。

（3）向伤员及家属交代病情，告知转运的必要性和途中可能存在的风险，征得同意并签字后实施转运。

（4）准备好转运工具、急救设备及药品。

（5）转运前对每一位伤员进行全面评估和处理，注意保护伤口。做好伤员情况登记和伤情标记，并准备好相关医疗文件。

（6）转运方和接收方应保持联系，及时沟通转运与接收的注意事项。

（二）转运中护理要点

1．担架转运伤员的护理

（1）安置合理体位：一般取平卧位，如有特殊伤情，可根据病情采取合适体位。

（2）防止坠伤：妥善系好固定带，行进过程中使担架平稳，防止颠簸，防止伤员从担架上跌落，造成次生伤害。

（3）加强病情观察：应使伤员的头部在后、足部在前，方便病情观察，发现异常变化及时处理。

2．卫生车辆转运伤员的护理

（1）准备车辆和器材：对汽车或列车车厢统一编号，备好各种物资、器械、药材、护理用具和医疗文件等。

（2）伤员的准备：评估伤员的病情及有无晕车史等，遵医嘱给予镇痛、止血、镇静、防晕车等药物。

（3）妥善安排登车：将出血、骨折、截瘫、昏迷等伤员安排在下铺，每台车或每节车厢安排 1 ～ 2 名轻伤员，协助观察和照顾重伤员。

（4）安置合理体位，防坠床。

（5）加强病情观察，保证途中治疗。

（6）下车时的护理：安排危重伤员先下车，清点伤员总数，做好交接。

3．卫生船转运伤员的护理

（1）防晕船：晕船者预先口服茶苯海明（乘晕宁）。

（2）防窒息：昏迷、晕船呕吐者头转向一侧，随时清除呕吐物。

（3）妥善固定：使用固定带将伤员固定于舱位上。

（4）保持自身平衡，妥善实施护理操作。

（5）病情观察及其他护理措施：同陆路转运的护理。

4．空运伤员的护理

（1）合理安放伤员的位置：大型运输机中伤员可横放两排，中间留出过道，休克者应头部朝向机尾。

（2）加强呼吸道护理：高空中温度和湿度均较低，对气管切开者应用雾化器、加湿器等湿化空气。对使用气管插管者，应定期监测气囊压力，以免在高空中气囊过度膨胀压迫气道黏膜造成缺血性坏死。

（3）特殊伤情的护理：外伤致脑脊液漏者，因气压低漏出量会增加，需用多层无菌纱布保护，及时更换敷料，预防逆行感染。中度以上气胸或开放性气胸者，空运前应反复抽气，或做好胸腔闭式引流，使气体减少至最低限度。

（4）其他护理工作同陆路转运的护理。

第四节 灾害心理干预

案例 3-1

患者，女性，36 岁，化工厂工人。1 年前目睹工厂爆炸和工友去世的惨烈场面，出院后情绪不稳定，经常与人争执、发火，睡眠质量较差，梦中闪回当时惊慌失措的场面，自我感觉到一种无望的被击垮感，社会行为退缩，变得沉默寡言。

请回答：

1．该患者出现了什么心理问题？

2．针对该患者的心理问题可通过哪些措施进行心理干预？

灾害发生后突如其来的天灾人祸给人类带来物质上的损失、躯体上的创伤，同时给人的精神和心理亦带来重大影响，造成心理应激障碍。应激相关障碍（stress-related disorder）是指由心理、社会（环境）因素引起异常心理反应而导致的精神障碍，亦称反应性精神障碍。灾后最常见的类型为急性应激障碍（acute stress disorder，ASD）和创伤后应激障碍（post-traumatic stress disorder，PTSD）。重大灾害后精神障碍的发生率为 10% ～ 20%，一般性心理应激损伤更为普遍，其中儿童、老人、经济收入相对较低者、先前有过情感障碍经历者、灾前处于社会边缘者，在遭受灾害后出现心理创伤的风险更高。

一、心理危机的一般表现

1．情绪反应　个体在灾害发生时最常见的情绪反应包括焦虑、恐惧、抑郁和愤怒等表现。

2．认知反应　灾害见证者在认知方面主要表现为感知混乱、思维迟钝、语言混乱、注意力不集中、自控力下降、决断力下降等特点。

3．行为反应　个体在应激时所表现的行为反应具有差异性，可出现敌对与攻击、无助与自怜、冷漠、病态固执、逃避与回避及物质滥用。

二、灾害的心理应激性损伤

1．急性应激障碍（ASD）　又称急性心因性反应或急性应激反应，是由剧烈的、异乎寻常的精神刺激、生活事件或持续困境的作用引发的精神障碍。ASD 以急剧、严重的精神打击作为直接原因。在受刺激后立刻（1 h 之内）发病，如果应激源被消除，症状往往历时短暂，预后良好。

多以异乎寻常的和严重的精神刺激为原因，并至少有下列 1 项症状：①有强烈恐惧体验的精神运动性兴奋，行为有一定盲目性；②有情感迟钝的精神运动性抑制（如反应性木僵），可有轻度意识模糊和不同程度的情感障碍。

2．创伤后应激障碍（PTSD）　又称延迟性心因性反应，是指由异乎寻常的威胁性或灾害心理创伤导致延迟出现和长期持续的精神障碍，通常在创伤事件发生 3 个月后出现，但也可能在事发后数个月至数年间延迟发作。

其主要症状包括：第一，遭受对每个人来说都是异乎寻常的创伤事件或处境。第二，反复出现创伤性体验，并至少有以下 1 项：①不由自主地回想受打击的经历；②反复出现有创伤内容的梦魇；③反复发生错觉、幻觉；④反复有触景生情的精神痛苦。第三，持续的警觉性增高，并至少有以下 1 项：①入睡困难或睡眠不深；②易激惹；③集中注意困难；④过分担惊受怕。第四，对于刺激相似或有关情景的回避，并至少有以下 2 项：①极力不想有关创伤的人与事；②避免参加能引起痛苦回忆的活动，或避免到会引起痛苦回忆的地方；③不愿与人交往，对亲人变得冷淡；④兴趣爱好范围狭窄，但对于与创伤经历无关的某些活动仍有兴趣；⑤选择性遗忘；⑥对未来失去希望和信心。

知识链接

灾害周年反应

灾害周年对受灾地区的个人及群体是一个重要的时刻，灾害周年到来之际，围绕该事件的情感再度发生或被唤起时会引发幸存者各种不同的心理感受和应激反应，具体表现为记忆重现、出现灾害相关的梦魇、祭日引发的哀恸情感。

参考文献：宁维卫．灾难心理学：灾区学校青少年心理教育与危机干预［M］．成都：西南交通大学出版社，2011．

三、灾害心理干预

（一）心理干预人群的分级

心理危机干预人群分为四级，分别为亲历灾害的幸存者，灾害现场的目击者，与第一级、第二级人群有关的人，后方救援人员或志愿者。

（二）心理评估

1．急性期评估　在灾害发生后 1 个月内评估。评估的主要内容：①当前的需要和担忧的问题；②识别、筛查高危人群。

2．恢复期评估　在灾害发生后 3 个月、6 个月、1 年、2 年分别进行评估，了解受灾人群整体心理健康状况。

（三）心理干预

1．认知干预　帮助构建一个良好的认知环境，使其产生的恐惧和紧张情绪有所降低。

2．情感干预　常用的技术为创伤稳定技术，即帮助干预对象建立内在的稳定性和安全性，减少对灾害还会再次发生的担心，以减轻不安和焦虑。

3．行为干预　采取认知 - 暴露技术（cognitive-exposure technique）和应激接种训练（stress inoculation training，SIT）方法对干预对象实施行为开导、训练。

4．社会支持　干预对象要增强自己的社会支持系统，与朋友、家人、同事多沟通，保持人际关系和谐，对缓解应激反应起到积极作用。必要时可寻求专业的心理援助。

5．药物干预　对急性期有明显紧张、焦虑、恐惧、失眠、心悸、出汗等生理症状的患者，可适当使用药物缓解症状。但应用药物要谨慎，不能长时间使用。

随堂测 3-4

科研小提示

文献显示，疫病大流行期对公众也会造成心理危机，针对性干预手段有待于进一步研究。

小　结

本章从灾害的定义、分类及对人类健康的影响入手，介绍了灾害医疗救援准备、灾害现场医疗救援及灾害心理干预。重点介绍了灾害医疗救援预案的制订、灾害现场伤员的检伤分类、安置与救护，以及对灾害后的急性应激障碍与创伤后应激障碍的心理评估与干预。护士作为灾害医学救援队伍的主力军，掌握救护知识与技术，对于减少灾害所致人员伤亡、残疾、促进伤员康复具有重要意义。

思考题

1．检伤分类的原则有哪些？

2．如何应用 START 和 SALT 方法对伤员进行检伤分类？

3．PTSD 的主要症状有哪些？

4．某乡镇一农用拖拉机违法搭载 22 人，行驶至半山腰公路时侧翻，坠至路侧约 5 米深的山坡下，急救人员到达现场后发现：12 人呼吸、心搏停止，1 人上肢离断，1 人胸部被树桩刺穿，已经昏迷不醒，2人疑似颈椎受伤，6人皮肤多处擦伤。

请回答：面对这些伤员，你作为参与该交通事故现场急救的一名护士，该如何采用START法对伤员进行分类与救护？

（张 华）

第四章数字资源

第四章 急诊科救护

导学目标

通过本章内容的学习，学生应能够：

◆ **基本目标**

1．描述急诊科的设置和人员构成。

2．举例说明急诊科质量要求的相关知识点。

3．区分初级评估和次级评估之间的差异。

4．执行急诊分诊流程进行分诊。

◆ **发展目标**

1．综合运用分诊的原则和技巧正确地对急诊患者进行分流。

2．应用急诊护理评估内容识别危及患者生命、准确判断疾病或损伤的症状。

医院急诊科（室）是急救医疗服务体系的重要组成部分，是急诊患者入院救治的第一场所，是医院急重症患者最集中、病种最多的科室，而对众多的急、危、重患者，能否迅速、及时、有效地做出诊断和救护将直接关系到患者的生命安危及后期康复。因此，急诊科工作质量直接反映了医院的医疗护理质量和人员的综合素质，是医院综合实力的体现。

第一节 急诊科的任务、布局与设置

一、急诊科的任务

急诊科（emergency department）是医院内布局合理、设备齐全的一个相对独立区域，其主要职能是处理和研究各种急性病、慢性病急性发作和急性创伤、急性中毒、小儿急诊、意外事故及发生急性器官功能衰竭的治疗和抢救等问题。

（一）院内急诊

对急诊患者的及时诊治和处置是急诊科的基本任务。院内日常的急诊、急救工作，即组织人力、物力对急诊科就诊的急危重症患者进行抢救，以维持患者生命，防止并发症及稳定病情，对不影响生命而发病急速的患者进行早期、认真、细致的诊察和治疗，使其早日康复，防止病情加重或恶化。

（二）院前急救

根据卫生行政管理部门赋予的任务及区域（或地段）院前急救工作需要，承担呼救患者的现场抢救和运送途中救治，或根据急救中心的指令，临时承担辖区外的紧急出诊或参加各种意外事故、突发性灾害的现场急救工作、普及急救知识和技能及承担通讯网络中的枢纽任务。

（三）教学培训

建立健全各级各类急诊人员的岗位职责、规章制度和技术操作规范。培训急诊医学专业医师（尤其是通科急诊医师）和护士，加速急救人才的成长。系统学习急诊医学知识，熟悉和掌握急救知识和技能，承担医院和基层医疗单位在职医务人员急诊医学教学和业务指导，其内容重点是对危及生命的各类综合征（如心肺脑复苏、多发性损伤、休克、多脏器功能障碍综合征等）的急救理论知识及急救技术与操作，以及各种意外伤害等的培训，部分医院的急诊科还承担公众健康知识普及工作。

（四）科学研究

急诊科区别于其他专科的特色在于危重患者集中、疾病谱广、病情变化快、停留时间短、可提供的信息有限和容易误诊等。因此，应注重反馈、随访追踪、积累资料和寻找科研素材，通过科研不断提高急诊急救能力水平；开展有关急诊病因、病程、机制、诊断与治疗、急危重症管理和流程方面的研究工作，进一步寻找规律；研究、分析急诊工作质量中存在的问题，保证医疗安全和质量。研究重点及主攻方向以生命器官救治为主要对象，主要内容有：心肺脑复苏、多器官功能障碍、严重休克、多发伤/复合伤、意外灾害疾病（中毒、溺水、中暑、电击伤等）、急性心肌梗死和脑血管意外等。

二、急诊科的布局与设置

（一）布局原则

急诊科接治的患者多是突发性急、危、重症，一切医疗护理过程都是以“急”为中心。所以布局从应急出发，以方便患者就诊治疗为原则。急诊科应为独立或相对独立区域，位于医院入口大门的一侧或主体建筑的最前部分。标志必须醒目、突出，便于寻找。白天应有指路标志，夜间应有指路灯标明急诊科位置。急诊科的门应足够大，门内大厅宽广，以利担架、车辆的进出，急诊各科室及通道要光线明亮、空气流通、通道宽敞，以便于治疗、观察患者和人群流动。另外，电源设置合理，中央空调及电话要保证，设置壁式氧气和吸引管道系统。

（二）急诊科的设置

急诊科的面积与床位应与全院总床位和急救就诊的总人数成合理的比例。对急诊患者应实行分科急诊。对急救患者实行集中抢救、监护、留观，好转或病情稳定后可酌情送住院部各科室进一步治疗。

1．预检分诊处　应设在急诊入口处。预检分诊护士一般由有经验的护士担任，具体负责分诊和挂号工作。预检分诊护士要做到快速疏导患者进入抢救室或各科诊室，或根据患者情况呼叫有关医生来诊，了解抢救室、临时输液室、观察室等主要岗位的工作状态，合理调配医护人员，使患者得到迅速诊断和治疗。所需的工作设备如下。

（1）急救呼叫系统：在预检处设一部专用电话机或呼叫系统，由分诊护士管理和操作，分诊护士接到急救中心危重患者的预通知后，应根据情况及时通知医务科、抢救室医生和护士，做好抢救准备工作，并呼叫相应的科室医生到位。

（2）信息系统：预检处的电脑应与急诊收费处、门诊收费处的信息系统联网，一方面有助于急诊工作快速、高效的运行，另一方面可方便患者。

（3）各种常用检查用品：如手电筒、压舌板、体温计等。

（4）各种护理文件记录表格：如患者就诊登记本、接救护车登记本、死亡患者登记本、传染病登记本、常用化验单等。

（5）其他：为就诊患者提供服务的候诊椅、平推车、轮椅车、老花眼镜、笔、一次性茶杯和水等。

2．诊室　综合性医院一般根据就诊患者情况在急诊科设置内科、外科、妇产科、儿科、眼科、耳鼻喉科等诊室，并设立发热和肠道急诊的隔离区。外科诊室应设在所有诊察室中最靠近大门处，以减少血迹污染；眼科、耳鼻喉科、口腔科应配置特殊设备的诊疗室；儿科应有独立的急诊接诊区；有条件的医院还可增设神经内科、创伤骨科、脑外科等分科诊室。全部患者由急诊医生首诊，先给予必要的诊治处理后进行分流，部分疑难、危重患者由专科会诊解决。由于医院的规模不同，有些医院的急诊科（室）无固定医生值班，而由相应的门诊或病房值班医生兼管。每一个诊室单独一间，根据科室就诊情况配备带有遮隔措施的诊查床若干张，根据诊查床数量配备墙壁氧气和吸引管道装置，各诊室的医生由急诊科专职医生或者由各临床科室轮流委派医生担任。

3．抢救室　由专职急救人员负责抢救。如病情危重、复杂，需要其他科室来会诊时，急救人员有权急呼有关科室到场共同抢救。抢救室设置要求如下。

（1）有足够的空间、充足的光线，墙壁上配有抢救常用的流程图，如心搏骤停的抢救流程、脑出血的抢救流程、脑外伤的抢救流程等，还应有相关的工作制度如抢救室工作制度、消毒隔离制度等。

（2）抢救床及床旁设备：设抢救床 3 ～ 6 张，为可摇式、带轮子的推车式，既可固定当床，又可推患者检查，床旁设有心电监护仪、墙壁氧气和负压吸引装置，安装轨道式输液架及遮隔布幔。

（3）抢救仪器设备：抢救室内备有输液泵、输液注射泵、心电图机、除颤仪、心肺复苏仪、洗胃机、有创呼吸机、无创和便携式转运呼吸机、便携式转运监护仪、临时起搏器等仪器和抢救车，并备有开胸包、腰穿包、胸穿包、气管切开包、洗胃包、静脉切开包、导尿包、压舌板、开口器、拉舌钳和牙垫等抢救器械，且能提供床旁 X 线摄片、B 超检查等。

知识链接

抢救车定点安置

为保证抢救车药品质量，每日应监测环境温度。并使用一次性锁扣上锁管理，一次性锁扣一拉即开，平时每班登记抢救车锁扣锁码。至少每月开启抢救车进行全面检查一次。根据国际联合委员会（Joint Commission International，JCI）专家建议，喉镜不放入抢救车内，放置在抢救车台面上清洁保存，每日检查其性能，随时备用。科室备有两部抢救车与除颤仪，除颤仪放置在抢救车上，每日自检，持续充电，保持绝对的备用状态。

参考文献：丁玉兰．JCI 认证中的护理质量管理［M］．北京：人民卫生出版社．2018：41.

（4）常用抢救药品：①心血管系统用药：肾上腺素、异丙肾上腺素、阿托品、利多卡因、甲磺酸酚妥拉明、多巴酚丁胺、多巴胺等；②呼吸系统用药：氨茶碱、尼可刹米、山梗菜碱等；③镇静、镇痛药：地西泮、苯巴比妥、哌替啶等；④其他类：呋塞米、氢化可的松、解磷定、贝美格（美解眠）、地塞米松、退热药等。

（5）必备抢救物品：包括置放气管插管、胃管、三腔二囊管、吸痰管、气囊导尿管、吸氧管、胸腔引流管等所需用物，以及冰袋、冰帽、加压输血器、外科止血带、氧气袋等。

(6) 常用液体：主要有平衡盐溶液、5% 碳酸氢钠液、20% 甘露醇液、血浆代用品、右旋糖酐和各种浓度葡萄糖注射液等，并备有输血、输液物品。

所有抢救物品必须做到“五定一保持”，即定时核对、定人保管、定点放置、定量供应、定期消毒，以及保持良好的备用状态。

随堂测 4-1

4．急诊重症监护室（emergency intensive care unit，EICU） 是在抢救室进行初步抢救之后需要进一步对患者进行抢救、监护和集中治疗的场所。根据医院的总床位数和急诊危重患者数设置监护床位，一般在 5 ~ 10 张。抢救器材及药品的配置与抢救室相同，随时掌握患者的生命体征变化，并配置专职医务人员。

5．急诊输液室 根据医院急诊就诊人数设输液躺椅数量，一般设 30 ~ 50 张，根据条件选择性安装墙壁供氧和负压吸引管道装置、轨道式输液架。近年来，由于患者的需求增加及 JCI 认证标准在医院的推广，各医院的输液室都建立输液配置中心，使护士从繁琐的加药工作中解脱出来，将更多的时间留给患者，让护士回到患者身边，实实在在地做好患者的身心护理。

6．急诊观察室 主要针对暂时不能确诊、病情较重的患者，或抢救后需要进一步住院治疗等待床位的患者。观察床数量根据医院承担的医疗任务和急诊患者量确定，宜有单独的医生办公室、护士站、治疗室、库房、开水房等。急诊观察室内设立正规床位，床号固定，对每一位留观患者均应书写正规病历，建立医嘱本、病情交班本、各种护理记录单等。观察床单元配备物品齐全，要有中心供氧装置、负压吸引装置、轨道式输液架等设施。

7．急诊注射室 主要处置急诊患者静脉注射、肌内注射、抽血送检等工作。一般放置有治疗柜、治疗桌、氧气筒等，治疗柜内存放各种常用无菌物品，治疗桌上放置聚维酮碘、乙醇、一次性无菌注射器、针头、手消毒液等，桌边备两张注射台供患者使用，并有遮隔设施以保护患者隐私。

8．急诊清创室 急诊清创室的位置与急诊抢救室或外科诊室相邻，应分为无菌手术区和处置区两部分，里间为无菌手术室，外间为处置室，一般急诊清创缝合及无菌小手术应由专科医生在急诊室施行。

(1) 基本设备：简易手术床、活动手术桌、无影灯、紫外线灯、器械柜、污物桶、洗手池、治疗台、中心供氧装置和吸引装置等。

(2) 手术用物：清创缝合包、妇科检查包、刮宫包、烧伤包、手套、皮肤消毒液、麻醉药、无菌敷料、各型号缝线等。

(3) 一般用物：治疗巾、包布、备皮刀、外用药、棉签、换药碗、各种消毒容器、绷带、胶布、消毒油纱布、止血带等。

第二节　急诊科管理

一、急诊科（室）人员编制与管理

根据急诊科规模、就诊量、观察床位数、日平均抢救人数以及教学功能等按一定比例确定急诊科的人员编制。实行院长领导下的科主任负责制，急诊科应有固定的医生和护士，不少于在岗医生和护士的 75%。

急诊科医师必须是具有 5 年以上临床实践经验的住院或全科医师，具有丰富的临床经验、敏锐的观察力、娴熟的急救技术、责任心强、服务态度好。凡值急诊班的医师，均应服从急诊科领导，能够及时参加急诊的抢救工作。

根据各医院急诊的就诊量、危重患者量、监护和观察床位数配置 2 ~ 5 名急诊科护士长。护士长必须具备主管护师以上职称、具有 2 年以上急诊工作经验的护士担任。急诊护士应是具有 3 年以上临床护理工作经验，经规范化培训合格，掌握医学基本理论、基本知识和基本技能，急、危重症患者的急救护理技术，常见急救操作技术的配合及急诊护理工作内涵与流程，责任心强、服务态度好。

近年来，根据国家卫生和计划生育委员会的要求，要培养急诊专科护士（emergency clinical nurse specialist）。全国各地都在进行急诊专科护士的培养和研究工作。急诊专科护士要求：具有专科以上学历、急诊工作 5 年以上，并经过专业培训后取得相关资质，在急诊护理领域具有先进的专业知识、丰富的临床经验和较强的临床实践能力，能向患者直接提供高质量护理服务。

二、急诊绿色通道

急诊绿色通道是指医院为急危重症患者提供快捷、高效的服务系统，充分体现了急救工作的安全、通畅、规范、高效。需要进入急救绿色通道的患者指在短时间内发病，所患疾病可能在短时间（6 h）内危及生命的患者。

（一）急诊绿色通道救治范围

1．各种危重症需立即抢救的患者。

2．“三无”人员（患者无姓名、无家属、无经费）。

3．批量伤病员，如集体食物中毒、事故性损伤伤员等。

知识链接

急诊特殊患者处置

在急诊工作中，时常遇到一些联系不到家属的“三无”患者（无名字、无家属、无缴费能力）和未携带足够现金的患者。以往对于此类患者，在需要做紧急处置时采取的方法是：班内时间上报医务部，班外时间上报院总值班，填写需要的检查单和处方，由医务部或总值班签字后执行。其过程较烦琐，浪费时间，耽误抢救时机。JCI 认证工作过程中强化一切以患者为中心的工作原则，对此急诊科再造流程。采取将费用权下放到科室的办法：在抢救室专用抽屉内放置临时卡，提前将其统一编号，以急女士、急男士顺序命名，确保急诊无名氏患者的身份识别 IPSG.1 的完整性。在抢救工作结束后或者患者家属到达后再凭此卡补缴费用，避免了由于费用产生的问题而影响抢救工作。

参考文献：丁玉兰．JCI 认证中的护理质量管理［M］．北京：人民卫生出版社，2018：41.

（二）急诊绿色通道分类

1．创伤急救绿色通道　救治包括急性创伤引起的体表开裂出血、开放性骨折、内脏破裂出血、颅脑出血、高压性气胸、眼外伤、气道异物、急性中毒和电击伤等伤员，以及其他可能受到危及的创伤、重度休克、急性颅脑损伤伤员。

2．心脑血管绿色通道　救治包括急性心肌梗死、急性心力衰竭、急性脑卒中和各种昏迷患者。

3．妇产科绿色通道　救治包括异位妊娠大出血、产科大出血及急产患者。

4．其他危及患者生命的绿色通道　救治包括急性呼吸衰竭、急性肺水肿、急性肺栓塞、大咯血、严重哮喘持续状态、消化道大出血、重症酮症酸中毒和甲状腺功能亢进症危象等患者。

（三）急诊绿色通道的要求

1．急诊绿色通道各部门都应有醒目的标志，收费处、化验室、药房等设急救绿色通道患者专用窗口，其他急救绿色通道门旁张贴急救患者优先的告示。

2．急诊科实行 24 h 接诊，严格执行首诊负责制，接诊人员要严格把握急诊绿色通道适应证。

3．对急诊绿色通道患者实行病情分级管理。依据急诊患者病情的严重程度、急诊患者占用急诊医疗资源多少进行分级。

4．启动绿色通道后，超出执业范围、权限或个人能力所限时，要严格执行请专科会诊，请示汇报制度。

5．紧急抢救患者生命但患方无法履行患者知情同意手续时，接诊医师应汇报医务部（科）处理。

6．抢救后 6 h 内由抢救医生完成急诊抢救病历和补记口头医嘱。

7．急诊科要认真登记绿色通道患者接诊情况。

8．急诊高危患者（符合住院指征的外伤性脑血肿、外伤性腹腔内出血、开放性骨关节损伤、急性心肌梗死和急性脑梗死与出血性脑卒中患者）在“绿色通道”平均停留时间要小于 60 min。

（四）急诊绿色通道工作程序

1．医院制定急诊绿色通道制度，明确急诊绿色通道的适用范围，由在岗最高职称的医生启动，并直接上报医务部（科），非上班时间直接报医院总值班，启动后严格按照绿色通道制度执行。患者到达急诊科后，由分诊护士将患者送入抢救室，并在 5 min 内完成患者合适体位的摆放、吸氧，开通监护仪进行监护，完成第一次生命体征监测，建立静脉通道，采集血液标本（常规、生化、凝血和交叉配血标本）备用，建立患者抢救病历。首诊医生询问病史、做体格检查，迅速判断影响生命的主要因素，下达抢救医嘱、会诊医嘱、检查医嘱、手术医嘱等。所有医嘱可下达口头医嘱，由护士记录并复述，确认后执行。

2．进入绿色通道后的患者，急诊科工作人员必须全程予以护送，有关科室值班人员接到急诊会诊请求后应于 5 min 内到达会诊地点。

3．伤病员一旦进入绿色通道，即应实行“二先二后”（即先救治处置，后挂号交款；先入院抢救，后交款办手续），尽可能留取患者的有效证件作抵押。急诊护士凭盖有“急诊绿色通道”标识的检查申请单（证）迅速安排检查、治疗和办理住院手续。

4．检查科室、住院收费、药房等部门必须优先安排处置，并做好各相关信息的登记，保证在最短时间内完成检查治疗项目，及时反馈检查结果。血库负责及时联系急救用血，麻醉科负责提供手术平台。

5．急诊护士送患者到病房时认真和病房值班的护士做好交接班。病房护士除按急诊危重患者记录抢救治疗措施外，还应详细记录各种检查项目、使用的药品和材料等，医生所开的检查单、处方和所用材料的收费单原单都应保管好，作为催缴费用的依据。

6．“绿色通道”收治的患者如病情严重，仍按照先救治后交费的原则给予救治。确认“三无”的患者，所有费用由急诊科接诊医生（针对未住院的患者）或主管医生（针对住院患者）填写申请表，经科主任审核后报分管副院长和院长审批，由医院负责支出。

随堂测 4-2

7．全院医务人员均有义务积极参加“绿色通道”的抢救工作，不得推诿患者。凡遇涉及多学科的伤病员，原则上由对患者生命威胁最大的疾病的主管科室收治，如有争议，急诊科医师有权裁决，必要时会同医务科或医院总值班协商解决。

8．接诊科室遇到重大急救，病员较多时，应立即通知医务部（科）或医院总值班，同时报告分管副院长，以便组织全院力量进行抢救。

9．突发事件（交通事故、中毒及其他重特大突发事件）在分管副院长的领导下，由医务部（科）及总值班进行全面、统一指挥，协调管理，各科室必须服从指挥和安排。

10．对于不按照“绿色通道”要求执行的个人和科室，造成延误患者诊疗，甚至引发医疗纠纷时，医院将严肃追究责任。

三、急诊护理工作预案

预案即预备方案，属于工作计划的一类，但具有“方案”的专一性、专业性、周密性和时限集中性等要求。主要是根据预测对潜在的或可能发生的安全事故的类别和影响程度而事先制定的应急处置方案。急诊护理预案主要为急诊常见急症抢救预案、患者紧急状态护理应急预案、意外事故紧急状态护理应急预案和护理工作关键环节工作流程。

（一）预案的目的和原则

1．目的　建立健全应急机制，提高快速反应急救处理能力，切实保障急危重症患者及突发事件所致的批量伤（病）员的急救绿色通道的畅通，以及救治效果。

2．原则

（1）简明扼要，明确具体：急诊护理应急预案包含常见急症的应急预案、突发事件的应急预案和灾难批量伤员的应急预案等，要求内容简明扼要、明确具体、标准化和程序化。

（2）责任明确，分级负责：急诊护理应急预案明确在启动、响应、增援过程中各级人员的职责，要求分级负责，时效性强。

（3）培训演练，快速反应：建立定期培训制度，使应急人员熟练掌握急救措施、急救程序、急救配合及各自的职责，保证急诊应急工作协调、有效、迅速开展。

（二）预案的意义和作用

1．意义　预案有助于识别风险隐患、了解事件的发生机理、明确要处理的范围和情况，使应对处置的各个环节有章可循，主要具有以下3个意义。

（1）有利于对发生的事件做出响应和处置。

（2）有利于避免发生事件扩大或升级，最大限度减少发生事件造成的损失。

（3）有利于提高护理人员居安思危、积极防范发生意外事件的意识。

2．作用

（1）可以科学规范发生事件的应对处置工作。明确每个班次、每个护士在工作中的职能，以便形成精简、统一、高效和协调的应急处置机制。

（2）可以合理配置相关的资源。通过事先合理规划、储备和管理各类资源，可在事件发生时按照预案明确的程序，保证资源尽快地投入使用。

（3）可以提高应急决策的科学性和时效性。预案为准确研判发生事件的性质与程度、合理决策应对措施提供了科学的思路和方法，从而减轻其危害程度。

（三）急诊常见急症抢救预案

急诊常见的急症抢救预案包括心搏骤停抢救预案、急性心肌梗死抢救预案、大咯血抢救预案、高血压抢救预案、低血糖危象抢救预案、各种中毒（一氧化碳、有机磷等中毒）和意外抢救预案、高热抢救预案、昏迷抢救预案、上消化道出血抢救预案、休克抢救预案、严重胸外伤抢救预案、多发伤抢救预案、急性出血性脑卒中抢救预案、糖尿病酮症酸中毒抢救预案、急性重症哮喘抢救预案和突发事件的抢救预案等。

（四）患者紧急状态护理应急预案

这部分紧急预案的内容主要涉及患者入院后接受治疗时（或后）易发生的与护理行为相关

的不良事件，如输液时空气栓塞应急预案，药液外渗应急预案，患者的坠床、跌倒等安全问题应急预案，患者的管道脱落、堵塞等应急预案，患者失踪、自杀等意外事件应急预案。这些预案与患者的护理安全息息相关，需要引起护理人员的高度重视，避免医源性损害和意外事件的发生。

（五）意外事故紧急状态护理应急预案

意外事故主要包括自然灾害或人为事故，如地震、水灾、火灾、停电、停水等。发生这些情况时要严格按照预案的流程执行，避免发生进一步或更为严重的损害。

（六）应急准备

1．人员准备　根据应急预案的不同类型，合理调配人力资源。尽可能开展团队协作，特别是批量伤（病）员的应急人员准备，可根据伤（病）员人数及病情成立数个抢救小组，每组均由医生、护士、工人组成，保证应急措施的时效性。

2．物资准备　除急诊科正常使用的抢救物品、药品、器材外，另增备隔离衣、手术衣、无菌手套、消毒剂等，定期检查使其处于备用状态。大量使用抢救药品、器材时，由医院突发性卫生事件指挥小组调配。

3．区域准备　区域的有效保障及合理划分，是应急预案顺利实施的保证。个体区域的准备，有利于重症患者监测及急救措施的及时应用。对于整体区域的准备，可将伤（病）员进行轻重缓急分区安置，让相对有限的医疗资源最大化地有效应用，使应急工作有序、有效进行，保障患者的安全。

（七）启动与运行

由院领导及各职能部门负责人，急诊科主任、科护士长、护士长以及各相关临床专科的专家等共同组成急救应急组织体系。各部门统一指挥，统筹安排，各司其职，密切协作，确保急救工作有序进行。

四、急诊护理工作质量管理

急诊护理工作质量是急诊科护理管理的核心问题。良好的护理质量是取得良好医疗效果的重要保证，是向患者提供高质量安全护理的前提条件。

（一）组织实施

急诊护理工作对急诊患者采取的是分诊就诊、集中抢救、集中观察的护理方式，急诊管理人员的组织能力与业务水平直接影响急诊患者的救治成功率，应具备健全的管理组织。

（二）基本原则

1．建立健全规章制度　制度建立和执行是质量管理的核心。特别是保证护理质量、护理安全的核心制度，如分诊制度、首诊负责制度、患者身份识别制度、危重患者抢救制度、口头医嘱执行制度、危急值报告制度、危重患者交按班制度、查对制度以及危重患者特检、入院转送制度、护患沟通制度等，并根据质量管理要求完善其他相关制度，有效防范、控制医疗护理风险，及时发现安全隐患。

2．优化急诊工作流程　优化各种急危重症抢救流程，根据急诊工作的特点，主要体现在三个方面的优化：①救治流程：分诊台设在醒目位置，当患者进入急诊区域时，分诊护士要快速对患者进行评估，依病情决定就诊的优先顺序及接诊方式。②抢救流程：抢救室护士接到分诊护士的抢救通知后立即进入抢救状态，分工合作，实施抢救措施。③转归流程：给予患者急救处理病情缓解后，可转入专科病房、急诊监护室或观察室。转送患者时，护士应准备好相应的急救物品，并电话通知接收科室做好接收患者的准备，对患者的病情进行简单介绍，转送途中密切监测病情变化。

3．实行分级分区就诊　将急诊患者的病情分为“四级”，即：Ⅰ级是濒危患者，Ⅱ级是危重患者，Ⅲ级是急症患者，Ⅳ级是非急症患者。从功能结构上将急诊科分为三大区域：红区即抢救监护区，适用于Ⅰ级和Ⅱ级患者的处置。黄区即密切观察诊疗区，适用于Ⅲ级患者，原则上按照时间顺序处置患者，当出现病情变化或分诊护士认为有必要时可考虑提前应诊，病情恶化的患者应被立即送入红区。绿区即Ⅳ级患者诊疗区，实行“三区四级”，实施轻重缓急优先就诊顺序，保障急诊患者医疗安全。

4．定期评价与反馈　包括：①制定急诊护理质量管理与控制标准、考核方法和持续改进方案；②急诊护理质量过程中，有检查、分析评价、对存在问题有结论、有处理意见及改进措施，并及时反馈。

（三）具体内容

1．强调“以患者为中心”的服务态度，急患者所急。

2．强调危重患者的抢救成功率。可依据医院的医疗护理技术水平拟定常见急诊病种的抢救成功指标，一般认为危重患者抢救脱险率达80%～85%或以上，留观患者诊断符合率达90%。

3．强调急诊科的时间效率。时间就是生命，一切工作围绕时效原则展开，如医护人员的接诊时间、值班护士通知医生时间、抢救开始时间，进行治疗处理时间，留观后确诊时间、转入院时间及患者死亡时间等。时间是评价急诊科工作效率、医护工作质量和管理水平的重要指标之一。

4．强调分诊迅速、准确。建立预检分诊核心制度，有清晰明确的分诊指引、开放急诊绿色通道的工作指引、大批患者的分流方案。分诊准确率应达95%以上，并应认真登记统计。遇有传染病患者应立即通报、隔离。

5．强调抢救工作的组织性。要求抢救时做到人在其位，各尽其责。同时在特殊情况下可通过对讲装置立即组织人员协助抢救，做到组织严密，井然有序，忙而不乱。

6．强调严格查对制度。要求严防差错、事故。执行口头医嘱时，护士要复述一遍，准备的药品经2人核对后方可使用。抢救过程中所用药品的安瓿、袋子均应留下以便抢救后核对、统计。护理技术操作合格率达95%，基础护理合格率达90%。

7．强调记录完整。作为急诊医疗、护理、教学、科研的宝贵资料，急诊科的各种记录是检查急救工作、总结经验，同时也是涉及法律纠纷问题时的依据。各种抢救工作记录应清楚、完整、及时、真实、准确、简练，不可删改，医生和护士均应签全名。门、急诊病历和护理均应记录及时、准确、完整，合格率达90%以上。

8．强调设备、仪器及药品要适用、够用。急诊用医疗仪器、药品要时刻保持性能良好、品种齐全，有固定的存放位置，处于备用状态，不准随意挪动。要严格执行交接班制度，有专人负责。医疗器械、设备、物品完好率达100%。

9．建立常见病、成批伤病员的抢救预案。应有日常工作和大规模灾难事故以及常见危重病的急救预案，接到通知后应在规定的时间内出动并到达急救现场。医护人员应掌握主要急危重症和生命支持治疗的基本功，能熟练操作抢救仪器和排除一般故障。

10．强调消毒、隔离，防止交叉感染。急诊各部分设置布局合理，减少交叉穿行，有利于就诊和抢救。清洁与污染区分开，环境整洁，工作有序。

11．无等级医疗事故，差错发生率控制在规定的指标内。

五、急诊科感染控制与管理

急诊科的患者大多病情危重又复杂，部分患者病情诊断尚未明确，再加上涉及较多侵入性诊断与治疗操作，以及开放式管理，人员流动性大且难以监控，易导致环境污染，是医院感染暴发流行的重要环节，因此，做好急诊科感染控制与管理是十分必要的。

1. 医护人员上班时间应着工作服，戴工作帽，并保持整洁，诊疗工作前后均应洗手，必要时用消毒液浸泡双手。

2. 重视空气消毒，每日开窗通风 2 ～ 3 次，每次 30 min。常规应用 500 mg/L 有效氯消毒地面、台面、救护车等。患者血液、体液、尿液、呕吐物溅落地面事，用 1000 mg/L 有效氯覆盖消毒 30 min，再用清水冲洗，同时配合紫外线消毒。

3. 注射、换药、导尿、穿刺等要严格遵守无菌操作规程。无菌容器、器械、器械盘、敷料缸、持物钳等要定期消毒，体温表用后要严格消毒。

4. 预检护士应认真、仔细地对急诊患者进行预检。对疑似传染病者应及时请传染科会诊，确诊为传染病后由传染科联系转院，转出前应就地做好消毒、隔离工作。

5. 重视医疗废物管理，注射器、输液器等一次性医疗用品按要求集中放置，统一处理。医疗垃圾与生活垃圾分类、分开放置。锐器物放在锐器盒内，由专人收集，并做好科室内进出记录，避免使用后的一次性医疗用品污染环境。

6. EICU 要按照监护室的消毒隔离制度做好感染控制。

第三节 急诊接诊与分诊

案例 4-1

患者，男性，35 岁，下午 2 时到急诊就诊。主诉疲乏、睡眠不足 1 个月，胸闷 3 d，加重 1 d，1 h 前出现间歇性胸前区疼痛，可自行缓解，既往体健。

请回答：

1. 急诊分诊护士接诊后，该如何问诊及评估？还需收集哪些指标？

2. 到达分诊台后，如果患者突然胸痛加重、大汗，分诊护士根据预检分诊标准流程应将其分诊为几级患者？

急诊分诊（emergency department triage）是指急诊患者到达急诊科后，由分诊护士快速、准确地评估其病情严重程度，判别分诊级别，根据不同等级，安排就诊先后次序及就诊区域，科学合理地分配急诊医疗资源的过程。从临床狭义的角度上看，急诊分诊是急诊护士根据患者的主诉及主要症状与体征，对疾病的轻重缓急及隶属专科进行初步判断，安排救治顺序与分配专科就诊的一项技术。从广义上说，急诊分诊是在综合各种因素的基础之上，最大限度地合理利用医疗资源，使最大数量的患者获得及时有效救治的决策过程。

一、接诊与分诊的作用

急诊预检分诊是接待急诊来院患者的第一道窗口，分诊护士要主动、热情接待。分诊护士的责任是根据患者的主诉、主要症状和体征，判断疾病的轻重缓急及所属科室，安排诊疗程序，使患者得到迅速救治，同时通过分诊疏导、管理，使有限的急诊门厅空间得到充分利用，使诊疗通道畅通无阻，使急诊诊疗环境有序，使急诊患者享有安全感，增加对医院的信任度。一名合格的分诊护士不仅应具备多科疾病的医疗护理知识、对病情发展的预见能力，还应具有丰富的医学、心理学、社会学和管理学等综合知识。

二、对分诊护士的要求

1. 急诊预检分诊工作必须由熟悉业务、责任心强的护士承担。

2. 分诊护士必须坚守工作岗位，临时因故离开时必须由护士长安排能胜任的护士替代。

3. 分诊护士应热情接待每一位前来就诊的患者，简要了解病（伤）情，重点观察体征，进行必要的初步检查、检验，并做好记录，尽量予以合理的分诊。遇有分诊困难时，可请有关医生协助。

4. 根据病情轻重缓急，优先安排病情危重者诊治。急危患者一般先抢救后挂号。

5. 对危重患者一边予以紧急处理，一边及时通知有关医护人员进行抢救。

6. 遇有严重工伤事故或成批伤病员时，应立即通知科主任及医务部（科）组织抢救工作。

7. 对涉及刑事、民事纠纷的伤病员，应及时向有关部门报告。

8. 掌握急诊就诊范围，做好解释工作，对婴幼儿及老年患者酌情予以照顾。

三、急诊预检分诊原则与标准

（一）预检分诊原则

急诊预检分诊不仅要对众多急诊患者进行分流，同时还要依据患者急危重程度进行分级。急诊预检分诊要以分诊原则为主导，并贯穿于整个预检分诊过程中，以使分诊人员在短时间内实现快速、准确、安全、高效的分诊。

1. 急危重症患者优先就诊。

2. 准确快速分级分区 急诊预检分诊不仅要依据科学的标准进行准确分级，还要安排有能力的分诊人员和借助敏感性高的分诊工具进行快速、准确分诊；并要合理建设规划急诊患者的就诊区域，实现分区救治，最终实现急诊患者就诊的安全性及高效性。

3. 动态评估及时预警 急诊预检分诊要对患者的病情及潜在的危险有所预判，并需采取相应的医疗护理措施予以动态评估，比如设定可控的最短响应时限、危重患者实时监测生命体征、设立巡回评估岗位等，以及时发现候诊患者的病情变化、识别影响临床结局的紧急程度指标和实现及时预警的效果。

4. 以人为本有效沟通 急诊预检分诊要注重“以患者为中心”的优质服务理念和坚持“多方配合”的工作态度，重视沟通的有效性。

（二）急诊预检分诊分级标准

按病情危急程度分为四级，每位患者的分诊级别不是固定不变的，分诊人员需要密切观察患者的病情变化，尽早发现影响临床结局的指标，并有权限及时调整患者的分诊级别和相应的诊疗流程。

Ⅰ级为急危患者，需要立即得到救治。是指正在或即将发生生命威胁或病情恶化，需要立即进行积极干预。标识为红色。响应时限为即刻。

Ⅱ级为急重患者，往往评估与救治同时进行。是指病情危重或迅速恶化，如不能进行即刻治疗，则危及生命或造成严重的器官功能衰竭，或短时间内进行治疗可对预后产生重大影响。标识为橙色。响应时限为 10 min。

Ⅲ级为急症患者，需要在短时间内得到救治。是指存在潜在的生命威胁，如短时间内不进行干预，病情可能进展至威胁生命或产生十分不利的结局。标识为黄色。响应时限为 30 min。

Ⅳ级为亚急症或非急症患者。是指存在潜在的严重性，此级别患者到达急诊一段时间内如未给予治疗，患者情况可能会恶化或出现不利的结局，或症状加重及持续时间延长；非急症患者具有慢性或非常轻微的症状，即便等待较长时间再进行治疗也不会对结局产生大的影响。标识为绿色。响应时限亚急症患者为 60 min，非急症患者为 2 ～ 4 h。

科研小提示

目前国外应用最广泛的分诊量表之一是急诊危重指数（ESI）。

四、急诊分诊流程

分诊程序应及时而简洁，当患者一步入急诊就诊，急诊分诊护士就应立即启动分诊程序，一般要求在 3 ~ 5 min 内完成。如果是“120”或其他交通工具送来的患者，需要急诊分诊护士到门口去协助转入。在传染病或特殊疾病流行期间，还应先做必要的筛查，如患者须先测体温，再做急诊分诊，根据部门具体规定，安排疑似或传染病患者到隔离区域候诊或转诊，减少传染的机会。

（一）分诊问诊

问诊的重点应简短且有针对性，“主诉”是患者到急诊就诊的主要原因。要围绕主诉系统地询问患者相关问题，以免漏掉有意义的资料。意识模糊的患者可由患者的家属、朋友、警察、救护人员或协助转送人员提供有关资料，以便做出正确的判断。可应用以下模式进行问诊。

1．OLDCART　为英文单词首字母组成的单词，用于评估各种不适症状。其中，O（onset）：发病时间，即“何时感到不适？”；L（location）：部位，即“哪儿感到不适？”；D（duration）：持续时间，即“不适多长时间了？”；C（characteristic）：不适特点，即“怎样不适？”；A（aggravating factor）：加重因素，即“是什么引起不适？”；R（relieving factor）：缓解因素，即“有什么可舒缓不适？”；T（treatment prior）：来诊前治疗，即“有没有服过药 / 接受过治疗？”。

2．PQRST　为五个英文单词首字母组成的缩写，主要用于疼痛评估。其中 P（provoke）：诱因，即疼痛发生的诱因及加重与缓解的因素；Q（quality）：性质，即疼痛的性质，如绞痛、钝痛、针刺样痛、刀割样痛、烧灼样痛等；R（radiation）：放射，有无放射，放射部位；S（severity）：程度，疼痛的程度如何，可应用疼痛评估工具（如 0 ~ 10 数字评分法）进行评估；T（time）：时间，疼痛开始、持续、终止的时间。急诊分诊护士亦可运用眼、耳、鼻、手等感官配合快速收集患者的客观资料。

随堂测 4-3

（二）测量生命体征

问诊时同时测量生命体征，作为就诊的基本资料，包括血压、脉搏、体温、呼吸、血氧饱和度、意识清醒程度等。

（三）体格检查

通常，体格检查伴随着问诊或测量生命体征的过程。包括观察患者的外表、皮肤的颜色及温度、步态行为、语言，如是否有面色苍白、坐立不安、皱眉等。接触患者身体时是否有不适发生。体格检查的原则是快速、熟练及有目的。

（四）分诊分流

根据患者的主观和客观信息，进行分诊分级和分科。按照分诊分类结果，安排患者到相关区域和专科就诊。

（五）分诊护理

通常，按照分诊级别安排就诊顺序，按患者所需给予适当的处理和帮助。病情复杂难以确定科别者，按首诊负责制处理。危重患者（如Ⅰ、Ⅱ级）应由急诊分诊护士先送入抢救室进行抢救，之后再办理就诊手续。任何需要紧急处理的危重患者，急诊分诊护士都必须及时通知医生和抢救护士，必要时配合抢救护士酌情予以急救处理，如CPR、吸氧、心电监护、建立静脉通道等。

在分诊过程中，除按常规分诊程序进行分诊之外，还应注意以下几点：①在初次评估中，全面评估患者的整体情况，如出现气道、呼吸、脉搏不稳定或不清醒，须立刻送往抢救室抢救，实行先抢救后补办手续的原则。②不是每一名患者都必须经过分诊处，才可进入抢救室。如严重创伤或生命危在旦夕，即可不经过分诊处，直接送入抢救室。③提高分诊符合率，定期评价急诊分诊系统，合理利用急诊科资源。分诊过度，特别是分诊为Ⅰ、Ⅱ级时，可能增加急诊医生与护士在单位时间内的急诊工作量，而导致急诊资源的浪费；分诊不足，可能使重症患者因等待过久而延误治疗。因此，定期评价急诊分诊系统和对急诊分诊护士进行考核与培训非常重要。④在我国多数急诊科，不仅需要分级，还需要分科，如有分科异议，应按首诊负责制处理，即首诊医生先看再转诊或会诊，急诊分诊护士应做好会诊、转科协调工作。⑤遇成批伤员时，应立即报告上级及有关部门，同时按所在医疗单位规定，启动应急预案，进行快速检伤、分类、分流处理。多发伤员涉及两个专科以上的，如果需要专科救治，应该安排最重的专科会诊。⑥遇患有或疑似传染病患者，应按规定将其安排到隔离室就诊。⑦遇身份不明的患者，应先予以分诊处理，同时按所在医疗单位规定进行登记、报告，并做好保护工作。神志不清者，应由两名以上工作人员清点其随身所带的钱物，签名后上交负责部门保存，待患者清醒或家属到来后归还。

为保证分诊工作规范化或标准化，急诊科应具有分诊相关制度，并及时进行修订，使所有医护人员都能遵循分诊制度和分诊标准，既方便外界（包括患者）查询，又有利于急诊科进行分诊工作的评价和培训。

（六）分诊记录

不同的医疗单位可能有不同的记录要求和格式，如应用计算机或纸质病历。急诊分诊护士应该将患者的主诉以其说出来的字句记录于护理记录中。但分诊记录的基本要求是清晰而简单。基本记录内容包括：患者到达急诊的日期与时间、患者年龄与性别、主诉/症状、生命体征、病情严重程度分级、过敏史、分诊科室、入院方式、急诊分诊护士签名等。

第四节　急诊护理评估

案例 4-2

患者，男性，78岁，在家中进餐时突然晕倒，家属立即将其送至急诊。护士在进行初级评估。

请回答：

1．若该患者意识不清，口腔内有异物，应该怎样处理？

2．处理之后，需要评估什么？

急诊护理评估亦称急诊患者评估（patient assessment in emergency department），是常规收集主观和客观信息的过程。系统的急诊护理评估方法对立即识别危及生命的状况、判断疾病或损伤的症状及决定就诊、救治级别至关重要。急诊护理评估分初级评估和次级评估两个阶段。

一、初级评估

初级评估前，应首先评估环境危险因素，保证已执行医院相关安全规定和制度，针对血液和体液暴露实施标准预防措施，有意识规避因离开分诊区所带来的风险，如从救护车或候诊区接诊患者。基本原则为分诊台始终有人守候，辅助工作人员处于随时可以调动并提供帮助的状态。此外，设备作为环境安全的一部分，急诊护士应确保基础生命支持设备的可获得性并处于正常备用状态，在接班后首先对工作区域的基本安全和设备进行检查，以优化环境和保障患者安全。

初级评估的主要目的是快速识别有生命危险需要立即抢救的患者，评估内容包括：气道及颈椎（airway）、呼吸功能（breath）、循环功能（circulation）、神志损伤（disability）和暴露患者（exposure）或环境控制（environment），可简单记忆为 ABCDE。

（一）气道及颈椎

检查患者能否说话、发音是否正常以及发音与年龄是否相符合，判断气道是否通畅。观察有无可能造成气道阻塞的原因，例如舌后坠、松脱牙齿 / 口腔内异物、呕吐物 / 分泌物、出血块、口唇或咽喉部肿胀等。其中舌后坠是意识模糊患者气道阻塞最常见的原因。如果气道部分或完全阻塞，应立即将患者送入抢救室，采取措施开放气道，对颈部创伤患者同时注意固定颈椎予以制动。

开放气道可采用仰头 / 抬颌（颏）法（head tilt-chin lift）或推（托）领法（jaw thrust），或通过负压吸引抽吸分泌物或异物、建立口咽气道 / 鼻咽气道、止血等措施保持气道通畅。对气道阻塞、换气不良或无意识患者，应做好气管插管的准备。

（二）呼吸功能

检查患者是否有自主呼吸、呼吸是否正常、胸廓有无起伏、两侧胸廓起伏是否对称。查看呼吸频率、节律和深度以及皮肤颜色、应用辅助呼吸肌、颈静脉充盈、气管位置、软组织和胸骨完整程度情况，听诊呼吸音是否存在或减弱。对于外伤患者应注意张力性气胸、连枷胸合并肺挫伤及开放性气胸所造成的换气功能障碍。

如果患者没有呼吸或呼吸不正常，应立即将患者送入抢救室，给予辅助呼吸，或进行气管插管。呼吸困难者，给予吸氧，球囊 - 面罩通气。辅助呼吸时，注意有无张力性气胸，如有应及时予以处理，紧急时可用针刺减压。有开放性气胸时，可使用无菌无孔敷料封闭胸部伤口。

（三）循环功能

检查有无脉搏、脉搏是否正常、每分钟脉搏次数、脉搏强弱、节律、外出血情况、毛细血管充盈时间、皮肤颜色（红润 / 苍白 / 黄 / 青紫）和湿度（干 / 湿）以及温度（冷 / 暖 / 热），判断循环功能状况。测量血压了解循环功能，但应注意血压有时不能反映早期周围循环灌注不良状况。注意观察意识状态，当循环功能不良时，脑血流量灌注降低可导致意识改变，但意识清醒的患者仍有潜在出血的可能。皮肤颜色、湿度和温度可帮助判断创伤患者的循环血量情况，大量失血时，面部和四肢可呈现灰白或苍白色、皮肤湿冷等休克表现。

如果患者循环功能不良，应立即将患者送入抢救室，给予心电、血压监护，开放静脉通道。如果没有脉搏，立即进行心肺复苏，包括基础生命支持和高级心血管生命支持。如果脉搏过快或过慢、休克，应查找原因，及时给予对症治疗，如止血、输液、输血、药物治疗等。如果体温过低，根据具体情况决定是否给予保温或如何保温。

（四）神志损伤

评估患者是否清醒，可应用“清、声、痛、否”（AVPU 法）简单快速评估其清醒程度。其中“清”（alert）为清醒；“声”（vocal）是对语言刺激有反应；“痛”（pain）是对疼痛刺激有反应；“否”（unresponsive）意味着不清醒，或对任何刺激没有反应。如有意识改变，应查看瞳孔大小和对光反射，或应用格拉斯哥昏迷分级（Glasgow coma scale，GCS）评分，并需进一步评估患者的神志状况。

对于不清醒的患者，应将患者送入抢救室，保持气道通畅，维持呼吸功能，需要时做好CT检查的准备，密切观察病情。对于情绪不稳定者，应注意患者、自身和周围人员的安全，有条件可分隔候诊。

（五）暴露患者或环境控制

评估时可移除患者的衣物以评估和识别任何潜在的疾病或损伤症状。注意给患者保暖和保护其隐私。

二、次级评估

如果初级评估后，患者的初步情况稳定，没有生命危险，应进行次级评估。次级评估的目的是识别疾病与损伤的指征，评估内容包括问诊、测量生命体征和重点评估，可以同时进行，需在3 ~ 5 min内完成。

（一）问诊

目的是了解患者就诊的原因。问诊需要护士具备良好的沟通技巧、自信心，友善并关心患者。态度中立、语气平和，能够平和、随机应变。问诊时应与患者有适当的目光接触，以示尊重。问诊前先称呼患者，后介绍自己。如有陪诊者，亦应打招呼并留意其与患者的关系。尽量用开放性的问题问诊，但如果求诊者答非所问，则需要用引导性的问题进行提问，缩小提问范围，有效控制时间。要尊重患者的隐私，交谈时避免应用医学术语。如有疑问要及时澄清，需要时做概述、总结。

留意陪诊者是否抢答问题，如情况允许，应先倾听患者的回答，再听陪诊者回答，注意比较参考。儿童、老人、外地人士表达能力差时，应允许陪诊者或翻译帮助回答。注意患者及陪诊者的情绪反应、面部表情，灵活提问。如为创伤，认真询问受伤过程，以评估直接、间接和相关伤势。

（二）测量生命体征

生命体征包括体温、脉搏、呼吸、血压和血氧饱和度，是反映患者当前生理状况的重要指标，应按照患者需要进行测量。生命体征的测量可在次级护理评估之前进行，特别是同时救治危重或受伤患者的时候。

1. 体温　对所有急诊患者均应测量体温，因为有时体温异常可能是患者的唯一线索。体温升高，多见于感染性疾病；先有意识障碍后发热，见于出血性脑卒中、蛛网膜下腔出血或其他继发感染。

2. 脉搏　注意评估脉搏的次数、强弱、是否规律，以及心率和脉率的差异等。应注意避免对电子技术的依赖而削弱触摸脉搏对评估心律失常的作用。排除心理或环境因素，正常范围以外的脉搏可能是异常生理情况的迹象。心动过缓可见于颅内压增高、房室传导阻滞、吗啡类中毒、毒蕈中毒；心动过速见于感染、震颤性谵妄。

3. 呼吸　对主诉呼吸系统问题（如哮喘、慢性阻塞性肺疾病、肺炎、创伤、气胸、血胸、胸或肋骨骨折、肺栓塞、药物中毒）患者，应评估呼吸次数、节律、深度、对称程度及辅助呼吸肌应用等情况。准确的评估有时需要观察完1 min的呼吸状况。呼吸困难见于心肺功能不全、脑水肿和脑缺氧。呼吸变慢伴鼾声、缓脉，可能为出血性脑卒中。

4. 血压　如果就诊患者为出血、休克、创伤或药物中毒等，必要时测量左、右上肢血压，计算脉压、休克指数。血压升高见于高血压脑病、脑血管意外及肾病等；血压降低见于各种原因休克；脉压降低说明心排血量降低，周围血管阻力代偿性增高；休克指数＜0.9可能意味着休克。

5．血氧饱和度　可有助于评估呼吸或血流动力学受损、意识改变、严重疾病或损伤等，有助于判断疾病的严重程度或治疗的有效性。

（三）重点评估

重点评估的内容主要是采集病史和“从头到足”的系统检查。不同的病变可能有相同的症状，分诊护士需要结合患者主诉和生命体征与检查所见，必要时应用其他检查结果进行综合分析和判断，病情变化或有疑问时应重新评估。

1．精神

（1）精神状态：患者是否不清醒、混乱、不合作、有敌意、昏睡、歇斯底里。

（2）说话能力：患者是否没有条理、不流利、不清楚、哭泣。

（3）行为：患者是否有暴力倾向、自杀、伤人、自闭、抑郁、躁狂、强迫性重复、自大。

（4）外表：患者是否清洁、不修边幅、衣着不恰当。

2．脑　检查头、面和颈部是否对称、有无损伤；评估意识情况、格拉斯哥昏迷评分；失去知觉时事后记忆如何；注意有无四肢无力、头痛（发作频率、程度和形式）、头晕、恶心、呕吐、步态异常、血肿（位置、大小）等。

3．眼、耳、鼻、喉、口腔

（1）眼：观察瞳孔大小和对光反射是否受影响，瞳孔内有无出血；眼部有无红、肿、热、痛、流泪；眼部活动是否受阻，是否影响视力或有无视物模糊、复视；感觉是否有漂浮的混浊物或异物等。

（2）耳：评估有无外伤、耳痛、耳漏、耳聋、耳鸣和眩晕等。

（3）鼻：评估有无鼻塞、鼻漏、鼻出血、打喷嚏和异物等。

（4）喉：评估有无咽喉痛、异物感、声音嘶哑、说话困难、吞咽困难、异物、气管移位等。

（5）口腔：评估口腔卫生情况，有无张口困难、牙痛、齿龈红肿或出血等。

4．心脏　评估有无胸痛、气促、出汗，测量心率或脉搏强弱等，有无恶心、面色苍白、颈静脉怒张、下肢水肿，舌下是否含服过硝酸酯类等药物。

5．胸、肺　评估有无呼吸或气促、出汗、呼吸费力、喘鸣、咳嗽、咳痰（颜色、性状）；评估呼吸频率（过慢 / 过快）、呼吸深浅、胸廓起伏是否对称。对外伤者应注意有无伤口或胸壁挫伤、开放性气胸及大范围连枷胸等。

6．胃、肠　评估有无恶心、呕吐（次数、颜色）、腹泻（次数、颜色）和排便习惯，有无褐色呕吐物、黑粪，有无背痛（位置）、腹痛（位置及有无压痛、反跳痛、肌紧张）。观察腹部情况（软 / 硬、平 / 胀）、肠鸣音（有 / 无及快 / 慢）。询问有无胃、肠手术史。

7．泌尿系统　评估有无尿频、尿痛或膀胱周围痛、血尿情况（显著 / 不显著、有无血块）有无排尿困难、少尿、腰痛或肾区叩痛。

8．生殖系统　评估女性患者的经期情况（最近一次 / 前一次、持续时间、量、周期）。如为妊娠期，评估其胎数、周数、预产期或生产 / 流产史，注意胎儿有无活动（有 / 没有）、胎心或阴部出血情况（血流量、卫生巾用量、血块）、阴部分泌情况（颜色、量、臭味），有无破水、腹痛（频率、程度、压迫感）等。

9．骨骼与肌肉　评估有无红、肿、受伤、变形、骨折、关节脱位、局部疼痛、活动受限；触摸有无脉搏，检查毛细血管充盈时间，可应用6P（疼痛、苍白、麻痹、感觉异常、无脉搏、压迫感 / 压力）法进行评估。

随堂测 4-4

小 结

本章主要叙述急诊科的基本设置、人员构成与要求。环境的设置和人员要体现出急诊便利、快捷、相对独立、方便患者抢救的特点。急诊绿色通道体现了急救工作的安全、通畅、规范、高效的功能。在实际工作中要严格遵守相关的规定和流程，切实保证绿色通道的通畅。急诊护理预案主要为急诊常见急症急救预案、患者紧急状态护理应急预案、意外事故紧急状态护理应急预案和护理工作关键环节工作流程。急诊护理质量是向患者提供高质量的护理安全的前提条件，要严格按照相关的质量要求和规定完成相应的工作。急诊分诊直接关系到急诊服务的质量、急诊患者的救治速度及患者与家属的满意度。急诊护理评估应具有时效性、针对性、动态性等特点。

思考题

1. 急诊科的主要任务是什么?
2. 急诊绿色通道救治范围包括哪些?
3. 急诊科由“120”送来一位高空坠落伤的患者。男性，28岁，昏迷。请回答：如何应用分诊技巧和初级评估对该患者进行分诊?

（樊 落）

第五章

重症监护

第五章数字资源

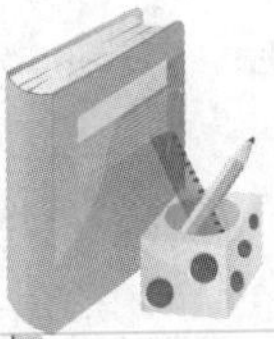

导学目标

通过本章内容的学习，学生应能够：

◆ **基本目标**

1. 描述 ICU 的收治范围。
2. 阐述 ICU 的工作制度。
3. 解释 ICU 设备配备的基本要求。
4. 应用 ICU 感染管理知识与技能，降低患者院内感染风险。

◆ **发展目标**

1. 将 ICU 护理人员需掌握的能力与急危重症常见监护技术相关联。
2. 综合运用 ICU 护患沟通技巧为患者提供个性化的心理护理。

重症监护（intensive care）是指为有生命危险的重症患者提供高水平的密切监测和连续性的治疗与护理。重症监护病房（intensive care unit，ICU）是医院集中监护和救治重症患者、应对重大突发公共卫生事件重症救治的专业科室。本章主要介绍 ICU 的设置、布局与管理。

第一节　ICU 的设置与布局

一、医疗环境

（一）病区设置

1．地理位置　宜设置于方便患者转运、检查和治疗的位置，接近主要临床科室、手术室、医学影像科、检验科和输血科等区域。

2．通道设置　ICU 要有规划合理的医疗流向，为医务人员、患者和医疗污物等设置符合医院感染控制相关要求的进出通道。

3．病床数量　根据医院等级和实际需要，ICU 病床数为医院病床总数的 2% ~ 8%。ICU 的床位使用率以 75% 为宜。全年床位使用率平均超过 85% 时，宜适度扩大规模。

随堂测 5-1

（二）区域布局

1．区域划分　划分相对独立的医疗区、办公区、污物处理区和生活辅助区等功能区域。整体布局应当考虑到收治传染性疾病重症患者的需求，能够实现“平战结合”。

2．病房设置　ICU 需设置一定数量的正压和负压病房，最少配备一个单间。单间病房的使用面积不少于 18 m^2；多人间病房应保证床间距不少于 2.5 m。

3．病房环境　ICU 应当有良好的自然采光和通风条件，控制室内噪声，充分考虑清洁、防静电和防火的要求，根据需要装配空气净化系统并设置净化等级。医疗区域的温度应维持在 24±1.5 ℃，相对湿度应维持在 50% ～ 60%。

二、护理人员的数量与资质

1．ICU 需配备经过严格的专业培训，具备独立工作能力的护理人员。ICU 护士人数与床位数之比不低于 3 ∶ 1。

2．ICU 护理人员需具备以下资质要求，并鼓励通过日常培训和继续教育等途径，不断更新知识，提高技术水平。

（1）熟练运用临床护理技术。

（2）应用各系统器官功能监护技术对重症患者进行专科护理。

（3）熟练运用各种仪器、设备和信息系统。

（4）有效预防与控制医院感染。

（5）掌握重症患者抢救配合技术

（6）提供重症患者及家属的人文关怀。

随堂测 5-2

三、设备配备

ICU 需配备必要的监测、检查和治疗设备，以保证进行安全有效的救治。根据要求制订管理规范和操作常规，建立档案，完善使用、维修、保养及管理等记录。基本的设备仪器配置见表 5-1。

表 5-1　ICU 基本设备配置

设备类别	配置要求
功能设备带	不间断电源系统，能满足应急需求 1 h 以上 电插座 18 个，氧气、压缩空气和负压吸引接口各两套
床单元	防压疮床垫的病床；床旁监护系统 输液泵与微量注射泵；肠内营养输注泵 呼吸机与简易呼吸器（复苏呼吸气囊）
急救设备	除颤仪；急救车（含气管插管用具等） 便携式监护仪；便携式呼吸机 纤维支气管镜；床边血液净化装置 血流动力学监测装置；升温 / 降温设备 物理排痰设备；重症康复设备 预防深静脉血栓设备
辅助检查设备	心电图机；床旁超声仪 血气分析仪；颅内压、脑电监测设备
信息通讯设备	通讯系统；临床信息管理系统

第二节 ICU 的管理

案例 5-1

患者，男性，57 岁，退休知识分子，喜欢易经八卦。既往有脑梗死病史。此次因肺癌入院手术。术后患者出现呼吸衰竭，并查出有多重耐药菌感染，转入 ICU 行经口气管插管机械通气治疗。患者一般状况良好，有治愈希望，但情绪低落，认为自己病情严重，推算自己活不了。他用黑板写下放弃治疗的请求，并拒绝配合护士操作。

请回答：

1. 护士应如何跟患者沟通，并让他接受治疗？
2. 在接触患者前，护士应该做好哪些院内感染控制措施？

一、ICU 的收治范围

1．急性、可逆、已经危及生命的器官或者系统功能障碍或衰竭，经过严密监护和加强诊疗短期内可能得到恢复的患者。

2．存在各种高危因素，具有潜在生命危险，经过严密的监护和有效诊疗可能减少死亡风险的患者。

3．在慢性器官或者系统功能不全的基础上，出现急性加重且危及生命，经过严密监护和诊疗可能恢复到原来或接近原来状态的患者。

4．重大突发公共卫生事件的重症患者。

5．其他适合在重症医学科进行监护和诊疗的患者。

6．慢性消耗性疾病、不可逆性疾病和不能从加强监测治疗中获得益处的患者，一般不是重症医学科的收治范围。

随堂测 5-3

二、ICU 工作制度

ICU 应建立健全各项规章制度，制定各类人员的工作职责，规范诊疗常规及技术规程，以保证医疗护理服务质量。必备的制度包括诊疗相关管理制度、人员相关管理制度、设备相关管理制度、药品管理制度、医院感染管理制度、安全管理制度。

三、ICU 感染管理

（一）ICU 感染的监督控制管理

1．工作人员管理

（1）工作人员上岗前应接受医院感染预防与控制等基本知识培训，上岗后每年应接受医院感染继续教育培训。

（2）进入 ICU 要更换专用工作服、换鞋，外出须更衣或穿外出衣。

（3）工作人员应采取标准预防，严格执行手卫生，正确使用个人防护用品。如医用口罩、帽子、手套、护目镜、防护面罩、隔离衣等。

（4）患呼吸道感染、腹泻等传染性疾病的工作人员，应避免直接接触患者。

科研小提示

文献表明，手卫生时“指尖优先法”能减少细菌载量，但仍需更多研究。

2．患者与探视管理

（1）将感染、疑似感染与非感染患者分区安置。

（2）在标准预防的基础上，根据疾病的传播途径采取相应的隔离与预防措施。

（3）对多重耐药菌、泛耐药菌感染或定植菌感染患者宜单间隔离；如隔离房间不足，可将同类耐药菌感染或定植菌感染患者集中安置，并设醒目的标识。

（4）探视管理：限制探视者人数；探视者宜穿专用探视服，穿鞋套；探视呼吸道感染患者时，应遵循行业标准的要求进行防护。

知识链接

多重耐药菌感染

多重耐药菌（multidrug-resistant organism，MDRO）是指对三类或三类以上的抗菌药物同时耐药的细菌，包括泛耐药和全耐药。常见的 MDRO 包括：耐甲氧西林金黄色葡萄球菌（MRSA）、耐万古霉素肠球菌（VRE）、产超广谱 β- 内酰胺酶（ESBL）细菌（如大肠埃希菌和肺炎克雷伯菌）、耐碳青霉烯类肠杆菌科细菌（CRE）、耐碳青霉烯鲍曼不动杆菌（CR-AB）、艰难梭菌（CD）等。

有效阻断多重耐药菌传播的措施包括：①尽量单间安置患者，诊疗用品专人专用；②隔离区域有隔离标识；③诊疗护理时采取标准预防，严格执行手卫生，根据要求穿戴个人防护用具；④高度疑似或确诊多重耐药菌感染患者的诊疗护理操作宜安排在最后进行；⑤转科、转院或离开病房做辅助检查时应当通知接诊科室，采取相应隔离措施。

参考文献：胡必杰，高晓东．医院感染预防与控制标准操作规程［M］．2 版．上海：上海科学技术出版社，2019．

3．环境、物品的管理

（1）物体表面、床单元、地面每天清洁并消毒 1 ～ 2 次，污染随时清洁消毒。

（2）计算机键盘宜使用键盘保护膜覆盖，每天清洁并消毒 1 ～ 2 次。

（3）一般性诊疗器械宜专床专用，医疗设备使用后及时清洁消毒。

（4）特殊感染患者使用的医疗器械、设备应专人专用，或一用一消毒。

（5）呼吸机表面每天清洁并消毒 1 ～ 2 次；呼吸机管路及配件应一人一用一消毒或灭菌，长期使用者应每周更换。

（6）床单、被服、枕芯、被褥及床间隔帘应保持清洁，如有污染随时更换。

（二）抗菌药物的管理

1．抗菌药物临床应用实行分级管理。

2．根据细菌培养与药敏试验结果，合理使用抗生素。

3．建立细菌耐药及多重耐药菌预警机制，实施动态监测及预警。

4．护士根据各种药物的药理作用、配伍禁忌和配置要求准确合理用药。

（三）废物与排泄物管理

1．医疗废物处置应遵循环境健康风险预防、安全无害、废物减量的原则。

2．按规范对医疗废物分类、暂时贮存、运送、处置，并做好个人防护。

（四）监测与监督

监测 ICU 患者医院感染发病率、感染部位构成比、病原微生物等，做好相关记录。积极开展呼吸机相关性肺炎发病率、血管内导管相关血流感染发病率、导尿管相关泌尿系感染发病率等目标性监测。

四、ICU 的护患沟通

由于疾病及气管插管治疗等器械、药物影响，ICU 患者通常存在沟通困难。ICU 护患建立信任关系，通过有效沟通，全面评估患者情况，为其提供高质量的整体护理，从而激发患者的信心，使其感到安全；同时护士也提升服务水平，赢得患者及其家属尊重。ICU 护患沟通时可遵循以下技巧。

1．营造和谐的沟通环境　改善病房环境，满足患者对就医环境的需求。

2．做好沟通的充分准备　提供合适的地点、充足时间。评估患者的病情、沟通能力、家庭社会状况及心理需求等。

3．选择适当的沟通方式　提供真诚、详细、通俗易懂、共情的沟通方式。

4．ICU 护患语言沟通策略

（1）对患者运用耐心、鼓励性和指导性的话语，适时使用治疗性抚触。

（2）适时使用共情技术，理解患者情绪和感受，并用语言和行为表达对患者情感的理解和帮助患者的意愿。

（3）沟通时语速缓慢清晰，用词易理解，信息清晰简短，交流时机得当，保证患者及家属接收到全部信息。

（4）无法口头语言沟通的患者可单独或一起使用身体语言、读唇、书写、字母板、通信板、图片、手势、语音及电子产品等方法，以增强沟通效果。

随堂测 5-4

科研小提示

文献显示，沟通应用程序为 ICU 沟通障碍患者带来益处，需更多证据支持。

（5）善用非语言沟通策略：注重仪表服饰符合职业的内涵及美感，表情亲切、态度诚恳；寻求和保持目光接触；学会倾听和人体接触的技巧。

（6）当沟通看起来不成功时，可以采取让患者同意稍后再试着沟通的策略。

（7）建立以家庭为中心的护理模式，为患者及其家属提供身体及心理的支持。

知识链接

CICARE 模式

CICARE 沟通模式是标准化医患沟通模式。它将模糊的非语言式的沟通量化形成标准，基于循证医学证据的前提，以人为本，真正做到“以患者为中心”，提升患者的就医体验。CICARE 共分为六个步骤，即接触—介绍—沟通—询问—回答—再见，也就是英文 Connect-Introduce-Communicate-Ask-Respond-Exit 的简称。国内学者宋剑平等将 CICARE 沟通模式汉化为“一看、二引、三告知、四问、五答、六再见”的“六步标准沟通流程”，用以指导护士利用治疗和护理的时间，通过环环相扣的六步与患者沟通，在临床护理实践中取得良好效果。

参考文献：王婷，邵晓芳，陈上中．CICARE 沟通模式在 ICU 护患沟通中的应用研究［J］．医院管理论坛，2019，36（3）：23-25.

小 结

本章从ICU的布局与设置、收治范围、工作制度、感染管理及护患沟通五个方面进行详细的阐述。为保证患者得到安全有效的救治，ICU需设置便捷合理的位置、通道，合理划分病室区域，配备经过ICU专业培训、足够数量的医护人员。ICU有健全的各项规章制度，涵盖诊疗管理、人员管理、设备及药品管理、医院感染管理、安全管理等方面，以保证医疗护理服务质量。在ICU的管理中，感染管理及护患沟通是基础的环节。危重患者的各项有创操作增加了感染的风险，做好院内感染管理，采取标准预防措施，尤其是手卫生，可有效预防控制感染。护患沟通时，通过营造沟通环境、充分准备，选择适当的沟通方式以及沟通策略，达到有效的护患沟通，赢取患者及其家属的信任和尊重。

思考题

1．ICU的工作制度中与护理相关的制度包含哪些？

2．护士如何做好ICU环境和物品的清洁与消毒？

3．请思考可以帮助ICU护患沟通更加顺畅的措施。

4．患者，男性，65岁，因急性胰腺炎入院，入院后采取相应治疗措施。次日实验室检查回报：乙型病毒性肝炎表面抗原（HBsAg）、e抗原（HBeAg）和抗核抗体（HBcAb）为阳性，即该患者是乙型病毒性肝炎并处于活动期。

请回答：

（1）医生要求给该患者留取血、尿标本，此时护士应该注意什么？

（2）对该患者产生的医疗废弃物应如何处理？

（徐佳卿）

第二篇

常见急危重症的抢救与护理

第六章数字资源

心搏骤停

第六章

导学目标

通过本章内容的学习，学生应能够：

◆ **基本目标**

1．描述心搏骤停的原因。

2．陈述心搏骤停的临床表现。

3．列举心搏骤停后续治疗内容。

4．区分成人、儿童和新生儿心肺复苏。

◆ **发展目标**

1．综合运用心搏骤停的流程救治患者。

2．联系儿童生存链特点进行儿童基本生命支持。

心搏骤停是指各种原因所致心脏射血功能突然停止，随即出现意识丧失、脉搏消失、呼吸停止，经过及时、有效的心肺复苏部分患者可存活，是心脏性猝死最主要的原因。心脏性猝死是指急性症状发作后 1 h 内以意识突然丧失为特征、由心脏原因引起的死亡。

第一节　概　述

一、心搏骤停的原因

导致心搏骤停的主要原因包括心源性和非心源性因素。心源性心搏骤停因心脏本身的病变所致，非心源性心搏骤停因其他疾患或因素影响心脏所致。

（一）心源性原因

1．冠状动脉粥样硬化性心脏病　简称冠心病，是造成成人心搏骤停的最主要病因，约 80% 心脏性猝死是由冠心病及其并发症引起，而这些冠心病患者中约 75% 有急性心肌梗死病史。急性冠状动脉供血不足或急性心肌梗死常引发心室颤动或心室停搏，是造成心搏骤停的主要病因。由冠心病所致的心搏骤停，男女比例为（3 ~ 4）：1，大多数发生在急性症状发作 1 h 内。

2．心肌病变　急性病毒性心肌炎及原发性心肌病常并发室性心动过速或严重的房室传导阻滞，易导致心搏骤停，各种心肌病引起的心脏性猝死占 5% ~ 15%。

3．主动脉疾病　主要见于主动脉瘤破裂、夹层动脉瘤、主动脉发育异常（如马方综合征、主动脉瓣狭窄）。

（二）非心源性原因

1．各种原因所致呼吸停止　①通气不足：中枢神经系统疾病、神经肌肉接头疾病、巴比妥类等药物过量或代谢性脑病等；②上呼吸道梗阻：如气管异物、溺水、窒息、烧伤或烟雾吸入致气道组织水肿等引起的气道阻塞；③呼吸衰竭：哮喘、慢性阻塞性肺疾病、肺水肿、肺栓塞等均可导致呼吸停止，使气体交换中断，引起心肌严重缺氧而发生心搏骤停。

2．严重的电解质与酸碱平衡失调　严重低血钾、高血钾均可致心搏骤停，血钠过高可加重缺钾的表现，血钠和血钙过低可加重高血钾的表现；严重高血钙也可致传导阻滞、室性心律失常，甚至引起心室颤动；高镁血症、低镁血症也可引起心脏停搏；严重酸中毒可影响心脏的自律性和心肌的收缩性，最终可引发心搏骤停。

3．药物中毒或过敏　各种药物（如抗心律失常药物、洋地黄类药物、β受体阻滞药、钙通道阻滞药、三环类抗抑郁药等）中毒、毒品（可卡因、海洛因）滥用等均有可能引起心搏骤停；在体内缺钾时，上述药物毒性反应常以心室颤动为多见。静脉较快注射苯妥英钠、氨茶碱、氯化钙、利多卡因等可导致心搏骤停；一氧化碳、氰化物中毒可引起心搏骤停；青霉素、链霉素、某些血清制剂发生严重过敏反应时也可导致心搏骤停。

4．电击、雷击或溺水　电击伤可因强电流通过心脏而引起心搏骤停；强电流通过头部，可引起生命中枢功能障碍，导致呼吸和心搏停止；溺水多因氧气不能进入体内进行正常气体交换而引发窒息，淹溺较常引起心室颤动。

5．麻醉和手术意外　如麻醉或手术过程中呼吸道管理不当、麻醉剂量过大、硬膜外麻醉药物误入蛛网膜下腔、肌肉松弛药使用不当、低温麻醉温度过低及心脏手术等可引起心搏骤停。

6．其他　低血容量、诊断性操作（如血管造影、心导管检查）、某些疾病（如急性胰腺炎、脑血管病变）等也有可能引起心搏骤停。心搏骤停环及心搏骤停发生原因见图 6-1。

二、心搏骤停的类型

心搏骤停可由以下 4 种心律失常引起，即心室颤动、无脉性室性心动过速、无脉性电活动和停搏。

1．心室颤动（ventricular fibrillation，VF）　又称室颤，是心室肌发生快速、不规则、不协调的颤动，心电图表现为 QRS 波群消失，代之以大小不等、形态各异的颤动波，波形、振幅及频率均不规则，频率为 200 ～ 400 次 / 分。若颤动波波幅高且频率快，则较容易复律；若波幅低并且频率慢，则复律可能性小，多为停搏的先兆。

2．无脉性室性心动过速（pulseless ventricular tachycardia，PVT）　因心室颤动猝死的患者，常先有室性心动过速。心电图特征为 QRS 波群形态畸形，时限超过 0.12 s，ST-T 波方向与 QRS 波群主波方向相反，心室率通常为 100 ～ 250 次 / 分，心律基本规则，但大动脉没有搏动。

3．无脉性电活动（pulseless electrical activity，PEA）　过去称心电 - 机械分离，心脏有持续的电活动，但失去有效的机械收缩功能，心脏已丧失排血功能，因此测不到脉搏。心电图可呈缓慢（20 ～ 30 次 / 分）、振幅小、宽大畸形的心室自主节律，但无心输出量，即使采用心脏起搏，也常不能获得效果，患者死亡率极高，从心电图上易被误认为心脏仍在搏动。

4．心脏停搏（asystole）　心肌完全失去机械收缩能力，此时，心室没有电活动，可伴或不伴心房电活动。心电图上房室均无激动波可见，呈一直线或偶见 P 波。

以上 4 种类型心搏骤停虽在心电和心脏活动方面各有特点，但共同的结果是心脏丧失有效收缩和排血功能，使血液循环停止而引起相同的临床表现。其中以心室颤动最为常见，多发

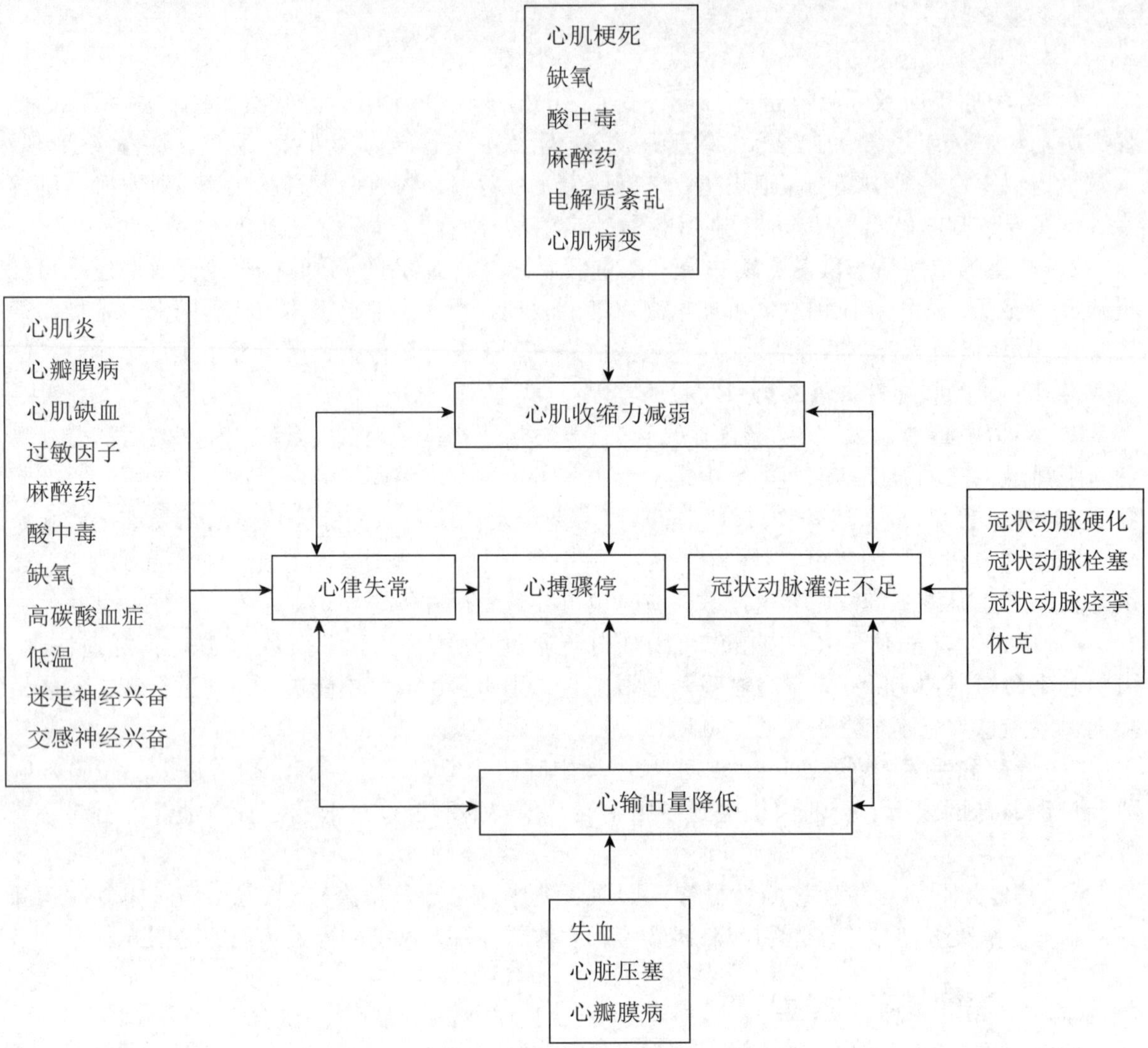

图 6-1　心搏骤停环及心搏骤停发生原因

生于急性心肌梗死早期或严重心肌缺血时，亦是冠心病患者猝死常见的原因，如早期给予心肺复苏、快速除颤，其复苏成功率较高。无脉性电活动多为严重心肌损伤的结果，常为左心室泵衰竭的终期表现，也可见于人工瓣膜急性功能不全、张力性气胸和心脏压塞时。停搏多见于麻醉、外科手术、缺氧、酸中毒及休克等。

三、心搏骤停的临床表现与判断

（一）心搏骤停的临床表现

心搏骤停后，血流运行立即停止，脑血流急剧减少。由于脑组织对缺氧最敏感，因此临床上以神经系统和循环系统的症状最为明显。心搏骤停的典型"三联征"包括突发意识丧失、呼吸停止和大动脉搏动消失，一般临床表现为：

1．突然摔倒，意识丧失，面色迅速变为苍白或青紫。

2．大动脉搏动消失，触摸不到颈动脉、股动脉搏动。

3．呼吸断续，呈喘息样或短促痉挛性呼吸，随之呼吸停止，多发生在心搏骤停后 30 s 内。

4．双侧瞳孔散大、固定。

5．可伴有因脑缺氧引起的抽搐和二便失禁，随即全身松软。

6．心电图改变表现为心室颤动、无脉性室性心动过速、无脉性电活动与停搏。

如果呼吸先停止或有严重缺氧，则表现为进行性发绀、意识丧失、心率逐渐减慢，随后心搏停止。

（二）心搏骤停的判断

患者无反应，10 s 内同时检查呼吸和脉搏，无呼吸或仅有喘息（即呼吸不正常），不能明确感觉到脉搏，心搏骤停的诊断即可成立，并应该立即进行心搏骤停的急救。

随堂测 6-1

第二节　基础生命支持

案例 6-1

患者，男性，62 岁，农民，劳动时自觉胸闷不适，休息后有好转。2 h 前开始胸痛、出汗，来医院就诊时突然问话不答、抽搐。立即行体格检查：患者意识丧失，无呼吸，颈动脉搏动消失。既往有高血压、冠心病史 10 年，否认有糖尿病史，无药物及食物过敏史。

请回答：

1．该患者可能发生了什么情况？

2．现场医护人员应该怎样进行急救？

心肺复苏（cardiopulmonary resuscitation，CPR）是指采用徒手和（或）辅助设备来维持心搏骤停患者人工循环和呼吸最基本的抢救方法，包括胸外心脏按压、开放气道、人工通气、电除颤以及药物治疗等，目的是尽快使自主循环恢复（return of spontaneous circulation，ROSC），最终达到脑神经功能良好的存活标准。

2020 年美国心脏协会（American Heart Association，AHA）重新修订了心血管急救成人生存链，向院内心搏骤停和院外心搏骤停生存链添加第六个环节“康复”。院内心搏骤停生存链包括以下 6 个环节：①及早识别与预防；②启动应急反应系统；③高质量 CPR；④除颤；⑤心搏骤停恢复自主循环后治疗；⑥康复。院外心搏骤停生存链包括以下 6 个环节：①启动应急反应系统；②高质量 CPR；③除颤；④高级心肺复苏；⑤心搏骤停恢复自主循环后治疗；⑥康复。生存链中各个环节必须环环相扣，中断任何一个环节都可能影响患者的预后。院内心搏骤停与院外心搏骤停生存链见图 6-2。

随堂测 6-2

基础生命支持（basic life support，BLS）又称初期复苏处理或现场 CPR，其主要目标是：①迅速判断心、肺功能衰竭或停止；②立即实施现场心肺复苏术，从体外支持患者的通气、氧合和心泵循环功能；③通过 BLS，至少能维持人体重要脏器的基本血氧供应，直至延续到建立高级心血管生命支持或恢复患者自主循环、呼吸活动，或延长机体耐受临床死亡时间。关键步骤包括：立即识别心搏骤停和启动应急反应系统、早期 CPR、快速除颤终止心室颤动。

一、成人基础生命支持

（一）在环境安全的情况下检查意识

首先要确定现场有无威胁患者和施救者安全的因素，如有，应及时躲避或脱离危险，否则尽可能不移动患者。采取轻拍或摇动患者双肩的方法，并大声呼叫：“喂，你怎么了？”判断

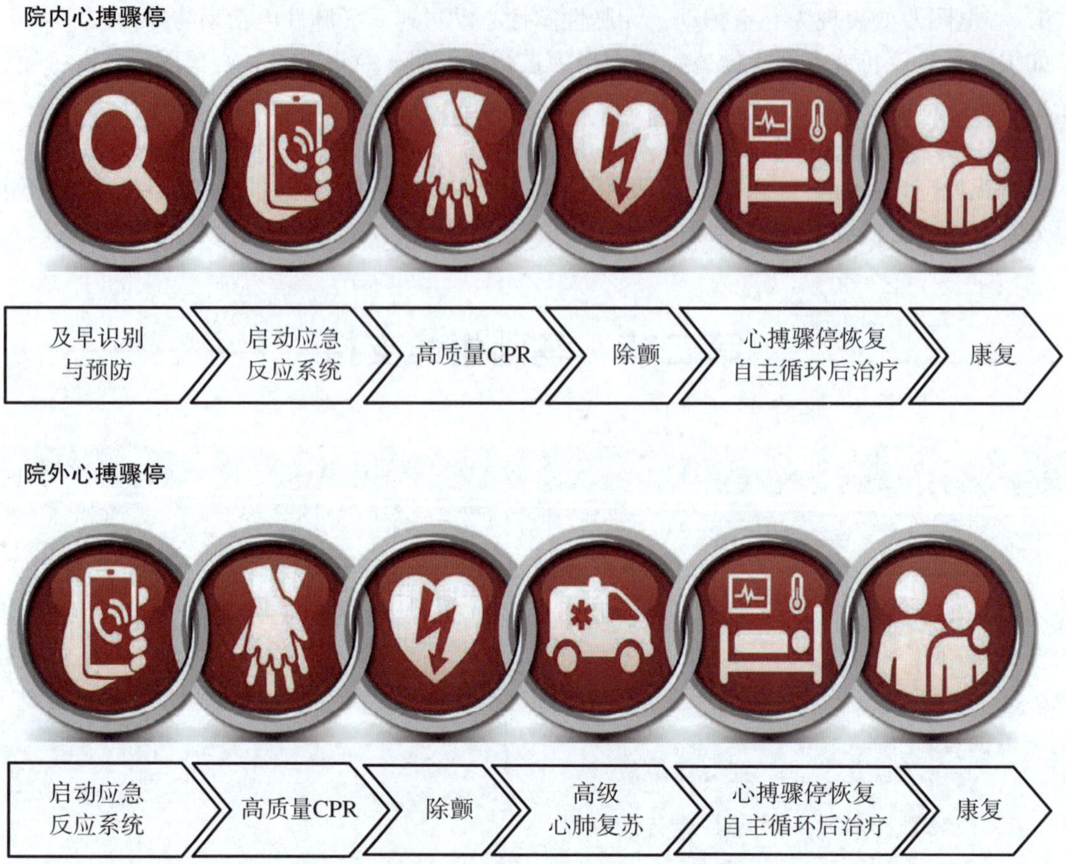

图 6-2　院内心搏骤停与院外心搏骤停生存链

摘自《2020 AHA 心肺复苏及心血管急救指南》

患者有无意识反应。

（二）启动应急反应系统

判断患者没有反应，呼叫旁人帮助或通过移动通讯设备启动应急反应系统，获得自动体外除颤器（automated external defibrillator，AED）或手动除颤器。

（三）检查呼吸和脉搏

启动应急反应系统的同时在 10 s 内检查呼吸和脉搏，无呼吸或仅有喘息（即呼吸不正常），不能明确感觉到脉搏（检查颈动脉搏动，方法是示指和中指并拢，从患者的气管正中部位向旁滑移 2 ~ 3 cm，在胸锁乳突肌内侧轻触颈动脉搏动），应立即开始 CPR。

（四）循环支持

循环（circulation，C）支持是指用人工的方法通过增加胸膜腔内压或直接挤压心脏产生血液流动，为重要器官提供血液供应，有效的胸外按压能产生 60 ~ 80 mmHg 的动脉压。CPR 期间心脏和大脑的氧供取决于血流量，而不是动脉血氧含量，因此，对于有目击者的心室颤动性心搏骤停患者，在开始复苏的几分钟内，胸外按压比呼吸支持更为重要。非专业人员施救时可只做胸外心脏按压。

1．按压部位　将患者放置于仰卧位，平卧于地面上或硬板床上。成人按压部位在胸骨中下 1/3 交界处，即两乳头连线与胸骨中线相交处。

2．按压深度　胸外按压深度至少为 5 cm，对于普通成年人，同时避免胸外按压深度过大，应小于 6 cm。

3．按压手法　操作者在患者一侧，一只手掌根部置于按压部位，另一手掌根部叠放其上，双手指紧扣进行按压，手指尽量向上，避免触及胸壁和肋骨，减少按压时发生的肋骨骨折可能性。按压者身体稍前倾，双肩在患者胸骨正上方，双臂绷紧伸直，使肩、肘、腕处于同一轴线上，与患者身体平面垂直，用上身重力按压，按压频率 100 ～ 120 次 / 分。按压与放松时间比为 1 ∶ 1，使每次按压后胸廓充分回弹，施救者必须避免在按压间隙倚靠在患者胸上。

4．按压和通气比例　按压和通气比例为 30 ∶ 2，按压时应高声匀速计数，每个周期为 5 组 30 ∶ 2 的 CPR，时间大致为 2 min。

5．注意事项

（1）2 人以上 CPR 时，每隔 2 min 应交替做 CPR，以免按压者疲劳使按压质量和频率降低，轮换时要求动作快，交换用时小于 5 s。

（2）尽量缩短因分析心律、检查脉搏和其他治疗措施中断胸外按压的时间，中断胸外按压时间应＜ 10 s。

（3）如果在按压时无法达到足够的深度，则将一只手放在胸骨上按压胸部，用另一只手握住第一只手的手腕，在按压胸部时对第一只手进行支持，这种技术对于有关节炎的施救者有效。

（五）开放气道与人工通气

患者无意识时，由于舌后坠、软腭阻塞气道，故检查呼吸或人工通气前需要开放气道。

1．开放气道（airway，A）

（1）仰头抬颏 / 颌法（head tilt-chin lift）：适用于没有头颈部创伤的患者。患者取仰卧位，施救者站在患者一侧，将一只手小鱼际肌放在患者前额部用力使头后仰，另一只手示指和中指放在下颌角处向上抬颏（下颌），使下颌尖、耳垂连线与地面垂直。

（2）托颌法（jaw thrust）：又称托下颌法，怀疑患者颈椎受伤时使用该方法开放气道。患者平卧，施救者位于患者头侧，肘部可支撑在患者平躺的平面上，双手分别放置在患者头部两侧，两手拇指置于患者口角旁，其余四指托住患者下颌角。在保证头部和颈部固定的前提下，用力将患者下颌向前向上抬起，使下齿高于上齿，避免搬动颈部。如果患者紧闭双唇，可用拇指把口唇分开。

2．人工通气（breathing，B）

（1）口对口呼吸：在保持气道通畅和患者口部张开时进行。施救者正常呼吸，用按于前额一手的示指和拇指捏住患者鼻翼，用嘴封罩住患者的口唇部，缓慢吹气两次，使患者胸部上抬，不必深呼吸。一次吹气完毕，应立即与患者口部脱离，轻轻抬起头部，眼视患者胸部，同时放松鼻翼，使患者鼻孔能呼出气体。

（2）口对鼻呼吸：用于口唇受伤或牙关紧闭者，施救者稍上抬患者下颌使口闭合，用口封罩住患者鼻子，将气体吹入患者鼻中。

（3）口对导管通气：对气管切开患者或使用口咽通气管的患者可通过口对导管进行人工通气。

（4）口对面罩通气：将呼吸面罩封住患者的口鼻，将靠近患者头顶的手的示指和拇指放在面罩边缘，将另一只手的拇指放在面罩的下缘，其余四指放在下颌骨缘提起下颌，进行仰头提下颌，以开放气道。当提起下颌时，用力完全按住面罩外缘，使面罩边缘密封于面部。吹气超过 1 s，以使患者的胸廓隆起。

3．注意事项

（1）要避免急速、过大潮气量的人工呼吸，以免引起胃胀气导致膈肌上抬，使肺的顺应性下降，或胃内容物反流造成误吸。

（2）人工通气时要注意始终保持气道开放状态，打开气道时不要使劲按压颏部下的软组织，因为这样可能会堵塞气道，不要使用拇指提起颏部，不要完全封闭患者的嘴。

(3) 首次人工通气为 2 次，施救者每次吹气时间超过 1 s，应见胸廓起伏，潮气量约 600 ml，有脉搏无呼吸的患者通气频率为每 6 s 呼吸一次（10 次 / 分）。

（六）除颤（defibrillation，D）

心搏骤停 80% ~ 90% 由心室颤动所致，在无胸外按压时，心室颤动数分钟内即转为停搏。单纯 CPR 一般不可能终止心室颤动和恢复有效血液灌注，电击除颤是终止心室颤动的有效方法。除颤具有时间效应，早期电除颤是决定心搏骤停患者存活的关键。随着时间的推移，除颤成功的概率会随之迅速下降。当可以立即获取 AED 或手动除颤器时，对于有目击者的成人心搏骤停患者，应尽快使用除颤器。若成人在未受监控的情况下发生心搏骤停，或不能立即获取 AED，应该在他人前往获取 AED 及准备 AED 期间持续进行 CPR，而且视患者情况，在设备可供使用后尽快进行除颤。手动除颤时若为单相波除颤仪，除颤能量为 360 J，双相波除颤能量设定为 120 ~ 200 J。

除单人与双人 CPR 外，复苏可能涉及医护人员团队，需要同时完成多个步骤和评估，例如由 1 名施救者启动应急反应系统，第 2 名施救者开始胸外按压，第 3 名进行通气或者取得球囊面罩进行人工呼吸，第 4 名取回并设置好除颤器。成人 BLS 流程见图 6-3。

二、儿童基础生命支持

儿童心肺复苏（pediatric cardiopulmonary resuscitation，PCPR）是为 1 岁至青春期前儿童实施 CPR 的基本步骤，《2020 AHA 心肺复苏及心血管急救指南》把院内和院外出现心搏骤停的患儿区分开来。儿童院内心搏骤停生存链包括以下 6 个环节：①及早识别与预防；②启动应急反应系统；③高质量 CPR；④高级心肺复苏；⑤心搏骤停恢复自主循环后治疗；⑥康复。儿童院外心搏骤停生存链包括以下 6 个环节：①预防；②启动应急反应系统；③高质量 CPR；④高级心肺复苏；⑤心搏骤停恢复自主循环后治疗；⑥康复。儿童院内心搏骤停与院外心搏骤停生存链见图 6-4。

（一）在环境安全的情况下检查意识

确保复苏场所对施救者和患儿的安全性，检查患儿有无反应。

（二）启动应急反应系统

判断患儿没有反应，呼叫旁人帮助或通过移动通讯设备启动应急反应系统。

（三）检查呼吸和脉搏

同时检查呼吸和脉搏，时间控制在 10 s 内。判断患儿是否无呼吸或仅是喘息。检查脉搏，可触摸颈动脉或股动脉搏动。确定股动脉搏动的方法是将 2 根手指放置于大腿内侧、髋骨和耻骨之间，正好在腹部和大腿交汇处的褶痕以下。

（四）胸外按压

如果患儿无呼吸或仅是喘息且无脉搏，是没有目击者的突然倒地，一名施救者进行 30 次按压和 2 次人工呼吸的 CPR，第二名施救者到达，胸外按压与人工通气比例为 15 ∶ 2，如有可能应该尽早使用 AED。

如果可触及脉搏但没有正常呼吸，则给予人工呼吸 20 ~ 30 次 / 分，直到自主呼吸恢复。每隔 2 min 重新评估一次脉搏，评估时间都不超过 10 s。如果给予有效吸氧和通气后，心率仍然≤ 60 次 / 分，并伴有灌注不足的体征，应从胸外按压开始进行 CPR。

1．按压部位　两乳头连线中点下方的胸骨。

2．按压深度　至少为胸壁前后径的 1/3，即婴儿大约为 4 cm，儿童大约为 5 cm。

3．按压手法

(1) 双掌按压法：适用于 8 岁以上儿童，施救者将手掌重叠于患儿胸骨中下 1/3 交界处，肘关节伸直，肩臂力量垂直作用向患儿脊柱方向按压，按压时手指不触及胸壁，避免压力致使

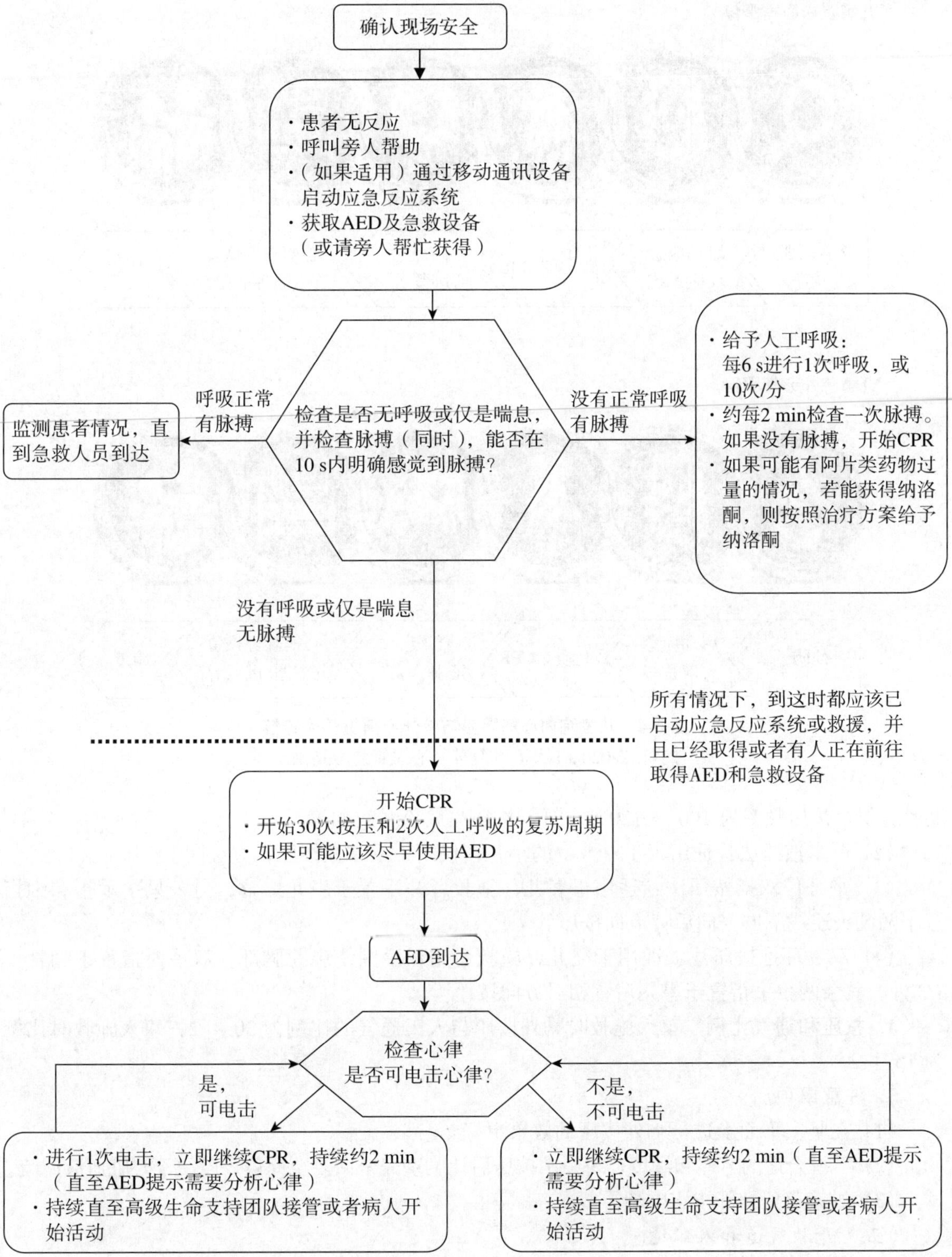

图 6-3　成人 BLS 流程

摘自《2020 AHA 心肺复苏及心血管急救指南》

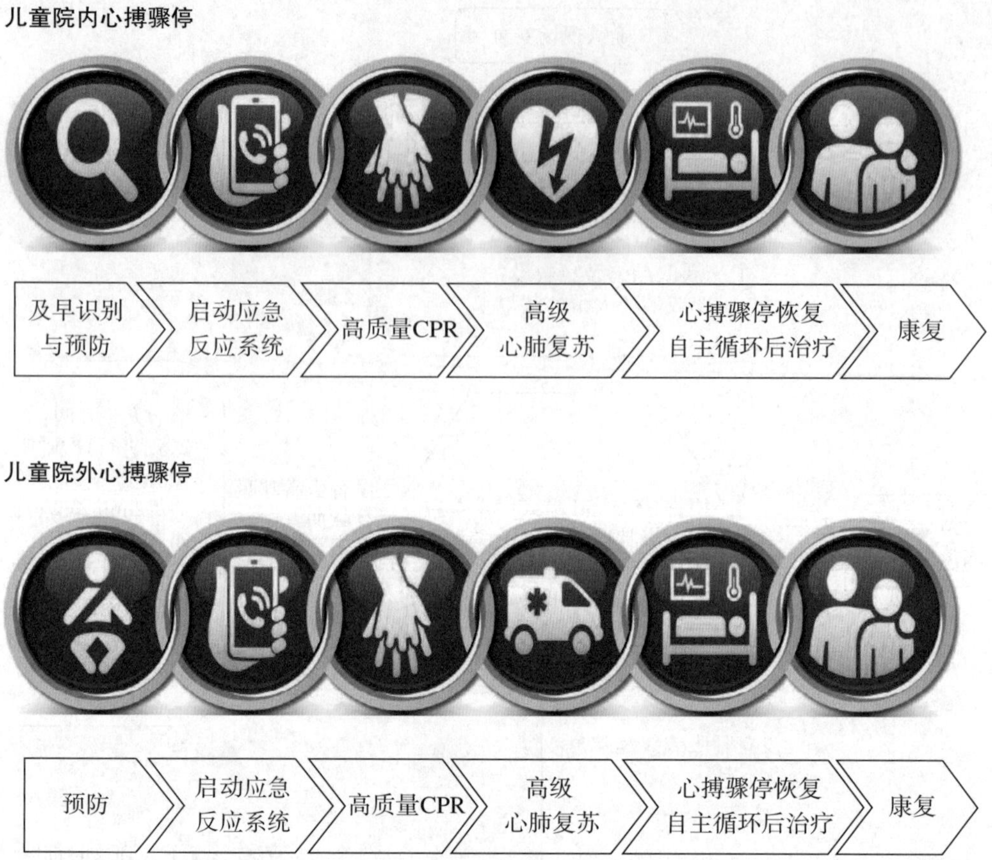
儿童院内心搏骤停
及早识别与预防
启动应急反应系统
高质量CPR
高级心肺复苏
心搏骤停恢复自主循环后治疗
康复
儿童院外心搏骤停
预防
启动应急反应系统
高质量CPR
高级心肺复苏
心搏骤停恢复自主循环后治疗
康复

图 6-4　儿童院内心搏骤停与院外心搏骤停生存链

摘自《2020 AHA 心肺复苏及心血管急救指南》

肋骨骨折，按压频率为 100 ～ 120 次 / 分。按压与放松时间相等。

（2）单掌按压法：适用于 1 ～ 8 岁的小儿，仅用一手掌根按压，方法同上。

（3）平卧位双指按压法：适用于婴儿，施救者一手置于患儿后背，另一只手示指和中指置于两乳头连线下方，向后背方向按压。

（4）双手环抱按压法：适用于婴儿，施救者用双手围绕患儿胸部，双手拇指置于胸骨下 1/3 处，其余两手手指置于患儿后背相对方向按压。

4．按压和通气比例　单人施救时胸外按压与人工通气的比例为 30 ∶ 2，双人施救时比例为 15 ∶ 2。

5．注意事项

（1）在坚实平面上进行胸外按压的效果更好。

（2）掌握合适的节律和深度，每一次按压后让胸壁完全回复至原位，以便于心脏血液回流。

（3）尽量避免胸外按压中断。

（五）开放气道和人工通气

1．开放气道

（1）仰头抬颏法：将一只手放在患儿前额并轻柔地使头部后仰，同时将另一只手指尖放在颏部中点处，抬高颏部以开放呼吸道。

（2）托颌法：如怀疑颈部损伤，应避免头颈后仰。施救者位于患儿头顶端，用双手 2 ～ 3 个手指分别放在患儿两侧下颌角处，轻轻用力托下颌向上，开放气道。

2．人工呼吸

（1）口对口人工呼吸，适用于儿童。先吹气 2 次，潮气量以使胸廓抬起为度。吹气时阻力大或胸廓不能抬起，常见原因是气道开放不正确，需重新调整体位，开放气道后再试。

（2）口对口鼻呼吸：适用于婴儿。维持仰头抬颏，保持气道开放，施救者口放到婴儿的口和鼻子上，使完全不漏气吹气2次（呼吸之间可暂停以吸气）。如果胸廓未隆起，可能需要在一定范围内调整婴儿的头部位置，以提供最佳的气道通畅度和有效的人工呼吸。

（六）除颤

如有可能，尽早使用AED（或手动除颤器）。检查如为可除颤心律，给予1次除颤后立即继续2 min的CPR；如为不可除颤心律，立即继续进行2 min的CPR，直至AED提示需要分析心律，持续至高级生命支持（advanced life support，ALS）人员接管或者患者开始移动。儿童手动除颤的能量第一次是2 J/kg，第二次电击能量为4 J/kg，后续电击≥4 J/kg，最高10 J/kg或成人剂量。儿童BLS流程图见图6-5。

三、新生儿基础生命支持

（一）快速评估确定是否需要复苏

新生儿是否需要复苏通常可以通过快速评估以下三个特征来确定：①是否足月妊娠？②是否有好的语调？③是否有呼吸或哭啼？如果以上任何一个问题的答案为“否”，应对该新生儿按顺序实施急救。

（二）初始生命支持

复苏的初始步骤是通过把新生儿放到辐射暖台下保温，将头摆成“鼻吸位”以打开气道，怀疑气道阻塞可考虑吸引，擦干皮肤，并且刺激呼吸。通过同时评估以下两项生命体征来决定是否进行初始步骤以外的操作：①呼吸有暂停或喘息吗？②心率是否小于100次/分？

（三）人工呼吸

如果在初始生命支持后，新生儿仍然无呼吸或者仅有喘息，或者心率仍然小于100次/分，则开始正压通气（positive-pressure ventilation，PPV）、监测SpO_2、考虑心电监护。PPV是为呼吸暂停、呼吸过缓或呼吸不足的新生儿提供支持的主要方法，大多数婴儿会对这种干预做出反应。心率的改善和呼吸或哭泣的建立都是有效PPV的迹象。辅助通气的频率应达到40～60次/分，以迅速达到或保持心率大于100次/分。通常可用球囊面罩进行有效的通气，为了尽可能减少医源性的并发症（如气压伤），应谨慎地进行球囊面罩通气，观察胸廓扩张是否适度，以客观地判断压力和容量的需求。《2020 AHA心肺复苏及心血管急救指南》不建议对在胎粪污染羊水中出生的有活力或无活力婴儿进行常规气管内吸引，仅在提供正压通气后疑似气道梗阻时，才适用气管内吸引。

（四）胸外按压

如果采取了适当的通气纠正步骤（最好包括气管插管），但心率对通气的反应不佳，仍小于60次/分，可以进行胸外按压，配合正压通气、100%氧气吸入、心电图监护、考虑紧急脐静脉插管等。

1．按压部位　为胸骨下1/3。

2．按压深度　约为胸廓前后径的1/3。

3．按压手法

（1）双手环抱法：双手拇指按压，其余手指围绕胸廓并支撑背部。双手环抱法比双指按压法能产生更高的心脏收缩峰压和冠状动脉灌注压，故双手环抱法被推荐用于新生儿胸外按压。

（2）双指按压法：用两个手指按压，另一只手支撑背部。当在复苏时需要进行脐静脉插管时，虽然施救者进行双手环抱法时也可以站在插管患儿的头侧以便于充分暴露脐带，但更推荐使用双指按压法。

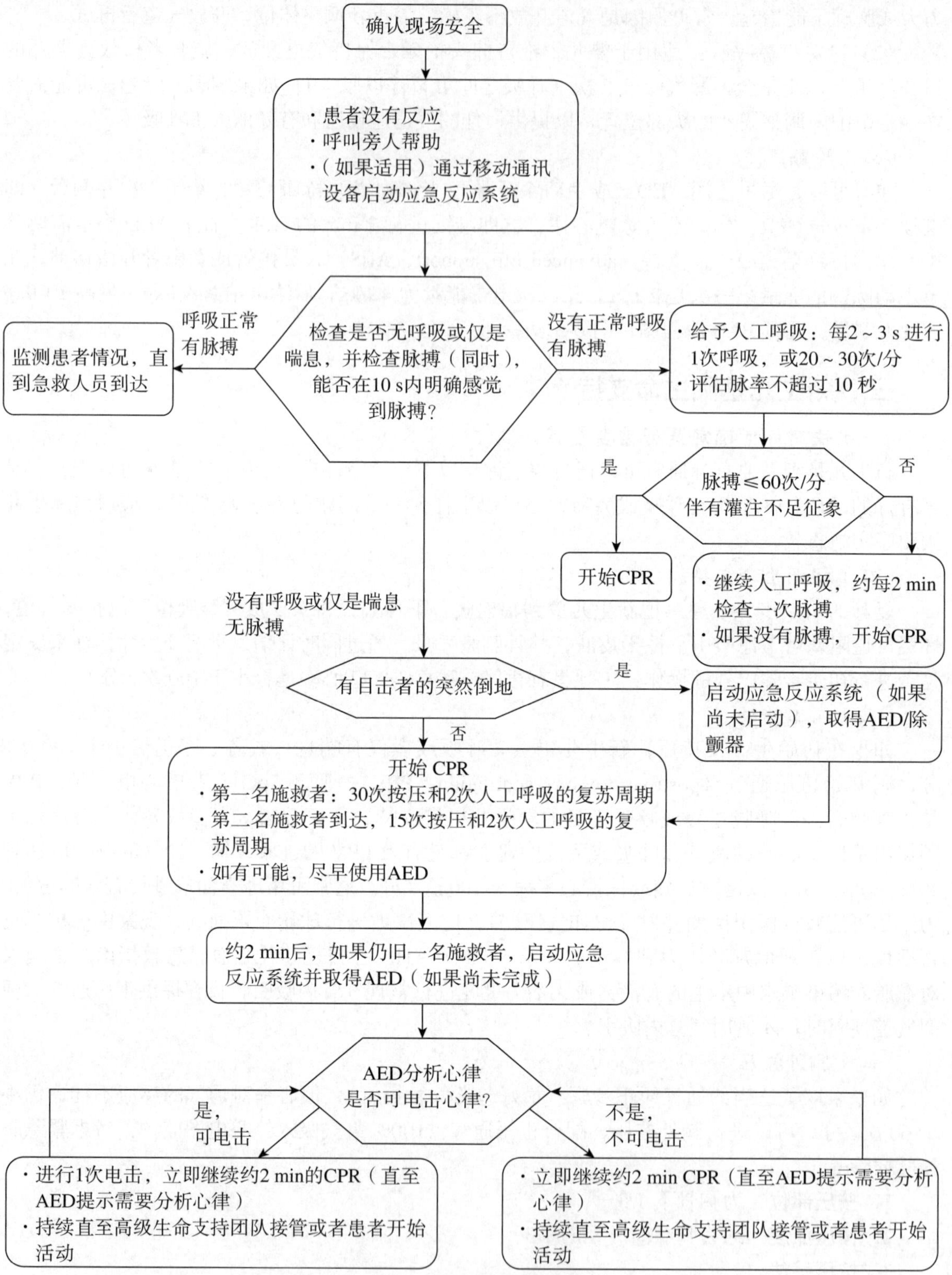

图 6-5　儿童 BLS 流程图

摘自《2020 AHA 心肺复苏及心血管急救指南》

4．按压和通气比例 按压和通气比例为 3 ∶ 1，也就是每分钟 90 次按压及 30 次人工呼吸，总共达到大约 120 次操作，在可行频率下达到最佳通气效果。每个操作约耗时 0.5 s，呼气发生在每次通气后第一次按压过程中。

5．注意事项

（1）要协调胸外按压和人工通气的时机，避免同时进行。

（2）胸外按压是人为地维持系统灌注和冠状动脉血流，因此，应避免频繁地中断胸外按压以致血流动力学受损，在按压放松时要让胸廓充分扩张。

（3）应定期评估呼吸、心率、血氧饱和度，并且协调胸外按压和人工通气，持续进行到自主心率≥ 60 次 / 分。

（4）在复苏的第 1 分钟，评估心率仍然非常关键，可以使用 3 导联心电图，因为医护人员可能无法通过听诊和触诊准确地测定心率，而脉搏血氧测定法可能会低估心率。使用心电图并不能替代用脉搏血氧测定法评估新生儿氧合情况。

（五）药物与扩容

如果尽管进行了 60 s 的胸外按压和足够的 PPV，但心率仍低于 60 次 / 分，则应给予肾上腺素，最好是通过静脉注射。

1．肾上腺素 推荐的静脉给药剂量是每次 0.01 ～ 0.03 mg/kg，浓度应为 1 ∶ 10000（0.1 mg/ml）。

2．扩容 当根据病史和检查已知或怀疑失血，并且对肾上腺素无反应时，需要进行扩容。在产房中扩容推荐使用等渗晶体液或者全血，推荐的剂量为 10 ml/kg，必要时可重复。早产儿复苏时，应当避免扩容速度过快，因大剂量快速灌注会导致心室内出血。新生儿复苏流程见图 6-6。

第三节 高级心血管生命支持

高级心血管生命支持（advanced cardiovascular life support，ACLS）是在基础生命支持的基础上，通常由专业施救者应用辅助设备、特殊技术和药物等，建立和维持更为有效的通气和血液循环，识别及治疗心律失常，建立静脉通路并应用必要的药物治疗，改善并维持心、肺功能及治疗原发疾病的一系列救治措施。

一、气道管理和辅助通气

（一）气道管理

CPR 过程中人工通气的目的是维持血液足够的氧合和充分清除二氧化碳，但不应给予过频过多的通气。人工气道（artificial airway）应在心肺复苏中尽早建立。由于存在各种引起气道不畅的因素（如舌后坠、软腭部松弛致气道阻塞），故除手法开放气道外，还可使用口咽或鼻咽通气管等方法，尽可能早地建立高级人工气道（如气管插管和声门上气道），使用球囊通气会给气道管理带来很大便利。更重要的是建立人工气道行机械通气后可不再因人工通气而中断连续胸外按压。在已经建立高级气道（如气管插管）的双人 CPR 中，按压者可持续以 100 ～ 120 次 / 分速率进行胸部按压，不因为通气而中断，通气频率为 10 次 / 分，即每 6 s 通气 1 次。应避免过度通气，以免影响 CPR 期间的回心血量和心输出量。此时不再需要按压 / 通气同步按比例进行。

1．口咽通气管（oropharyngeal airway，OPA） 为防止舌后坠闭塞气道，使用球囊面罩通气时，可以使用口咽管帮助，有助于提供足够的通气。主要应用于意识丧失、无咳嗽和咽反

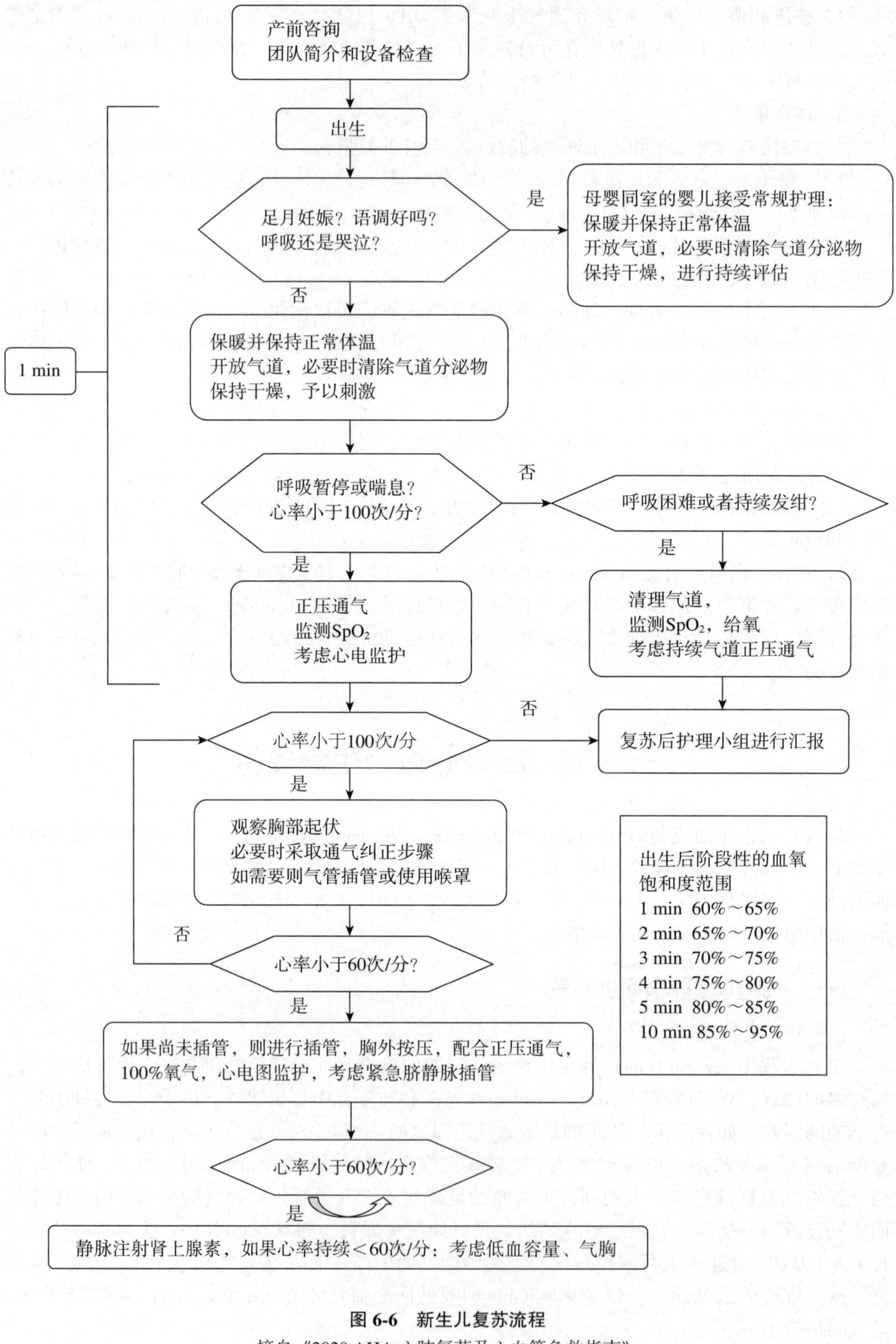

图 6-6　新生儿复苏流程

摘自《2020 AHA 心肺复苏及心血管急救指南》

射的患者。

2．鼻咽通气管（nasopharyngeal airway，NPA） 适用于有气道堵塞，或因牙关紧闭或颌面部创伤不能应用 OPA 且有气道堵塞危险的患者。NPA 的置入亦有助于应用球囊面罩装置提供足够的通气。

3．气管插管（endotracheal intubation） 患者心搏骤停，没有自主呼吸，球囊面罩通气装置不能提供足够的通气时，气管插管是建立人工气道的主要手段。其优点在于能开放气道，吸引气道分泌物，插管外气囊的保护可以防止误吸，同时也提供了另外一条给药途径，并可与球囊面罩通气装置、呼吸机相连接以行机械通气。在 CPR 过程中应做好充分准备，仅在插管者暴露患者声门和置入导管的短时间内停止胸部按压，应尽量保证中断胸部按压时间不超过 10s。近年来食管气管联合导管（esophageal tracheal combitube，ETC）的应用能够有效地解决气管插管困难时人工气道的建立途径。ETC 的优点与气管插管相似，可以隔离气道，降低误吸风险，更可靠地实现通气。与气管插管相比，ETC 所需培训时间短，可以盲插，在气管插管困难时可作为有效的解救措施，在通气和氧合方面，ETC 效果也不错。

通过描记二氧化碳波形图或二氧化碳测定，确认并监测气管插管的放置，监测 CPR 的质量。呼吸末 CO_2 分压（end-tidal CO_2，$ETCO_2$）正常情况下范围是 35 ~ 40 mmHg，在未使用血管活性药物的情况下，$ETCO_2$ < 10 mmHg 提示预后不良。研究表明，$ETCO_2$ 与 CPP、脑灌注压变化呈正相关。$ETCO_2$ 具有无创、简便、反应灵敏的特点。

4．声门上气道（supraglottic airway） 与气管插管不同的是，置入声门上气道无需暴露声门，操作时也无需中断胸外按压。可用于心搏骤停期间的声门上气道主要是喉罩（laryngeal mask airway，LMA）等，在 CPR 过程中可作为选择性替代球囊面罩和气管插管的通气方法。使用喉罩误吸的发生率低于球囊面罩。使用喉罩并不需要喉镜，其培训和使用均比气管插管简单。如患者有颈部不稳定损伤或者体位不合适，不可能实施气管插管时，可以使用喉罩替代。

（二）氧疗和辅助通气

在 BLS 和 ACLS 阶段应给患者 100% 的吸氧浓度（fraction of oxygen，FiO_2），使动脉血氧饱和度（oxygen saturation，SaO_2）达最大化，以迅速纠正严重缺氧。氧合好转后可逐渐降低 FiO_2 至 40% ~ 60%，并维持 SaO_2 > 93%。CPR 时可选择如下辅助通气方法：

1．球囊 - 面罩通气法（bag mask ventilation） 亦常称为简易呼吸器通气法，是进行 CPR 时医务人员给予正压通气最常用的方法。详见第二十章第二节。

2．使用人工呼吸机机械通气（mechanical ventilation） 可以增加或代替患者自主通气，保证足够供氧，改善气体交换，呼吸参数易于控制，是目前临床上使用确切而有效的呼吸支持手段。详见第二十章第五节。

二、循环支持

（一）复苏期间的监测

1．心电、血压监测 CPR 时应及时连接心电监护仪或除颤器心电示波装置持续监测，及时、准确地辨认心律失常，以采取相应的急救措施。如心室颤动时立即给予除颤，如果观察到规则心律，应检查有无脉搏。监测中还应注意任何心电图的表现均应与患者的临床实际情况紧密联系。

2．冠状动脉灌注压（coronary perfusion pressure，CPP） 是主动脉舒张压和右房舒张压的压差。CPP 大小与心肌血液灌注呈正相关，是反映 CPR 有效性的可靠指标。实验和临床研究均表明 CPP > 15 mmHg 是复苏成功的必需条件，但由于 CPP 监测是有创性监测，限制了其在复苏中的实际应用。

3．中心静脉血氧饱和度（central venous oxygen saturation，$ScvO_2$） 在氧耗、动脉血氧

饱和度（SaO_2）和血红蛋白恒定不变时，$ScvO_2$ 可以反映心排血量的变化，是另一种能较可靠监测复苏有效性的指标。将安装有氧饱和度探头的中心静脉导管置于上腔静脉以持续监测 $ScvO_2$，正常情况下 $ScvO_2$ 波动于 60% ~ 80%。复苏中如 $ScvO_2$ < 40%，则 ROSC 的机会甚微。但 $ScvO_2$ 监测同样牵涉有创置管操作，也限制了其临床的广泛使用。

（二）基于心律的心搏骤停处理

心搏骤停复苏过程中心律常常演变，处理措施就要采用基于心律的适宜方法。

1．VF/ 无脉性 VT　应用 AED 或手动除颤器识别 VF/ 无脉性 VT 后可迅速充电，放电前注意他人安全，然后除颤，所有这些操作应尽快实施。随后立即恢复 CPR（不检查心律和脉搏，直接胸外按压）2 min，2 min 后再检查心律。

（1）除颤和 CPR：治疗 VF/ 无脉性 VT，应保证除颤和 CPR 的高效协作。

（2）药物治疗：心搏骤停时胺碘酮作为一线的抗心律失常药物，临床已经证明可增加 ROSC 的机会，对 CPR、除颤无反应的 VF/ 无脉性 VT 应考虑使用胺碘酮；没有胺碘酮时，在出现 ROSC 后可考虑立即开始或继续使用利多卡因；也可以考虑尽早开始或继续静脉注射 β 受体阻滞药；硫酸镁只用于尖端扭转型室性心动过速。

（3）VF/ 无脉性 VT 后的 ROSC：患者在 ROSC 后应立即开始心搏骤停后续处理。特别重要的是纠正低氧血症和低血钾、早期诊断和处理 ST 段抬高型心肌梗死及对昏迷患者实行目标体温管理。

2．PEA/ 停搏　评估若为 PEA/ 停搏，则应立即 CPR，持续约 2 min，直至 AED 提示需要分析心律。通过机械指标或者生理指标监测 CPR 质量。

（1）药物治疗：因不可电击心律引发心搏骤停后应尽早给予肾上腺素。循证医学显示，PEA/ 停搏时常规使用阿托品在治疗上并无帮助。

（2）治疗可逆病因：PEA 通常由可逆性病因导致，能快速识别和纠正相应的病因可能会成功治疗 PEA。在每一段 2 min 的 CPR 期间，应识别可能导致心搏骤停或使复苏复杂化的因素。

（3）PEA/ 停搏 ROSC：患者 ROSC 后应启动心搏骤停后续处理。特别重要的是治疗低血氧和低血压、早期诊断和处理引起心搏骤停的病因以及对昏迷患者实行目标体温管理。

3．心搏骤停的药物治疗

（1）给药途径

1）静脉给药：常选用肘前静脉（肘正中静脉或贵要静脉）或颈外静脉，尽量不用手部或下肢静脉。

2）骨内通路：如果无法建立静脉通路，可选择骨内通路进行液体复苏、给药和采集血液标本。

3）气管内给药：某些药物可经气管插管注入气管，迅速通过气管黏膜吸收进入血液循环，常用药物有肾上腺素、利多卡因、阿托品等，剂量为静脉给药的 2 ~ 2.5 倍，用 5 ~ 10 ml 生理盐水或蒸馏水稀释后注入。

（2）常用药物

1）肾上腺素：是 CPR 的首选药物。主要是由于 α 肾上腺素受体激动特性（收缩血管），可以增加 CPR 期间的 CPP 和脑灌注压。肾上腺素用法是 1mg 静脉或骨内推注，每 3 ~ 5 min 可重复注射，给药后应再推注 20 ml 液体，促进药物更快到达中心循环。如果无法经静脉或骨内通路给药，可经气管内给药，剂量为 2 ~ 2.5 mg。小儿用法：1 ∶ 10000 肾上腺素溶液 0.01 mg/kg 体重静脉注射，5 min 后可重复，气管内给药为 0.1mg/kg 体重。

2）胺碘酮：为广谱抗心律失常药，用于治疗对 CPR、除颤无反应的 VF/ 无脉性 VT，可影响心肌的钠离子、钾离子、钙离子通道，具有阻滞 α、β 肾上腺素受体特征。胺碘酮用法是首次 300 mg/kg 或 5 mg/kg 体重缓慢静脉注射，可以改善入院存活率。如无效则给予 150 mg 静脉注射或维持滴注。

3）利多卡因：为抗心律失常替代药物。初始剂量为静脉注射 1 ~ 1.5 mg/kg 体重，如 VF/ 无脉性 VT 持续存在，5 ~ 10 min 后可重复给予 0.5 ~ 0.75 mg/kg 体重静脉注射，最大剂量不超过 3 mg/kg 体重。

4）硫酸镁：能有效终止尖端扭转型室性心动过速。将硫酸镁 1 ~ 2 g 稀释到 5% 葡萄糖溶液 10 ml 中缓慢（5 ~ 20 min）静脉注射。对于尖端扭转型室性心动过速患者应立即进行高能量电击治疗，硫酸镁仅是辅助药物，对于心搏骤停患者不推荐常规使用。

5）阿托品：属 M 胆碱受体阻滞药，可以逆转胆碱受体介导的心动过缓和房室传导阻滞。首次静脉注射 0.5 mg，每隔 3 ~ 5 min 可重复一次，总剂量最大为 3 mg。不建议 PEA/ 停搏时常规使用阿托品。

6）碳酸氢钠：最初 CPR 的 15 ~ 20 min 不应过分补充碳酸氢钠。对心搏骤停或复苏时间过长者，或早已存在代谢性酸中毒、高钾血症者，使用碳酸氢钠可有一定好处。心搏骤停时不推荐常规使用碳酸氢钠，特殊条件下需要使用时，起始剂量 1 mmol/kg 体重（如为 5% 的碳酸氢钠，1 ml = 0.6 mmol），如有可能，应根据血气分析或实验室结果计算碱缺失的指导下应用，防止产生碱中毒。成人心搏骤停处理流程见图 6-7，成人心搏骤停环形流程见图 6-8，儿童心搏骤停处理流程见图 6-9。

（三）心动过速和心动过缓的处理

心电图和心律的分析应结合患者的完整资料，全面评估患者的临床症状和体征，如通气、氧合、心率、血压、意识以及脏器灌注不足等。

1．心动过速的处理

（1）评估患者的临床状况，尤其是心率是否＞ 150 次 / 分。

（2）识别并治疗病因：保持呼吸道通畅，必要时辅助呼吸。低氧血症是引起心动过速的常见病因，评估时应注意呼吸困难的征象（呼吸增快、肋间凹陷、锁骨上窝凹陷、矛盾性腹式呼吸）和血氧饱和度，如存在低氧血症应给予吸氧。监测并分析心律、血压和血氧饱和度。

（3）如患者出现持续性快速型心律失常相关的症状和体征（如急性精神状态改变、缺血性胸部不适、急性心力衰竭、低血压）或其他与心动过速相关的休克体征，则立即进行同步电复律。如果患者清醒，应给予镇静剂，切勿延误电复律。对于血压正常、心律规整的窄 QRS 波群者可用腺苷治疗。

（4）若患者病情稳定，QRS 波群≥ 0.12 s，可开放静脉，监测 12 导联心电图，考虑静脉使用抗心律失常药及专家会诊。

2．心动过缓的处理

（1）评估患者的临床情况，尤其是心率是否＜ 50 次 / 分。

（2）识别并治疗病因：保持呼吸道通畅，必要时辅助呼吸，如存在低氧血症应给予吸氧。监测并分析心律、血压和血氧饱和度，开放静脉通路，有条件时描记 12 导联心电图，勿延误治疗。

（3）如患者出现持续性心动过缓相关的症状和体征（如急性精神状态改变、缺血性胸部不适、急性心力衰竭、低血压）或其他与心动过缓相关的休克体征，可用阿托品治疗。如果阿托品无效，应做好专科会诊和起搏治疗的准备，等待起搏治疗期间可遵医嘱静脉输注肾上腺

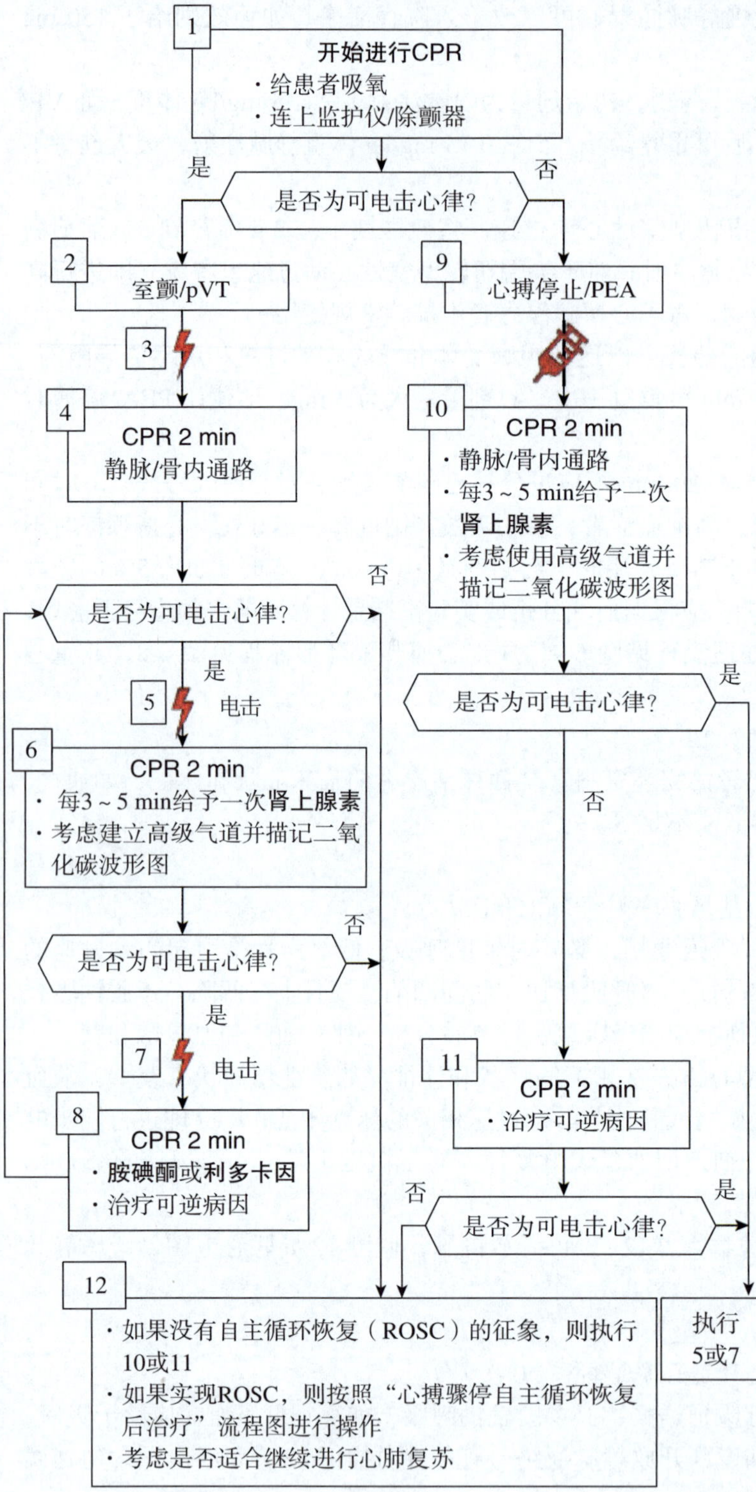

CPR质量
- 用力（按压深度至少为5 cm）并快速（100～120次/分）按压，并使胸廓完全回弹
- 尽量减少胸外按压过程中断
- 避免过度通气
- 每2min轮换一次按压员，如感觉疲劳可提前轮换
- 如果没有高级气道，应采用30:2的按压-通气比率
- 二氧化碳波形图定量分析
  -如果$PETCO_2$偏低或下降，则重新评估CPR质量

除颤的电击能量
- **双相波：**制造商建议能量（例如，初始能量剂量为120～200 J）；如果未知，请使用允许的最大剂量；第二次和随后的能量应相当，而且可考虑使用更高能量
- **单相波：**360 J

药物治疗
- **肾上腺素静脉/骨内注射剂量：**
每3～5 min给予1 mg
- **胺碘酮静脉/骨内注射剂量：**
首次剂量：300 mg，推注。第二剂：150 mg。或
利多卡因静脉/骨内注射剂量：
首次剂量：1～1.5 mg/kg
第二剂量：0.5～0.75 mg/kg

高级气道
- 气管插管或声门上高级气道
- 通过描记二氧化碳波形图或二氧化碳测定，确认并监测气管插管的放置
- 置入高级气道后，每6 s进行1次通气（10次/分），并持续进行胸外按压

心搏骤停后自主循环恢复（ROSC）
- 脉搏和血压
- $PETCO_2$突然持续升高（通常≥40 mmHg）
- 动脉内监测到的自发性动脉压力波

可逆病因
- 低血容量（hypovolemia）
- 缺氧（hypoxia）
- 氢离子（hydrogenion）(酸中毒）
- 低钾血症/高钾血症（hypo-/hyperkalemia）
- 低体温（hypothermia）
- 张力性气胸（tension pneumothorax）
- 心脏压塞（cardiac tamponade）
- 毒素（toxins）
- 血栓形成（thrombosis），肺部
- 血栓形成（thrombosis），冠状动脉

图 6-7　成人心搏骤停处理流程图

摘自《2020 AHA 心肺复苏及心血管急救指南》

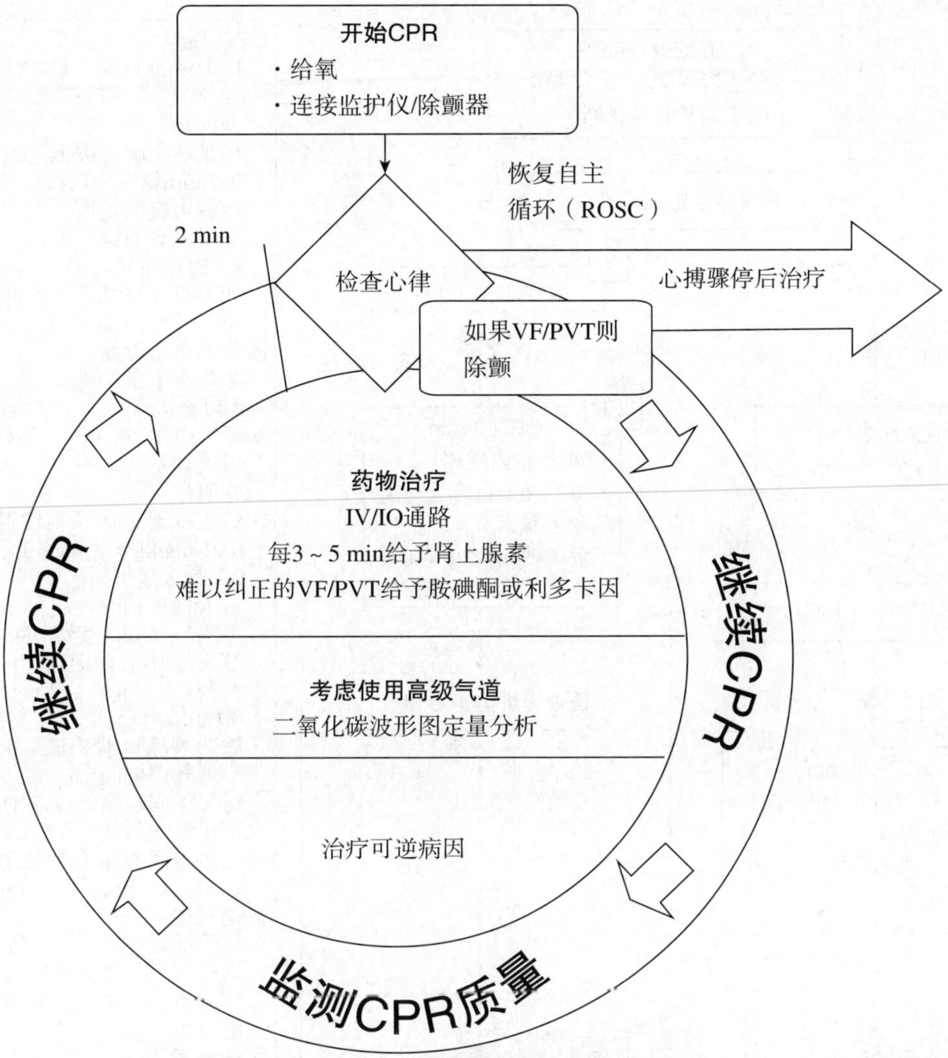

图 6-8　成人心搏骤停环形流程图

摘自《2020 AHA 心肺复苏及心血管急救指南》

素、多巴胺或异丙肾上腺素等药物。

三、对因救护

迅速明确引起心搏骤停的病因，如可逆病因低血容量（hypovolemia）、缺氧（hypoxia）、氢离子（hydrogen ion）（酸中毒）、低钾血症 / 高钾血症（hypo-/hyperkalemia）、低体温（hypothermia）、张力性气胸（tension pneumothorax）、心脏压塞（cardiac tamponade）、毒素（toxins）、肺动脉血栓形成（pulmonary thrombosis）、冠状动脉血栓形成（coronary thrombosis）等，及时采取救治措施。

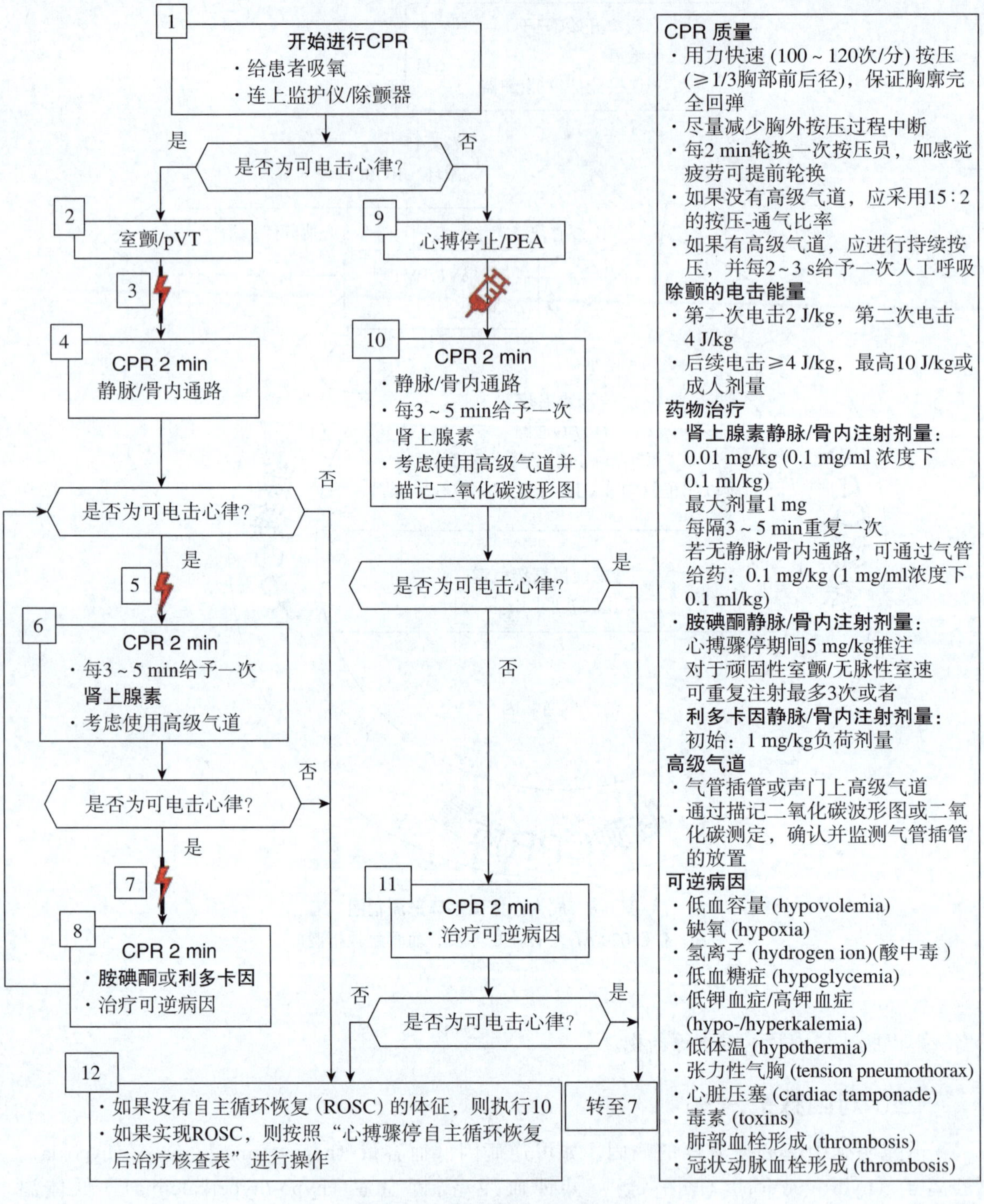

图 6-9　儿童心搏骤停处理流程图

摘自《2020 AHA 心肺复苏及心血管急救指南》

第四节 心搏骤停后治疗

心搏骤停后综合系统的治疗将有助于防止再次发生心搏骤停，提高入院后长期生存的概率。

一、心搏骤停后治疗目标

由于心搏骤停和随后的复苏引起的缺血再灌注损伤，需要心搏骤停后的救护同时支持受影响的多器官系统，自主循环恢复后的患者救治需要密切注意氧合情况、血压控制、经皮冠状动脉介入评估、目标温度管理（targeted temperature management，TTM）以及多模式神经预测。

二、心搏骤停后治疗措施

心搏骤停后治疗措施包括维持有效的呼吸、循环与神经系统的功能等。成人心搏骤停自主循环恢复后治疗流程见图 6-10。

（一）维持有效的呼吸功能

ROSC 后心搏骤停患者可有不同程度的肺功能障碍。肺功能异常的严重程度常以 PaO_2/FiO_2 比值表示，PaO_2/FiO_2 正常值为 400 ～ 500 mmHg，$PaO_2/FiO_2 \leqslant 300$ mmHg 通常定义为 ARDS，应积极采取措施改善肺功能。及早置入气管插管机械通气，初始通气速率为 10 次 / 分，通过调整通气，SpO_2 达到 92% ～ 98%，$PaCO_2$ 达到 35 ～ 45 mmHg。应密切注意监测所选择的通气模式和通气参数，在氧合良好的前提下使平均气道压尽可能降低，以免阻碍静脉回流，加重脑水肿或因胸膜腔内压增高而导致的心排血量减少等不良影响。

（二）维持有效的循环功能

患者 ROSC 后往往伴有血压不稳定或低血压、血容量不足或过多、外周血管阻力增加或降低、心力衰竭、心率过快或过慢引起灌注不足及急性肺水肿等临床问题，为维持有效循环功能，可采取以下措施。

1．建立或维持静脉通路 应建立静脉通路或保证已插入静脉导管的位置合适和通畅。

2．心电、血压监测 注意监测心率和心律，及时识别心律失常（如室性期前收缩、室性心动过速等）。密切监测血压，收缩压应维持在 90 mmHg 以上，平均动脉压应维持在 65 mmHg 以上。如果患者低血压，为保证血压和全身灌注，可使用血管活性药、增强心肌收缩力药等，药物浓度可根据血压回升情况及心率变化而适当调节。

3．有创血流动力学监测 ROSC 后患者血流动力学状态不稳定时监测有创血流动力学，以评估全身循环血容量状况和心室功能，如监测中心静脉压（central venous pressure，CVP）。可将 CVP、动脉压和尿量三者结合起来分析，决定输液量和指导用药。对于所有 ST 段抬高的患者，以及无 ST 段抬高但有血流动力学或心电不稳定、疑似心血管病变的患者，建议紧急行冠状动脉血管造影。

4．末梢循环的观察 末梢循环可通过皮肤和口唇的颜色、四肢温度与湿度、指（趾）甲的颜色及静脉充盈情况来观察。

（三）脑复苏

心搏骤停时因缺血、缺氧最易受损的是中枢神经系统，所以复苏的成败在很大程度上与中枢神经系统功能能否恢复密切相关。脑复苏是心、肺功能恢复后主要针对保护和恢复中枢神经系统功能的治疗，其目的是在 CPR 的基础上加强对脑细胞损伤的防治和促进脑功能的恢复，此过程决定患者的生存质量。

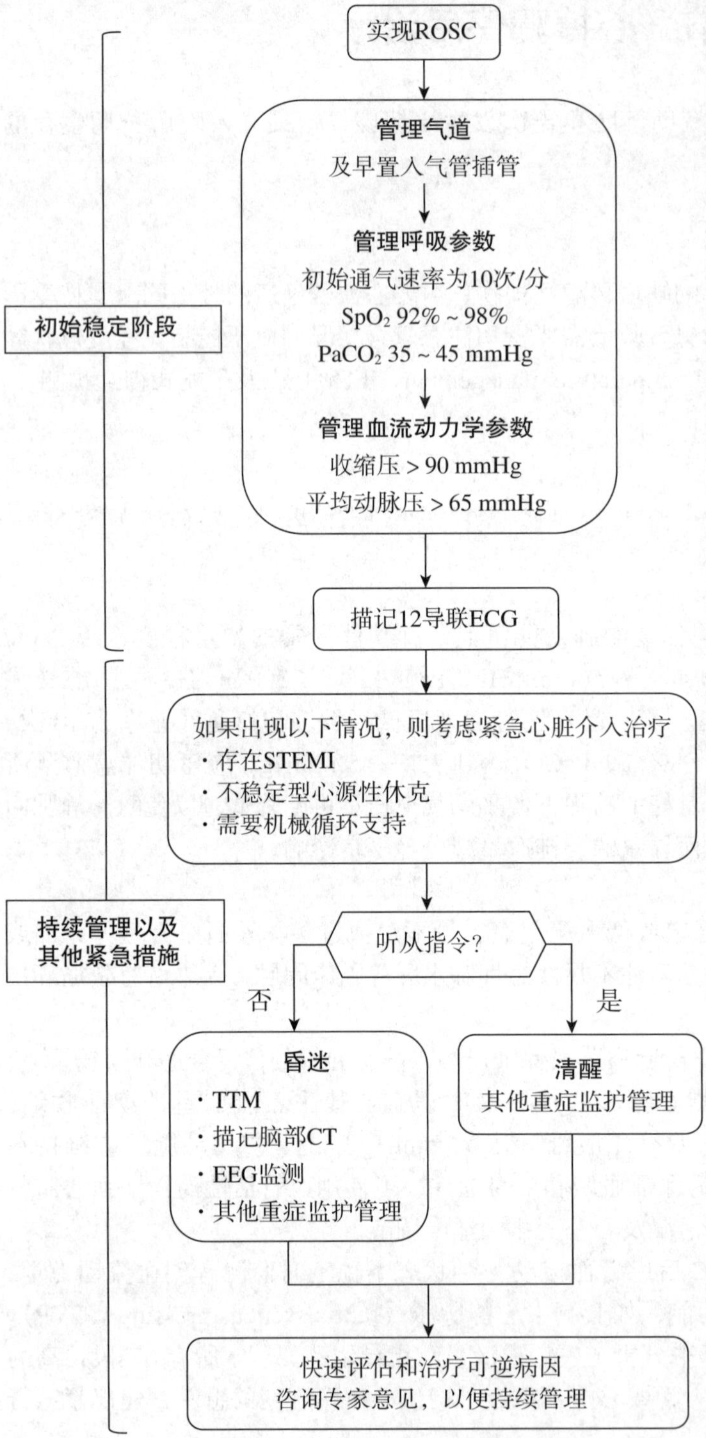

初始稳定阶段

在ROSC后的阶段，复苏是持续进行的，其中许多活动可以同时进行。但是，如果需要确定优先次序，请遵循以下步骤：

- 气道管理：通过描记二氧化碳波形图或二氧化碳测定，确认并监测气管插管的放置
- 管理呼吸参数：为使SpO_2达到92% ~ 98%，通过调整通气，调整 FiO_2；初始通气速率为10次/分；持续调整，直至 $PaCO_2$为35 ~ 45mmHg
- 管理血流动力学参数：对于目标收缩压>90 mmHg或平均动脉压 >65 mmHg的患者，给予晶体液和（或）血管加压药或强心剂

持续管理以及其他紧急措施

这些评估应同时进行，以便目标温度管理(TTM)的决策与心脏介入治疗措施同样得到优先考虑

- 紧急心脏介入治疗：及早对12导联心电图(ECG)进行评估；考虑血流动力学以决定是否进行心脏介入治疗
- TTM：如果病人未遵循指令，尽快开始TTM；使用带有反馈回路的冷却装置，在32 ~ 36℃下开始，持续24 h
- 其他重症监护管理
  - 持续监测核心体温(食管、直肠、膀胱)
  - 维持正常的血氧、血二氧化碳和血糖水平
  - 提供连续或间断的脑电图(EEG)监测
  - 提供肺保护性通气

H和T助记表

低血容量 (hypovolemia)
缺氧 (hypoxia)
氢离子 (hydrogen ion)(酸中毒)
低钾血症 (hypokalemia)/高钾血症 (hyperkalemia)
低体温 (hypothermia)
张力性气胸 (tension pneumothorax)
心脏压塞 (cardiac tamponade)
毒素 (toxins)
血栓形成 (thrombosis)，肺部
血栓形成 (thrombosis)，冠状动脉

图 6-10　成人心搏骤停自主循环恢复后治疗流程图

摘自《2020 AHA 心肺复苏及心血管急救指南》

1. 脑复苏的主要措施

（1）维持血压：循环停止后脑血流的自主调节功能丧失，而依赖于脑灌注压，故应维持正常或稍高于正常水平的血压，以保证良好的脑灌注。

（2）目标温度管理：正常脑组织中脑部温度每降低 1 ℃，大脑代谢率可降低 7%。对所有心搏骤停恢复自主循环的昏迷的成年患者都应采用目标温度管理，目标温度选定在 32 ～ 36

℃，并至少维持 24 h。但不建议在患者入院前恢复自主循环后以静脉系统降温（输注冷注射液）作为常规方法。TTM 结束后，患者可能会出现发热反应，在 24 h 后应积极预防昏迷患者发热。常用物理降温法，如使用冰帽、冰袋或冰毯。

（3）防治脑缺氧和脑水肿

1）脱水：应用渗透性利尿药脱水，配合降温，以减轻脑组织水肿和降低颅内压，促进大脑功能恢复。通常选用 20% 甘露醇静脉注射或快速静脉滴注，在脱水治疗时应注意防止过度脱水，以免造成血容量不足，难以使血压维持稳定。

2）应用肾上腺皮质激素：有保持毛细血管和血脑屏障的完整性、减轻脑水肿和降低颅内压，以及改善循环功能、稳定溶酶体膜、防止细胞自溶和死亡的作用，首选地塞米松。

3）应用促进脑细胞代谢药：ATP 可供应脑细胞能量，恢复钠泵功能，有利于减轻脑水肿。葡萄糖为脑获得能量的主要来源，此外还有 CoA、细胞色素 C、多种维生素等。

4）促进早期脑血流灌注：抗凝以疏通微循环，应用钙通道阻滞药解除脑血管痉挛。

5）高压氧（hyperbaric oxygen，HBO）治疗：通过增加血氧含量及其弥散功能提高脑组织氧分压，改善脑缺氧，降低颅内压。心搏停止时间越短，开展 HBO 治疗越早，效果越好。HBO 在复苏中能起到其他任何治疗不能代替的作用，但不是唯一治疗，应以 HBO 为重点进行综合治疗。

2．脑复苏的结果　不同程度的脑缺血、缺氧，经复苏处理后可能有四种结果：①意识、自主活动完全恢复；②意识恢复，遗有智力减退、精神异常或肢体功能障碍等；③去大脑皮质综合征，即患者无意识活动，但保留呼吸和脑干功能，亦称“植物人”状态；④脑死亡，是包括脑干在内的全部脑组织不可逆损害。判断的主要指标：持续深昏迷、对外部刺激完全无反应；无自主呼吸；无自主运动、肌肉无张力；脑干功能和脑干反射大部分或全部丧失，体温调节紊乱；脑电图呈等电位；排除抑制脑功能的其他可能因素。

3．成人患者多模式神经预测　心搏骤停 ROSC 后应在恢复正常体温 72 h 后执行神经预测，并基于多种患者评估模式做出预后判断，建议从临床管理、影像、电生理学、临床检查、血清生物标志物五个方面进行。

（四）其他措施

心搏骤停后治疗措施除了维持有效的呼吸、循环与神经系统的功能外，还应注意：

1．纠正酸中毒　密切观察患者出现烦躁不安、呼吸急促、皮肤潮红、多汗和二氧化碳潴留而致酸中毒的表现，及时采取防治措施。对呼吸性酸中毒主要是提高每分通气量，使 $PaCO_2$ 降到正常，采取措施开放气道、建立有效的人工呼吸。气管插管可加强通气，既保证氧供，又促使二氧化碳排出，使 $PaCO_2$ 降低。纠正代谢性酸中毒的措施包括呼吸支持和碱性药物应用，迅速建立和健全通气和换气功能，使二氧化碳加速排出。此外，还可静脉滴注碳酸氢钠，但不宜大剂量用碱性药，应根据动脉血气分析决定碳酸氢钠用量。适当应用利尿药和补充血容量，保护肾排酸保碱功能，发挥代偿作用。

2．防治肾衰竭　留置导尿管，监测每小时尿量，观察并记录尿的颜色、性质，定时检测尿比重、尿素氮和肌酐浓度，如血尿和少尿同时存在，且尿比重大于 1.010，或尿素氮和肌酐水平升高，应警惕肾衰竭。

三、心肺复苏的终止

1．BLS 终止复苏的规则　建议在转移到救护车上运输之前，以下所有标准都存在，才考虑终止复苏：①急救服务提供者或急救人员没有目睹心脏骤停；②没有恢复自主循环（转运前）；③没有进行电击（转运前）。

2．ACLS 终止复苏的规则　建议在转移到救护车上转运之前，以下所有标准都存在，才考虑终止复苏：①没有目击的心搏骤停；②无旁观者心肺复苏术；③无自主循环恢复（转运前）；④未发生电击（转运前）。

小　结

本章从心搏骤停概述、基础生命支持、高级心血管生命支持及心搏骤停后治疗四个方面来阐述。基础生命支持包括成人、儿童和新生儿基础生命。高级心血管生命支持主要包括气道管理和辅助通气、循环支持，通过专业应用辅助设备、特殊技术和药物等，建立和维持更为有效的通气和血液循环，改善并维持心肺功能及治疗原发疾病。心搏骤停后续治疗主要包括维持有效的呼吸、循环与神经系统的功能等，复苏的成败在很大程度上与中枢神经系统功能能否恢复密切相关，通过维持血压、低温、防治脑缺氧和脑水肿，保护和恢复中枢神经系统功能，提高患者的生存质量。

思考题

1．简述心搏骤停救治中的常用抢救药物和用药途径。

2．患者，男性，46 岁，在参加冬季越野赛时，突感心前区剧烈疼痛，大汗，精神极度紧张，随后突然摔倒，意识丧失，面色苍白。

请回答：

（1）如果你在现场，首先将如何应对?

（2）最恰当的急救措施是什么？

（郝文女）

第七章 急性呼吸困难

第七章数字资源

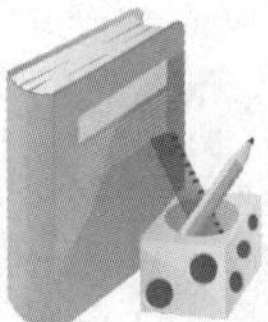

导学目标

通过本章内容的学习，学生应能够：

◆ **基本目标**

1. 复述呼吸困难、肺血栓栓塞症、急性呼吸窘迫综合征的概念。
2. 解释呼吸困难的常见病因。
3. 阐明引起呼吸困难的常见疾病的临床表现、急救护理措施。
4. 应用所学知识为呼吸困难患者提供个体化的急救护理方案。

◆ **发展目标**

综合运用急救知识与技能为呼吸困难患者实施院前和院内急救护理。

呼吸困难（dyspnea）是患者“感到呼吸吃力”或“空气不够用”的一种主观痛苦感觉。临床上轻症患者的表述为胸闷、气促，重症患者可出现用力呼吸、张口呼吸、耸肩呼吸、端坐呼吸及喘息，并伴随呼吸频率、节律及深度的变化，患者可同时伴有发绀等缺氧表现。呼吸困难是常见的急症之一，很多疾病如肺栓塞、哮喘、气胸、慢性阻塞性肺疾病、心力衰竭等都会导致呼吸困难。严重的呼吸困难如得不到紧急救治，可危及患者生命。

第一节 呼吸困难的评估

案例 7-1

患者，女性，57 岁，因腰椎压缩性骨折在家中卧床休息 3 周，今日下床活动后出现胸闷、胸痛、气促症状，伴呼吸困难、出冷汗，气喘明显，不能平卧，无咳嗽、咳痰。“120”送来急诊。患者神志清，体温 37.8 ℃，心率 124 次 / 分，呼吸 28 次 / 分，血压 158/96 mmHg，血氧饱和度 85%。呼吸费力，双肺下叶可闻及细湿啰音，左下肢明显静脉曲张。胸部 CT 提示，左右肺动脉主干末端及分支广泛栓塞。实验室检查：血 D- 二聚体 3356 ng/L，FDP 19.7 mg/L。诊断为“急性肺栓塞”。患者烦躁不安，表情惊恐，有濒死感，询问护士“我是不是要死了”。

请回答：

1. 如果你是急诊护士，接诊后针对患者的病情应配合医生采取哪些急救措施？
2. 面对患者的询问，你会如何和患者沟通？

一、产生原因评估

不同原因引起的呼吸困难其发病机制各异，但均可导致肺通气和（或）换气功能障碍，引起呼吸困难。评估呼吸困难产生的原因应从病因和病史两方面考虑。

（一）病因

1. 呼吸系统疾病　最常见急性肺栓塞、慢性阻塞性肺疾病、支气管哮喘、急性呼吸衰竭、气胸等。

（1）急性肺栓塞（acute pulmonary embolism，APE）：是由于肺动脉系统被栓子堵塞而引起的严重并发症，主要表现为肺循环和呼吸功能障碍。肺动脉栓塞后，其支配区的肺组织因血流受阻或中断可发生坏死，称为肺梗死。由血栓引起的肺栓塞（pulmonary embolism，PE）也称肺血栓栓塞症（pulmonary thromboembolism，PTE），PTE 是 PE 最常见的类型，占 PE 的绝大多数，通常所称 PE 即指 PTE。70% ~ 95% 的 PTE 是由于深静脉血栓（deep venous thrombi，DVT）脱落后随血循环进入肺动脉及其分支所致。PTE 与 DVT 是一种疾病过程在不同部位、不同阶段的表现，二者合称为静脉血栓栓塞症（venous thromboembolism，VTE）。APE 发生后，肺血管被阻塞，随之而来的神经反射、神经 - 体液作用可引起明显的呼吸生理及血流动力学改变。由于肺泡无效腔增加、通气受限、肺泡表面活性物质丧失等原因，患者可出现低氧血症和突然发作的重度呼吸困难。

（2）慢性阻塞性肺疾病（chronic obstructive pulmonary disease，COPD）：是一组具有气流受限特征的肺部疾病，气流受限呈进行性发展。COPD 可能与吸烟、反复感染、吸入有毒物质等而导致的气道、肺泡和肺血管受损有关。各种外界致病因素在易患个体导致气道、肺实质和肺血管的慢性炎症是 COPD 发病的关键机制。小气道慢性炎症时细胞浸润、黏膜充血和水肿等使管壁增厚，加之分泌物增多等因素，可以使管腔狭窄，气道阻力增加。

（3）支气管哮喘（bronchial asthma）：简称哮喘，是由多种细胞（如嗜酸性粒细胞、肥大细胞、T 淋巴细胞、中性粒细胞、气道上皮细胞等）和细胞组分参与的气道慢性炎症性疾病。主要特征有气道慢性炎症，气道对多种刺激因素呈现高反应性，广泛多变的可逆性气流受限，以及随病程延长而产生的气道重塑。常规治疗无效的严重哮喘发作，持续时间一般在 12 h 以上，称为哮喘持续状态。哮喘发病机制非常复杂，气道炎症是哮喘发病的本质，气道高反应性是引起哮喘发作的病理生理基础。哮喘的主要症状是发作性呼吸困难或胸闷，听诊肺部可闻及广泛的哮鸣音，呼气音延长。

（4）急性呼吸窘迫综合征（acute respiratory distress syndrome，ARDS）：当人体的气体交换发生严重障碍不能维持正常的氧合功能，不能排出代谢所产生的二氧化碳时，称为呼吸衰竭，表现为严重的低氧血症伴或不伴有高碳酸血症。急性呼吸衰竭在数秒或数小时内迅速发生。急性呼吸窘迫综合征是急性肺损伤（acute lung injury，ALI）的严重阶段。ARDS 和（或）ALI 是由心源性以外的各种肺内、外因素导致的急性弥漫性肺损伤和进而发展的急性呼吸衰竭。ARDS 的发病机制是肺泡上皮和血管内皮细胞受损，使肺泡毛细血管屏障通透性增加，肺泡渗出液中富含蛋白质，导致肺水肿和透明膜形成，肺顺应性下降。同时，Ⅱ型肺泡上皮细胞损伤，肺泡表面活性物质生成障碍，肺泡表面张力降低，肺泡变得不稳定，容易塌陷，产生微小肺不张，肺顺应性进一步下降，功能残气量下降，肺弹性阻力增加，肺组织萎陷，出现大面积的低通气 / 血流区，肺内分流量显著增加，导致严重的低氧血症。

（5）气胸（pneumothorax）：胸膜腔是不含空气的密闭潜在腔隙。一旦胸膜腔内进入空气即称气胸。气胸可分为自发性气胸（spontaneous pneumothorax）和创伤性气胸（traumatic pneumothorax）。自发性气胸是由于肺组织及脏胸膜自发破裂，空气进入胸膜腔所致。根据肺 - 胸膜裂口情况、胸膜腔压力测定，结合临床表现，将气胸分为单纯性或闭合性气胸、开放性或交通性气胸、张力性或高压性气胸。气胸发生后胸膜腔内压力增高，肺失去膨胀能力，通气功能严重受损，引起严重呼吸困难。

2．循环系统疾病　各种原因所致的心功能不全、心肌炎、心包积液等。

3．中毒　代谢性酸中毒（急性肾衰竭、糖尿病酮症酸中毒）、亚硝酸盐中毒、氰化物中毒、各种镇静和麻醉药中毒、有机磷农药中毒、一氧化碳中毒等。

4．血液系统疾病　各种原因导致血红蛋白减少、血红蛋白结构异常等都可使红细胞携氧能力降低，见于重度贫血、高铁血红蛋白血症、硫化血红蛋白血症、失血性休克等。

5．神经精神因素　神经系统疾病（如颅脑外伤、脑卒中、脑肿瘤、脑炎、脑膜炎、脑脓肿等）导致呼吸中枢功能障碍，精神因素（如癔症、惊恐障碍等）可致呼吸困难。

6．其他　胸部外伤引起的血胸及胸膜腔内炎症或肿瘤等所致的胸腔积液、积血等均可引发呼吸困难。此外，严重胸部外伤形成大面积软化胸壁，即连枷胸，其所致的反常呼吸运动也会引发严重的呼吸困难。

（二）病史

1．发病经过　询问咳嗽、咳痰、喘息等发作史与既往疾病。如咳嗽、咳痰、喘息症状与季节有关，可能为肺源性呼吸困难。既往有心脏病史，呼吸困难发作与活动有关，可能为心源性呼吸困难。肺癌患者接受放射治疗后发生呼吸困难可能是放射性肺炎所致。胸部外伤后呼吸困难可能是血气胸或连枷胸等所致。

2．起病缓急

（1）突发呼吸困难：起病急骤或在原有疾病的基础上突然加重，患者常难以忍受，并常伴有痛苦面容、端坐呼吸、出汗及发绀，多见于胸部外伤、支气管哮喘、急性心肌梗死、气胸及大面积肺栓塞等。夜间阵发性呼吸困难以急性左心衰竭致心源性肺水肿最为常见。

（2）缓发呼吸困难：呼吸困难缓慢出现，程度相对较轻，常持续数日、数周甚至更长，见于慢性支气管炎、肺气肿、肺源性心脏病、充血性心力衰竭、严重贫血等。

3．诱发因素　有深静脉血栓的高危因素（如创伤、骨折、外科手术、恶性肿瘤、长期卧床等），排除其他因素的呼吸困难可考虑肺栓塞；有吸入性过敏原（如花粉、真菌、乳胶、动物皮屑）、食物过敏原、运动、吸烟、冷刺激（吸入冷空气或食用冰激凌）、上呼吸道感染等诱因而出现的呼吸困难常提示哮喘或COPD急性发作；在严重创伤、感染、休克和误吸等直接或间接肺损伤后12～48 h内出现的呼吸困难可考虑为ARDS；有用力过度或用力屏气史而突然出现的呼吸困难可考虑自发性气胸。

随堂测 7-1

二、症状与体征评估

（一）呼吸型态改变

1．呼吸频率　正常成人为12～20次/分。呼吸频率小于10次/分为呼吸频率减慢，为呼吸中枢受到抑制的表现，见于各种急性镇静和麻醉药中毒、一氧化碳中毒等。呼吸频率超过24次/分为呼吸频率加快，见于呼吸系统疾病、心血管系统疾病、血液系统疾病、发热等。

2．呼吸幅度　呼吸运动时患者的胸腹部起伏程度可反映潮气量的大小。应注意观察胸、腹式呼吸是否同步进行，胸式呼吸时左、右胸部是否对称。呼吸加深见于糖尿病酮症酸中毒及尿毒症酸中毒，呼吸中枢受刺激，出现深而慢的呼吸，称为酸中毒深大呼吸或库斯莫尔（Kussmaul）呼吸。呼吸变浅见于肺气肿、呼吸肌麻痹及镇静药使用过量。呼吸浅快常见于癔症发作。

3．呼吸节律　即呼吸的规律性。观察呼吸节律的变化可以及时发现异常的呼吸类型，如哮喘性呼吸、紧促式呼吸、潮式呼吸（Cheyne-Stokes breathing）、间停呼吸（Biot's breathing）等。潮式呼吸见于中枢神经系统疾病和脑部血液循环障碍，间停呼吸偶见于脑膜炎、中暑、颅脑外伤等。

（二）主要症状

1．肺源性呼吸困难　是由呼吸系统疾病所致的通气或换气功能障碍，肺活量降低，引起缺氧和（或）CO_2潴留。临床上可分为3种类型。

（1）吸气性呼吸困难：患者吸气明显受限，表现为吸气时出现三凹征，即胸骨上窝、锁骨上窝、肋间隙处吸气时出现明显凹陷，同时可伴有高调吸气性哮鸣音，为上呼吸道狭窄或梗阻的特征，见于上呼吸道异物、急性喉炎、喉水肿、喉痉挛、喉癌、气管肿物或气道受压（淋巴结肿大、甲状腺肿大或主动脉瘤压迫）等。

（2）呼气性呼吸困难：患者呼气明显受限，表现为呼气时间明显延长，常伴有哮鸣音和干啰音，为肺泡弹性降低及小气道（直径小于2 mm）阻塞的特征，见于急、慢性支气管炎、支气管哮喘、慢性阻塞性肺气肿等。

（3）混合性呼吸困难：患者呼气和吸气时均显困难，表现为呼吸浅快，常伴有呼吸音减弱或消失，并有病理性呼吸音，为肺部广泛病变导致呼吸面积减小、气体交换障碍及胸廓运动受限的特征，见于广泛肺实质病变，如粟粒性肺结核、严重肺感染、弥漫性肺间质纤维化、严重肺梗死、气胸、大量胸腔积液等。

2．心源性呼吸困难　由循环系统疾病引起，主要见于左心衰竭或右心衰竭。

（1）左心衰竭：呼吸困难表现为活动时出现或加重，休息时减轻或缓解；仰卧位时加重，坐位时缓解。坐位时下肢回心血量减少，使肺淤血减轻，同时坐位使膈肌位置降低，运动加强，肺活量增加。因此，病情较重者通常被迫采取端坐位。急性左心衰竭时，患者常在夜间睡眠中出现阵发性呼吸困难。发作时患者常于睡眠中突然感到胸闷、气促而惊醒，被迫坐起，惊恐不安。轻者数分钟至数十分钟后症状逐渐缓解或消失，重者气喘、出汗、面色青紫，咳粉红色泡沫痰，听诊双肺底部有湿啰音或哮鸣音，心率加快。这种呼吸困难又称“心源性哮喘”，多见于冠心病、高血压心脏病、心肌炎、心肌病、风湿性心脏瓣膜病等。

（2）右心衰竭：多数继发于左心衰竭，故患者常兼有左、右心衰竭的临床表现。单独的急性右心衰竭多为急性肺栓塞所致，患者起病急剧，突然呼吸困难、剧烈胸痛、烦躁不安，继之出现畏寒、高热、咳嗽、咯血，可合并严重心律失常或休克，重者可迅速晕厥、死亡。

3．中毒性呼吸困难　严重的代谢性酸中毒、尿毒症、糖尿病酮症、肝性脑病、酒精中毒时，患者可出现深大呼吸。此为机体的一种代偿机制，为的是尽可能多地排出二氧化碳。

4．中枢性呼吸困难　因中枢神经系统病变影响呼吸中枢，临床表现为呼吸节律改变或呼吸暂停。

5．神经精神性与肌病性呼吸困难　神经精神性呼吸困难常见于癔症患者，表现为浅而快的呼吸，严重者可因二氧化碳过度排出而发生呼吸性碱中毒，血浆钙离子浓度降低，肌肉抽搐。重症肌无力危象引起呼吸肌麻痹，导致肌病性呼吸困难。

（三）伴随症状

1．咳痰　常见于COPD、肺炎、肺脓肿等，伴大量粉红色泡沫痰应考虑急性左心衰竭、有机磷农药中毒等。

2．胸痛　常见于大叶性肺炎、胸膜炎、气胸、血胸、肺栓塞、急性心肌梗死、急性心包炎、支气管肺癌、纵隔肿瘤等。

3．哮鸣音　常见于支气管哮喘、急性左心衰竭、急性喉头水肿、气管异物等。

4．发热　常见于肺炎、胸膜炎、肺脓肿、肺结核、急性心包炎、脑炎、脑膜炎等。

5．休克　常见于急性心肌梗死、肺梗死、大叶性肺炎、羊水栓塞、严重胸外伤等。

6．咯血　常见于肺梗死、大叶性肺炎、二尖瓣狭窄、肺脓肿、空洞性肺结核、肺挫裂伤等。

7．意识障碍　见于各种急性中毒、中枢神经系统病变、代谢性酸中毒、肺性脑病等。

（四）体征

可通过观察患者的胸廓外形及呼吸肌的活动情况、有无三凹征和颈静脉充盈，触摸脉率，叩诊胸廓，听诊呼吸音等评估呼吸困难患者的体征。肺栓塞时可有颈静脉充盈，听诊肺部可闻及局部湿啰音和哮鸣音，肺动脉瓣听诊区第二心音亢进或分裂，严重时患者血压下降，甚至休克。COPD 患者可有呼吸浅快、桶状胸，叩诊呈过清音，辅助呼吸肌参与呼吸运动，甚至出现胸腹矛盾运动。支气管哮喘急性发作时可观察到患者胸部呈过度充气状态，吸气时出现三凹征，听诊双肺可闻及广泛的呼吸相哮鸣音。患者胸廓饱满、叩诊呈鼓音、听诊呼吸音减弱或消失，应考虑气胸。

三、严重程度评估

可通过患者的意识、生命体征、血氧饱和度等来判断呼吸困难的严重程度，尤其是患者的呼吸型态、异常呼吸音、体位、讲话方式、皮肤颜色、末梢循环等。体位可以提示呼吸困难的程度，如果患者可以平卧通常提示没有或有轻度呼吸困难，可平卧但仍取端坐位常为中度呼吸困难，无法平卧提示重度呼吸困难。能够说出完整的语句通常表示没有或有轻度呼吸困难，说短语提示轻度呼吸困难，仅能说单一词汇提示中度呼吸困难。

1．急性肺血栓栓塞症

（1）病情危险程度

1）低危（非大面积）PTE：血流动力学稳定，无右心室功能不全和心肌损伤，临床病死率＜ 1%。

2）中危（次大面积）PTE：血流动力学稳定，但出现右心室功能不全和（或）心肌损伤，临床病死率 3% ～ 5%。

3）高危（大面积）PTE：右心室功能不全，伴低血压或心源性休克，即体循环动脉收缩压＜ 90 mmHg，或较基础值下降幅度≥ 40 mmHg，持续 15 min 以上，临床病死率＞ 15%。

（2）病情危重的指征

1）休克和（或）低血压。

2）出现胸骨后心绞痛样疼痛。

3）严重的低氧血症。

4）肌钙蛋白增高。

5）肝大、下肢水肿。

2．慢性阻塞性肺疾病（COPD） 严重程度是以第 1 秒用力呼气量占预计值百分比（FEV_1% 预计值）和第 1 秒用力呼气量占用力肺活量百分比（FEV_1/FVC）的降低来确定的。根据肺功能检测结果，将 COPD 严重程度分为 4 级，参见表 7-1。

随堂测 7-2

表 7-1　COPD 严重程度分级

分级	分级标准
Ⅰ级：轻度	FEV_1/FVC ＜ 70% FEV_1 ≥ 80% 预计值
Ⅱ级：中度	FEV_1/FVC ＜ 70% 50% ≤ FEV_1 ＜ 80% 预计值
Ⅲ级：重度	FEV_1/FVC ＜ 70% 30% ≤ FEV_1 ＜ 50% 预计值
Ⅳ级：极重度	FEV_1/FVC ＜ 70% FEV_1 ＜ 30% 预计值 或 FEV_1 ＜ 50% 预计值，伴慢性呼吸衰竭

3．哮喘急性发作期

（1）病情严重程度分级：哮喘急性发作期是指气促、咳嗽、胸闷等症状突然发生或加剧，常有呼吸困难，以呼气流量降低为其特征，常因接触变应原等刺激物所致。哮喘急性发作时其程度轻重不一，病情加重可在数小时或数天内出现，偶尔可在数分钟内即危及生命，故应对病情进行正确评估，以便给予及时、有效的紧急治疗。哮喘急性发作期的病情严重程度分级见表 7-2。

表 7-2　哮喘急性发作期的病情严重程度分级

临床特点	轻度	中度	重度	危重
气促	步行、上楼时	稍事活动	休息时	—
体位	可平卧	喜坐位	端坐呼吸	—
讲话方式	连续成句	常有中断	仅说单字	不能讲话
精神状态	可有焦虑 / 尚安静	时有焦虑或烦躁	常有焦虑、烦躁	嗜睡、意识模糊
出汗	无	有	大汗淋漓	—
呼吸频率	轻度增加	增加	常＞ 30 次 / 分	—
辅助呼吸肌活动及三凹征	常无	可有	常有	胸腹矛盾运动
哮鸣音	散在、呼吸末	响亮、弥漫	响亮、弥漫	减弱乃至无
脉率	＜ 100 次 / 分	100 ～ 120 次 / 分	＞ 120 次 / 分	变慢或不规则
奇脉（深吸气时收缩压下降）	无，＜ 10 mmHg	可有，10 ～ 25 mmHg	常有，＞ 25 mmHg	无
使用 β_2 受体激动药后 PEF 占预计值百分比或个人最佳值	＞ 80%	60% ～ 80%	＜ 60% 或 ＜ 100 L/min 或作用持续时间＜ 2 h	—
PaO_2（吸空气）	正常	≥ 60 mmHg	＜ 60 mmHg	＜ 60 mmHg
$PaCO_2$（吸空气）	＜ 45 mmHg	≤ 45 mmHg	＞ 45 mmHg	＞ 45 mmHg
SaO_2	＞ 95%	91% ～ 95%	≤ 90%	≤ 90%
pH	—	—	可降低	降低

（2）病情危重的指标

1）患者极度衰弱、大汗淋漓、挺胸端坐、表情惊恐、烦躁和焦虑是病情危重的征象。如患者语不成句，进而意识障碍、抽搐、昏迷，表示病情极重，此时 PaO_2 ＜ 40 mmHg，并伴有 $PaCO_2$ 增高，可因严重呼吸衰竭而死亡。

2）脉搏＞ 120 次 / 分提示病情较重。

3）呼吸频率＞ 30 次 / 分提示病情较重；＞ 50 次 / 分时患者不能长久耐受，为病情危重的征兆。

4）辅助呼吸肌参与活动提示病情较重，尤其胸锁乳突肌参与呼吸是病情危重的表现。

4．急性呼吸窘迫综合征

（1）诊断标准：根据 ARDS 柏林定义，满足以下 4 项条件方可诊断 ARDS。①明确诱因下 1 周内出现的急性或进展性呼吸困难；②胸部 X 线 /CT 显示双肺浸润影，不能完全用胸腔积液、肺叶 / 全肺不张和结节影解释；③呼吸衰竭不能完全用心力衰竭或液体负荷过重来解释。如无危险因素，需用超声心动图等客观检查来评价心源性肺水肿；④低氧血症：根据 PaO_2/FiO_2 确立 ARDS 诊断，并将其分为轻度、中度、重度。轻度：200 mmHg $<$ $PaO_2/FiO_2 \leqslant$ 300 mmHg；中度：100 mmHg $<$ $PaO_2/FiO_2 \leqslant$ 200 mmHg；重度：$PaO_2/FiO_2 \leqslant$ 100 mmHg。需要注意的是，上述氧合指数中 PaO_2 的监测都是在机械通气参数 PEEP/CPAP 不低于 5 cmH_2O 的条件下测得；所在地海拔超过 1000 m 时，需对 PaO_2/FiO_2 进行校正，校正后的 $PaO_2/FiO_2=(PaO_2/FiO_2)\times$（所在地大气压值 /760）。

（2）病情严重程度判断：①意识状态：意识状态改变常是病情严重的重要临床指征；②心率和呼吸频率：呼吸困难是判断病情严重程度的主要指标之一，排除了病情改善的原因，当呼吸频率出现由快转慢时，则预示有可能发生呼吸停止或死亡；③呼吸型态：浅快呼吸、辅助呼吸肌参与呼吸运动等均是呼吸负荷加重的表现，而胸腹矛盾运动则为膈肌疲劳的先兆；④皮肤、唇、舌、甲床的颜色：判断发绀的程度，以反映缺氧的严重程度；⑤心肺听诊、心电图、有无下肢水肿、颈静脉充盈、肝 - 颈静脉回流征等，可反映呼吸衰竭对心脏的影响及心脏的代偿情况。

5．气胸　患者如出现张力性气胸、急剧呼吸困难、心动过速、气管移位、低血压中的任何一项，即为危及生命的征象。

第二节　呼吸困难的急救护理

一、院前急救护理

（一）救治原则

呼吸困难一般起病急、进展迅速。救治原则为保持呼吸道通畅，纠正缺氧和（或）CO_2 潴留，纠正酸碱平衡紊乱，为基础疾病和诱发因素的治疗争取时间。呼吸困难的改善情况最终仍取决于病因治疗。

（二）护理措施

1．即刻护理措施　任何原因引起的呼吸困难均应以抢救生命为首要原则。

（1）发现患者出现呼吸困难应立即电话联系“120”。

（2）保持患者呼吸道通畅。

（3）氧疗：给予鼻导管、鼻罩或面罩吸氧。对有 COPD 病史并伴有 CO_2 潴留或肺栓塞合并通气功能障碍的患者应先给予低流量吸氧。哮喘急性发作时，可经鼻导管吸氧，如果严重缺氧，应经鼻罩或面罩给氧，只有 CO_2 潴留时才需要限制吸氧浓度。对怀疑 ARDS 的患者应给予高浓度（$FiO_2 > 50\%$）吸氧。

（4）当患者意识模糊、昏迷、呼吸及心搏停止时，应立即给予心肺复苏，开放气道，清理口鼻内分泌物，促进意识恢复和维持人工气道。

（5）建立静脉通路，保证及时给药。

（6）给予心电监护，监测心率、心律、呼吸、血压和血氧饱和度。

（7）准确留取血标本：采血查动脉血气、D- 二聚体、血常规等。

（8）维持舒适体位：根据病情给予半坐卧位或端坐卧位，使膈肌放松，以利于肺和呼吸肌的扩张，减轻呼吸困难。昏迷或休克患者取平卧位，头偏向一侧。气胸者取健侧卧位，大量胸腔积液的患者取患侧卧位，严重阻塞性肺气肿的患者应静坐，缓慢呼气。

（9）备好急救物品：备好吸引器等急救物品和药物，如患者呼吸困难严重，随时做好气管插管或气管切开、机械通气的准备与配合工作。

（10）对气胸、血胸或胸腔积液患者，应积极协助医师排除胸腔内气体、液体，促进肺复张，减轻呼吸困难，改善缺氧症状。必要时协助医师行胸腔穿刺或胸腔闭式引流。

（11）做好隔离措施：对高度怀疑的传染性呼吸系统疾病患者，护士应做好隔离与防护，防止交叉感染。

2．用药护理　按医嘱及时给予各种治疗药物。

（1）解痉、平喘

1）β_2受体激动药：如沙丁胺醇、非诺特罗和特布他林等，可以舒张支气管平滑肌。对COPD急性加重伴严重喘息症状者，可应用沙丁胺醇2500 μg，或异丙托溴铵500 μg，或沙丁胺醇1000 μg加异丙托溴铵250 ~ 500 μg，通过雾化吸入器给患者吸入以缓解症状。β_2受体激动药也是控制哮喘急性发作的首选药物。哮喘急性发作患者因气道阻塞影响口服吸入法的治疗效果，可经皮下或静脉途径紧急给药，应用时应注意观察患者有无头痛、头晕、心悸、手指颤抖等不良反应。

2）茶碱类：具有舒张支气管平滑肌的作用，同时有强心、利尿、扩张冠状动脉、兴奋呼吸中枢和呼吸肌的作用。静脉滴注时浓度不宜过高，速度不宜过快，以免引起心律失常、心动过速、血压下降等中毒反应。

3）糖皮质激素：是控制哮喘发作最有效的药物。哮喘发作时可经吸入、口服或静脉给药，使用的过程中应注意观察感染扩散、水钠潴留、血钾降低、消化道出血、高血压、血糖升高等并发症。由于激素类药物起效慢，应及早按医嘱用药并结合其他支气管扩张药同时应用。

4）肾上腺素：支气管哮喘发作紧急状况下可遵医嘱给予0.1%肾上腺素0.3 ~ 0.5 ml皮下注射，以迅速解除支气管痉挛，高血压、心脏病患者需慎用。

（2）维持呼吸：对呼吸抑制伴CO_2潴留的患者可遵医嘱使用呼吸兴奋药。应用呼吸兴奋药时应保持呼吸道通畅，适当提高吸氧浓度。呼吸兴奋药可静脉滴注或经微量泵泵入，静脉滴注时速度不宜过快，同时应密切观察患者的呼吸频率、节律、幅度以及意识和动脉血气的变化。如缺氧改善不明显，应及时做好机械通气的准备。

（3）维持血压：大面积肺栓塞、张力性气胸患者多伴有血流动力学的改变，心率增快、血压下降，甚至休克，此时应遵医嘱给予多巴胺、去甲肾上腺素或多巴酚丁胺等血管活性药物治疗心力衰竭或休克，维持循环功能稳定。

（4）镇痛：胸痛剧烈可影响呼吸功能，此时可遵医嘱在严密观察下给予镇痛药物治疗。

（5）纠正酸中毒：严重缺氧可导致代谢性酸中毒，遵医嘱给予5%碳酸氢钠静脉滴注或缓慢静脉注射。

（6）控制感染：呼吸困难伴有呼吸道和肺部感染时，遵医嘱应用抗生素，注意观察有无药物过敏反应。

3．心理护理　多数患者因为突发的呼吸困难或呼吸困难进展快、缺氧而出现紧张、焦虑和恐惧情绪，这些情绪又会增加患者的耗氧量。医护人员应安抚患者，使其保持情绪稳定，增加安全感，缓解呼吸困难引发的焦虑、恐惧等负性情绪。

4．安全转运　给予患者紧急处理、维持生命体征平稳后，应迅速联系相关医院做好抢救患者的准备，快速、安全转往医院。

5．病情观察

（1）监测生命体征和呼吸功能：密切观察呼吸频率、节律和幅度的改变，有条件时应监测脉搏血氧饱和度和动脉血气情况。注意观察心率、心律和血压的变化，及时发现血流动力学的异常征象，如出现皮肤、唇、舌、甲床发绀等。

（2）观察氧疗效果：氧疗过程中应注意观察氧疗效果。吸氧后如呼吸困难缓解、心率减慢、发绀减轻，表示氧疗有效。如果意识障碍加重或呼吸过度表浅、缓慢，可能为CO_2潴留加重。

二、院内急救护理

（一）急性肺血栓栓塞症

1. 救治措施

（1）一般处理：80% 的急性肺栓塞死亡发生在起病后 2 h 内。因此，治疗与抢救必须争分夺秒。应严密监护患者，注意呼吸、心率、血压等生命体征及心电图和动脉血气变化。患者应绝对卧床休息，保持安静，防止活动导致其他静脉血栓脱落，并保持排便通畅，避免用力，可适当给予镇静、止痛、镇咳等对症治疗。

（2）呼吸与循环支持：对低氧血症者可吸氧，给予无创或有创机械通气，纠正低氧血症。对于出现右心功能不全、心排血量下降但血压正常者，可给予具有扩张肺血管和正性肌力作用的多巴酚丁胺或多巴胺。血压下降时，可增大剂量或使用其他血管活性药物（如去甲肾上腺素等）。由于液体过负荷可能加重右心室扩张，进而影响心排血量，故应避免过多液体量，一般限于 500 ml 以内。

（3）溶栓治疗

1）适应证：溶栓治疗可迅速溶解部分或全部血栓，恢复肺组织灌注，降低肺栓塞患者的病死率和复发率，主要适用于大面积 PTE 患者。对于次大面积 PTE，若无禁忌证可考虑溶栓；而对于血压和右心室运动功能均正常的患者，则不宜溶栓。溶栓应尽可能在 PTE 确诊的前提下慎重进行，对有明确溶栓指征的病例宜尽早开始溶栓。

2）禁忌证：有活动性内出血、近期自发颅内出血者一般为绝对禁忌证，但对于致命性大面积 PTE，上述绝对禁忌证亦应视为相对禁忌证。此外，相对禁忌证还包括：近 10 d 内有胃肠道出血；2 周内的大手术、分娩、脏器活检或不能压迫止血部位的血管穿刺；15 d 内的严重创伤；2 个月内的缺血性脑卒中；难以控制的重度高血压（收缩压＞ 180 mmHg，舒张压＞ 110 mmHg）；近期做过心肺复苏；血小板计数低于 100×10^9/L；妊娠；感染性心内膜炎；严重肝肾功能不全；1 个月内的神经外科和眼科手术；糖尿病出血性视网膜病变等。

3）常用溶栓药物：①尿激酶（urokinase，UK），负荷量 4400 IU/kg，静脉注射 10 min，随后以 2200 IU/（kg · h）持续静脉滴注 12h；或采用 2h 溶栓方案，即以 20 000IU/kg 持续静脉滴注 2 h。②链激酶（streptokinase，SK），负荷量 250 000 IU，静脉注射 30 min，随后以 100 000IU/h 持续静脉滴注 24 h。链激酶具有抗原性，故用药前需肌内注射苯海拉明或地塞米松，防止过敏反应，且 6 个月内不宜再次使用。③重组组织型纤溶酶原激活剂（recombinant tissue type plasminogen activator，rt-PA）：50 mg 持续静脉滴注 2 h。

使用尿激酶和链激酶溶栓治疗后，应每 2 ～ 4 h 测一次活化部分凝血活酶时间（activated partial thromboplastin time，APTT），当 APTT 降至正常值的 2 倍（≤ 60 s）时即应启动规范的抗凝治疗。rt-PA 在使用结束后即可使用肝素治疗。

（4）抗凝治疗：可有效抑制血栓的进一步形成，同时使栓子在内源性纤溶系统的作用下部分或全部溶解，是 PTE 和 DVT 的基本治疗方法。常用药物包括肝素和华法林，当临床疑诊 PTE 时即可开始使用肝素进行抗凝治疗。

1）肝素：包括普通肝素和低分子量肝素。一般普通肝素或低分子量肝素应使用 5 d，直到临床情况平稳。大面积 PTE 或髂静脉血栓者需延长至 10 d 或更长。普通肝素首剂负荷剂量 80 IU/kg 或 3000 ～ 5000 IU 静脉注射，继之以 18 IU/（kg · h）持续静脉滴注，应用时根据 APTT 调整剂量，使注射后 6 ～ 8 h 内的 APTT 达到并维持在正常值的 1.5 ～ 2.5 倍。肝素使用期间需监测血小板，以防出现肝素诱导的血小板减少症（heparin-induced thrombocytopenia，HIT）。低分子量肝素根据体重给药，每天皮下注射 1 ～ 2 次，不需要监测 APTT 和调整剂量。

2）华法林：在肝素开始应用后的第 1 ～ 3 天加用华法林口服，初始剂量为 3 ～ 5 mg。由于华法林需要数天才能发挥全部作用，因此，需连续 2 d 国际标准化比值（international normalized ratio，INR）达到 2.0 ～ 3.0 时，或凝血酶原时间（prothrombin time，PT）延长至正常值的 1.5 ～ 2.5 倍并持续 24 h，方可停用肝素，单独口服华法林治疗，并根据 INR 或 PT 调节华法林的剂量。口服华法林的疗程一般至少为 3 ～ 6 个月。若危险因素可在短期内消除，如口服雌激素或临时制动，持续抗凝治疗 3 个月即可；对于栓子来源不明的首发病例，需至少治疗 6 个月；对复发性静脉血栓栓塞症、并发肺源性心脏病或危险因素长期存在者，应延长抗凝治疗时间至少 12 个月或以上，甚至终生抗凝。育龄期妇女服用华法林者需注意避孕，妊娠期禁用华法林，改用肝素或低分子量肝素治疗。产后和哺乳期妇女可以用华法林。

3）磺达肝癸钠：是一种小分子的合成戊糖，通过与抗凝血酶特异性结合抑制Ⅹa 因子而发挥抗凝作用，无 HIT 作用。

4）新型抗凝药物：如阿加曲班、达比加群酯、利伐沙班和阿哌沙班。

（5）肺动脉血栓摘除术：手术风险大，死亡率高，仅适用于经积极内科治疗无效的紧急情况（如大面积肺栓塞）或有溶栓禁忌证者。

（6）肺动脉导管碎解和抽吸血栓：经导管碎解和抽吸肺动脉内巨大血栓，并局部注射小剂量溶栓制剂，适用于肺动脉主干或主要分支的大面积肺栓塞，且有溶栓和抗凝治疗禁忌证或经积极的内科治疗无效或缺乏手术条件者。

（7）放置腔静脉滤器：为预防再次发生栓塞，可根据 DVT 的部位放置下腔静脉或上腔静脉滤器，置入滤器后如无禁忌证，宜长期服用华法林抗凝，定期复查有无滤器上血栓形成。

2．护理措施

（1）呼吸功能监测与支持

1）呼吸状态监测：出现呼吸浅促、动脉血氧饱和度降低、心率加快等表现，提示呼吸功能受损、机体缺氧。

2）意识状态监测：监测患者有无烦躁不安、嗜睡、意识模糊、定向障碍等脑缺氧表现。

3）休息：指导患者绝对卧床休息，保持情绪稳定，进行深慢呼吸，避免增加氧气消耗，加重呼吸困难。

4）给氧：根据患者缺氧严重程度选择适当形式的氧疗，轻、中度呼吸困难患者可采用鼻导管或面罩给氧，严重呼吸困难患者必要时行机械通气。

（2）循环功能监测与支持

1）严密监测患者的心率、心律、血压、中心静脉压的改变，早期识别有无心排血量降低。

2）监测患者有无颈静脉充盈、肝大、肝 - 颈静脉回流征阳性、下肢水肿及静脉压升高等右心功能不全的表现。

3）记录每小时尿量。

4）评估患者的意识状态，心排血量降低可导致患者出现意识障碍。

5）心脏和肺部听诊，有肺部啰音、舒张期奔马律、病理性杂音等可能提示心力衰竭。

6）维持体液平衡，遵医嘱严格控制静脉输入液体的量和速度，并防止脱水。

7）遵医嘱应用血管活性药。

8）遵医嘱使用镇痛、镇静药和肌肉松弛药，降低心脏负荷。

（3）出血情况的监测与预防

1）最常见的出血部位为血管穿刺处，最严重的出血是颅内出血，最隐匿的出血为腹膜后出血。观察患者有无牙龈出血、血尿、便血、呕血、伤口出血、注射部位出血、关节疼痛或活动障碍、腹痛、严重头痛、神志改变等，定期监测血红蛋白和血细胞比容。

2）定时监测凝血功能：①应用尿激酶或链激酶溶栓治疗后，每 2 ～ 4 h 监测 PT、APTT；②应用肝素治疗后的最初 24 h 内，每 4 ～ 6 h 监测 APTT，达稳定水平后改为每天监测；③应用华法林治疗期间在 INR 未达到治疗水平时需每天监测，达到治疗水平后每周监测 2 ～ 3 次，共监测 2 周，以后延长至每周或更长时间监测一次。

3）遵医嘱及时、正确给予溶栓及抗凝制剂，确保抗凝药物准确输入体内。

4）抗凝过度对抗性药物治疗：①对于应用肝素导致的出血可用鱼精蛋白进行拮抗；②对于华法林所导致的出血可用维生素 K 进行拮抗；③对于伴有活动性出血的患者应输注新鲜冰冻血浆或凝血因子，迅速补充体内的凝血因子。

5）避免有创性操作，尤其在溶栓治疗期间可采用留置静脉导管的方法来避免反复穿刺。

6）观察静脉穿刺部位有无出血，拔针后需延长压迫时间，防止出血。

（4）再栓塞情况的监测与预防

1）观察下肢 DVT 形成征象：①一侧肢体突然肿胀为下肢 DVT 最常见的临床表现，因此，需测量和比较双下肢周径，差值大于 1 cm 具有临床意义；②静脉血栓部位常有压痛；③做踝关节背屈试验时可出现小腿剧痛，表现为 Homans 征阳性。

2）急性期预防措施：患者绝对卧床期间避免下肢过度屈曲，保持排便通畅，避免用力，以防下肢血管内压力突然升高使血栓再次脱落而形成新的危及生命的栓塞。

3）恢复期预防措施：如患者仍需卧床，则下肢需进行适当的主动活动或被动关节活动，穿抗血栓弹力袜，避免腿下放置垫子和枕头，防止加重下肢循环障碍。

（5）肝素诱导的血小板减少症的监测与护理

1）在治疗的第 1 周应每 1 ~ 2 d 监测血小板计数，第 2 周起每 3 ~ 4 d 监测血小板计数。若出现血小板迅速或持续降低达 30% 以上，或血小板计数小于 100×10^9/L，则应及时通知医生。

2）对于使用肝素情况下再次形成新血栓的患者应及时通知医生。

3）当发生或高度可疑发生肝素诱导的血小板减少症时，无论是否合并血栓形成，均应停用肝素，改用其他非肝素抗凝血药（如重组水蛭素、阿加曲班等），直到血小板计数升至正常为止，再给予华法林治疗。避免单独使用华法林进行抗凝治疗，避免加重促凝状态导致肢体坏疽。

（6）心理护理

1）当患者突然出现严重的呼吸困难和胸痛时，医务人员需保持冷静，避免造成紧张慌乱的气氛，加重患者的恐惧心理。

2）护士应尽量陪伴患者，告诉患者目前的病情变化，采用非言语性沟通技巧，如抚摸、握住患者手部等，减轻患者的焦虑和恐惧，增进患者的安全感。

3）在不影响抢救的情况下可允许家属陪伴患者。

4）鼓励患者充分表达自己的情感，应用适当的沟通技巧促使患者表达自己的担忧和疑虑。

随堂测 7-3

（7）健康教育：①肺栓塞的诱因；②预防深静脉血栓的措施；③深静脉血栓的症状和体征；④按时服药的重要性；⑤抗凝治疗中出现出血并发症的症状和体征；⑥防止出血的措施等。

（二）慢性阻塞性肺疾病

1．救治措施

（1）氧气治疗：发生低氧血症者可经鼻导管、鼻塞吸氧，或通过文丘里面罩（Venturi mask）吸氧、经鼻高流量氧疗等。急查动脉血气，对于Ⅰ型呼吸衰竭的患者可给予较高浓度的氧气（FiO_2 35% ~ 45%）吸入，对于Ⅱ型呼吸衰竭的患者要严格控制吸入氧气的浓度（FiO_2 < 35%）。对呼吸抑制或停止者，应立即给予机械通气，改善患者的通气功能，为处理诱发因素和并发症创造条件和赢得时间。应用机械通气的指征包括：①肺性脑病（昏迷）。②非昏迷患者注意取决于 PaO_2 和 pH，而不取决于 $PaCO_2$。如 PaO_2 > 50 mmHg，不需要机械通气；如 $PaCO_2$ > 80 mmHg，氧流量不宜 > 3 L/min，经一般治疗无好转可以应用机械通气。

（2）雾化吸入：对有严重喘息症状者可给予较大剂量的 β_2 受体激动药雾化吸入，同时注意观察治疗效果和不良反应。

（3）抗生素治疗：当患者呼吸困难加重、咳嗽伴痰量增加、咳脓性痰时，应根据患者的感染情况和药物敏感试验，遵医嘱选用抗生素治疗，一般多通过静脉滴注给药。

（4）糖皮质激素治疗：对于急性加重期的患者可给予口服泼尼松龙 30 ～ 40 mg/d，也可静脉给药，甲泼尼龙 40 ～ 80 mg/d，连续 5 ～ 7d。

（5）控制心力衰竭：主要是控制感染，如感染基本控制后仍有心力衰竭的表现可少量应用强心药。水肿患者若病情极其危重，应立即给予利尿药，防止脱水和酸碱平衡紊乱。

2．护理措施

（1）维持呼吸道通畅：协助患者取舒适体位，通常取坐位或身体前倾位。保持室内合适的温、湿度。

（2）吸氧：一般采用鼻导管持续低流量吸氧，氧流量 1 ～ 2 L/min，应避免吸入氧浓度过高而引起 CO_2 潴留。氧疗有效的指标：患者呼吸困难减轻、呼吸频率减慢、发绀减轻、心率减慢、活动耐力增加。正在吸氧的 COPD 患者呼吸减慢，应考虑给予患者辅助呼吸，如使用无创机械通气。

（3）监测生命体征：密切观察患者呼吸，呼吸可能过快或过慢，肺部听诊可闻及异常呼吸音（如干、湿啰音，哮鸣音，痰鸣音等）。血压可能正常，但脉搏通常加快或不规则。此外，还要注意观察患者意识状态和定向力的改变。

（4）监测动脉血气和水、电解质、酸碱平衡状况：记录患者每日的出入量，注意观察脱水的症状。监测患者血液酸碱度和血清电解质浓度，注意观察有无呼吸性酸中毒的临床表现，如呼吸缓慢、发绀、头痛、烦躁、意识不清、共济失调、震颤、视神经盘水肿、反射减弱等。

（5）鼓励患者有效咳嗽：观察患者咳嗽、咳痰的情况，指导患者有效咳嗽。

（6）维持足够的营养：营养不良会导致乏力，加重呼吸困难，也容易导致抵抗力低下而继发感染。因此，应评估患者的营养状况，保证每日摄入足够的水分、能量，同时注意维生素的摄入，预防便秘。

（7）心理护理：给予患者心理支持，COPD 急性发作时给予适当的处理，同时护理人员也应保持镇静，以减轻患者的焦虑。

（8）健康教育：指导患者平时注意加强呼吸功能锻炼，增强机体抵抗力。COPD 的预防主要是避免发病的高危因素、急性加重的诱发因素以及增加机体抵抗力。戒烟是预防 COPD 的重要措施，也是最简单、易行的措施。在疾病的任何阶段戒烟都有助于防止 COPD 的发生和进展。控制职业和环境污染，减少有害气体或有害颗粒的吸入，可减轻气道和肺的异常炎症反应。平时加强体育锻炼，增强体质，提高机体免疫力，可帮助改善机体的一般状况。注射流感疫苗、肺炎链球菌疫苗等可能对防止反复感染有益。

随堂测 7-4

知识链接

误吸是 COPD 患者频繁急性加重的重要因素

近年来，COPD 患者的吞咽紊乱和误吸受到专家们的广泛重视。COPD 患者存在不同程度的误吸，且误吸是 COPD 患者频繁急性加重的危险因素，其机制复杂多样，可能机制有：①气道相关黏膜敏感性降低：炎症、反流、抗胆碱能药、抗组胺药和吸烟导致；②呼吸和吞咽模式异常：慢性呼吸困难和高碳酸血症导致；③喉咽部肌肉组织的功能障碍：长期使用糖皮质激素、慢性低氧血症、炎症、慢性营养不良和吸烟导致；④反流误吸：口服糖皮质激素、抗胆碱能药和吸烟等导致食管运动、胃排空障碍、降低食管括约肌压力和食管酸清除率；⑤合并症增加误吸风险：慢性心力衰竭、糖尿病、慢性肾病、神经退行性病、阻塞性睡眠呼吸暂停和胃食管反流。这对临床 COPD 患者误吸的预防提出了挑战。

参考文献：刘妮，李寅环，郑则广，等．误吸对慢性阻塞性肺疾病急性加重的影响研究 [J]．中国实用内科杂志，2021，41（9）：799-803.

（三）哮喘

1．救治措施　哮喘急性发作期的救治目的是尽快缓解气道梗阻，纠正低氧血症，恢复肺功能，预防病情进一步恶化或再次发生，防治并发症。遵医嘱给予 β_2 受体激动药、糖皮质激素、氨茶碱、抗胆碱能药等，解除支气管痉挛。维持水、电解质和酸碱平衡，注意补充液体，纠正因哮喘持续发作时张口呼吸、出汗、进食少等原因导致的脱水，避免痰液黏稠导致气道阻塞。并发呼吸衰竭者，遵医嘱给予鼻（面）罩等无创性辅助通气。若无效，做好有创机械通气治疗的准备与配合，对黏液痰栓阻塞气道的患者必要时可行支气管肺泡灌洗术。

2．护理措施

（1）休息与卧位：协助患者取坐位或半卧位，或让患者抱着枕头跪坐在床上，身体向前倾，以利于呼吸。同时要注意患者体位的舒适，以减轻疲劳。

（2）氧气治疗：立即给予患者氧气吸入。中、重度哮喘发作时，由于呼吸道阻塞，肺泡通气不足，造成机体明显缺氧，必须及时吸氧。当患者出现严重呼吸困难，口唇、指甲青紫时，更应加快给氧。中度缺氧时可吸入 25% ～ 30% 的湿化氧气，缺氧程度加重时可以给予较高浓度的氧气吸入。

（3）雾化吸入：给予哮喘患者 β_2 受体激动药时首选吸入法，因药物吸入气道可直接作用于呼吸道，局部浓度高且作用迅速，所用剂量较小，全身不良反应少。

（4）维持水、电解质和酸碱平衡：保证液体摄入量，避免脱水或痰液黏稠难以咳出而加重呼吸困难。在哮喘发作期补充足量的水分是治疗的重要手段。患者在以下多个环节中均可能出现水分丢失较多和补充不足：①哮喘发作时，患者大汗淋漓，水分大量丢失；②呼吸加深、加快，水分丧失较多；③服用氨茶碱平喘时，该药物还有利尿作用，使尿量增多而致脱水；④喘息严重时患者难以正常饮水、进食，使水分摄入不足。因此，需要给患者适当补充水分，记录出入量，注意观察痰液的性质和脱水的症状，监测动脉血气，观察有无酸碱失衡的临床表现。对出汗者还应及时擦拭并更换内衣，注意防止受凉后感冒。

（5）病情观察：监测患者的生命体征和意识变化，注意病情危重的判断。在患者出现喉痒、干咳、胸闷、呼吸不畅、精神紧张时，应立即给予缓解支气管痉挛的药物，以制止哮喘的发作。给予 β_2 受体激动药等平喘药后要注意观察药物的疗效，一旦出现不良反应，应及时报告医生并协助处理。

（6）心理护理：精神心理因素在哮喘发生、发展的过程中有重要影响，因此，对于哮喘患者要使其保持良好的情绪状态并树立战胜疾病的信心，使其保持规律的生活和乐观的情绪，积极参加体育锻炼，减轻不良心理反应。

（7）健康教育：指导患者正确使用定量气雾剂吸入和持续雾化吸入的方法。

随堂测 7-5

（四）急性呼吸窘迫综合征

1．救治措施

（1）保持呼吸道通畅：呼吸道通畅是进行各种呼吸支持治疗的必要条件。

1）清除呼吸道分泌物：可根据患者的具体情况选择翻身、拍背、胸部物理治疗，以及负压吸引及药物祛痰等措施，促进痰液排出，保持呼吸道通畅。

2）缓解支气管痉挛：给予支气管扩张剂或糖皮质激素等缓解支气管痉挛。

3）建立人工气道：如上述措施不能使呼吸道通畅，可考虑建立人工气道。常用的方法有简易人工气道、气管插管或气管切开。

（2）纠正缺氧和机械通气

1）氧气治疗：在纠正缺氧、改善心脏功能、增加肾血流量等方面起着重要作用。应根据基础疾病、缺氧的严重程度选择适当的给氧方法和吸入氧浓度。ARDS 患者需吸入较高浓度（$FiO_2 > 50\%$）氧气，使 PaO_2 迅速提高到 60 mmHg 或 $SaO_2 > 90\%$。常用的给氧途径有鼻塞法、鼻导管法、鼻罩法及面罩法。面罩又包括普通面罩、无重吸面罩（non-rebreather mask）和文丘里面罩。使用普通面罩以 5 ~ 8 L/min 的氧流量给氧时，FiO_2 分别约为 40%（5 L/min）、45% ~ 50%（6 L/min）和 55% ~ 60%（8 L/min），用于低氧血症比较严重的 ARDS 患者；无重吸面罩带有储氧袋，在面罩和储氧袋之间有一单向阀，患者吸气时允许氧气进入面罩内，而呼气时避免呼出废气进入储氧袋。面罩上还有数个呼气孔，并有单向皮瓣，允许患者呼气时将废气排入空气中，并在吸气时阻止空气进入面罩内，因此，此种面罩的吸入氧浓度最高，可达 90% 以上，常用于有严重低氧血症、呼吸状态极不稳定的 ARDS 患者。对危重患者常规给氧无效时，应尽早进行机械通气。

2）机械通气：是治疗急性呼吸窘迫综合征的重要措施。轻度 ARDS 可试用无创正压通气（NIPPV），无效或病情加重时应尽快进行有创机械通气。目前，ARDS 的机械通气推荐采用肺保护性通气策略，包括合适水平的 PEEP 和小潮气量（6 ~ 8 ml/kg），必要时可采用俯卧位通气以改善氧合。机械通气的护理要点详见第二十章。

科研小提示

俯卧位通气时有效的体位管理可以预防并发症，增加通气效果。

3）呼吸兴奋药：能增强呼吸中枢的兴奋性，使呼吸加深、加快，改善通气。使用呼吸兴奋药时，必须保持呼吸道通畅，静脉滴注时速度不宜过快，并观察呼吸频率、节律、神志以及动脉血气的变化，以便调节剂量。一旦出现恶心、呕吐、烦躁、面色潮红、肌肉抽搐等，应减慢滴速，及时通知医生。

（3）病因治疗：积极寻找原发病灶并予以彻底治疗。

（4）纠正水、电解质、酸碱平衡紊乱：监测动脉血气分析和生化检查结果，了解患者的电解质和酸碱平衡情况。观察和记录每小时尿量和液体出入量，有肺水肿者需适当保持负平衡。ARDS 合并心力衰竭或出现脑水肿、脑疝而危及生命时，应及时给予脱水治疗。电解质紊乱以低钾血症、低氯血症和低钠血症最为常见，可根据检验结果酌情补充；对于机械通气患者的酸碱平衡紊乱可以通过调整呼吸机参数进行纠正；代谢性酸碱平衡紊乱需要合理应用药物或采取其他治疗方式（如血液净化等）。

（5）控制感染：遵医嘱选择有效的抗生素控制呼吸道感染，观察药物的疗效与不良反应。

（6）营养支持：ARDS 时机体处于高代谢状态，应补充足够的营养。由于禁食可出现肠道菌群异位，全静脉营养可引起感染和血栓形成等并发症，因此，应尽早开始肠内营养，给予高蛋白、高热量、高维生素的流质饮食。必要时先给予肠外营养，病情允许时鼓励患者经口进食。

（7）防治并发症：ARDS 常并发消化道出血、休克、DIC 和多器官功能障碍综合征，应注意观察有无相应的临床表现，积极预防。

2．护理措施

（1）基础护理：协助患者取舒适卧位，必要时提供床上小桌，方便患者支撑，以利于改善通气、减少体力消耗。做好皮肤护理和口腔护理，按时协助患者翻身。维持各种导管通畅，准确记录每日出入量等。对昏迷患者按昏迷常规护理。

（2）保持呼吸道通畅：无论是经过患者自身气道或人工气道进行氧疗，还是行机械通气，均需进行呼吸道黏膜的充分湿化。长期吸入过分干燥的气体易损伤呼吸道上皮细胞和支气管表面的黏液层，使痰液不易排出，容易导致呼吸道或肺部感染。因此，要保证患者摄入足够的液体，合理使用湿化器或雾化器，应用湿化装置后应记录每日通过湿化器消耗的液体量，避免湿化不足和湿化过度。至少每 2 h 为患者翻身、拍背 1 次，鼓励有效咳嗽，必要时进行吸痰。吸痰时要严格执行无菌操作，预防继发下呼吸道感染。

随堂测 7-6

（3）病情监测

1）呼吸：注意观察呼吸频率、节律、幅度及双侧胸廓呼吸运动是否对称，听诊双肺呼吸音有无异常（如有无啰音、痰鸣音），观察是否伴有咳嗽、咳痰及痰液的颜色、性状和量等，注意观察氧疗的效果。

2）心率、心律与血压：缺氧早期可出现心率增快、血压升高，严重缺氧时可出现心律失常，甚至心搏骤停。气道吸引时的短暂缺氧可诱发各种心律失常，应密切观察，及时发现并纠正。

3）体温：建立人工气道和机械通气期间，患者鼻咽部的自然防御屏障丧失，咳嗽、咳痰能力减弱或丧失，吸痰及抵抗力低下等均会增加感染的机会，应密切监测患者的体温变化。当体温超过 38.5 ℃时，应及时采集血标本进行细菌培养，积极做好物理降温及相关处理。

4）神志：氧供正常时患者意识清楚，能够配合治疗。轻度缺氧时患者可出现兴奋、焦虑、烦躁不安等。严重缺氧时患者可出现意识模糊、嗜睡，甚至昏迷。

5）动脉血气分析、血氧饱和度：动脉血气分析有助于判断缺氧程度和酸碱平衡失调的类型与严重程度，为治疗提供依据，应遵医嘱及时、准确地采集动脉血标本并检测。血氧饱和度可以连续监测患者的血氧变化，反映患者即刻的血液氧合情况，以便及时诊断低氧血症及判断其严重程度。

（4）心理护理：ARDS 患者由于病情变化快、缺氧和呼吸困难严重，可出现紧张、焦虑和恐惧等情绪，会进一步增加氧耗。医护人员应陪伴在患者身边，通过语言和非语言沟通安抚患者，使其保持情绪稳定。

（5）健康教育：①向患者和家属讲解疾病相关知识；②指导患者有效呼吸和咳嗽、咳痰，提高其自我护理能力，延缓肺功能恶化；③指导患者合理安排活动与休息；④指导患者正确用药和监测病情。

（五）气胸

1．救治措施　积极排出胸腔气体，闭合裂口，促进肺复张，减轻呼吸困难，改善缺氧症状。

（1）胸腔穿刺抽气：适用于肺容积压缩＞ 20%、伴有呼吸困难者。通常选择患者患侧锁骨中线第 2 或第 3 肋间为穿刺点，皮肤消毒后用 16 ～ 18 号针头刺入排气。每次抽气不宜超过 1000 ml，每天或隔天抽气 1 次。张力性气胸患者病情危急时，可直接将无菌针头经患者肋间置入胸膜腔排气。

（2）胸腔闭式引流：对于胸腔穿刺抽气效果不佳的张力性气胸、开放性气胸和部分心肺功能较差而症状较重、呼吸困难明显的闭合性气胸患者，应尽早行胸腔闭式引流。

（3）手术治疗：若胸腔引流管内持续不断逸出大量气体，呼吸困难无改善，提示患者可能有肺和支气管的严重损伤，应做好手术探查修补裂口的准备。

（4）并发症的处理：气胸患者常见并发症包括纵隔气肿、皮下气肿、血气胸和脓气胸，急救时应视患者情况给予相应处理。

2．护理措施

（1）休息与卧位：血压平稳者可取半卧位，以利于呼吸、咳嗽、咳痰和胸腔引流。急性自发性气胸患者应绝对卧床休息，避免用力、咳嗽、屏气等增加胸腔压力的活动。卧床期间应至少每 2 h 协助患者翻身 1 次，翻身时应妥善固定好胸腔闭式引流管，防止脱落。

（2）氧气治疗：根据患者缺氧程度选择适当的吸氧方式和浓度，保证患者 SaO_2 ＞ 90%。对于保守治疗的患者应给予高浓度吸氧，以促进胸膜腔内气体的吸收。

（3）病情观察：密切观察患者的呼吸频率、节律、幅度，呼吸困难、缺氧、治疗后患侧呼吸音的变化、治疗后的反应等，注意观察有无心率加快、血压下降等循环衰竭的症状。

（4）胸腔闭式引流的护理：①保证胸腔闭式引流装置连接完好；②搬动患者时应先夹闭引流管并妥善固定；③密切观察引流管的通畅情况，穿刺点有无渗血，渗血较多时及时报告医生，随时更换敷料；④鼓励患者咳嗽、深呼吸，以利于排出胸腔内气体；⑤更换引流装置时夹闭引流管，严格执行无菌操作。

（5）并发症的护理

1）皮下气肿和纵隔气肿：对于皮下气肿一般无需特殊处理，但需要注意预防感染。高浓度吸氧可促进皮下气肿的吸收和消散。纵隔气肿张力过高，必要时可配合医生行锁骨上窝切开或穿刺排气。

2）复张后肺水肿：多于抽气过多或过快时发生，患者表现为胸闷、咳嗽、呼吸困难无缓解，严重者可咳大量白色泡沫痰或泡沫血痰。一旦出现应立即停止抽气，协助患者取半卧位、给氧，应用利尿药等。

（6）心理护理：患者因疼痛和呼吸困难会出现紧张、焦虑、恐惧等不良情绪反应，增加耗氧量，加重呼吸困难和缺氧。因此，呼吸困难严重时应尽量陪伴在患者身旁，及时解释病情并回应患者的需求，做好患者安抚工作。

随堂测 7-7

（7）健康教育：告知患者遵医嘱积极治疗肺部基础疾病在预防自发性气胸复发中的重要性。指导患者避免自发性气胸的诱发因素：①避免举重物、屏气、剧烈咳嗽等动作，预防便秘；②注意劳逸结合，在气胸治愈后的 1 个月内不进行剧烈运动；③保持心情愉快；④指导吸烟者戒烟。

小　结

本章从急性呼吸困难的评估与救护两个方面进行详细的阐述。急性呼吸困难的病因以呼吸系统疾病最多见，包括急性肺栓塞、慢性阻塞性肺疾病、支气管哮喘、急性呼吸窘迫综合征、气胸等，患者可出现呼吸频率、节律和幅度的改变，同时伴有咳痰、胸痛、发热等症状，严重时可出现休克和意识障碍。呼吸困难患者的院前急救重点为通畅气道，纠正缺氧和（或）CO_2 潴留，纠正酸碱平衡紊乱。院内救护措施包括维持气道通畅，呼吸与循环支持，监测生命体征，动脉血气和水、电解质、酸碱平衡状况，维持液体平衡，控制感染，心理护理，营养支持等，同时做好基础护理，防治并发症。对急性肺血栓栓塞症患者实施溶栓、抗凝治疗时，应密切监测凝血功能，预防出血。

思考题

1．叙述肺源性呼吸困难和心源性呼吸困难的临床表现。

2．简述呼吸困难的院前即刻护理措施。

3．急性肺血栓栓塞症患者溶栓期间，如何监测和预防出血情况？

4．患者，男性，55 岁，慢性支气管炎病史 15 年，进行性呼吸困难，冬春季加重。近 3 d 急性上呼吸道感染后出现脓痰、喘息，入院治疗。体格检查：T 37.9 ℃，HR 104 次 / 分，R 30 次 / 分，BP 160/80 mmHg，SpO_2 81%，神志恍惚，不能平卧，双眼球结膜水肿，痰液黏稠，不易咳出，桶状胸，双肺呼吸音低，叩诊呈过轻音，双肺可闻散在干、湿啰音。动脉血气分析结果提示：PaO_2 50 mmHg，$PaCO_2$ 76 mmHg，pH 7.30，HCO_3^- 34 mmol/L。

请回答：

(1) 该患者最有可能发生了哪种情况？

(2) 患者入院后应采取哪些救治措施？

(3) 针对病情，该患者的护理要点有哪些？

(4) 经过积极治疗，患者神志恢复、病情好转，护士应给予哪些指导以促进康复？

（郭全荣）

第八章数字资源

突发性意识障碍

第八章

导学目标

通过本章内容的学习，学生应能够：

◆ **基本目标**

1. 复述意识障碍的概念。
2. 解释意识障碍的病因。
3. 陈述意识障碍的临床表现、急救护理措施。
4. 应用所学知识为突发性意识障碍患者提供个体化的急救护理方案。

◆ **发展目标**

1. 综合运用急救知识与技能为突发性意识障碍患者提供持续的护理照护。
2. 将意识障碍患者护理与脑卒中、高/低血糖症等危重患者照护相关联。

意识是大脑功能活动的综合表现，即对环境的知觉状态。正常人意识清晰，定向力正常，反应敏锐、精确，思维和情感活动正常，语言流畅、准确，表达能力良好。意识障碍（disturbance of consciousness）是指人对外界环境刺激缺乏反应的一种精神状态。任何病因引起上行网状激活系统、丘脑、下丘脑激活系统或大脑皮质发生器质性或可逆性病变时，均可引起意识回路损害，导致意识障碍。意识障碍可分为觉醒障碍和意识内容障碍两大类，前者表现为嗜睡、昏睡和昏迷，后者表现为意识模糊、精神错乱和谵妄。

第一节　意识障碍的评估

案例 8-1

患者，男性，57 岁，与朋友聚会进餐时突然诉头痛，随即倒地，呼之不应，遂急诊入院。患者平素喜爱高盐、高脂饮食，有高血压史 15 年，血压不稳定，不规则服用抗高血压药物。入院时该患者呼之不应，对压眶、针刺等刺激均无反应，对光反射、角膜反射和腱反射均消失，呼吸不规则，循环不稳。体格检查：BP 202/106 mmHg，P 55 次/分，R 32 次/分。头部 CT 提示：右侧壳核高密度影。

请回答：

1. 考虑该患者发生了什么情况？
2. 首要治疗措施是什么？具体应如何实施？

一、产生原因评估

（一）常见原因

1．颅内疾病

（1）局限性病变：①脑血管病，如脑卒中、短暂性脑缺血发作等；②颅内占位性病变，如原发性或转移性颅内肿瘤、脑脓肿、脑寄生虫囊肿等；③颅脑外伤，如脑挫裂伤、颅内血肿等。

（2）脑弥漫性病变：①颅内感染性疾病，如各种脑炎、脑膜炎、蛛网膜炎、颅内静脉窦感染等；②弥漫性颅脑损伤；③蛛网膜下腔出血；④脑水肿；⑤脑变性及脱髓鞘性病变。

（3）癫痫发作。

2．颅外全身性疾病

（1）急性感染性疾病：如各种败血症、感染中毒性脑病等。

（2）内分泌与代谢性疾病：如肝性脑病、肾性脑病、肺性脑病、糖尿病性昏迷、黏液性水肿昏迷、垂体危象、甲状腺危象、肾上腺皮质功能减退性昏迷、乳酸酸中毒等。此外，还有胰岛素瘤、严重肝病、胃切除术后、胰岛素注射过量及饥饿等引发的低血糖。

（3）外源性中毒：包括工业毒物、药物、农药、植物或动物类毒物中毒等。

（4）缺氧：见于两种情况。一是血氧分压正常而含氧量降低，如一氧化碳中毒、严重贫血及变性血红蛋白血症等；二是血氧分压及含氧量均降低，如肺部疾病、窒息及高山病等。

（5）脑供血不足：①各种心律失常、心力衰竭、心脏停搏、心肌梗死等引发的心排血量减少；②高血压脑病、高黏血症引发的脑血管阻力增加；③各种休克导致的血压降低。

（6）水、电解质平衡紊乱：如高渗性昏迷、低渗性昏迷、酸中毒、碱中毒、高钠血症、低钠血症、低钾血症等。

（7）物理性损害：如日射病、热射病、电击伤、溺水等。

（二）评估内容

1．发病情况　包括起病缓急、诱因、发生过程、历时长短、意识障碍的演化过程。明确意识障碍是首发症状还是在病情变化过程中出现的症状，对于后者，应了解相关既往史及其他病史。对于首发症状为剧烈头痛者要考虑蛛网膜下腔出血、出血性脑卒中、脑膜炎；对于以精神症状开始者考虑脑炎、额叶肿瘤；对于老年患者以眩晕起病应考虑小脑出血或椎 - 基底动脉系缺血；对于短暂昏迷应询问癫痫史。除此之外，还应确定此次意识障碍是首次发生还是反复多次发作。

（1）明确是颅内疾病还是全身性疾病

1）颅内疾病：临床上较早出现意识障碍和精神症状，并伴有明显的颅内高压症和脑膜刺激征（meningeal irritation sign），包括颈强直、Kernig 征、Brudzinski 征。根据神经系统体征可将其表现分为两类，一种以局限性神经体征为主要表现，如脑神经损害、肢体瘫痪、局限性抽搐、偏侧椎体束征等，常见于脑卒中、脑炎、脑外伤、脑占位性病变等；另一种以脑膜刺激征为主要表现，无局限性神经系统体征，最多见于脑膜炎、蛛网膜下腔出血等。

2）颅外全身性疾病：先出现颅外原发病症状和体征及实验室阳性检查结果，之后再出现脑部受损征象。一般无持久性、明显的局限性神经系统体征和脑膜刺激征。

（2）判断昏迷的病因：可根据患者是否伴有脑膜刺激征和脑局灶性体征来判断，如脑膜刺激征（+）、脑局灶性体征（－），则多为蛛网膜下腔出血或脑膜炎、流行性乙型脑炎等颅脑感染；如脑膜刺激征（－）、脑局灶性体征（+），则多与脑卒中、脑外伤、脑脓肿、脑瘤等颅脑局灶性病变有关；如脑膜刺激征（－）、脑局灶性体征（－），多见于全身性疾病，应进一步结合患者其他症状和体征进行综合判断。

2．诊疗经过　应了解发生意识障碍后有无经过转诊治疗及各项检查的情况，如血，尿，肝、肾功能，脑脊液，腹部B超，脑部CT、MRI等。

3．相关既往史及其他病史　有无外伤，药物、毒品和毒物服用史，毒物或煤气等化学物接触史；有无癫痫、精神疾患、视力障碍、肢体活动受限、高血压，以及心、肝、肾和肺部疾病；有无糖尿病等代谢性疾病。

二、症状与体征评估

（一）症状

1．剧烈头痛　常见于高血压急症、出血性脑卒中、蛛网膜下腔出血、颅内感染、颅脑外伤等，尤其以蛛网膜下腔出血时头痛最为严重。

2．发热　先发热后有意识障碍可见于重症感染性疾病；先有意识障碍后有发热，见于出血性脑卒中、蛛网膜下腔出血、巴比妥类药物中毒等。

3．呼吸缓慢　是呼吸中枢受抑制的表现，可见于吗啡、巴比妥类、有机磷杀虫药等中毒或银环蛇咬伤等。

4．心动过缓　可见于颅内压增高、房室传导阻滞以及吗啡类、毒蕈等中毒。

5．瘫痪　见于脑卒中或颅内占位性病变。

6．水肿　对意识障碍伴水肿者应询问有无肾病、甲状腺功能减退等病史。

7．精神症状　往往见于颅脑外伤、颅内感染和癫痫等疾病。

8．抽搐　需注意脑外伤、颅内疾病、癫痫、药物中毒、低血糖等，其中颅内疾病以脑血管意外较为多见。

9．呕吐　呕吐伴头痛常见于高血压急症、脑血管意外（出血性脑卒中较为常见）等，药物中毒、糖尿病急症（高血糖、糖尿病酮症酸中毒）、热射病（中暑）等也可导致呕吐的发生。

10．视神经盘水肿　见于颅内占位性病变、高血压脑病。

（二）体征

1．生命体征

（1）体温：体温升高常见于严重的颅内外出血性疾病、出血性脑卒中、蛛网膜下腔出血和中暑等，高热无汗时还应考虑是否有抗胆碱能药物中毒。体温降低常见于一氧化碳中毒、镇静催眠药中毒、酒精中毒、休克、低血糖昏迷、垂体功能减退、下位脑干广泛性损伤和冻僵等。

（2）脉搏：触诊脉搏有利于及时发现急性心源性脑缺血综合征（阿-斯综合征）。出血性脑卒中、酒精中毒患者脉搏常慢而洪大；脑膜炎患者脉搏多细速；颠茄类、氯丙嗪中毒时，脉搏显著增快；脑疝压迫脑干、延髓生命中枢时，脉搏先慢后快，同时伴有血压下降，常提示预后不良。

（3）呼吸：观察患者的呼吸方式、节律和频率等。代谢性酸中毒时呼吸深快；出血性脑卒中时可出现鼾音呼吸，可伴有呼吸时一侧面肌瘫痪；休克时呼吸浅快且规律；颅内压增高时呼吸深慢，血压升高，脉搏慢而有力；呼吸过慢并伴有叹息样呼吸常为吗啡类药物中毒。

知识链接

昏迷患者的呼吸节律异常类型

昏迷患者呼吸节律的异常类型常提示脑部病变的部位，与神经功能障碍水平定位有密切关系。

潮式呼吸：呼吸逐渐增强，后又逐渐减弱呈周期性交替，见于脑部广泛病损。

中枢神经源性过度呼吸：持续、快速、规则并较深的过度换气，可导致呼吸性碱中毒，多见于重症脑膜炎、脑基底动脉血栓、脑桥出血、中脑脑桥梗死、脑干脑炎等陷入意识障碍的患者。

喘息式呼吸、间歇呼吸、交替呼吸、长吸式呼吸：喘息式呼吸为慢频率、跳跃式深吸气；间歇呼吸为每3～4次呼吸后出现呼吸暂停；交替呼吸为强和弱呼吸交替；长吸式呼吸是吸气持续延长性吸气痉挛，吸气持续2～3 s后才呼气。均可见于脑桥下部损害。

鱼嘴式呼吸：每次吸气时下颌张开似鱼嘴，见于脑干下部损害时，常为预后严重的征兆。

共济失调性呼吸：频率和幅度均不时改变，间以不规则的呼吸中断，见于延髓受损。

在天幕裂孔上占位病变发展至出现天幕裂孔疝和枕大孔疝的过程中，有时可见到呼吸形式的一系列改变（潮式呼吸—中枢神经源性过度呼吸—喘息式呼吸—共济失调性呼吸），提示脑干功能自首端向尾端逐渐发生障碍。

参考文献：张文武．急诊内科学［M］．4版．北京：人民卫生出版社，2017.

（4）血压：血压显著升高可见于脑卒中、高血压脑病及颅内压增高等；血压过低常见于糖尿病昏迷、酒精中毒、巴比妥类药物中毒、休克、心肌梗死、烧伤、脱水等。

2．皮肤与黏膜　皮肤苍白常见于尿毒症、低血糖昏迷；皮肤潮红见于出血性脑卒中、颠茄类中毒、酒精中毒；口唇呈樱桃红色为一氧化碳中毒；皮肤、巩膜黄染应考虑肝性脑病和药物中毒；皮肤出血点、瘀斑和紫癜等见于败血症、流行性脑膜炎、亚急性细菌性心内膜炎；皮肤发绀多为缺氧；抗胆碱能药物中毒或中暑时皮肤干燥；休克、有机磷中毒、贫血或低血糖时皮肤多汗。

3．神经系统　应注意有无局灶性神经系统体征、瞳孔及眼底情况，重压眶上缘、胸骨检查患者有无防御反应及表情反应，重刮足底观察有无肢体逃避反应，注意眼球位置，腱反射是否对称及病理反射；颅内高压及蛛网膜下腔出血患者，常有视神经视盘水肿、出血；双侧瞳孔散大见于脑缺氧、阿托品类药物中毒、中脑严重病变；双侧瞳孔针尖样缩小见于脑桥出血、有机磷类杀虫药和吗啡类药物中毒；一侧瞳孔散大见于同侧大脑钩回疝；一侧瞳孔缩小见于霍纳综合征或同侧大脑钩回疝早期。另外，还应注意有无脑膜刺激征，脑膜刺激征常见于中枢神经系统感染和颅内出血性疾病。

随堂测 8-1

三、严重程度评估

（一）临床评估法

主要是通过言语和各种刺激观察患者的反应情况加以判断。如呼唤患者姓名、推摇肩臂、压迫眶上切迹、针刺皮肤、与患者对话和嘱其执行有目的的动作等。

1．嗜睡　是程度最浅的一种意识障碍，患者经常处于睡眠状态，给予较轻微的刺激即可被唤醒，醒后意识活动接近正常，或有轻度定向障碍及反应迟钝，刺激停止又复入睡。

2．昏睡　较嗜睡更深的意识障碍，表现为意识范围明显缩小，精神活动极迟钝，对较强刺激有反应。患者不易被唤醒，醒时睁眼，但缺乏表情，对反复问话仅能简单回答，回答时含糊不清，常答非所问，各种反射活动存在。

3．昏迷　是指意识活动丧失，对外界各种刺激或自身内部的需要不能感知。患者可有无意识的活动，任何刺激均不能将其唤醒。按刺激反应及反射活动等可分为三种程度（表 8-1）。

（1）浅昏迷（slight coma）：意识不清晰，对外界刺激无任何主动反应，仅在疼痛刺激时才有防御反应，有时会发出含糊不清的、无目的的喊叫，无任何思维内容，闭目似睡眠状，咳嗽、吞咽、角膜等脑干反射均存在。

随堂测 8-2

（2）中等昏迷（middle coma）：意识严重不清晰，对外界正常刺激无反应，对强烈刺激可有防御反应，无思维内容，不喊叫，吞咽和咳嗽反射迟钝，腱反射减弱，往往出现病理反射。

（3）深昏迷（deep coma）：是最严重的意识障碍，一切反射包括腱反射和脑干反射均消失，肌张力低下，有时病理反射也消失，个别患者出现去大脑或去皮质强直。

表 8-1　昏迷程度的鉴别

项目	浅昏迷	中等昏迷	深昏迷
痛刺激反应	有	严重时有	无
对光反射	有	迟钝	无
角膜反射	有	迟钝	无
腱反射	有	减弱	无
肌张力	轻度减弱	减弱或增强	减弱或消失
病理反射	可有	有	有
呼吸功能	正常	正常	有改变或严重损伤
循环功能	正常	有改变	明显改变或难以维持

（二）格拉斯哥昏迷量表评估法

格拉斯哥昏迷量表（Glasgow coma scale，GCS）评估法主要依据睁眼（觉醒水平）、言语（意识内容）及动作反应（病损平面）三项指标的 15 项检查结果对患者意识障碍的程度进行评估。其检查内容及评估法见表 8-2。量表总分为 15 分，最低 3 分。按得分多少评定患者意识障碍程度，13 ～ 14 分为轻度障碍，9 ～ 12 分为中度障碍，3 ～ 8 分为重度障碍（患者多呈昏迷状态）。此表有一定的局限性：对眼肌麻痹、眼睑肿胀者不能评价其睁眼反应；对气管插管或切开者不能评价其言语活动；对四肢瘫痪者不能评价其运动反应。

表 8-2　Glasgow 昏迷量表（GCS）

分数	项目		
	睁眼	言语	动作反应
6 分	—	—	遵嘱动作
5 分	—	切题	针刺时有推开动作
4 分	自动睁眼	不切题	针刺时有躲避反应
3 分	闻声睁眼	答非所问	针刺时有肢体屈曲
2 分	针刺后睁眼	难辨之声	针刺时有肢体伸直
1 分	针刺无反应	毫无反应	针刺时毫无反应

知识链接

Glasgow-Pittsburgh 昏迷观察表

在 GCS 的临床应用过程中，有人提出尚需综合临床检查结果进行全面分析，同时又强调脑干反射检查的重要性。为此，1978 年 Pittsburgh 对其加以改进，补充了 4 个观察项目，即对光反射、脑干反射、抽搐情况和呼吸状态，称为 Glasgow-Pittsburgh 昏迷观察表。合计为 7 项 35 级，最高为 35 分，最低为 7 分。在颅脑损伤中，28 ～ 35 分为轻型，21 ～ 27 分为中型，15 ～ 20 分为重型，7 ～ 14 分为特重型颅脑损伤。该观察表既可判定昏迷程度，也反映了脑功能受损水平。

参考文献：张文武．急诊内科学［M］．4 版．北京：人民卫生出版社，2017.

四、辅助检查

1．头颅 CT 及 MRI　对脑卒中、占位性病变、颅内感染等引起的昏迷有决定性的诊断意义。

2．血常规　可判断有无感染存在，也有助于发现血液系统疾病导致的昏迷。

3．尿常规　尿常规异常可见于尿毒症、糖尿病、急性尿卟啉症；尿糖、尿酮体阳性，提示为糖尿病酮症酸中毒或乳酸酸中毒所致昏迷；尿糖阳性、尿酮体阴性，提示高渗性非酮症性糖尿病昏迷；大量蛋白尿并伴有红细胞、白细胞、管型，提示尿毒症的可能；尿胆红素阳性，尿胆原＞ 1 ： 20，常提示存在肝损害。

4．血生化检查　可诊断或排除全身性疾病或代谢性疾病导致的昏迷。疑似肝性脑病时查血氨及肝功能；血糖及肾功能检测有助于糖尿病酸中毒、低血糖昏迷及尿毒症昏迷的诊断；血碳氧血红蛋白检测有助于一氧化碳中毒的诊断；胆碱酯酶活性检测可帮助确诊有机磷农药中毒。

5．腰椎穿刺检查　包括脑脊液细胞学、生化、病毒细胞系列，对疑为中枢神经系统病变导致昏迷者都应做此项检查。压力增高提示颅内压增高；血性脑脊液提示出血性脑卒中；脑脊液检查正常而临床症状有偏瘫，应考虑缺血性脑卒中；脑脊液中白细胞增多提示感染或炎症疾病；脑脊液压力高，但血常规、生化检查正常，疑为中毒性或代谢性疾病。

第二节　意识障碍的急救护理

一、院前急救护理

（一）现场评估

伤病员在出现意识障碍时的一些伴随症状往往成为判断病因及进行现场救护的重要线索。所以，遇到意识障碍的伤病员要对其进行初步了解、检查，重点是观察伤病员的生命体征和气道通畅情况，确定病情的严重程度。要特别注意伤病员有无头部外伤，有无皮肤、黏膜异常（皮肤瘀点、瘀斑见于流行性脑膜炎、败血症、血液病等，一氧化碳中毒者口唇呈樱桃红色，皮肤潮红见于感染性疾病及酒精中毒），呼出的气体有无特殊气味（烂苹果味见于糖尿病酮症酸中毒，氨味可能为肝性脑病，尿臭者要考虑尿毒症，大蒜味提示有机磷农药中毒）。

（二）现场救护

现场救护时应及时将患者移动至安全环境，保证救治者和患者的安全。

1．突发性意识障碍可能导致跌倒受伤、昏迷和气道梗阻，在这种情况下，可将患者放置于平卧位或侧卧位，开放气道并保持通畅，避免颈部或背部弯曲，清除口腔内分泌物，如有呕吐要将头偏向一侧，以避免误吸或窒息。有活动性义齿应立即取出，以防误入气管。

2．现场应重点评估并观察意识障碍患者的血压、脉搏、呼吸、体温等生命体征，对于怀疑有心搏骤停危险的患者应重点监测，对发生心搏骤停的患者应立即进行心肺复苏。

3．积极处理并发症，如有外伤等引起出血，应尽早采取止血措施。

4．对颅脑外伤者及时要用颈托保护颈椎，搬运时应保持脊柱及肢体在一条轴线上，防止损伤加重。

5．密切观察病情变化，经常呼唤患者，以了解意识情况。对躁动不安的患者要加强保护，防止意外损伤。

6．迅速送就近医院抢救治疗。

二、院内急救护理

（一）救治措施

迅速查明病因，对因治疗。如对脑肿瘤患者行手术切除肿瘤，对糖尿病患者使用胰岛素治疗，对低血糖者补糖，对中毒者行排毒、解毒治疗，对细菌性脑膜炎者给予抗生素治疗等。对病因不明者应行对症治疗。

1．保持呼吸道通畅，给氧，必要时行气管切开或插管辅以人工呼吸。

2．维持有效的循环功能，保证脑灌注。给予强心、升压药物，纠正休克，心搏骤停时应立即进行心肺复苏。控制过高血压和过高体温。脑灌注压 = 平均压 − 颅内压，保持脑灌注压在 70 ～ 90 mmHg。高热会影响脑功能，可采用物理降温方法或使用人工冬眠疗法。

3．对颅内压增高者给予脱水、降颅内压药物（如皮质激素、甘露醇、呋塞米等），必要时行脑室穿刺引流等。

4．应用抗菌药物，防治感染。

5．控制抽搐。首选地西泮，10 ～ 20 mg 静脉注射，抽搐停止后再静脉滴注苯妥英钠 0.5 ～ 1 g，可在 4 ～ 6 h 内重复应用。

6．保持水、电解质、酸碱和渗透压平衡。

7．给予脑代谢促进剂（如 ATP、辅酶 A、胞磷胆碱）、催醒剂（如纳洛酮、醒脑静）等。

8．防治各种并发症，如急性心力衰竭、急性呼吸衰竭、消化道出血、急性肾衰竭等。

（二）护理措施

昏迷的处理原则是在保证患者安全的基础上，尽早使患者恢复意识，预防长期卧床并发症的发生，提高患者的生活质量。

1．防止缺氧

（1）保持呼吸道通畅：及时清除口腔内分泌物，防止误吸；对舌后坠患者应放置口咽通气管；若呼吸道不畅，缺氧加重，应行气管切开或使用人工呼吸机；有义齿者应取出，以防误入气管；采取合适的手段帮助患者排痰，如雾化吸入、气道吸引等。

（2）氧疗：脑组织缺氧会加重脑水肿，从而使昏迷加重，吸氧有利于维持全身重要脏器的功能，并可预防潜在的并发症。应根据患者呼吸情况选择合适的给氧方式，保持血氧饱和度和血气在正常范围。行鼻导管吸氧时应注意插入的深度，及时更换鼻导管以避免堵塞。对气管切开患者行呼吸机辅助呼吸时应注意氧浓度的调节，同时注意湿化给氧。

2．严密监测生命体征与意识 根据病情严重程度，确定观察意识、瞳孔、体温、脉搏、呼吸、血压的时间间隔。对昏迷初期病情严重者每 15 ~ 30 min 测量一次，对病情轻者可 0.5 ~ 1 h 测量一次，对病情稳定者可逐渐增加间隔时间，如 2 ~ 4 h 测量一次。注意观察昏迷和清醒的时间，应用 GCS 监测昏迷程度的变化，测定结果应及时准确记录。当昏迷加深、瞳孔进行性散大、呼吸不规则、血压不稳定时，应及时报告医生。

3．尽早开放静脉通路 建立输液通路 1 ~ 3 条，对休克者应迅速扩容，使用血管活性药物，尽快使收缩压稳定在 100 mmHg 左右。血压过高时可遵医嘱给予硝普钠、单硝酸异山梨酯等扩血管药，根据血压动态变化及时调整注入药物的剂量。

4．降低颅内压 对躁动不安的患者应积极寻找原因，不宜强制约束，以免患者挣扎过程中使颅内压进一步增高而发生脑疝；对无禁忌的患者床头可抬高 30° ~ 45°；安置体位时保持头颈和躯干呈一直线，防止颈部过屈、过伸或扭曲；积极降温，减少脑耗氧量；防止剧烈咳嗽及便秘等增加腹内压的情况；配合降颅内压的治疗，如脱水、侧脑室引流等。

5．预防肺部感染

（1）翻身与叩背：一般每 2 h 进行一次翻身与叩背，防止患者发生坠积性肺炎。

（2）人工气道护理：详见第十九章。

6．癫痫发作期的护理 预防舌咬伤、坠床和碰撞伤；防止患者舌后坠或者胃内呕吐物误吸而发生窒息。癫痫发作时应将患者头偏向一侧，口腔内分泌物过多或有呕吐物时，要立即吸净，以防止误吸并有利于呼吸道通畅；遵医嘱使用抗癫痫药物；观察并发症，做好记录。

7．维持水、电解质平衡 严格记录 24 h 出入量，静脉输液可维持患者水分及能量代谢的需要，保证重要脏器有足够的血流灌注，防止水、电解质及酸碱平衡紊乱。对昏迷患者 2 ~ 5 d 内予以禁食，定时检测血清钾、钠、氯等离子浓度变化，密切观察患者有无脱水及电解质紊乱的表现，发现异常及时汇报医生。

8．保证患者营养需求 对重型脑损伤后昏迷、意识不清或处于植物状态的患者均需要放置胃管进行鼻饲，保持营养及体液平衡。鼻饲时间一般在伤后 48 h 出现肠鸣音时。鼻饲的营养液选择以高热量、高蛋白、低脂肪、低钠的全流食为主。采用循序渐进的方法进行鼻饲，热量以 20 ~ 30 kcal/（kg · d）计算，鼻饲液体的温度为 38 ~ 40 ℃，以手腕部触及不凉、不烫为标准，谨防胃反流引起窒息。鼻饲时床头抬高 15° ~ 30°。每次鼻饲量以 100 ~ 200 ml 为宜。每次灌注前应确定胃管在胃内方可灌注，灌注速度不宜过快，以免引起呃逆或呕吐，必要时用营养泵匀速泵入。鼻饲结束后应用温开水冲洗胃管，以防胃管堵塞。彻底清洗和消毒用具，避免患者发生细菌性胃肠炎。

9．基础护理

（1）口腔护理：用生理盐水棉球或漱口液清洁口腔，每日 2 ~ 3 次；对于张口呼吸的患者应用双层湿纱布盖于口鼻，以使吸入的空气湿化。口唇可用甘油或液状石蜡涂擦以防干裂。

（2）眼部护理：对眼不能闭合者可涂用抗生素眼膏并加盖凡士林纱布，以防止角膜损伤。有接触镜（隐形眼镜）者需取下交家属保管。

（3）皮肤护理：加强患者受压部位皮肤护理，防止压疮。对二便失禁患者及时清洁皮肤，可以选用皮肤保护产品，防止皮肤破溃。对有精神症状或躁动不安的患者应酌情应用镇静药或保护性约束带。

（4）泌尿系统护理：对昏迷患者需留置导尿管，做好尿道口护理，定期更换导尿管，注意无菌操作。

（5）肢体护理：对长期卧床昏迷患者应保持肢体处于功能位，定时被动运动，防止肌肉萎缩、足下垂和髋关节外旋。

（6）注意安全：评估患者是否有坠床、意外拔管及自伤的危险，使用有效的保护具和约束具，并采取必要的安全措施。

科研小提示

脑卒中患者宜早期开展康复训练，但训练的最佳时间仍需进一步确定。

小 结

本章从突发性意识障碍的评估与救护两个方面进行了详细的阐述。意识障碍可分为觉醒障碍和意识内容障碍两大类，前者表现为嗜睡、昏睡和昏迷，后者表现为意识模糊、精神错乱和谵妄。突发性意识障碍的评估可从常见原因、症状与体征两方面进行，常见原因评估内容包括发病情况、诊疗经过、相关既往史及其他病史，症状与体征评估包括伴随症状和体征。通过临床评估法和Glasgow昏迷量表评估法可对意识障碍的严重程度进行分级。现场救护突发性意识障碍患者时应及时将患者移动至安全环境，保证救治者和患者的安全。院内救护措施包括严密监测生命体征与意识，尽早开放静脉通路，防止缺氧和肺部感染，维持水、电解质平衡，降低颅内压，做好癫痫发作期的护理，保证患者营养需求，做好基础护理。

思考题

1．如何运用Glasgow昏迷量表判定患者的昏迷程度？

2．简述突发性意识障碍院前急救的护理措施。

3．患者，男性，52岁，与人发生口角后突然出现头痛、呕吐，右侧肢体不能活动，约10 min后出现呼之不应，由“120”急救车送至急诊。体格检查：意识不清，BP 210/110 mmHg，P 55次/分，R 15次/分，对光反射正常，右侧肢体肌力Ⅱ级。

请回答：

（1）根据你的评估，该患者意识障碍最可能的原因是什么？

（2）应尽快协助该患者做哪项检查？

（3）针对该患者应采取哪些护理措施？

（崔　丹）

第九章 严重创伤

第九章数字资源

导学目标

通过本章内容的学习，学生应能够：

◆ **基本目标**

1. 解释创伤产生的原因和分类方法。
2. 说明创伤初级评估、进一步评估的步骤及要点。
3. 比较严重创伤患者院前急救和院内急救的救治原则及护理重点。
4. 应用不同的创伤评分对创伤患者的严重程度进行判断。

◆ **发展目标**

1. 综合分析患者的症状和体征以评估创伤严重程度。
2. 运用院前及院内急救护理方法对严重创伤患者实施及时、有效、安全的救护。

案例 9-1A

患者，男性，50岁，逆向骑行电动车至对侧机动车道，与一辆出租车迎面相撞，患者飞出，头部着地。救护人员在事故发生30 min后到达现场，患者意识不清，呼吸急促(35次/分)，口腔、鼻腔、外耳道内有血性分泌物，口唇发绀，脉搏142次/分，测血压78/40 mmHg，右侧大腿有骨外露伴出血。

请回答：

1. 如何对该患者进行创伤分类？
2. 对该患者的伤情严重程度如何判断？
3. 如果你是院前急救护士，请计算患者的创伤指数值。

创伤（trauma）是指受到外力打击造成人体某些组织结构的破坏和（或）功能障碍。随着社会的进步和交通事业的迅速发展，创伤的发生率呈逐年上升。严重创伤患者常伴有脑、心、肺、肝及肾等多脏器、多部位的多发伤，伤情变化迅速，死亡率高。实施及时、有效、规范的急救护理，尤其是院前及院内抢救工作，才能提高抢救成功率，降低伤残率及死亡率。创伤的救治护理已成为急危重症护理学的重要内容。

第一节 创伤评估

一、产生原因评估

创伤可累及各种组织和器官，部位可遍及全身。通过从不同角度对创伤进行分类，可以准确了解创伤的性质、部位及严重程度，以便快速、准确救治。

（一）根据创伤原因分类

1．故意伤害 指人为的有意导致的损伤，如拳击、踢伤、踏伤和棍棒击伤等钝性伤，以及各类火器伤、兵器伤和自伤等。

2．意外伤害 因交通事故、工程事故、自然灾害等意外情况导致的损伤。

（二）根据创伤因素分类

1．车祸伤 因机动车碰撞导致的损伤，可引发机器碰撞、身体碰撞及器官碰撞导致破裂、剪切或挫伤。车祸伤常引起头部头皮、颅骨、颅脑损伤，胸部肋骨骨折，肺、心脏损伤，腹部脏器损伤，以及四肢骨折等。

2．坠落伤 因高处坠落导致的损伤，以成年人和 5 岁以下的儿童为主。坠落伤常引起头、胸、腹、四肢和脊柱等不同部位的损伤，以头部、四肢、脊柱伤最常见。

3．挤压伤 因房屋倒塌、重物压砸等导致的损伤。除挤压部位受损外，受压部位的软组织缺血、坏死可诱发急性肾小管坏死，导致急性肾衰竭。

4．刺伤 因锐利的器物刺入身体导致的损伤，损伤程度受致伤物类型、刺入部位、刺入强度等因素影响。

5．枪弹伤 高速子弹或弹片进入或穿透身体导致的损伤，可直接撕裂、离断和击穿人体组织。

6．冲击伤 火药、炸弹等爆炸形成高速、高压的冲击波波及机体导致的损伤，呈多部位、多系统损伤。

7．烧伤 由物理或化学因素（如热力、化学、电流及放射线等）所引起的皮肤和（或）黏膜损害。严重者可伤及皮下和（或）黏膜下组织，如肌肉、骨、关节甚至内脏，引发休克、脓毒症和多器官功能障碍等并发症，死亡率高。

8．冻伤 由于寒冷潮湿作用引起的人体局部或全身损伤。轻者表现为皮肤红肿、灼痛或发痒，重者引起皮肤、肌肉甚至骨骼坏死。

（三）根据创伤部位及组织分类

按受伤部位可分为颅脑损伤、颌面损伤、颈部损伤、胸部损伤、腹部损伤、四肢损伤、脊柱和脊髓损伤等。按受伤组织可分为软组织、神经、肌腱、骨骼、内脏器官损伤等。

（四）根据创伤皮肤完整性分类

1．开放性创伤 指皮肤完整性破坏，伤口或创面与外界相通，有出血，易污染。常见的开放性损伤有擦伤、撕裂伤、切割伤、砍伤、刀刺伤等。

2．闭合性创伤 指创伤后皮肤保持完整，无伤口与外界相通。常见于关节扭伤、挤压伤、闭合性骨折、闭合性内脏损伤等。

（五）根据创伤类型分类

1．多发伤（multiple trauma） 同一致伤因子作用下，引起身体两处或两处以上解剖部位或脏器的损伤，其中至少有一处损伤可危及生命。因对患者生命构成威胁，需急诊处理。

2．多处伤 同一致伤因子作用下，引起身体同一解剖部位或脏器两处或两处以上的损伤。

肝破裂、脾破裂或小肠多处破裂与穿孔都属于多处伤。

3．复合伤（combined injury） 由两种或两种以上不同致伤因子同时或相继作用于机体导致的损伤。常见于交通事故、工矿事故、爆炸事故等，病情严重而复杂，死亡率高。

4．联合伤 是指创伤造成膈肌破裂，既有胸部伤，又有腹部伤，又称胸腹联合伤。从广义上讲，联合伤亦是多发伤。

（六）根据创伤伤情程度分类

分为轻、中、重伤。轻伤主要是局部软组织伤；中等伤指广泛软组织伤、开放性骨折、肢体挤压伤及一般的腹腔器官伤；重伤指危及生命的损伤。

二、症状与体征评估

（一）局部表现

1．疼痛 创伤后均有疼痛，疼痛的程度与创伤的部位、范围、性质、机体的敏感性等有关。活动时疼痛加剧、制动后疼痛减轻。严重创伤并发休克或昏迷的患者不能主诉疼痛，内脏损伤所致的疼痛定位一般不确切。

2．肿胀 由创伤局部出血或炎性渗出所致。肿胀于 2 ～ 3 d 达到高峰，此后逐渐消退。肿胀处可有触痛、发红、青紫、瘀斑和血肿，组织疏松和血管丰富的部位尤其明显。严重肿胀可导致创伤局部或远端肢体压迫性血供障碍。

3．功能障碍 由于解剖结构破坏、疼痛或炎症所致，如骨折、脱位造成肢体活动障碍，咽喉损伤后导致呼吸困难甚至窒息。

4．创口或创面 是开放性创伤所共有的表现，其形状、大小、深浅不一，有出血或血凝块，还可能有异物存留。

（二）全身表现

1．意识 创伤后由于精神紧张、疼痛、失血、失液等会引起意识改变。

2．生命体征 出血或组织坏死分解产物吸收可引起体温升高，一般在 38 ℃左右。颅脑损伤或继发感染会引起体温过高。创伤后由于精神紧张、疼痛、失血、失液等，会引起呼吸加深加快、脉搏加快、血压上升或下降等。

3．其他 由于失血、失液、疼痛及精神紧张等，会出现口渴、尿少、疲倦、失眠、消化不良、腹胀等。

三、严重程度评估

（一）伤情严重程度分类

1．轻伤 伤员损伤轻，无生命危险，现场无需特殊处理，如轻度撕裂伤、扭伤、局部烧伤等。

2．重伤 伤员损伤重，但暂时无生命危险，应力争在 12 h 内急救处理。对此类患者需严密观察病情变化，避免转为危重患者。常见于胸部创伤不伴有呼吸衰竭、腹部创伤不伴有失血性休克等。

3．危重伤 伤员损伤重，伴有生命危险，需紧急处理。创伤分类核查表（triage check list）列出危及生命的标准包括：①收缩压＜ 90 mmHg、脉搏＞ 120 次 / 分、呼吸次数＞ 30 次 / 分或＜ 12 次 / 分；②头、颈、胸、腹或腹股沟部穿透伤；③意识丧失或意识不清；④腕或踝以上创伤性断肢；⑤连枷胸；⑥有两处或两处以上长骨骨折；⑦ 3 m 以上高空坠落伤。

符合以上一项者即为危重伤。

（二）创伤评分方法

创伤评分（trauma scaling）以计分的形式用量化标准判定创伤的严重程度，有助于对伤员进行伤情严重程度评估、确定救治方案、预测治疗效果及预后。

1．院前指数（prehospital index，PHI） 适用于院前创伤评分，以伤员收缩压、脉搏、呼吸、意识 4 项生理指标按评分标准相加积分即为 PHI 值（表 9-1），对胸或腹部有贯通伤的伤员应在其 PHI 值基础上加 4 分。总分 0 ～ 20 分，分值越高则伤情越重，其中 0 ～ 3 分为轻伤，4 ～ 20 分为重伤。

表 9-1 院前指数评分（PHI）

计分	收缩压（mmHg）	脉搏（次 / 分）	呼吸（次 / 分）	意识
0	≥ 100	51 ～ 119	正常	正常
1	86 ～ 100	—	—	—
3	75 ～ 85	≥ 120	＞ 30，费力或浅	模糊或烦躁
5	＜ 75	≤ 50	＜ 10 或需气管插管	言语不能理解

2．创伤指数（trauma index，TI） 适用于院前创伤评分，以伤员受伤部位、损伤类型、循环、呼吸、意识 5 项指标按评分标准相加积分即为 TI 值（表 9-2）。分值越高则伤情越重，其中 5 ～ 9 分为轻伤，10 ～ 16 分为中度伤，≥ 17 分为重伤，≥ 21 分为危重伤。

表 9-2 创伤指数评分（TI）

指标	计分			
	1 分	3 分	5 分	6 分
受伤部位	四肢	躯干、背部	胸部、腹部	头部、颈部
损伤类型	撕裂伤	刺伤	钝挫伤	弹道伤
循环	外出血	收缩压 70 ～ 100 mmHg 或脉搏 100 ～ 140 次 / 分	收缩压 50 ～ 70 mmHg 或脉搏＞ 140 次 / 分	无脉搏
呼吸	胸痛	呼吸困难或呼吸频率＞ 35 次 / 分	发绀、血（气）胸或反常呼吸	窒息或呼吸停止
意识	倦怠	嗜睡	浅昏迷	深昏迷

3．CRAMS 评分 适用于院前创伤评分，以伤员循环（circulation）、呼吸（respiration）、腹部（abdomen）、运动（motion）及言语（speech）5 项指标按评分标准相加积分即为 CRAMS 值（表 9-3）。分值越低则伤情越重，其中 9 ～ 10 分为轻伤，7 ～ 8 分为重伤，≤ 6 分为危重伤。

表 9-3 CRAMS 评分

指标	计分		
	2 分	1 分	0 分
循环	毛细血管充盈正常和收缩压≥ 100 mmHg	毛细血管充盈迟缓或收缩压≤ 100 mmHg	无毛细血管充盈或收缩压≤ 85 mmHg
呼吸	正常	费力、浅或呼吸频率＞ 35 次 / 分	无自主呼吸
胸腹	均无腹痛	胸或腹有压痛	连枷胸、板状腹或深的胸腹穿透伤
运动	正常（能按吩咐动作）	只对疼痛刺激有反应	无反应
言语	正常（对答切题）	言语错乱、语无伦次	发音听不懂或不能发音

4．简明创伤分级（abbreviated injury scale，AIS） 适用于院内创伤评分，是一种按解剖部位估计伤情的评分方法。AIS-90 字典中将身体分为 9 个区域，共 7 位数组成，第 1 位数表示身体区域，用数字 1 ～ 9 分别代表头部、面部、颈部、胸部、腹部及盆腔脏器、脊柱、上肢、下肢、体表；第 2 位数表示损伤的解剖结构类型，用数字 1 ～ 6 分别代表全区域、血管、神经、器官、骨骼、LOS（头伤者意识丧失）；第 3、4 位数表示具体受伤器官代码，使用 02 ～ 99 表示；第 5、6 位数字表示损伤类型、性质、程度；第 7 位数即小数点后的数字为伤情评分，分为六级：1 为轻度、2 为中度、3 为较严重、4 为严重、5 为危重、6 为极重。

5．创伤严重度评分（injure severity score，ISS） 适用于多部位、多发伤和复合伤者的伤情评估。将伤者全身分为 6 个分区，选择其中损伤最严重的 3 个区域，计算出每一区域的最高 ASI 值的平方，其值相加即为 ISS 值（表 9-4）。分值越高则伤情越重，死亡率越高。其中 < 16 分为轻伤，16 ～ 25 分为重伤，> 25 分为危重伤。

随堂测 9-1

表 9-4　创伤严重度评分（ISS）区域编码

编码	身体区域	具体损伤范围
1	头部或颈部	脑或颈椎损伤、颅骨或颈椎骨折、窒息
2	面部	口、眼、鼻、耳、颌面
3	胸部	胸腔内脏、横膈、胸廓、胸椎、淹溺
4	腹部或盆腔内脏器	腹腔内脏、腰椎
5	肢体或骨盆	四肢、骨盆胛带损伤
6	体表	任何部位体表的裂伤、挫伤、擦伤和烧伤，体温过低或高压电击伤

科研小提示

现有的创伤评分主要针对患者死亡结局进行预判，不能动态反映创伤康复功能结局变化，难以满足临床需要。人工智能辅助下创伤评分能以数字化方式客观、准确、快捷地评价各种损伤严重程度和创伤结局，以便制订正确的诊疗方案。

第二节　严重创伤的急救护理

案例 9-1B

该患者经现场急救后，病情稍有稳定，由救护车于伤后 15 min 送到医院。急诊 CT 示：①颅底骨折，右侧硬膜外血肿，脑疝形成；②右侧第 3 ～ 5 肋骨折；③右股骨干骨折。

体格检查：T 35.9 ℃，P 124 次 / 分，R 10 次 / 分，BP 88/56 mmHg。中昏迷，双侧瞳孔不等大，左侧：右侧 = 3 mm：5 mm，对光反射迟钝，睑结膜苍白。口唇发绀，口腔有血性分泌物，右肺呼吸音低，左肺可闻及湿啰音。心率 124 次 / 分，心律齐，心音低钝。腹软，叩诊移动性浊音阴性，肠鸣音存在。右下肢股骨干外露断端以无菌敷料覆盖，可见血性渗出，双侧足背动脉搏动可扪及。

请回答：

1．该患者目前需要紧急处理的问题有哪些？

2．作为护士，你将如何配合医生进行救护？

严重创伤患者一般病情比较危重，准确判断伤情及恰当的救护直接关系到患者的生命安全和功能恢复。急救护士应熟练掌握现场急救护理程序，做到统筹兼顾。

一、院前急救护理

（一）现场救护

现场救护是对创伤患者急救工作的开始，应遵循“先救命、后治伤”的原则，迅速、准确、有效地实施救护。

1．评估现场环境　对创伤患者实施救治前，一定要对现场环境进行彻底、全面的评估，充分了解事件经过及救援协作人员配备情况，确保进入现场前有充足的医疗物资以及完备的个人防护。对现场环境的评估应包括：

（1）进入救治现场前，电话了解现场情况，包括事件性质、大概伤员数量、大致的事故严重程度、相关协作人员（如公安、消防）是否到达现场等。

（2）进入救治现场后，迅速观察现场环境是否安全。明确伤亡人数、伤情种类，并准备好必要的防护措施及警戒标志。救护车泊车车头尽量远离事故现场方向停放。

2．脱离危险现场　尽快将患者脱离危险环境，如明火、塌方、滑坡、高压电线、燃气泄漏、高速行驶的机动车等，转移到通风、安全、保暖、防雨的地方进行救护。对已经存在严重脊柱骨折、脊髓损伤或怀疑有脊柱损伤者应立即制动脊柱，颈托固定，避免搬运中继发性损伤造成瘫痪。院前应用硬质背板和硬质颈托妥善固定伤员，采用铲式担架移至救护车上。

3．初步评估处置伤者　检查生命体征，包括呼吸、脉搏、血压和意识。尽可能快速、全面掌握伤者致命伤的情况，立即开展现场施救。具体包括：

（1）控制严重外出血：压迫止血是最有效的紧急止血方法，通过压迫伤口或肢体近心端的大动脉，敷料加压包扎并抬高伤肢起到止血目的。必要时采用止血带法止血，注意每 30 ~ 60 min 放松一次、每次放松 2 ~ 3 min，防止肢体缺血、坏死。

（2）气道评估及处置：及时清除伤者口腔、鼻腔内的血凝块、呕吐物及杂草或泥土等，保持呼吸道通畅。舌后坠时置入口咽通气管，咽喉梗阻时可行环甲膜穿刺，必要时行人工呼吸或气管插管。

（3）呼吸评估及处置：识别和处理致命性损伤如张力性气胸、连枷胸、心脏压塞等，低氧时应给予吸氧。

（4）循环评估及处置：严重创伤后大出血所致低血容量性休克是造成伤者死亡的重要原因。除止血外，应尽快建立静脉或骨髓腔输液通道，快速补充血容量，根据伤员情况酌情使用抗休克裤。对已经低体温或伴有明显出血、休克的患者，应注意保暖加温。

4．进一步评估处置伤者

（1）创面评估及处置：保护创面，采用无菌敷料覆盖创面（物资短缺时也可采用清洁布类），外用绷带或布条包扎，防止继续污染。创面中外露的骨折断端、肌肉、内脏、脑组织等禁忌回纳入伤口内，以免加重损伤或污染伤口。不要随意去除伤口内异物或血凝块，以免再次发生大出血。

（2）离断肢体评估及处置：伤者完全性离断的肢体应用消毒敷料覆盖包好，置于无菌或洁净的无漏孔塑料袋内并扎紧袋口，采用干燥冷藏（0 ~ 4 ℃）方法保存，严禁将离断肢体放入任何液体中。急救时需将患者和断离的肢体一起尽快送往医院，以备再植手术。对于未完全离断的肢体，在运送前应用夹板固定伤肢，尽快转运治疗。

（3）心理评估及处置：经历了强烈的精神及疼痛刺激，伤者会表现出惊慌、恐惧等心理反应。护理人员应勤问勤查，加强对伤者的心理安抚及疏导，消除其恐惧、焦虑心理，积极配合治疗。

（二）转运救护

1．转运原则　对已经危及生命有望存活的伤者优先转运，其次是需要急诊救治可能有生命危险的伤者，再次是需要医学观察的生命平稳伤者，最后是不需要医疗帮助或现场已经死亡的伤者。

2．转运前处置 再次评估伤者，发现危及生命的情况如失血性休克、气道梗阻、张力性气胸等，应在转运前做好紧急处理，以防转运途中病情恶化而导致死亡。

3．转运中处置 转运途中密切观察伤员生命体征，观察包扎敷料有无渗血及固定情况。通知接收医院做好接诊准备，及时汇报伤者的伤情级别、评分评估、预计到达时间、主要伤情及救治措施以及其他特殊注意事项。

二、院内急救护理

伤员经现场急救被送到医疗机构后，护士应立即测量生命体征，根据意识、呼吸、脉搏、血压、肢体活动情况等，迅速评估病情紧急与危重程度，同时配合医生采取针对性措施进行施救。

（一）判断伤情

根据创伤分类及评估指标，对伤员进行伤情判断和分类，及早识别出需紧急手术的伤员。具体分为以下三类。

1．致命性创伤伤员 如危及生命的大出血、急性心脏压塞、开放性或张力性气胸等。此类伤员经短时紧急复苏后，应急诊手术治疗。

2．生命体征平稳伤员 如不会立即危及生命的刺伤、火器伤或胸腹部伤等。此类伤员可观察或复苏 1 ~ 2 h，争取时间完成交叉配血及必要的检查，同时做好手术准备。

3．潜在性创伤伤员 创伤性质尚不明确，有可能需要手术治疗。此类伤员应密切观察，进一步完善检查明确诊断。

（二）生命支持

对伤员进行伤情评估的同时，急诊人员可按 VIPCO 程序实施抢救，尽力维持伤员生命体征平稳。具体程序如下。

1．气道管理（ventilation，V） 保持呼吸道通畅、通气和给氧。昏迷患者放置口咽通气管，必要时气管插管、准备机械通气。

2．循环支持（infusion，I） 迅速建立两条静脉通路，腹部及其以下的损伤宜选用上肢或颈部静脉通路，胸部以上的损伤宜选下肢静脉通路，从而避免伤处出血增加。当伤者休克建立静脉通路困难时，可选择骨髓腔内输液技术，确保液体和药物能快速到达中央循环系统。

液体复苏是多发伤早期救治的关键环节，应尽快恢复有效循环血容量。创伤失血性休克如已控制出血可采取确定性复苏策略，在未控制出血前采取损伤控制复苏（damage control resuscitation，DCR）策略。DCR 策略主要包括以下四点。

（1）最少量的晶体液复苏，推荐使用平衡盐溶液，但应避免大量输注导致稀释性凝血病、增加出血和止血难度等。

（2）维持重要脏器灌注的最低血压。

（3）平衡比例的血液制品，推荐使用血浆、红细胞、血小板按 1 ∶ 1 ∶ 1 的配比（6 个单位血浆∶ 6 个单位红细胞∶ 1 个治疗量的血小板）方案进行复苏治疗，预防稀释性凝血病。

（4）目标导向地纠正凝血功能障碍。此外，还需注意维持水、电解质和酸碱平衡，观察记录每小时尿量。

3．心电监护（pulsation，P） 监测患者血压、脉搏、呼吸频率、氧饱和度及体温参数。及时发现和处理休克，如发现心搏骤停应立即行心肺复苏。

4．控制出血（control，C） 对原包扎的外伤应进一步处理，根据伤口情况决定是否清创缝合或手术。检查患者有无内出血，对疑有胸腔或腹腔内出血者，应立即进行穿刺等检查进一步明确，并做好术前准备。

5．手术治疗（operation，O） 对危重患者应抢在伤后尽早进行手术治疗，如急性颅内血肿、开放性脑外伤等。

（三）进一步处置

1．颅脑损伤 包括颅骨骨折、脑挫裂伤、脑干损伤或颅内血肿等，是导致死亡的首要因素。根据患者的生命体征、瞳孔反应、眼球活动、肢体运动反应及颅脑CT检查，判断是否有颅内出血、脑挫裂伤及脑组织受压情况。如脑组织受压明显，应紧急行颅脑血肿清除及（或）减压术。护理要点：

（1）严密观察患者意识、瞳孔变化，预防脑疝发生，根据病情迅速做好术前准备。

（2）保持呼吸道通畅，及时清除上呼吸道和口腔内分泌物，对昏迷患者防止舌后坠及误吸。

（3）密切观察有无消化道出血，特别是脑干和下丘脑损伤的患者。

（4）注意观察癫痫发作的先兆、类型及持续时间，遵医嘱及时给予抗癫痫药物。

（5）对于躁动患者，适当给予约束带约束四肢，防止意外发生。

（6）颅底骨折合并耳、鼻脑脊液漏出的患者，禁忌填塞耳、鼻或冲洗，注意保持外耳道、鼻腔清洁。

（7）亚低温治疗期间，严密观察降温效果及不良反应的发生。

2．胸部损伤 包括张力性气胸、血胸、多发性肋骨骨折等，损伤后重点监测有无反常呼吸、心脏压塞等症状。反常呼吸明显者可用敷料、沙袋等局部加压包扎，使局部胸壁下陷固定。护理要点：

（1）严密观察患者呼吸及胸部运动，根据病情迅速做好术前准备。

（2）保持呼吸道通畅，及时清除分泌物和吸入物，必要时行气管插管。

（3）血压稳定者应取半卧位，有利于呼吸、咳嗽排痰及引流。

（4）肋骨骨折的患者应保持胸带包扎固定牢固。

（5）加强胸腔闭式引流的护理，保证有效的引流。若一次性引流血量＞1000～1500 ml，或3 h内引流速度＞200 ml/h，应行开胸探查。

（6）对于大量血胸者，遵医嘱给予静脉液体复苏及输血，准确记录出入量。

3．腹部损伤 肝、脾、肾、胰等实质性脏器损伤以腹腔内或腹膜后出血表现为主，病情可迅速进展发生低血容量性休克、多脏器功能衰竭，危及生命。胃肠道、胆道等空腔脏器损伤以腹膜炎表现为主，出现腹痛、压痛及反跳痛等，伴有腹腔内游离气体、肝浊音界缩小或消失，甚至发生感染性休克。护理要点：

（1）严密观察生命体征，尤其是血压和心率的改变。

（2）关注腹部体征变化，动态评估是否有腹痛、腹胀、压痛及反跳痛症状。

（3）迅速建立静脉通路2～3条，积极抗休克及抗感染治疗，做好紧急手术准备。

（4）疑有空腔脏器损伤的伤员需留置胃管行胃肠减压，并观察胃液的颜色、性质和量。

4．四肢及骨盆骨折 骨盆骨折时出血量可达500～5000 ml，表现为疼痛、局部肿胀，有的可伴有腹膜后血肿。股骨干骨折时，出血量可达500～1000 ml，表现为肢体剧痛、活动受限、患肢缩短，部分伴有开放伤。护理要点：

（1）早期控制损伤，止血、止痛、备血，做好术前准备。

（2）骨盆骨折最常见、最紧急的并发症是合并大出血。动态监测患者血压、心率及血红蛋白的变化，早期识别休克征兆。

（3）开放性骨折不要试行复位，以免深部污染，应立即消毒、敷料包扎及固定。

（4）长骨骨折注意固定后应减少搬运患者，密切观察患肢皮温、动脉搏动，警惕血管栓塞和破裂的风险。

5．防治感染

（1）彻底清创：开放性创口需早期彻底清除异物、坏死组织，逐层缝合，消灭无效腔，较深的伤口应留置引流管。

（2）预防感染：患者留置导管应注意手卫生、无菌操作及定期监测，如导尿管、引流管、深静脉置管、气管插管等，积极预防院内感染发生。

（3）特异性感染防治

1）破伤风：破伤风是由厌氧的破伤风梭菌从开放的伤口侵入体内繁殖并分泌痉挛毒素和溶血毒素入血，引起神经兴奋性增高等一系列典型症状和体征的特殊感染。创伤患者需及时注射破伤风疫苗，对于破伤风过敏者可注射人破伤风免疫球蛋白。

2）气性坏疽：气性坏疽是由厌氧的梭状芽孢杆菌引起的急性特异性感染。起病急骤、进展迅速，广泛的伤口周围肌肉坏死并迅速扩展为临床特征。诊断明确后应紧急手术治疗。

6．心理护理　由于患者遭受意外的创伤，往往来不及调整心理适应机制，不但造成躯体上的损伤，而且会出现心理问题，可直接或间接影响患者的生理、心理、社会康复及生存质量。护士应及时了解患者心理状态，做好心理护理，鼓励患者树立战胜疾病的信心，积极配合治疗，保证抢救工作顺利进行。

随堂测 9-2

小　结

本章节围绕严重创伤患者的系统性评估及规范化救治问题入手。通过了解创伤产生的原因和分类方法、掌握创伤评估的步骤及要点、应用不同的创伤评分对伤情的严重程度进行判断，目的在于快速、有效、全面地对伤者的病情做出正确评判。急救的目标是挽救生命和稳定伤情。只有综合掌握了严重创伤患者院前急救及院内急救的救治原则及护理重点，才能规范创伤急救诊治流程，有效降低伤者的致死率及致残率。积极开展创伤救治和预防是急危重症护理学的重要任务。

思考题

1．简述创伤患者的分类方法有哪些。

2．简述创伤患者伤情严重程度如何分级。

3．严重创伤院前现场急救时，如何初步评估处置伤员？

4．严重创伤院内急救时，如何对伤员实施生命支持？

5．患者，男性，53 岁，因骑摩托车发生车祸致右上腹受伤。神志清楚，问答切题，查体配合，右上腹疼痛，面色苍白，四肢冰冷，脉搏 130 次 / 分，呼吸浅促，呼吸频率 40 次 / 分，血压 80/40 mmHg，口渴明显，右上腹压痛，肠鸣音减弱，移动性浊音阳性。

请回答：

（1）患者的初步诊断及诊断依据是什么？

（2）如果你是院前急救护士，请计算该患者的 CRAMS 值。

（3）患者转入抢救室后，对该伤者实施生命支持应采取哪些措施？

（4）如何进一步护理该患者？

（冯　涛）

第十章数字资源

第十章 急性上消化道出血

导学目标

通过本章内容的学习，学生应能够：

◆ **基本目标**

1. 复述上消化道出血的病因。
2. 列举上消化道出血的常见临床表现。
3. 说出不同疾病引起上消化道出血的特征性表现。
4. 应用所学知识为急性上消化道出血患者提供院前急救护理方案。

◆ **发展目标**

1. 综合运用所学知识及技能对急性上消化道出血患者进行护理评估。
2. 正确实施急救措施并制订后续护理计划，为患者提供持续护理。

上消化道出血（upper gastrointestinal bleeding）是常见的急危重症之一，是指屈氏（Treitz）韧带以上的消化道，包括食管、胃、十二指肠、胆道、胰腺及空肠上段病变引起的出血，胃空肠吻合术后的空肠病变出血亦属这一范围。其临床表现以呕血和（或）黑便为主。成年人每年发病率为（100 ~ 180）/10 万，病死率为 2% ~ 15%。

第一节　急性上消化道出血的评估

案例 10-1

患者，男，48 岁，因“呕血、便血 1 d”入院。既往有肝硬化病史。入院查体：患者表情淡漠，面色苍白，皮肤湿冷，测血压 80/50 mmHg，脉搏 120 次 / 分，呼吸 20 次 / 分。急查血常规示：红细胞计数 2.8×10^{12}/L；血红蛋白 50 g/L。入院后行急诊胃镜检查示：胃底静脉曲张破裂出血。

请回答：

针对该上消化道出血的患者，护士应进行哪些紧急评估？

一、产生原因评估

（一）病因分类

1．急性非静脉曲张性出血

（1）常见病因：胃十二指肠消化性溃疡、上消化道肿瘤、应激性溃疡、急慢性上消化道黏膜炎症。

（2）医源性因素：服用非甾体类抗炎药尤其是阿司匹林以及内镜下黏膜切除术 / 剥离术也是上消化道出血的重要病因。

（3）其他原因：贲门黏膜撕裂综合征、上消化道动静脉畸形、消化道黏膜恒径动脉破裂出血（Dieulafoy）等。

2．静脉曲张性出血　一般是指肝硬化门静脉高压引起的食管胃底静脉曲张破裂出血。

知识链接

胃内镜黏膜下剥离术有引发出血风险

目前胃内镜黏膜下剥离术（ESD）相关出血发生率研究报道不一，可分为术中急性出血和术后迟发性出血。《胃黏膜病变内镜黏膜下剥离术围手术期用药专家建议（2015）》指出，ESD 术中急性大量出血发生率为 0.6% ～ 22.1%，迟发性出血发生率为 0.5% ～ 15.6%。胃上 2/3 部的黏膜病变、远端肿瘤、肿瘤长径≥ 40 mm、组织病理为癌、2 种或 2 种以上抗栓治疗为术中急性出血的危险因素。切除标本长径＞ 40 mm、肿瘤长径＞ 20 mm、服用抗栓药物、平坦 / 凹陷型病变、组织病理类型为癌、病变位于胃小弯侧、伴有溃疡、合并心脏病 / 肝硬化 / 慢性肾病 / 血液透析、操作时间长（＞ 60 min）等均是 ESD 术后迟发性出血的危险因素。

参考文献：中国医师协会内镜医师分会消化内镜专业委员会．急性非静脉曲张性上消化道出血诊治指南［J］．中华医学杂志，2019，99（8）：571-578.

（二）常见疾病

1．胃十二指肠溃疡　又称消化性溃疡，其出血占上消化道出血的 56.6%。大出血的溃疡一般位于十二指肠球部后壁或胃小弯，均由于溃疡基底血管被侵蚀破裂所致，多数为动脉出血。幽门螺杆菌和非甾体类抗炎药物是公认的导致消化性溃疡的主要原因。非甾体类抗炎药具有促进胃酸分泌，导致胃黏膜屏障损害，抑制黏液分泌，加重胃局部血管痉挛的作用，长期应用较大剂量可引起急性溃疡形成，或使已有的溃疡活动化，导致大出血。此外，胃部分切除术后或单纯的胃空肠吻合术后，在胃和空肠吻合口附近会发生溃疡，发生率分别为 1% ～ 3% 和 15% ～ 30%，50% 的吻合口溃疡会出血，不易自止。

2．食管胃底静脉破裂出血　约占上消化道出血的 20%。门脉压力持续升高，形成很多侧支循环，以食管和胃底部多见，也可发生在胃的其他部位和肠道。随着曲张静脉中压力的不断增加，血管管壁变薄，半径增大，成为破裂的基本条件，当进食粗糙食物、用力或呕吐之后会导致破裂出血。

3．急性胃黏膜病变　又称急性应激性溃疡或急性糜烂性胃炎，约占上消化道出血的 13.6%。患者在各种应激状态下，特别是遭受创伤、重病并伴有休克、出血、感染或肝、肾等脏器功能严重受损时，胃、十二指肠、食管发生急性黏膜糜烂和溃疡，引起出血。病变多分布在胃体、胃底含壁细胞的泌酸部位，胃窦部比较少见。

4．恶性肿瘤　约占上消化道出血的 13.2%。由于癌组织缺血性坏死，表面形成溃疡和糜烂，若侵蚀血管可引起大出血。胃癌引起出血时黑便比呕血更常见。

5．邻近器官或组织的疾病　如胆道出血，它是由各种原因引起的肝内或肝外血管与胆道之间的病理性通道，血液经胆道流入十二指肠而发生的上消化道出血。根据胆道出血的病因和部位，通常分为肝内和肝外两类。

随堂测 10-1

二、症状与体征评估

（一）症状评估

1．呕血和黑便　呕血是上消化道出血的特征性表现。一般来说，幽门以上的出血易致呕血，幽门以下的出血易有黑便。如出血量小，血液在胃内未引起恶心、呕吐，血液都自下排出。反之，如出血量很大，出血很急，幽门以下的血液反流到胃，也可引起呕血。在血液颜色方面，如出血量小，血液在胃内储存时间较长，经胃酸充分作用而形成正铁血红素后，呕出的血液呈咖啡色或深褐色。如出血很急、量很大，血液在胃内停留时间短，呕出的血呈暗红色或鲜红色。血向下排出时，经过肠道内肠液的作用，使血红蛋白的铁形成硫化铁，因此，排出的血呈柏油样或紫黑色。如果短时间内出血量较大，肠蠕动亢进，排出的血也可能是暗红色甚至鲜红色。总之，不论呕血还是黑便以及血液的颜色，都取决于出血的量及速度，而出血部位的高低是比较次要的。有便血的患者不一定有呕血，但是有呕血的患者一定有黑便。

2．周围循环衰竭　上消化道出血所引起的外周循环衰竭，其程度与出血速度有关。出血量 500 ml 以内，由于心功能代偿，血压脉率变化不大，多表现为直立性低血压；出血量 800 ～ 1000 ml，达全身血量的 20% 时可引起贫血或进行性贫血、头晕、口渴、肢体冷感及血压偏低。出血量超过 1500 ml，达全身血量 30% ～ 50% 即可产生休克。休克状态下由于外周血管收缩和血容量灌注不足，皮肤湿冷、呈花斑样或灰白色，呼吸困难，静脉充盈差，继而出现烦躁不安、意识模糊、血压下降等。当患者失血速度快、出血量大，若处理不当、治疗不及时，可形成不可逆转的休克而导致死亡。

3．氮质血症　是指血中的尿素氮、非蛋白氮或肌酐超出正常范围，可分为肠源性、肾性、肾前性三种。

（1）肠源性氮质血症：指在大量上消化道出血后，血液蛋白的分解产物在肠道被吸收，以致血中氮质升高。

（2）肾性氮质血症：是由于严重而持久的休克造成肾小管坏死（急性肾衰竭），或失血加重了原有肾病的肾损害，临床上可出现少尿或无尿，在出血停止的情况下氮质血症往往持续 4 d 以上，经过补足血容量、纠正休克而血尿素氮不能改善。

（3）肾前性氮质血症：是由于失血性周围循环衰竭造成肾血流暂时性减少，肾小球滤过率和肾排泄功能降低导致氮质潴留，在纠正低血压、休克后，血中尿素氮可迅速降至正常。

4．发热　大量出血后多数患者在 24h 内常出现低热（$T < 38.5℃$），发热的原因可能是由于血容量减少、周围循环衰竭等因素导致体温调节中枢的功能障碍。

5．贫血和血象变化　急性大出血后均有失血性贫血。血红蛋白测定、红细胞计数和血细胞比容等在出血早期并无明显变化。出血后组织液重吸收入血管内，使血液稀释，一般需要经 3 ～ 4 h 以上才能反映出失血程度。上消化道大出血 2 ～ 5 h，白细胞计数可明显升高，止血后 2 ～ 3 d 才恢复正常。但肝硬化和脾功能亢进者，白细胞计数可不增高。

（二）病史和体征评估

1．消化性溃疡患者 80% ～ 90% 都有长期规律性上腹疼痛史，并在饮食不当、精神疲劳等诱因下并发出血，出血后疼痛减轻。

2．查体时发现肝掌、蜘蛛痣、腹壁静脉曲张、脾大、腹水、巩膜黄染等体征，同时患者又有慢性肝炎、血吸虫病等病史，多可以诊断为食管胃底静脉曲张破裂出血。但在没有腹水、脾大也不是很明显的患者，尤其是在大出血后门静脉系统内血量减少，脾可暂时缩小，甚至不能触及，增加了诊断的难度。

3．胆道出血多有类似胆绞痛的腹痛，为前驱症状，右上腹多有不同程度的压痛，甚至可触及肿大的胆囊，同时伴有寒战、高热并出现黄疸。

三、严重程度评估

（一）出血部位的分析

不同部位的出血有其各自特点，抓住这些特点，进而明确出血部位，不仅对诊断出血的病因有一定意义，而且对手术时寻找出血部位也很有帮助。各部位出血特点表现如下。

1．食管和（或）胃底静脉出血　这种情况引起的出血一般很急，来势凶猛，一次出血量常达 500 ~ 1000 ml，常会引起休克。主要表现为呕血，单纯便血很少。

2．胃十二指肠球部的出血　消化性溃疡、糜烂性胃炎、胃癌引起的胃十二指肠球部的出血虽然也很急，但出血量一般不超过 500 ml，并发休克的较少，既可以以呕血为主，也可以以便血为主。

3．胆道出血　经胃肠道排出的血量一般不多，一次 200 ~ 300 ml，很少引起休克，以便血为主要表现。

（二）出血量和出血速度的分析

急性消化道出血患者失血量的估计对进一步处理极为重要。要从以下几个方面进行分析判断。

1．根据所致循环衰竭程度判断　一般出血量在 5 ml/d 以上，粪便颜色不变，隐血试验可为阳性；出血量＞ 60 ml 可以出现黑便；胃内积血达 250 ~ 300 ml 可出现呕血；失血量＜ 400 ml，血容量轻度减少，由于机体代偿，循环血量在 1 h 内即得到改善，故可无自觉症状；患者出现头晕、心悸、冷汗、口干等症状时，表示急性失血在 400 ml 以上；患者有晕厥、四肢冰凉、少尿、烦躁不安时，提示失血至少在 1200 ml 以上；若出血仍然继续，除晕厥外，尚有气促、无尿，此时失血量已达 2000 ml 以上。失血量的评估仅以呕血、便血的量作为评价指标具有较大局限性，原因如下：其一，呕血与便血常分别混有胃内容与粪便，估计出血量不准确；其二，部分血液尚贮留在胃肠道内，未排出体外。因此，将周围循环改变的症状作为判断指标较为可靠。

2．根据监测指标变化趋势判断

（1）脉搏变化：是判断失血程度的重要指标。急性消化道出血时血容量锐减，最初的机体代偿功能是心率加快，小血管反射性痉挛，使肝、脾、皮肤血窦内的储血进入循环，增加回心血量，调整体内有效循环量，以保证心、脑、肾等重要器官的供血。失血量过大，机体代偿功能不足以维持有效血容量时，就可能进入休克状态。所以，当大量出血时，脉搏快而弱，频率增至 100 ~ 120 次 / 分以上，失血量估计为 800 ~ 1600 ml；脉搏细微，甚至扪不清时，失血量已达 1600 ml 以上。

（2）血压变化：同脉搏一样是估计失血量的可靠指标。当急性失血 800 ml 以上时（占总血量的 20%），收缩压可正常或稍升高，脉压缩小。尽管此时血压尚正常，但已进入休克早期，应密切观察血压的动态变化。急性失血 800 ~ 1600 ml 时（占总血量的 20% ~ 40%），收缩压可降至 70 ~ 80 mmHg，脉压小。急性失血 1600 ml 以上时（占总血量的 40%），收缩压可降至 50 ~ 70 mmHg；更严重的出血，血压可降至零。一些有严重消化道出血的患者，胃肠道内的血液尚未排出体外，仅表现为休克，此时应与心源性休克、过敏性休克及非消化道的内出血（异位妊娠或主动脉瘤破裂）相鉴别，若发现肠鸣音活跃，肛检有血便，则提示为消化道出血。

（3）血象指标：血红蛋白测定、红细胞计数、血细胞比容可以帮助估计失血的程度。在急性失血初期，由于机体的代偿机制上述数值可暂无变化。出血后组织液渗入血管内补充血容量，平均在出血后 32 h 血红蛋白可被稀释到最大程度。如患者出血前无贫血，血红蛋白在短时间内下降至 7 g 以下，表示出血量大，在 1200 ml 以上。

（4）尿素氮指标：上消化道大出血后数小时血尿素氮增高，1 ~ 2 d 达高峰，3 ~ 4 d 内降至正常，如再次出血，尿素氮可再次增高。血容量减少导致肾血流量及肾小球滤过率下降，不仅尿素氮增高，肌酐亦可同时增高。如果肌酐在 133 μmol/L（1.5 mg%）以下，而尿素氮＞14.28 mmol/L（40 mg%），则提示上消化道出血在 1000 ml 以上。

3．有无活动性出血的分析

（1）出血有效控制的表现：①未见明显显性出血。②意识障碍程度变浅或恢复清醒；双侧瞳孔等大等圆，对光反射存在或灵敏，散大的瞳孔缩小或恢复正常。③气道通畅，呼吸频率、节律无明显异常，SpO_2 ＞ 90%。④脉搏规则、有力，频率维持在 55 ~ 100 次 / 分；收缩压维持在 100 ~ 120 mmHg，脉压＞ 20 mmHg；体温维持在 35 ~ 38 ℃，无低体温或高热。⑤面色、皮肤、黏膜、口唇、甲床颜色变为红润，或发绀程度减轻；肢端回暖，皮肤干燥无汗。⑥尿量＞ 40 ml/h，尿比重下降或维持在正常范围，无明显脱水征象。⑦中心静脉压维持在 5 ~ 12 cmH_2O，毛细血管充盈时间＜ 2 s。⑧检验指标：血红蛋白维持在 70 ~ 90 g/L，血小板＞ 50×10^9 g/L。⑨影像学指标：术后 CT 或超声未再发现持续出血征象；血管 DSA 造影未发现碘对比剂外溢。

（2）有活动性出血的表现：①呕血、黑便次数增多，呕吐物由咖啡色转为鲜红色或排出的粪便由黑色干便转为暗红色稀血便，或伴有肠鸣音活跃。②胃管抽出物有较多新鲜血。③经补充足够的血容量后仍不能稳定血压和脉搏，周围循环衰竭症状的表现未明显改善或虽有暂时好转又继续恶化。中心静脉压仍有波动，稍稳定又再下降。④血红蛋白、红细胞计数与血细胞比容继续下降，网织细胞计数持续增高，表示有活动性出血。⑤补液与尿量足够的情况下，血尿素氮持续异常或再次增高。

四、辅助检查

（一）急诊内镜检查

明确急性上消化道出血病因首选内镜检测，可以迅速明确出血部位和性质，在疾病危险分层及治疗中有重要作用。急性上消化道出血患者超过 24 h 的延迟内镜检查与病死率增加有关。危险性急性上消化道出血应在出血后 24 h 内进行内镜检查；但对动脉性出血，药物治疗不能止血，经积极复苏仍有持续血流动力学不稳定时应在快速输血、吸氧和生命体征监护下进行紧急内镜检查；如血流动力学稳定，可在 24 h 内进行内镜检查；疑似静脉曲张出血应在 12 h 内进行内镜检查。急诊医师应积极稳定患者循环状况，做好气道保护，为顺利完成内镜检查和治疗创造条件。患者病情危重或不适合转运时，可在急诊抢救室或 ICU 严密监护下实施床旁内镜。若首次内镜未完全止血，必要时可考虑重复内镜检查治疗。

知识链接

红霉素与内镜止血

内镜止血治疗是诊治急性非静脉曲张性上消化道出血的首选方法，但由于急性出血时，胃内有较多的血液或血凝块，内镜视野欠清晰，大大降低了病变的检出率。在许多亚洲国家，对出现呕血和（或）黑便的患者在紧急内镜止血治疗前常规采用经鼻胃管洗胃法以提高内镜止血治疗视野清晰度，但该方法提高内镜可视化质量有限，耗时多，患者依从性差，因此，需要寻找快速有效提高内镜可视化质量的方法。

红霉素是一种大环内酯类抗生素，是胃泌素受体激动剂，它能通过竞争性结合胃泌素受体促进胃动力。红霉素促进胃动力的机制可能与肠自主神经系统或胃平滑肌有关，它还能通过诱导胃窦收缩来加速胃排空。目前，美国消化科学院推荐在内镜检查前30 ~ 120 min 静脉输注红霉素 250 mg，可减少胃内积血量，有效改善内镜可视化程度，显著减少二次内镜检查率和内镜操作时间。

参考文献：薛挺，胡锋. 红霉素输注在急性非静脉曲张性上消化道出血内镜治疗中的临床应用［J］. 胃肠病学和肝病学杂志，2018，27（5）：551-555.

（二）介入检查治疗

1. 急性非静脉曲张性上消化道出血 可行经股动脉插管进行选择性血管造影以判断出血部位来源，如有出血，注入造影剂后表现为造影剂外溢，但至少要有 0.5 ml/min 含有显影剂的血量自血管裂口溢出才能显示出血部位。常选择的血管有胃左动脉、胃十二指肠动脉、脾动脉和胰十二指肠动脉。治疗方式包括在出血血管内注射血管收缩药物或直接经导管动脉栓塞术（transcatheter arterial embolization，TAE）。

2. 急性静脉曲张性上消化道出血 药物和内镜止血失败后可考虑进行经颈静脉肝内门体分流术（transjugular intrahepatic portosystemic shunt，TIPS）。严重的反复静脉曲张出血、Child–Pugh 肝功能分级 C 级（< 14 分）或 B 级合并活动性出血可考虑早期进行 TIPS，以减少出血复发。

（三）放射性核素检查

应用核素 ^{99m}锝（^{99m}Tc）标记红细胞的腹部扫描方法，对确定胃肠道出血非常敏感，但该方法只能显示出血在腹部某个区域，而不能判定具体的出血部位，也不能明确病变性质。

（四）X 线钡餐检查

X 线钡餐检查多用于出血停止、病情稳定后的病因诊断，有助于发现食管静脉曲张或胃十二指肠病变，对表浅黏膜病变和血管畸形则无诊断价值。

（五）实验室检查

实验室检查对出血的判断具有辅助意义，对明确病因、判断病情和治疗也具有指导作用。

科研小提示

Rockall 评分系统可用于急性消化道出血患者的诊疗护理，效果有待观察。

第二节　急性上消化道出血的急救护理

一、院前急救护理

（一）院前急救护理意义

上消化道出血是消化系统中常见的危重急症，对患者的生命有着很大的威胁，因此，在急救护理中必须确立分秒必争的意识。医务人员在院前要根据患者的临床表现和体征快速对患者病情进行初步评估和诊断，正确评估失血程度，采取有效的抢救措施，保证重要脏器的血流灌注，防止休克及脏器功能衰竭，维持患者生命体征，减少再出血的可能，在患者到达医院前防止病情进一步恶化。院前急救对挽救患者生命、降低病死率、提升康复效果具有重要意义。

（二）院前急救护理措施

1．紧急评估

（1）意识评估：急救人员到达现场后第一时间判断患者意识，意识障碍从轻到重可分为嗜睡、意识模糊、昏睡、昏迷。失血性休克代偿期患者意识清楚，伴有痛苦表情、烦躁；失代偿期可出现表情淡漠，严重时意识模糊，甚至昏迷。意识障碍既提示严重失血，也是误吸的高危因素。

（2）气道评估：评估气道通畅性及梗阻的风险。对于呕血的患者，要将患者头部偏向一侧，并要对其呼吸道中的积血及残留物进行清理，保持气道通畅。

（3）呼吸评估：评估呼吸频率、节律、用力程度及血氧饱和度。多数上消化道出血患者由于血液灌注不足而出现缺氧，及时纠正缺氧能够防止出现脏器衰竭，对休克症状也有改善作用。

（4）周围循环评估：尿量、皮肤黏膜状态对反映组织灌注情况简便有效，应加强监测。条件允许行有创血流动力学监测，动态评估血容量及右心功能。

2．紧急护理

（1）转运及途中护理：在转运过程中严密监测病情变化，采取平卧位或头低脚高位，头偏向一侧，休克时可采取中凹体位。保持呼吸道通畅，给予鼻导管或面罩吸氧，开放 2 条及以上静脉通路，同时还应注意保暖，加强生命体征监测。

（2）重视患者和家属的心理护理：对神志清醒的患者要予以安慰鼓励，消除恐惧心理，树立信心，积极配合医务人员的救治。同时也应做好家属的心理安抚。除严重肝病外，必要时可适当使用镇静剂。

（3）做好院前、院内交接工作：当患者转运至医院时，院前护士向抢救室护士进行详细交接，包括患者身份认证、现场救治过程、途中病情变化、主要治疗、护理措施、用药与检查等，为进一步诊治提供依据。

二、院内急救护理

（一）分层救治

综合临床表现可将患者危险程度分为 5 层，分别为极高危、高危、中危、低危和极低危。

1．极高危患者　心率＞ 120 次 / 分，收缩压＜ 70 mmHg 或急性血压降低（基础收缩压降低 30 ～ 60 mmHg），心搏、呼吸停止或节律不稳定，通气氧合不能维持。此类患者应在急诊诊治并立即进行心肺复苏。

2．高危患者　心率 100 ～ 120 次 / 分，收缩压 70 ～ 90 mmHg，晕厥、少尿、意识模糊、

四肢末梢湿冷、持续的呕血或便血。此类患者应在急诊诊治并立即监测生命体征，10 min 内开始积极救治。

3．中危患者　血压、心率、血红蛋白基本正常，生命体征暂时稳定，高龄或伴严重基础疾病，存在潜在生命威胁。此类患者应在急诊普通诊疗区优先诊治，30 min 内接诊，如超过 30 min 应重新进行评估。

4．低危患者　生命体征平稳。此类患者应在急诊普通诊疗区顺序诊治，60 min 内接诊，如超过 60 min 应重新进行评估。

5．极低危患者　病情稳定，格拉斯哥 - 布拉奇福德评分（GBS）≤ 1。此类患者门诊随访即可。

（二）上消化道出血的紧急处置

1．常规处置　常规措施“OMI”，即吸氧（oxygen）、监护（monitoring）和建立静脉通路（intravenous）。持续监测心电图、血压、血氧饱和度。有意识障碍或休克的患者，可留置尿管监测每小时尿量变化，观察周围循环情况，既可作为补充血容量的指标，又能早期发现肾功能的损害。严重出血患者应开放至少两条静脉通路（留置针 20 ～ 22 号），必要时中心静脉置管。对意识障碍、呼吸或循环衰竭的患者，应注意气道保护，预防误吸，必要时给予氧疗或人工通气支持，并开始复苏治疗。

2．容量复苏　需在临床表现、超声及实验室检查的综合指导下进行，同时注意预防低体温、酸中毒、凝血病和基础疾病恶化。

（1）补液遵循先快后慢、先晶后胶、先盐后糖、见尿补钾的原则。

（2）参考创伤大出血的复苏理念，出血未控制时采用限制性液体复苏和允许性低血压复苏策略，建议收缩压维持在 80 ～ 90 mmHg 为宜，直至彻底止血。出血已控制应根据患者基础血压水平积极复苏。

（3）条件允许应行有创血流动力学监测，以指导输液速度和输液量。

3．药物治疗

（1）血管活性药物：在积极进行容量复苏后仍存在持续性低血压，为保证重要器官最低有效灌注，血管活性药物可在严重持续低血压状态下使用。

（2）经验性联合用药：对于不明原因的危险性急性上消化道出血，在急诊胃镜干预可能延迟的情况下可采取“经验性联合用药”，常用药物为质子泵抑制剂和生长抑素，其目的是争取最大可能性减少出血、严重并发症及死亡，为内镜或其他后续治疗创造条件，待病因明确后再行调整。

1）质子泵抑制剂：可抑制胃酸分泌、促进止血。由于急性上消化道出血原因多为非静脉曲张出血以及肝病史或肝硬化患者不能排除溃疡出血，所以都建议在内镜治疗前使用质子泵抑制剂。

2）生长抑素：适用于严重急性食管静脉曲张出血、严重急性胃或十二指肠溃疡出血及并发急性糜烂性胃炎或出血性胃炎的治疗。

（3）抗生素：因静脉曲张出血预防性使用抗生素可以明显改善预后，因此，在高度怀疑静脉曲张出血时应预防性使用抗生素。

（4）止血药：急性上消化道出血要慎用止血药物。全身及局部使用凝血酶，经口服或胃管局部使用凝血酶、云南白药、硫糖铝或去甲肾上腺素冰盐水，疗效均不肯定。使用氨甲环酸有助于减少急诊内镜检查需要，但对病死率、再出血率没有改善，而且有引起血栓栓塞的风险。

4．输血　大量失血患者需适当输注血液制品，以保证组织氧供和维持正常的凝血功能，但应个体化权衡输血风险和获益，一般采用限制性输血策略。以下情况时应考虑输血：收缩压

< 90 mmHg；心率 > 110 次 / 分；Hb < 70 g/L；血细胞比容（Hct）< 25% 或出现失血性休克。Hb < 70 g/L 时输注浓缩红细胞；急性失血量超过总量 30% 时可输全血。大量输血可导致输血并发症，如低钙血症和凝血功能障碍，应经验性给予钙剂，并密切监测离子钙水平。大量输血过程中还需注意可能出现的低体温、酸中毒和高钾血症。

5．三腔二囊管应用　食管胃底静脉曲张破裂致急性上消化道出血时，如果出血量大内镜难以治疗，可放置三腔二囊管作为短期控制出血和过渡到确定性治疗的临时措施。三腔二囊管使用前应仔细检查气囊是否漏气，充气后气囊充气是否均匀。一般胃囊注气 200 ~ 250 ml，食管囊注气 100 ~ 150 ml。三腔二囊管置入后，先向胃囊充气，然后轻轻拉管，感觉不易被轻易拉出，经滑轮悬挂 0.25 ~ 0.5 kg 重物，牵引压迫胃底。胃囊压力应在 40 ~ 50 mmHg 之间。每 1 ~ 2 h 抽吸胃内容物，观察出血是否停止，若仍有出血，则将食管囊充气，压迫食管下段，食管囊压力应在 30 ~ 35 mmHg。三腔二囊管放置时间不宜超过 3 d，根据病情 8 ~ 24 h 应放气 10 ~ 20 min。拔管时机应在止血成功后 24 h，一般先放气观察 24 h，若仍无出血即可拔管。

随堂测 10-2

（三）基础护理

出血期间患者绝对卧床休息，采取平卧位，头偏向一侧，防止窒息。饮食方面，严重呕血或明显出血时必须禁食。24h 后如不继续出血，可给少量温热流质、易消化的饮食。每次呕血后要保持环境通风，及时清除排出的血液，更换被污染的被服和衣物，及时进行口腔护理，减少口腔中的血腥味，增加患者舒适感。

（四）心理护理

护理人员应向患者及家属讲解上消化道出血的相关知识，鼓励其正确认识疾病，保持平稳情绪。抢救时沉着冷静、有条不紊，给患者及家属信心。加强巡视，予以鼓励安慰，有条件时允许家属陪伴，给予心理支持。

小　结

本章从急性上消化道出血的评估及急救护理两个方面进行详细阐述。急性非静脉曲张性出血和静脉曲张性出血是引起急性上消化道出血的两大主要原因，其典型症状主要表现为呕血、黑便或便血，出血严重时可出现呼吸、循环衰竭，意识丧失，需紧急救治。明确急性上消化道出血病因首选内镜检查。面对急性上消化道出血患者，医务人员应全力以赴，进行高效的院前急救，为后期的救治争取时间、打牢基础。院内急救则需根据病情轻重采取分层救治，针对高危出血患者的处理主要包括吸氧、监护、建立静脉通路，在此基础上再对患者进行容量复苏、输血、药物治疗等，抢救治疗的同时注意加强对患者的基础护理及心理护理。

思考题

1．急性上消化道出血病因包括哪些？

2．结合患者临床表现，在出现哪些情况时考虑存在活动性出血？

3．王某，男，43 岁，长途汽车司机，原有十二指肠球溃疡病史，有规律疼痛 2 年，反酸多。3 d 来胃痛加剧，自行服药治疗，症状有所缓解。1 d 前出现排便次数增多，4 ~ 5 次 / 天，粪便颜色发黑，最后一次排便后出现头晕、视物模糊、心悸，休息后症状没有缓解，并呕血一次，量约 300 ml，含有血块。急救人员到达现场后，测量血压 85/45mmHg，患者面色苍白，虚弱。

请回答：

（1）请分析患者目前的情况，推断患者大概出血量是多少。

（2）此时应该采取哪些护理措施？

（王欣然）

第十一章数字资源

第十一章 急性疼痛

导学目标

通过本章内容的学习，学生应能够：

◆ **基本目标**

1．描述疼痛评估的原则和主要内容。

2．比较不同疼痛评估工具的区别。

3．列举常用镇痛药的类别及其副作用。

4．说出镇痛治疗相关的监护内容。

◆ **发展目标**

1．为携带自控镇痛装置的患者制订护理计划。

2．综合运用知识与技能为急性疼痛患者提供个性化的护理服务。

疼痛（pain）是一种与实际或潜在组织损伤相关的不愉快的感觉与情绪体验。疼痛是一种主观体验，受到生理、心理、个人经历和社会文化等多方面因素的影响。不同个体对疼痛的理解和认知存在差异，同一个体在不同状态下对疼痛的感知也会不同。疼痛是临床常见症状之一，可诱发机体产生一系列病理生理变化和心理变化，如血压升高、心率加快、呼吸急促、血糖升高、焦虑抑郁等。急性疼痛（acute pain）一般是指持续时间短于 1 个月的疼痛，常与组织损伤、某些疾病状态或手术创伤有关。

第一节　急性疼痛的评估

案例 11-1

患者，男性，61 岁，2 d 前进食油腻食物后出现持续性腹痛、腹胀，以中上腹痛为主，伴恶心、呕吐，呕吐物为胃内容物。

辅助检查：血常规 WBC 14.8×10^9/L，Hb 127 g/L，血淀粉酶 568 U/L，尿淀粉酶 2000 U/L，血糖 13.0 mmol/L，B 超示胰腺肿大。

既往史：胆囊结石 7 年，有冠心病、糖尿病病史。

请回答：

1．考虑该患者出现了什么情况？

2．如何对该患者实施评估？

一、疼痛评估的原则

（一）相信患者的主诉

疼痛是患者的主观感受，患者的主诉是疼痛评估的“金标准”。因此，医护人员应鼓励患者充分表述疼痛的感受和疼痛相关病史；对于儿童和一些无法表达疼痛的患者，应指导家属或照顾者通过观察患者的表情、行为表现来评估疼痛。

（二）全面评估疼痛

评估疼痛时要全面，包括疼痛相关病史，疼痛部位、疼痛强度、疼痛性质、疼痛时间（开始时间、持续或间断时间）、疼痛的加重或缓解因素、疼痛对日常生活、睡眠和情绪的影响，使用镇痛药情况、镇痛效果、有无副作用（包括排便习惯改变、腹胀、头晕、恶心、呕吐、皮肤瘙痒、嗜睡、呼吸抑制等），镇痛措施实施过程中是否存在障碍，以及患者的精神状态及心理社会因素等。

（三）动态评估疼痛

要遵循“评估 - 干预 - 再评估”的原则。监测疼痛强度变化、镇痛治疗效果及不良反应，及时、准确调整镇痛药物剂量，以获得理想的镇痛效果，减少副作用。临床工作中可根据患者疼痛强度、镇痛措施实施情况进行动态评估。突发剧烈疼痛时应立即评估，尤其是生命体征改变（如低血压、心动过速或发热）时。

（四）选择合适的疼痛评估工具

不同测量工具对测量对象的年龄、阅读能力、认知水平等有要求，因此，要根据患者特点选择合适、简单、易行的疼痛评估工具。对于同一患者应采用同一评估工具，以保证不同评估者评估结果的同质化。

随堂测 11-1

二、疼痛评估的内容

（一）疼痛强度的评估

1．主观疼痛评估工具　疼痛是一种主观感受，患者主诉是评估疼痛强度的主要依据。使用主观评估工具时，医护人员需要和患者进行有效沟通，鼓励患者如实表达自己的主观感受。

（1）数字评分法（numeric rating scale，NRS）：是评估疼痛强度最简单的方法。用 0 ~ 10 共 11 个数字代表不同强度的疼痛，0 为无痛，10 为剧痛，数字越大，疼痛越严重，如图 11-1 所示。该法适用于理解数字并能表达疼痛的患者。评估时，由患者根据自己的主观感受选择一个数字表示疼痛程度。按照对应的数字将疼痛程度分为无痛（0）、轻度疼痛（1 ~ 3）、中度疼痛（4 ~ 6）和重度疼痛（7 ~ 10）。

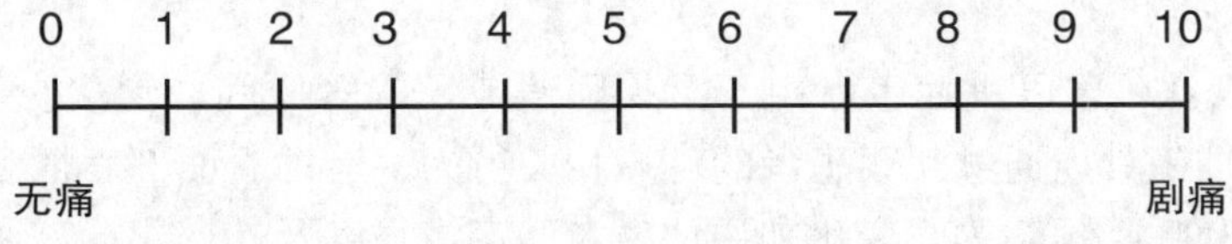

图 11-1　数字评分法

（2）视觉模拟评分法（visual analog scale，VAS）：在一个 10 cm 长的标尺两端，分别标明“0”和“10”的字样，“0”代表无痛，“10”代表最剧烈的疼痛，如图 11-2 所示。让患者结合以往疼痛体验，根据当前所感受到的疼痛在标尺相应位置进行标示。标尺起点至标示点的距离，即为疼痛分值（以 cm 表示）。数值越大，表示疼痛强度越强。该法适用于理解数字并能表达疼痛的患者。

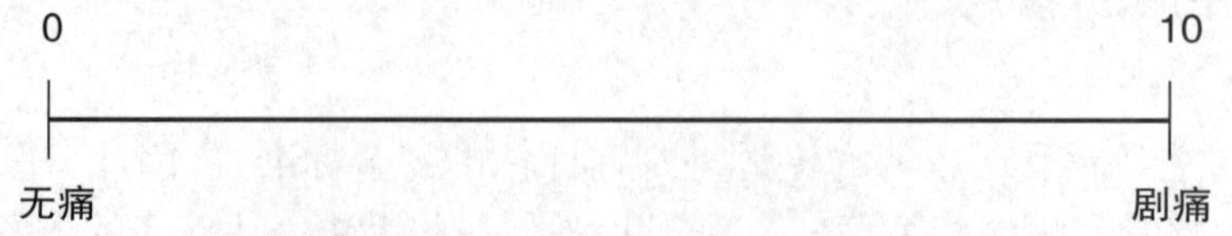

图 11-2　视觉模拟评分法

（3）口述分级法（verbal rating scale，VRS）：根据患者对疼痛程度的表达，将疼痛强度分为 4 级，即无痛、轻度疼痛、中度疼痛、重度疼痛，见表 11-1。可用于理解文字并能表达疼痛的患者。

表 11-1　口述分级法

序号	分级	具体描述
1	无痛	
2	轻度疼痛	有疼痛但可忍受，可正常生活，不影响睡眠
3	中度疼痛	疼痛明显，不能忍受，要求使用镇痛药物，影响睡眠
4	重度疼痛	疼痛剧烈，不能忍受，须用镇痛药物，严重影响睡眠

（4）面部表情疼痛评分法（faces pain scale-revised，FPS-R）：用 6 种从微笑到痛苦至哭泣的面部表情来表达疼痛强度，如图 11-3 所示。评估时要求患者选择一张最能表达其疼痛强度的脸谱。该法可用于不能理解数字和文字的患者或沟通障碍的患者。

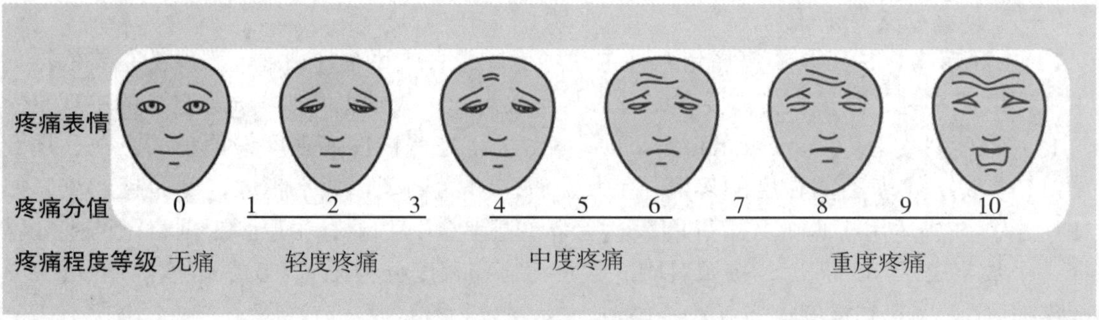

随堂测 11-2

图 11-3　面部表情疼痛评分法

2．客观评估工具　急危重症患者由于意识障碍或镇静等原因，无法主观表达疼痛强度，此时可运用客观评估工具，通过观察患者的疼痛相关行为（运动、面部表情和姿势等）和生理指标（心率、血压和呼吸频率等）变化来评估患者的疼痛强度及其变化。需要注意的是，这些指标不是疼痛的特异性指标。

（1）行为疼痛量表（behavior pain scale，PBS）：从患者面部表情、上肢运动及机械通气依从性 3 方面评估疼痛强度，每个方面根据表现程度计 1 ～ 4 分，总分 3 ～ 12 分。3 分代表没有疼痛相关行为反应，12 分代表最强的疼痛行为反应。分值越高，疼痛强度越高。该量表对重度疼痛患者的敏感性较低。

（2）危重症患者疼痛观察工具（critical-care pain observation tool，CPOT）：该工具是在疼痛行为量表的基础上发展而来的。包括 4 个行为因素，即面部表情、身体运动、肌肉紧张度及机械通气依从性，每个方面根据表现程度计 0 ～ 2 分，总分 0 ～ 8 分。0 分代表不痛，8 分代表最痛。分值越高，疼痛强度越高。

(3) 晚期痴呆患者疼痛评估量表（pain assessment in advanced dementia scale，PAINAD）：包括呼吸、负面的声音表达、面部表情、身体语言及可安抚程度 5 个与疼痛相关的行为项目，每项评分 0 ～ 2 分，总分 0 ～ 10 分，分值越高，疼痛强度越高。该量表可用于认知能力严重受损且已失去表达能力的晚期老年性痴呆患者。

（二）疼痛部位的评估

疼痛部位往往提示引起疼痛的原因，但有时也会出现非疾病部位的疼痛，如心肌梗死患者出现肩部或后背部疼痛，因此，护士应结合患者的其他症状综合判断，避免判断错误。

1．头痛　一般是指头部眉弓、耳轮上缘和枕外隆突连线以上部位的疼痛，是常见急症。头痛可能是劳累、精神紧张或焦虑的表现，或是许多全身性疾病的伴随症状，也可能是高血压脑病、脑卒中或颅内肿瘤等严重颅内病变的较早期信号。通过评估头痛部位可帮助推断头痛原因，如头痛多位于一侧提示可能是偏头痛，头痛深在且较弥漫提示可能存在颅内病变，弥漫性全头痛往往提示全身性或颅内感染性疾病，浅在性头痛常为眼源性、鼻源性与牙源性，往往与病变部位一致或接近。

2．胸痛　是指胸前区的不适感，表现为闷痛、针刺痛、烧灼感、压榨感等，有时可放射至面颊及下颌部、咽颈部、肩部、后背部、上肢或上腹部等。急性胸痛病因繁多，多来自胸部疾病。由于心、肺、大血管及食管的传入神经进入同一个胸背神经节，因此，不同脏器疼痛会产生类似的特征及相近部位的表现，故评估胸痛时应全面、仔细鉴别。

3．腹痛　是各种腹、盆腔脏器病变时常见的临床症状，多数发病急、进展快。常见病因包括脏器急性炎症、空腔脏器梗阻或扩张、脏器扭转或破裂、腹腔血管病变等。不同部位疼痛常提示不同疾病，急性胃炎通常先出现上腹不适或隐痛；急性阑尾炎早期可为脐周疼痛，数小时后转移到右下腹麦氏点附近固定性压痛；急性胆囊炎常表现为右上腹或剑突下疼痛，放射到右肩背部，急性胰腺炎常为上腹部剧痛；异位妊娠、卵巢囊肿蒂扭转常为一侧下腹痛；胃、十二指肠溃疡穿孔等穿孔性疾病多表现为始于局部并迅速扩散到全腹的疼痛。但内脏性疼痛常定位模糊，需结合压痛部位进行判断，少数非腹部病变（如心肌梗死）也可有腹痛主诉，应注意鉴别。

4．腰背与四肢痛　多为腰背部及四肢各种疾病引起的症状性改变。

5．伤口痛　多发生于外科手术后，是临床最常见和最需紧急处理的急性疼痛。

（三）疼痛性质的评估

急性疼痛可表现为多种性质，如钝痛、刺痛、胀痛、跳痛、搏动性痛等。不同性质的疼痛有助于判断疼痛产生的原因。如原发性三叉神经痛常表现为面部阵发性电击样短促剧痛；蛛网膜下腔出血所致的头痛为炸裂样；偏头痛多为胀痛、跳痛或搏动性痛；肌紧张性头痛多为头部的紧箍感、重压感或钳夹感；急性冠状动脉综合征胸痛的特点为憋闷、压迫感、紧缩感和针刺样感；主动脉夹层、动脉瘤破裂和自发性食管破裂为撕裂样疼痛；胃、十二指肠溃疡穿孔为刀割样剧烈腹痛；小肠扭转、肾或输尿管结石、卵巢囊肿蒂扭转常表现为绞痛；胃肠炎多为间歇性痉挛性腹痛。

（四）疼痛诱因的评估

急性胰腺炎患者的疼痛常在酗酒或饱食后发作；小肠扭转患者疼痛发作一般有饱食后剧烈活动等诱因；肾、输尿管结石患者疼痛多为运动后突然发作；肝癌自发性破裂出血患者的疼痛发作前多有外力、腹腔内压力增高或轻度腹部外伤等诱因。

（五）疼痛发作与持续时间的评估

颅内占位性病变患者的疼痛往往在清晨加剧；鼻窦炎所致头痛经常发作于清晨和上午；丛

集性头痛常于夜间发作；急性胆囊炎疼痛常发生于饱餐后或夜间；空腔脏器如胆囊、输尿管的病变常为阵发性腹痛；腹、盆腔脏器的炎症性病变常为持续性腹痛，如胆囊炎、阑尾炎、盆腔炎等；空腔脏器梗阻性病变引起的疼痛常为持续性疼痛阵发性加剧，如肠梗阻、胆道梗阻等。

（六）疼痛加重或缓解因素的评估

咳嗽、打喷嚏、摇头、俯身可使颅内高压性头痛、血管性头痛、颅内感染性头痛及脑肿瘤性头痛加剧；腰椎穿刺后的头痛常于直立位加重，而丛集性头痛常于直立位减轻；颈肌急性炎症所致的头痛多于颈部运动后加重；内脏引起的疼痛可通过辗转翻身、改变体位而减轻；脊柱源性疼痛通常在日常活动或特殊活动时加剧，可因休息而缓解；下肢动脉供血不足引起的疼痛行走时会加重，休息后减轻；冠状动脉缺血的胸痛特点为用力时加重，而休息时好转。

（七）疼痛的伴随症状

疼痛伴晕厥或几乎晕厥应高度怀疑心源性疾病或肺栓塞；呼吸困难伴胸痛多见于心源性疾病或肺部疾病；腹痛伴发热常提示有感染及炎症存在，如化脓性胆囊炎；腹痛伴恶心呕吐常提示为胃肠道疾病；腹痛伴腹泻多考虑肠炎，伴血便时提示肠套叠、溃疡性结肠炎等；腹痛伴肛门排气排便停止应考虑肠梗阻等；腹痛伴腹胀见于急性胃扩张、肠梗阻等；腹痛伴黄疸等可能为肝、胆、胰疾病；腹痛伴排尿习惯改变常为泌尿系统疾病，如急性泌尿系感染、泌尿系结石嵌顿等。

（八）疾病严重程度评估

患者的疼痛强度和疾病的严重程度并不完全对应，护士需综合评估患者的生命体征、伴随症状和体征、辅助检查结果等。如患者生命体征不稳定，需立即在医生指导下进行紧急处理。头痛伴随呕吐、视盘水肿时，应警惕颅内压增高。颅内压增高可引发脑疝，致使呼吸、循环衰竭而死亡，因此，及时判断和正确处理颅内压增高十分重要。急性胸痛包含了一组致命性疾病，如急性心肌梗死、肺栓塞、主动脉夹层、张力性气胸等，因此，务必要立即识别、及时抢救，以最大限度地提高救治成功率。胸痛患者若合并休克，常提示病情危重，应立即予以处理。主诉腹痛就诊的患者，如出现低血压或血流动力学不稳定，提示存在危及生命的腹腔病变；如腹痛患者经过液体复苏后休克状态仍持续存在，往往需要行急诊开腹探查术。

第二节　急危重症患者镇痛

镇痛是为减轻或消除机体对痛觉刺激的应激及病理生理损伤所采取的治疗措施，对于疼痛患者应先进行有效的镇痛治疗。药物镇痛是治疗疼痛最基本、最常用的方法。

一、药物镇痛

（一）阿片类镇痛药

阿片类药物通过激动外周和中枢神经系统的阿片受体而发挥镇痛作用，是治疗中、重度疼痛的最常用药物，具有起效快、易调控、用量少、代谢产物蓄积少及费用低廉等优点，但易产生药物成瘾性。

1．常用药物

（1）吗啡：具有较强的镇痛效果，可静脉注射、静脉滴注或肌内注射。静脉给予阿片类镇痛药时需要严密监测患者生命体征变化、血流动力学变化及呼吸状态，给药期间要持续进行疼痛强度评估，根据评估结果及时调整药物剂量。

（2）芬太尼：具有强效镇痛效应，其镇痛效价是吗啡的 100 ～ 180 倍，静脉注射后起效快，作用时间短，对循环的抑制较吗啡轻，但重复用药后可导致明显的蓄积和延时效应。快速静脉注射芬太尼可引起胸壁、腹壁肌肉僵硬而影响呼吸。

（3）瑞芬太尼：是短效 μ 受体激动药，可用于短时间镇痛的患者，多采用持续输注。瑞芬太尼对呼吸有抑制作用，但停药后 3 ～ 5 min 自主呼吸可恢复。

（4）舒芬太尼：镇痛作用为芬太尼的 5 ～ 10 倍，作用持续时间为芬太尼的 2 倍，但唤醒时间相对较长。

（5）哌替啶（杜冷丁）：镇痛效价约为吗啡的 1/10，大剂量使用时可导致神经兴奋症状（如欣快、谵妄、震颤、抽搐），肾功能障碍者发生率高。哌替啶禁忌和单胺氧化酶抑制剂合用，在 ICU 不推荐重复使用哌替啶。

2．阿片类镇痛药的使用　间断肌内注射是一种传统的术后镇痛方法，但临床上需反复注射给药。患者的退缩心理及药物起效所需时间等综合因素会影响镇痛效果，尤其对血流动力学不稳定的患者不推荐使用肌内注射。持续静脉用药常比肌内用药量少，对血流动力学影响较少，但需根据镇痛效果不断调整用药剂量。对急危重症患者进行镇痛治疗时应考虑其对镇痛药耐受性的个体差异，为每个患者制订个性化的治疗计划。血流动力学稳定患者应首先考虑选择吗啡；血流动力学不稳定和肾功能不全患者可考虑选择芬太尼或瑞芬太尼。急性疼痛的短期镇痛可选用芬太尼。瑞芬太尼是新型短效镇痛药，可用于短时间镇痛或持续输注的患者，也可用于肝、肾功能不全的患者。

3．副作用观察　阿片类药物的副作用通常是可预防或治疗的，不良事件的发生呈剂量相关性。副作用主要为呼吸抑制、血压下降和胃肠蠕动减弱，老年人尤其明显。阿片类药物诱导的意识抑制可干扰对重症患者的病情观察，一些患者还可引起幻觉，加重烦躁。治疗剂量的吗啡对血容量正常患者的心血管系统一般无明显影响，对低血容量患者则容易引起低血压，在肝、肾功能不全时其活性代谢产物可造成延时镇静、副作用加重，护士应注意观察。

（1）嗜睡、镇静过度、呼吸抑制：若使用阿片类药后发生镇静状态，并且症状持续超过 1 周，则除药物因素外，还应评估有无其他导致镇静状态的原因（如中枢神经系统病变、使用其他镇静药、高钙血症、脱水、败血症、低氧血症等），遵医嘱调整阿片类药种类及剂量。若更换其他阿片类药后仍有镇静症状，或上述治疗方法无效，则应再次评估镇静发生的原因及症状严重程度，并遵医嘱更换其他镇痛方法。阿片类药物中毒的典型表现为呼吸抑制。无疼痛时使用阿片类药物、用药剂量过大或滴注速度不适当，可导致呼吸抑制，应注意观察。

（2）便秘：可采用预防性措施，如增加液体摄入量，增加食物中纤维含量，在病情允许的情况下适量增加活动。如发生便秘，应评估便秘发生的原因及严重程度、是否有肠梗阻的症状，遵医嘱治疗导致便秘的其他原因，并调整预防性用药及阿片类药物的剂量。若便秘持续存在，应遵医嘱给予灌肠或使用肠道动力药物，并采用其他镇痛措施。

（3）恶心、呕吐：给予阿片类药物的同时，应给予止吐药物预防恶心。若已出现恶心，评估有无其他导致恶心的原因（如便秘、中枢神经系统病变、化疗、放疗、高钙血症等），遵医嘱调整阿片类药物剂量及止吐药的种类与剂量。若恶心症状持续存在超过 1 周，需再次评估恶心的原因和严重程度，遵医嘱更换阿片类药物种类。若更换阿片类药物后仍有恶心症状，或上述治疗方法无效，需根据患者情况遵医嘱采取其他镇痛措施，减少阿片类药物用量。

（4）尿潴留：使用阿片类镇痛药时应避免膀胱过度充盈，同时给患者安排良好的排尿时间或空间。当患者发生尿潴留时可采取诱导排尿、热敷会阴部或给予膀胱区按摩等措施，必要时给予导尿。

（二）非阿片类中枢神经系统镇痛药

这类药为人工合成的中枢镇痛药（如曲马多），兼有弱阿片和非阿片两种性质，有片剂、胶囊和缓释剂等口服剂型和供肌内、静脉或皮下注射剂型，镇痛强度约为吗啡的 1/10。主要用于术后轻中度急性疼痛的治疗。其主要副作用为恶心、呕吐、眩晕、嗜睡、出汗和口干等。治疗剂量不抑制呼吸，大剂量则可使呼吸频率减慢，但程度较吗啡轻，可用于老年人。

（三）非甾体类抗炎药

非甾体类抗炎药（non-steroidal anti-inflammatory drugs，NSAIDs）是治疗轻中度疼痛的有效药物。主要通过抑制环氧化酶（cyclooxygenase，COX），减少炎症介质，减少前列腺素（prostaglandins，PGs）和血栓素的合成而达到镇痛目的。COX 有 COX-1 和 COX-2 两种同工酶。传统 NSAIDs 药物对 COX-1 和 COX-2 无选择性，称为非选择性 COX 抑制剂（如吲哚美辛、双氯芬酸、布洛芬等），其对 COX-1 的抑制可导致胃肠道等的不良反应，长期使用可导致血小板、消化道、肾和心血管副作用；选择性 COX-2 抑制剂（如塞来昔布、美洛昔康等）胃肠道反应较轻。

NSAIDs 可用于预防性镇痛，或作为多模式镇痛的组成部分用于术后轻中度疼痛的镇痛。和阿片类药物联合使用时有协同作用，可减少阿片类药物的用量。NSAIDs 类药物具有“天花板”效应，用药剂量达到一定水平以上时，增加用药剂量不能增强镇痛效果，但药物毒性会明显加强。因此，如长期使用 NSAIDs 药物，或每日剂量已达到限制性用量时，应考虑更换为阿片类止痛药；如为联合用药，则只增加阿片类止痛药的用药剂量。NSAIDs 缓慢静脉滴注不易达到有效血药浓度，在持续给药前应给予负荷剂量；NSAIDs 在体内的代谢时间随年龄增长而延长，老年患者应从小剂量开始并避免长期使用。NSAIDs 常见副作用有消化道溃疡、血小板功能异常、肾毒性、肝功能障碍、过敏反应等，其不良反应的发生与用药剂量及使用持续时间相关。

随堂测 11-3

（四）局部麻醉药

局部麻醉药主要用于术后硬膜外镇痛，其优点是用药剂量小、镇痛时间长及镇痛效果好，目前常用药物为布比卡因和罗哌卡因。局部麻醉药加阿片类药物用于硬膜外镇痛，可降低局部麻醉药的浓度及剂量，增强镇痛效果，延长镇痛时间。

（五）辅助性镇痛药

辅助性镇痛药主要是指镇静药和抗焦虑药。惊恐、焦虑、压抑、紧张等不良情绪可以降低患者的疼痛阈值，增加疼痛感，镇静药和抗焦虑药可以减轻情绪反应，增强镇痛药的效果，是镇痛药有效的辅助药物，常用的有地西泮、氯胺酮、丙泊酚等。

二、非药物镇痛

非药物镇痛治疗包括介入治疗、物理治疗及心理治疗等手段，非药物治疗能降低患者的疼痛强度，减少镇痛药剂量。

1．冷敷　常见的冷敷方法包括使用冰袋、冷湿敷等。冷敷禁用于血液循环障碍、慢性炎症或深部化脓病灶、组织损伤和对冷过敏的患者。禁忌部位包括枕后、耳郭、阴囊处、胸前区、腹部和足底，感觉异常、年老体弱者慎用冷敷。

2．热敷　常见热敷方法包括烤灯、热湿敷等。热敷禁用于未明确诊断的急性腹痛、面部危险三角区感染、脏器出血、软组织损伤或扭伤初期（48 h 以内）。

3．按摩　按摩前应向患者讲解要实施的内容，按摩敏感部位需征得患者同意，注意保护患者隐私。按摩时手部要保持温暖，根据疾病及按摩目的选择正确、有效的按摩手法和按摩程序。

4．心理疗法

（1）认知行为疗法：是目前最有影响力的心理辅导和心理治疗方法之一，广泛应用于多种精神障碍（包括抑郁和焦虑）的治疗，可作为其他镇痛方法的补充。认知疗法的主要目的在于改变患者对疼痛的负面认知，增强其自信心和自我控制感。在治疗过程中帮助患者及家属了解可能加剧疼痛的环境因素，并且指导他们改变这些因素，如调整生活方式（包括饮食、睡眠和运动等）。此外，指导患者使用特殊认知方式控制疼痛，如分散注意、引导想象、自我催眠等。

（2）支持心理疗法（supportive psychotherapy）：是应用心理学的知识和方法，采取劝导、启发、鼓励、支持、同情、说服、消除疑虑、保证等方式帮助和指导患者分析并认识当前所面临的问题，使其发挥自身最大潜力和优势，正确面对各种困难和心理压力，以度过心理危机，从而达到治疗目的的一种心理治疗方法。在治疗过程中主要支持、帮助患者适应目前所面临的现实，不去分析患者的潜意识，故又称为非分析性治疗。

（3）催眠疗法（hypnotherapy）：可用于多种急性疼痛的治疗。催眠状态是指介于清醒和睡眠之间的一种状态。患者被催眠后，意识范围缩小，暗示感受性增强。当患者进入催眠状态后，施以反复多次的语言暗示，可以达到镇痛的目的。

三、常用镇痛模式

（一）多模式镇痛

多模式镇痛（multimodal analgesia）是指联合应用不同镇痛技术或不同作用机制的镇痛药物，作用于疼痛传导通路的不同靶点，以增强镇痛效果，减少不良反应。采用多模式镇痛可以减少每种药物的剂量，降低不良反应，从而达到最大的效应 / 不良反应比。多模式镇痛是目前较为理想的围术期镇痛管理方案。

1．镇痛药物的联合应用 如阿片类或曲马多与对乙酰氨基酚联合，对乙酰氨基酚和NSAIDs 联合。此外，还有阿片类或曲马多与 NSAIDs 联合等。

2．镇痛方法的联合应用 常用的镇痛给药方式可分为局部和全身用药。局部用药包括切口局部浸润、外周神经阻滞和椎管内给药。全身给药包括口服给药、皮下注射给药、肌内注射给药、胸膜腔或腹膜腔给药和静脉注射给药。根据患者情况可联合应用多种方法，以达到最优的镇痛效果。

（二）预防性镇痛

预防性镇痛（preventive analgesia，PA）是一种覆盖术前、术中、术后的有效镇痛手段，通过持续、多模式的镇痛，阻止痛敏感状态的形成，以获得完全的、长时间的有效镇痛。1983年，Woolf 等发现在给予实验动物伤害性刺激之前阻断刺激的传入可以有效减少或消除中枢神经敏化（中枢神经敏化是指既往轻微的疼痛刺激会引起患者更加强烈的疼痛感觉，或者既往非伤害性的刺激也能诱发疼痛感受）。手术是激发中枢神经敏化的第一阶段，手术后伤口疼痛及炎症反应是第二阶段，预防性镇痛强调在手术切皮之前开始通过药物和镇痛技术达到充分有效的镇痛，并持续应用直至伤口愈合，以彻底抑制外周和中枢敏化。预防性镇痛对于术后慢性痛也具有良好的预防作用。

（三）患者自控镇痛

患者自控镇痛（patient controlled analgesia，PCA）即在患者感到疼痛时，可自行按压 PCA 装置的给药键，按设定的剂量注入镇痛药，达到镇痛目的。PCA 具有起效快、镇痛效果好、给药准确性高、患者可自控的优点，是目前术后镇痛最常用和最理想的方法，适用于术后中重度疼痛。

1．常用术语

（1）负荷剂量（loading dose）：指迅速达到无痛所需药量。

（2）单次剂量（bolus dose）：患者因镇痛不全所追加的镇痛药剂量。

（3）锁定时间（lockout time）：是指设定的单次给药间隔时间，在此期间按压给药键无效，是避免药物过量的安全设置。

（4）背景剂量（basal infusion）：为维持有效镇痛效果而设置的持续注药剂量。

开始使用PCA时，常先给予一负荷剂量以迅速达到无痛所需的血药浓度，再以背景剂量维持，当镇痛不全时患者可自主给予单次剂量以获得满意的镇痛效果。

2．患者自控镇痛种类

（1）患者自控静脉镇痛：主要适用于急性疼痛和非脊神经分布区的疼痛。采用的主要镇痛药有阿片类药物、曲马多等。副作用包括恶心、呕吐、瘙痒、便秘、镇静状态、呼吸抑制等，其中呼吸抑制是最危险的。

（2）患者自控硬膜外镇痛：是经硬膜外导管行PCA，适用于脊神经支配区域的疼痛。常用药物为罗哌卡因或布比卡因，可与阿片类药物联合应用。抗凝治疗的患者不适宜进行硬膜外置管，因发生硬膜外血肿的可能性增加。

（3）患者自控区域镇痛：根据疼痛部位放置导管于身体不同区域，通过置入的导管给药，将镇痛药直接输送到手术切口、关节内组织、区域神经等。患者可自控给予小剂量局部麻醉药，不需全身给予阿片类药物而达到有效的镇痛。最常用的药物为罗哌卡因和布比卡因。

3．患者自控镇痛的护理

（1）检查静脉/硬膜外穿刺部位有无异常，管路是否通畅，固定是否妥当，连接处有无松脱，镇痛泵上的标识是否完整、清晰。注意保持穿刺部位的清洁、干燥，操作时注意无菌原则，避免局部感染。

（2）妥善放置镇痛装置：当患者卧床时，将装置的吊带挂在输液架上，将自控镇痛按钮放置在患者伸手可及处；当患者下床活动时，将镇痛装置挂在可移动输液架上或固定在患者身上。活动时注意避免管路滑脱。

（3）及时评估镇痛效果：良好的镇痛效果为达到最大的镇痛作用而产生最小的副作用。达到良好的镇痛效果时患者表现为：平静时VAS评分0～1；镇静评分0～1；无明显运动阻滞；副作用轻微或无；PCA泵有效按压/总按压比值接近1；无睡眠障碍；患者评价满意度高。镇痛效果不理想时要检查管路是否通畅、管路有无滑出、患者/家属自控镇痛泵按压方法是否正确等；同时要每日评估PCA泵的无效按压次数并及时通知医生。

（4）观察有无副作用：发现患者出现过度镇静、呼吸频率低于10次/分时应立即停用镇痛药物，予以开放气道、鼻导管吸氧或面罩通气，并报告医生。硬膜外镇痛患者出现感觉异常或运动异常、血压低于90/60 mmHg时，酌情停用镇痛药物，并报告医生。观察有无尿潴留，留置导尿管患者需拔除镇痛泵后再拔除导尿管。

（5）安全护理：做好管路的固定，避免管路滑脱；携带镇痛装置患者下床时需有人协助，防止跌倒。

（6）做好健康指导：使用前向患者介绍使用目的和方法、自控给药的最短间隔时间；保持穿刺部位干燥、防止管路滑脱；出现不良反应及时通知护士。

四、疼痛管理原则

1．重视对患者的健康教育和心理指导　患者对疼痛的反应及对药物的需求量存在较大的个体差异，受到个体对疼痛的敏感性、焦虑程度、年龄、性别和既往疼痛体验等多方面的影响。患者的积极心理可以减轻疼痛程度，其机制可能是通过激活内源性阿片系统实现的。因此，应加强与患者的沟通，让患者了解镇痛的利弊及可选择的镇痛药物和方法，与患者共同商定疼痛治疗方案，以取得患者的积极配合。

2．加强合作和协调管理　镇痛涉及麻醉科医生、急诊科医生、ICU医生、外科医生和护士，只有加强合作和协调，才能达到更好的镇痛效果。急性疼痛服务（acute pain services，APS）团队是较好的术后疼痛管理模式，APS通过多学科联合小组（麻醉医生、病房医生、病房护士、麻醉护士）来实施全天候的术后镇痛。APS小组的工作内容包括围术期疼痛管理、评估和记录镇痛效果、处理不良反应和镇痛治疗中的问题、进行相关知识宣教等。

3．根据患者个体需要定时评估和调整镇痛方案　由于患者对疼痛的感受及疼痛治疗的反应个体差异很大，因此，镇痛方案要因人而异，并在镇痛治疗过程中及时对镇痛效果进行动态评估，及时调整镇痛方案，达到个体化镇痛的目的。另外，在进行镇痛治疗的同时，还需加强全身情况监测，以免因镇痛而掩盖其他症状。

知识链接

加速康复外科理念下的疼痛管理

加速康复外科（enhanced recovery after surgery，ERAS）是以循证医学为基础，通过外科、麻醉、护理、营养等多学科协作，优化围术期处理临床路径，从而减少围术期应激反应及术后并发症，缩短住院时间，促进患者康复。ERAS 理念下的疼痛管理核心是多模式个体化充分镇痛，减少副作用。要求术前第一时间对患者进行疼痛评估，在排除禁忌证后尽早开始镇痛；镇痛药物的使用遵循低剂量、短疗程原则，轻中度疼痛推荐口服对乙酰氨基酚及 NSAIDs 药物，疼痛控制不佳时联合使用阿片类药物。术中根据手术部位采用不同的镇痛方法以获得满意的镇痛效果。术后要根据手术创伤程度及有无内脏痛、炎性痛，结合患者术后功能康复需求，优化多模式镇痛方案，达到：①在安全的前提下持续、有效镇痛；②没有或仅有易于忍受的轻度不良反应；③保持最佳躯体和心理功能；④利于患者康复。在镇痛药物的选择上，采用低阿片或去阿片的镇痛药物为主。出院后采用多学科合作的镇痛模式，以口服给药（如对乙酰氨基酚、非选择性 NSAIDs、COX-2 选择性抑制剂和阿片类药物等）为主，达到四个 A 标准，即意识清醒（alertness）、随意行走（ambulation）、无痛（analgesia）、营养良好（alimentation）。

参考文献：中华医学会麻醉学分会疼痛管理学组和中华医学会麻醉学分会 ERAS 学组．加速康复外科理念下疼痛管理专家共识（2021）[EB/OL]．（2021-8-19）．https://www.cn-healthcare.com/articlewm/20210818/content-1254382.html.

科研小提示

目前围术期镇痛都集中在出院前的镇痛，但是出院后的镇痛管理研究较少，还有待于进一步探究。

第三节　镇痛治疗相关监测

药物镇痛治疗会产生各种副作用，影响患者器官功能。因此，在治疗过程中应对患者进行严密监测，提供个性化护理，以达到最好的个体化治疗效果、最小的副作用和最佳的效价比。

一、急性疼痛患者的护理

1．准确、及时评估患者的疼痛情况　疼痛评估的准确性直接关系到镇痛治疗方案的选择和实施。护士要常规、动态、量化、全面评估疼痛情况，要尊重患者主诉，选择适合患者情况的疼痛评估工具，同时应做好疼痛相关记录。术后 6 h 内应每 2 h 评估 1 次患者疼痛情况及是否存在镇痛相关不良反应；术后 6 ~ 24 h 内每 4 h 评估一次；24 h 以后每 12 h 评估一次。要同时评估静态和动态（如行走、翻身、咳嗽）的疼痛强度，只有活动时疼痛减轻才能保证患者术后机体功能的最大康复。

2．减少或消除引起疼痛的原因　护士首先应设法减少或消除引起疼痛的原因。外伤所致疼痛时，应酌情给予止血、包扎、固定、处理伤口等措施；胸腹部手术后患者会因咳嗽或呼吸引起伤口疼痛，应在术前指导患者术后深呼吸和有效咳嗽的方法，术后指导患者咳嗽和深呼吸时保护伤口。同时要注意观察，避免因镇痛而掩盖病情，如急腹症。

3．严格遵医嘱用药并观察用药后的效果及不良反应　护士要了解各种镇痛药的代谢周期，严格把握用药的时间间隔，严格遵医嘱按时、按量给药；要考虑患者病情对药物作用的影响，如胃肠道功能会影响口服药的吸收。每次给药和实施干预措施后都要评估效果，原则上静脉注射后 5 ~ 15 min、口服给药后 1 h 后要再次进行疼痛评估。

4．做好心理护理　情绪可影响患者对疼痛的反应，情绪稳定、心境良好、精神放松可以增强对疼痛的耐受性，焦虑、抑郁和愤怒等负性情绪可使疼痛加剧，而疼痛又会加重焦虑情绪。因此，护士应关注患者的情绪，鼓励、支持患者，注意沟通技巧，与患者建立相互信赖的友好关系，避免不良情绪加重患者的疼痛感受。

5．做好基础护理　外界环境如噪声、温度和光线等，可影响疼痛，舒适的环境可改善患者的情绪，从而减轻疼痛，因此，护士应保持病室安静、床单位干净整洁，将患者所需物品放在伸手可及之处，尽量满足患者的生理需求，进行护理操作时动作轻柔，使患者身心舒适，从而有助于减轻疼痛。

6．做好患者的健康教育　做好镇痛管理必须要让患者了解镇痛相关知识，护士应采用多途径、多种方式对患者和家属进行教育和指导，如面对面沟通、电话、书面宣教材料、教育网站、音视频等。

（1）讲解疼痛相关知识、使患者认识到缓解疼痛的重要性。

（2）讲解疼痛评估方法，使患者能正确使用疼痛评估工具，准确表达疼痛。

（3）讲解镇痛相关知识、常用镇痛方法，使患者了解疼痛大多可以通过服药得到良好控制，如果药物不起作用，还有其他治疗措施可供选择。同时强调应用阿片类药物不一定都会成瘾；口服用药效果并非弱于皮下、静脉注射等其他用药方法。

（4）讲解镇痛治疗的相关风险、并发症的处理方法、常用镇痛药的副作用，告诉患者出现相关副作用要及时告知医护人员。

二、镇痛治疗相关监测

（一）呼吸功能监测

1．镇痛治疗最严重的副作用是呼吸抑制，临床上表现为呼吸变浅、频率减慢甚至出现呼吸暂停。任意途径给予阿片类药物（包括椎管内注射）时均可能出现，老年人、慢性阻塞性肺疾病和合并使用镇静剂的患者易发生。硬膜外镇痛使用阿片类药物时，一些阿片类药物（如吗啡）具有亲水性特点，其在中枢神经系统特别是脑脊液内的滞留时间延长，药物向头侧扩散可导致延迟性呼吸抑制，因此需加强观察。

2．镇痛治疗期间密切观察患者呼吸的频率、幅度、节律及呼吸周期比、脉搏血氧饱和度，定时监测动脉血氧分压和二氧化碳分压，对机械通气患者定期监测自主呼吸潮气量、每分通气量等。当呼吸频率减慢至 8 次 / 分以下伴 SpO_2 明显下降时，应立即通知医生，采取应对措施，如停用镇痛泵、吸氧、保持呼吸道通畅、静脉给予纳洛酮拮抗等。

3．加强护理及呼吸治疗，预防肺部并发症。ICU 患者镇痛治疗期间应尽可能实施每日唤醒计划。患者清醒期间鼓励其做肢体运动与咳痰。做好基础护理，缩短翻身、拍背间隔时间，酌情给予背部叩击治疗和肺部理疗、体位引流等，以促进呼吸道分泌物排出。

（二）循环功能监测

1．血流动力学不稳定、低血容量或交感神经张力升高的患者使用阿片类镇痛药更易引起低血压，硬膜外镇痛引起的低血压与交感神经阻滞有关。椎管内麻醉后的交感神经阻滞可导致心动过缓，尤其是术前存在心动过缓或传导阻滞、长期口服β受体阻滞药的患者。

2．镇痛治疗期间要严密监测血压（有创血压或无创血压）、中心静脉压、心率和心律，尤其给予负荷剂量时应根据患者的血流动力学变化给药，遵医嘱调整给药速度。低血压的防治措施包括吸氧、抬高双下肢、输液扩容等，必要时应给予血管活性药。出现心动过缓时一般无需特殊处理，出现严重的心动过缓时可静脉给予阿托品。

（三）神经肌肉功能监测

1．阿片类镇痛药可以加强镇静药物的作用，干扰重症患者的病情观察，一些患者可出现幻觉，烦躁加重。长时间镇痛镇静治疗可影响神经功能的观察和评估，应坚持每日唤醒以评估神经系统功能。

2．神经肌肉阻滞治疗可使患者关节和肌肉活动减少，增加深静脉血栓形成的危险，应给予积极的物理治疗，以预防深静脉血栓形成，保护关节和肌肉的运动功能。

（四）消化功能监测

阿片类镇痛药可抑制肠道蠕动而导致胃潴留、腹胀、便秘，并引起恶心、呕吐。可预防性地给予通便药物，条件允许时应鼓励患者早期进行床上活动和下床活动。如发生便秘，应遵医嘱调整预防性用药及阿片类药物剂量，必要时遵医嘱给予灌肠或采取其他镇痛措施等。腹胀严重者可用肛管排气减轻腹胀。此外，针灸相关穴位也有利于胃肠道功能恢复。给予阿片类药物的同时可给予止吐药物预防恶心。若已出现恶心，评估有无其他导致恶心的原因，遵医嘱调整阿片类药物剂量及止吐药的种类与剂量。

胃肠黏膜损伤是非甾体类抗炎药最常见的不良反应，可表现为腹胀、消化不良等。预防措施包括对有高危因素的患者使用选择性COX-2抑制剂；选择不良反应较少的药物或剂型；预防性使用H_2受体阻滞药和前列腺素E制剂。解热镇痛药还具有可逆性肝损害作用，特别是对肝衰竭或营养不良造成的谷胱甘肽储备枯竭的患者易产生肝毒性，应特别注意监测肝功能。

（五）代谢功能监测

大剂量吗啡可兴奋交感神经中枢，促进儿茶酚胺释放，增加肝糖原分解，使血糖升高，应加强血糖监测和调控。

（六）肾功能监测

吗啡等阿片类镇痛药可引起尿潴留，因此，应避免膀胱过度充盈。低浓度局麻药的硬膜外镇痛方案可减少尿潴留发生。当患者发生尿潴留时，可诱导排尿、热敷会阴部或给予膀胱区按摩，必要时留置导尿。非甾体类抗炎药可导致肾功能损害，低血容量或低灌注患者、高龄及既往有肾功能障碍的患者应慎用。

（七）凝血功能监测

非甾体类抗炎药可抑制血小板凝聚，导致出血时间延长，大剂量可引起低凝血酶原血症，可补充维生素K进行预防。

（八）其他

皮肤瘙痒多见于椎管内应用阿片类药物，尤其是蛛网膜下腔给药的患者，且发生率呈剂量依赖性。联合应用局麻药进行椎管内镇痛可降低瘙痒发生率。症状较轻者可通过减慢阿片类药物输注速度或降低其药物浓度，并尝试给予抗组胺药治疗以缓解。无效时可给予小剂量阿片受体拮抗剂，如纳洛酮。

小 结

疼痛是一种与实际或潜在组织损伤相关的不愉快的感觉与情绪体验，本章从急性疼痛的评估、急危重症患者镇痛、镇痛治疗相关监测三个方面进行了详细阐述。护士评估疼痛时，应相信患者的主诉，选择合适的评估工具全面、动态地对其进行评估。要评估疼痛强度、部位、性质、诱因、发作与持续时间、加重或缓解因素、伴随症状，以及疾病严重程度。急危重症患者的镇痛方法可分为药物镇痛和非药物镇痛，常用镇痛药物有阿片类镇痛药、非阿片类中枢神经系统镇痛药、非甾体类抗炎药、局部麻醉药等。目前对于急性疼痛多采用多模式、预防性镇痛，患者自控镇痛是目前术后镇痛最常用和最理想的方法。对于急性疼痛患者，护士应准确评估疼痛情况，遵医嘱按时给药，监测镇痛治疗的效果和各种并发症，加强基础护理和心理护理，做好宣教，以达到最佳的个体化治疗效果。

思考题

1．请叙述疼痛评估应遵循的原则。

2．请列出疼痛评估的主要内容。

3．请列出常用的疼痛强度评估工具，并比较不同评估工具的异同点。

4．请列出常用镇痛药物及用药时的观察要点。

5．李某，男性，42 岁，因外伤后多发性骨折 2 h 入院。患者 2 h 前被汽车撞伤，肋骨骨折、左侧胫骨骨折、股骨颈骨折、右侧腓骨骨折，行骨折固定术后转入 ICU，携带有静脉自控镇痛装置。患者神志清楚，T 37.3 ℃，P 80 次 / 分，R 20 次 / 分，BP 132/87 mmHg。

请回答：如何对该患者实施镇痛相关护理？

（应菊素）

第十二章 环境及理化因素损伤

第十二章数字资源

导学目标

通过本章内容的学习，学生应能够：

◆ **基本目标**

1．复述中暑、淹溺、电击伤的概念。

2．解释中暑、淹溺、电击伤的病因及发病机制。

3．总结中暑、淹溺、电击伤的临床表现、急救护理措施。

4．应用所学知识为中暑、淹溺、电击伤患者提供个体化的急救护理方案。

◆ **发展目标**

1．综合运用急救知识与技能为中暑、淹溺、电击伤患者提供持续的护理照护。

2．将重度中暑患者护理与休克、高热、神经功能紊乱等危重患者照护相关联。

人类生存的环境中存在着多种危害生命健康的生物、物理、化学性因素，是临床急症的主要致病因素，可危及患者生命，要求施救者必须对患者病情做出快速反应、准确判断和有效救治。环境及理化因素损伤所致的疾病种类较多，本章主要介绍中暑、淹溺与电击伤患者的急救与护理。

第一节 中 暑

案例 12-1

患者，男性，56 岁，建筑工人。在 37 ℃高温闷热的室外环境中工作 5h 后出现多汗、口渴、头晕症状，休息后稍缓解，继续工作 4 h 后，出现全身乏力，继而体温升高，达 40 ℃，并出现皮肤干热，无汗、谵妄和抽搐。患者急诊入院，护士立即给予生命体征监测，脱去患者衣物，此时患者 HR 120 次 / 分，BP 80/45 mmHg，R 35 次 / 分。

请回答：

1．该患者发生了什么情况？

2．首要治疗措施是什么？具体应如何实施？

中暑（heat illness）是指人体在暑热季节、高温、高湿环境中，由于体温调节中枢功能障碍、汗腺功能衰竭，以及水、电解质丢失过多而引起的以中枢神经系统和（或）心血管系统功能障碍为主要临床表现的急性热损伤疾病。国外文献将重症中暑定义为暴露于高热环境（经典型）或强体力劳动（劳累型）条件下，出现体核温度（core temperature）升高超过 40 ℃及中枢神经系统功能障碍而引起谵妄、惊厥或者昏迷等症状的一种重症疾病。高温环境下，特殊人群尤其是患有其他基础疾病（基础代谢障碍疾病、免疫功能低下或慢性消耗性疾病）的人群，中暑发病率增高数倍，且重症中暑可以引起死亡。最严重的中暑为热射病，死亡率高达 50% 以上。

一、中暑的评估

（一）产生原因评估

1．常见原因

（1）环境温度过高：环境温度过高时人体接收的热量超过人体的正常负荷水平。温度＞32 ℃时发生中暑的概率就会随之增加。

（2）机体产热增加：由于在高温环境下长时间劳作（如炼钢厂工人）、服用使产热增加的药物（如服用苯丙胺）和某些代谢性疾病（如甲状腺功能亢进症）等原因，使得机体产热增加，发生热能蓄积。如果没有进行及时、有效地防暑降温就容易发生中暑。

（3）机体散热减少：环境湿度＞ 60%、通风不良、肥胖、衣服紧身不透气等因素可造成人体散热减少而容易发生中暑。

（4）汗腺功能障碍：皮肤是人体散热的主要器官，当存在皮肤广泛性瘢痕、先天性无汗症、系统性硬化症或使用抗胆碱能药物，可能造成汗腺功能障碍，散热减少，引起中暑。

（5）体温调节障碍：正常情况下，人体可通过体温调节中枢对产热和散热进行调控，以维持正常的生命活动，但某些疾病（如感染和脑血管疾病）可造成体温调节障碍。另外，伴有基础疾病或年老体弱体温调节功能减弱者，以及患有糖尿病、帕金森病或营养不良者，均易因代谢紊乱而发生中暑。易引起中暑的疾病类型及发生机制见表 12-1。

表 12-1　易引起中暑的疾病类型及发生机制

疾病类型	发生机制
心血管疾病	炎热会使人交感神经兴奋，加重心血管的负荷。尤其是心脏功能不全的患者，体内的热量不能及时散发而在体内积蓄
感染性疾病	细菌或病毒性感染可使人体产生内源性致热原，作用于下丘脑产热中枢，令机体产热加速，也可使机体释放大量儿茶酚胺类物质，促使血管痉挛收缩，不利于散热
代谢性疾病	营养素的缺乏可使肾浓缩能力减退，血压下降，反射性地引起血管收缩；先天性汗腺缺失者，无法及时通过排汗散热，导致体内热量聚积
系统性硬皮病	汗腺阻塞或破坏，蒸发散热的途径被阻断，使热量积蓄在体内
内分泌疾病	甲亢、糖尿病等患者，机体对内外环境温度变化反应迟钝，虽热量已积蓄在体内，但患者自觉症状出现较晚或不自知

2．发病机制　人体的体温调节中枢位于下丘脑，正常状态下机体产热与散热保持动态平衡，机体温度保持在正常范围内。人体的产热器官主要为肝和骨骼肌。散热器官主要为皮肤，散热方式包括辐射、传导、对流和蒸发。当外界环境温度高于人体温度（超过 35 ℃）时，蒸发是唯一的散热方式。当机体产热大于散热或散热受阻时，体内就有过量热蓄积，继而产生高热，引起组织损害和器官功能障碍。当病情进一步加重时（如体核温度＞ 42 ℃时），可出现

细胞损伤，机体可表现为多个系统功能障碍，具体包括：①中枢神经系统：局灶性出血、水肿、颅内压增高、昏迷和小脑功能障碍等；②呼吸系统：呼吸加速、通气量增加、呼吸性碱中毒、急性呼吸窘迫综合征等；③循环系统：心动过速、心律失常、心肌梗死、心脏指数增高、中心静脉压增高、弥散性血管内凝血等；④消化系统：应激性溃疡、肝坏死、胆汁淤积等；⑤泌尿系统：急性肾衰竭；⑥其他：水、电解质失衡，横纹肌溶解和血清肌酸激酶升高等。

（二）病情评估

1．临床表现　根据临床表现的轻重，可将中暑分为先兆中暑、轻度中暑和重度中暑。

（1）先兆中暑：表现为多汗、口渴、头晕、头痛、耳鸣、注意力不集中、视物模糊、胸闷、心悸、恶心、四肢无力、体温正常或略高，一般不超过 38 ℃。如果及时将患者转移到阴凉通风处，并补充水分和电解质，短时间内可恢复。

（2）轻度中暑：在先兆中暑症状的基础上体温略微升高，体温在 38℃以上，进一步出现面色潮红或苍白、大汗淋漓、四肢湿冷、血压下降、心率增快、脉搏细速等早期循环系统功能障碍的表现。如果给予及时有效处理，可于数小时内恢复。

（3）重度中暑：根据发病机制和临床表现不同，可分为热痉挛（heat cramp）、热衰竭（heat exhaustion）和热射病（heat stroke）（图 12-1），但临床上三者常难以严格区分，可同时出现。

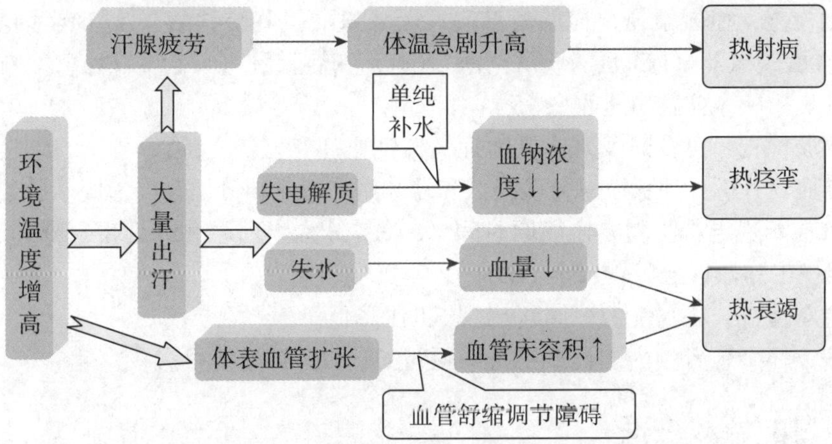

图 12-1　重度中暑发生过程示意图

1）热痉挛：是指机体在高温环境下，大量出汗导致水和电解质的大量丢失，导致肢体和腹壁肌肉等痉挛的现象。患者表现为低钠血症和低氯血症，肌肉出现痉挛性、对称性和阵发性疼痛，多发生在四肢肌肉、背部肌和腹肌，腓肠肌最常见，疼痛数分钟可缓解。患者无明显体温升高，神志清醒。热痉挛多见于健康的青壮年，可为热射病早期表现。

2）热衰竭：是指热应激时液体丢失所致的以有效血容量不足为特征的临床综合征，是重度中暑中最常见的类型，多见于老年人、儿童和慢性病患者。患者体核温度＜ 40 ℃，神志清醒。患者可有虚脱或晕厥，具体可表现为多汗、疲乏、无力、头痛、眩晕、面色苍白、皮肤湿冷、脉搏细速、心律失常、恶心、呕吐和肌痉挛等。热衰竭未及时治疗可发展为热射病。

随堂测 12-1

3）热射病：是热损伤因素作用于机体引起的严重致命性疾病，是最严重的重度中暑类型，具有很高的病死率。患者体核温度＞ 40 ℃，神志不清，各系统均出现功能障碍，累及器官依次为脑、肝、肾和心脏。根据发病原因和机制可分为：①劳力型热射病：多发生于青壮年，致病原因为在高温、高湿度和通风差的环境中进行体力劳动或高强度训练一段时间后忽感全身不适、发热、头痛、头晕、反应迟钝，或忽然晕倒、神志不清，伴恶心、呕吐、呼吸急促等，继而体温迅速升高达 40 ℃以上，出现谵妄、嗜睡和昏迷。皮肤干热、面色潮红或苍白，开始大汗、冷汗，继而无汗、心动过速、休克等。劳力型热射病在热射病基础上伴有严重的横纹肌溶解，所以急性肾衰竭、急性肝损害、DIC 出现早，在发病后十几小时甚至几小时即可出现，病情恶化快，病死率极高。患者器官功能受损还可表现为中枢神经系统功能障碍、凝血功能障碍、肝功能损害、肾功能损害、呼吸功能不全、急性胃肠功能损害、心血管功能不全等。病情恶化快，病死率极高。②经典型热射病：多发生于年老体弱、幼儿及伴有基础疾病的人群，致病原因为环境温度过高和通风不良，散热功能障碍，一般为逐渐起病，前驱症状不易发现，1 ～ 2 d 后症状加重。患者可表现为无汗、皮肤干热发红，体温增高明显，体核温度可达 40 ～ 42 ℃，有谵妄、昏迷和瞳孔缩小，严重者可出现休克、心力衰竭、肺水肿、脑水肿、急性肾衰竭、急性肝衰竭、弥散性血管内凝血和多器官功能障碍，患者可在 24 h 左右死亡。

2．辅助检查　在重度中暑中，热射病是最严重的类型，可导致患者病情急剧发展，病死率高，且既可发生于青壮年，也可发生于年老体弱者及幼儿。因此，判断中暑严重程度除监测体核温度外，还应重点评估患者的神志、呼吸与循环状况、脏器器官功能状况等。辅助检查项目包括：

（1）血常规检查：白细胞总数增加，中性粒细胞增高，增高的程度与中暑的严重程度相关，还会出现血小板减少。

（2）尿常规检查：中暑后发生肾功能改变时可有不同程度的蛋白尿、血尿和管型尿改变。

（3）生化检查：血尿素氮、血肌酐升高，天冬氨酸氨基转移酶（AST）、丙氨酸氨基转移酶（ALT）、乳酸脱氢酶（LDH）、肌酸激酶（CK）和淀粉酶（AMY）增高，也在一定程度上反映心肌损害及肝肾等脏器功能改变情况。

（4）电解质检查：可及时发现高钾血症、低钠血症和低氯血症。

（5）动脉血气分析：动脉血氧分压降低和动脉血二氧化碳分压升高，提示肺通气功能障碍。

（6）凝血功能测定：监测凝血酶原时间（PT）、纤维蛋白原和纤维蛋白降解产物，结果异常应考虑可能发生弥散性血管内凝血（DIC）。

（7）心电图检查：心功能改变时可出现 ST 段降低。

（8）其他：怀疑患者颅内出血或感染时可行 CT 和脑脊液检查。

二、中暑的急救护理

（一）院前急救护理

院前救护的原则是使患者能够尽快脱离高温环境、迅速降温和保护重要脏器功能。在现场早期处置中推荐“边降温边转运”原则，当降温与转运存在冲突时，应遵循“降温第一，转运第二”的原则。由于现场条件受限，对热射病患者建议在现场至少实施以下 6 个关键救治步骤。

1．立即脱离热环境　迅速脱离高温、高湿环境，转移至通风阴凉处，尽快除去患者全身衣物以利散热。

2．快速测量体温　快速测量核心温度而非体表温度。建议使用直肠温度来反映核心温度。需注意的是，如果腋温或耳温不高，不能排除热射病，应 10 min 测量一次体温或持续监测体温。

3．积极有效降温　快速、有效、持续降温是首要治疗措施。现场降温目标：核心温度在 30 min 内迅速降至 39.0 ℃以下，2 h 内降至 38.5 ℃以下。

4．快速液体复苏　应在现场快速建立静脉通路。在现场第 1 小时输液量为 30 ml/kg 或总量 1500 ～ 2000 ml，之后根据患者反应（如血压、脉搏和尿量等）调整输液速度。

5．气道保护与氧疗　应将昏迷患者头偏向一侧，保持其呼吸道通畅，及时清除气道内分泌物，防止呕吐误吸。

6．控制抽搐　现场控制抽搐、躁动非常关键，可给予镇静药物使患者保持镇静，防止舌咬伤等意外伤。

（二）院内急救护理

早期有效治疗是决定预后的关键，对于热射病患者有效治疗的关键点是迅速降低核心温度，保护重要脏器功能，预防并发症。

知识链接

热射病救治的“九早一禁”

热射病的具体救治措施可以概括为“九早一禁”，“九早”即早降温、早扩容、早血液净化、早镇静、早气管插管、早纠正凝血功能紊乱、早抗感染、早肠内营养、早免疫调理，“一禁”是指在凝血功能紊乱期禁止手术。

参考文献：全军热射病防治专家组，热射病急诊诊断与治疗专家共识组．热射病急诊诊断与治疗专家共识（2021版）[J]．中华急诊医学杂志，2021，30（11）：1290-1299.

科研小提示

文献显示膳食补充剂对热射病有防护作用，但还有待于进一步研究。

1．迅速降温

（1）环境降温：将患者置于20～25 ℃的房间内，使用空调或风扇，加快散热速度。

（2）患者降温：降温速度决定患者的预后，应在1 h内将体温降至39 ℃以下，尤其是热射病患者，降温速度越快、时间越短，患者的生存率越高。可根据患者情况采取物理降温和药物降温。去除患者衣物，进行局部降温和全身降温。具体包括：①采用冰帽或冰槽进行头部降温；②采用冰袋、化学制冷袋或冰镇矿泉水包裹毛巾后置于颈动脉、腋窝和腹股沟等部位，冰袋应及时更换位置，避免同一部位长时间直接接触，以防发生冻伤；③持续用冷水、冰水或乙醇全身擦浴，应沿着动脉走行方向不断擦拭，大动脉处应适当延长时间，以增强降温效果，避开枕后、耳郭、心前区、腹部、阴囊及足底等冷疗禁忌部位；④对冷水浸浴或冰水浸浴的患者，护士应用力按摩患者四肢及躯干，以防止周围血管收缩，影响散热；⑤使用冰毯全身降温，注意监测肛温和检查机器连接情况；⑥冰生理盐水注入胃内或直肠灌肠，每次灌肠量应≤200 ml，直肠灌肠保留30 min；⑦冰的5%葡萄糖氯化钠溶液1000～2000 ml静脉滴注，开始时应控制滴速为30～40滴/分，根据情况逐渐增快，避免出现肺水肿。可根据医嘱给予降温药物，给药时避免快速推注，以免引起体温骤降和大量出汗，导致虚脱或休克。

随堂测12-2

2．密切观察病情变化

（1）观察降温效果：①密切监测生命体征变化，尤其是体温的变化，每15～30 min测量一次肛温；②预防冻伤，使用冰袋降温时，应注意观察局部皮肤的情况及反应，以防发生冻伤；③灌肠过程中病情观察，若患者出现脉搏细速、面色苍白、呼吸急促和心律失常等表现，须立即停止操作，报告医生并及时处理；④观察特殊情况，降温过程中患者若出现呼吸抑制、深昏迷或血压下降等情况，应及时抢救，对症治疗；⑤观察末梢循环情况，以确定降温效果。

（2）监测其他指标：①监测除高热外的其他症状和体征，如对口唇发绀、多汗、呕吐、腹泻、出血、头痛、眩晕及昏迷患者应观察是否有舌后坠等，以协助诊断、对症治疗和护理；

②严密监测患者的神志、瞳孔、呼吸、心率、心律、血压、中心静脉压、尿量、尿色、尿比重、血氧饱和度等指标的变化；③动态监测血常规、尿常规、凝血功能、肝功能、肾功能、心肌酶谱和电解质的变化，以及早发现并发症，及时治疗和护理。

知识链接

重症中暑致心脏损伤

重症中暑是全身性炎症反应相关的一种热性疾病，可致多脏器功能衰竭甚至死亡。心血管系统是中暑发病的主要损伤器官。目前对重症中暑心肌损伤的研究认为，心脏的损伤主要包括直接热损伤与热打击下心血管功能紊乱导致心肌的缺血缺氧损伤。线粒体结构与功能的破坏以及钙离子超载是最基本的损伤机制，活性氧的蓄积可进一步加重心肌细胞的损伤与死亡。深入了解中暑的心脏损伤的病理机制有利于指导临床找到治疗方案，这方面研究尚缺，更多分子机制有待挖掘与深入研究。

参考文献：洪欣欣，刘志锋，苏磊．重症中暑心脏损伤机制的研究进展［J］．中华重症医学电子杂志（网络版），2018，4（4）：363-367.

3．呼吸系统护理　①保持气道通畅；②根据病情给予氧气吸入；③清除口腔内分泌物，对伴有恶心或呕吐的患者应将其头偏向一侧，避免误吸。

4．迅速建立静脉通路　使用留置针建立有效的静脉通路，以保证液体的快速输入，对出现休克的患者应建立两条以上静脉通路，保证抢救的顺利实施。

5．基础护理

（1）口腔护理：高热患者口腔自净能力降低，容易发生口腔感染，应加强口腔清洁，昏迷患者由护士进行口腔护理。

（2）皮肤护理：中暑患者由于多汗及降温过程中降温设施产生的冷凝水会沾湿衣裤及被服，应及时予以更换，保持床单位干燥、平整，定时翻身、拍背和按摩，防止压疮。

（3）高热、惊厥的护理：应加床栏预防坠床和继发性损伤，发生惊厥时注意保护舌，以防舌咬伤。

（4）体位：心力衰竭患者取半卧位，血压低时患者取平卧位，休克患者取中凹卧位。

（5）预防感染：预防肺部感染和压疮，定时翻身、拍背和按摩。

6．安全护理　病情危重患者可表现为烦躁不安，易发生坠床，应使用床栏和约束带，以保证患者的安全。

7．心理护理　护士应以热情、亲切的态度对待患者，帮助患者疏导恐惧和焦虑等负性情绪，介绍病情及医院环境，帮助患者树立信心。

8．健康宣传教育　①介绍中暑相关知识，做好自我保护措施；②中暑恢复期间避免接触高温环境和暴晒或者剧烈运动；③有高温作业的患者应改善工作环境，做好防暑降温工作；④选择健康的生活方式，保证充足的睡眠及休息，防止过度劳累；⑤老弱人群、幼儿、患有基础代谢障碍疾病、免疫功能低下和慢性消耗性疾患者群应改善居住环境，注意通风。

第二节　淹　溺

案例 12-2

患者，男性，25 岁，海边游泳时不慎落水发生淹溺，5 min 后被人救起。经检查发现，患者已昏迷，口鼻有血性分泌物，发绀严重，呼吸微弱、浅表、不规整，心音听不清，瞳孔散大，经现场抢救后将其送入医院。体格检查：患者处于昏迷状态，T 35.7 ℃，HR 95 次 / 分，R 22 次 / 分，BP 70/50 mmHg。生化检测结果显示：高钠血症、高钙血症和高氯血症。动脉血气分析和 pH 测定显示低氧血症和酸中毒。

请回答：

1．该患者发生了什么情况？

2．现场应如何施救？

淹溺（drowning）又称溺水，是指人体持续淹没于水或其他液体中，出现反射性喉痉挛，或由于液体、污泥和杂草等物质阻塞呼吸道引起急性呼吸障碍，导致机体窒息和缺氧的临床危急状态。淹溺后根据是否伴有心脏停搏可将淹溺分为溺死（drown）和近乎溺死（near drown）。淹溺后窒息合并心脏停搏者称为溺死，如心脏未停搏则为近乎溺死。淹溺常发生在炎热夏季，多见于沿海地区。淹溺是意外死亡的一个常见原因，也是全球儿童事故死亡的一个重要原因，中低收入国家的淹溺发生率最高，占淹溺死亡数的 90% 以上。在美国，淹溺为 45 岁以下人群意外死亡的主要死因。

一、淹溺的评估

（一）产生原因评估

1．常见原因

（1）意外事故：在水上作业或水边玩耍不慎掉入水中；交通意外掉入水中；水中运动时遇到水草等障碍物未能解救；被海浪或水流卷走或冲走。

（2）自身身体原因：癫痫发作、低血糖和心脑血管事件的急性发作；未做好运动准备或水温过低引起肢体痉挛；水中运动时间过长引起身体疲劳。

（3）自然灾害：水灾、暴雨、泥石流灾害、海啸、龙卷风或飓风灾害等。

（4）自杀：放弃生命，自己跳河、跳江等。

2．发病机制

（1）缺氧：人体溺水后最初会本能地屏气，引起潜水反射，即呼吸暂停、心动过缓和外周血管剧烈收缩，以避免液体进入呼吸道，保证心脏和脑组织等重要器官的血供。但由于缺氧被迫呼吸，液体进入呼吸道和肺部或引起反射性喉痉挛，液体进入肺部可导致肺泡塌陷、肺不张、通气 / 血流灌注比例失调，机体气体交换严重受损，缺氧和二氧化碳潴留，出现低氧血症、高碳酸血症和代谢性酸中毒。缺氧进一步持续，可出现急性肺水肿、脑水肿和心律失常等表现，其中，严重心律失常是患者猝死的主要原因，继而出现窒息和昏迷，最终导致心脏停搏。通常溺水到心脏停搏时间仅有数秒到数分钟。

（2）高钾血症：多见于淡水淹溺者。由于淡水较血浆或其他体液渗透压低，吸入的大量水分可迅速经肺毛细血管进入血液循环，造成低渗血症，促使红细胞大量肿胀破裂，出现高钾血症和血红蛋白尿，阻塞肾小管，引起肾衰竭。高钾血症可导致心脏停搏，进而造成患者死亡。

（3）低温损伤：低温液体可以迅速降低人体温度和刺激迷走神经，导致严重心、脑功能障碍，如心动过缓、心室颤动、意识丧失及心脏停搏。温度越低，患者预后越差。但低温对于神经系统有保护作用，故淹溺引起的低体温有时可延长救治患者的时间，增加存活机会。

（4）其他：若为海水淹溺，由于海水中钠含量约为人体血浆的3倍，另有大量镁盐和钙盐，故发生淹溺后除发生缺氧外，还可出现高钠血症、高镁血症和高钙血症。若为粪坑、污水池或化学溶液淹溺，患者还可出现皮肤、黏膜损伤及化学中毒等表现。

（二）病情评估

1．临床表现

（1）症状：淹溺者出现意识丧失，呼吸、心搏微弱或停止，处于临床死亡状态。其临床表现与溺水持续时间长短、吸水量多少、吸入介质性质和器官损伤严重程度有关。具体可表现为：①神经系统，头痛、视觉障碍、烦躁不安、昏睡、昏迷、抽搐及肌张力异常等；②呼吸系统，剧烈咳嗽、胸痛、呼吸困难和咳粉红色泡沫痰；③循环系统，脉搏细速、心律失常、心室颤动、血压升高或降低；④消化系统，胃扩张、恶心或呕吐；⑤泌尿系统，血红蛋白尿、少尿或无尿；⑥其他，海水淹溺患者口渴感明显，淡水淹溺后短期内还可出现迟发型肺水肿及凝血功能障碍，患者还会出现寒战、发热症状。如淹溺在冰冷的水中，患者可出现低温综合征。

（2）体征：口、鼻腔内充满泡沫或泥污，颜面肿胀，皮肤发绀，球结膜充血，呼吸表浅、急促或停止；肺部可闻及干湿啰音；心律失常、心音微弱或心搏停止；腹部膨隆，四肢厥冷，部分伴有头颈及其他部位损伤。

2．辅助检查

（1）血、尿检查：淹溺者常有白细胞总数增加，中性粒细胞增加，红细胞正常或减少。淡水淹溺时出现高钾血症、低钠血症、低氯血症和低蛋白血症。海水淹溺时出现高钠血症、高钙血症、高镁血症和高氯血症。少数淹溺者可出现血红蛋白尿、肌红蛋白尿等。

（2）动脉血气分析：血气分析检查常提示出现代谢性和或呼吸性酸中毒，约75%的患者有严重混合性酸中毒，几乎所有患者都伴有不同程度的低氧血症。

（3）心电图检查：心电图可表现为窦性心动过速、非特异性ST段和T波改变，严重时会出现室性心律失常或完全性心脏传导阻滞。

（4）X线检查：胸部X线检查显示斑片状浸润或肺水肿征象，胸部X线检查的结果不能完全反映病情的轻重程度，约20%患者胸部X线检查无异常。疑有颈椎损伤时，可进行颈椎X线检查。

（5）脑磁共振成像检查：淹溺3～4天后进行脑磁共振成像检查，有助于判断患者神经系统的预后。

二、淹溺的急救护理

（一）院前急救护理

淹溺所致死亡主要是因为缺氧。缺氧时间和程度是决定淹溺者预后的关键因素，快速、有效的现场救护，尽快对淹溺者进行通气和供氧是最重要的紧急抢救措施。

1．脱离淹溺环境　目击者应立刻将淹溺者从水中救出。施救者在尝试营救的过程中可将木棍或衣服等作为施救设备递送给淹溺者，并让其尽量抓住。施救者应镇静，切忌鲁莽施救，尽可能脱去衣裤，尤其要脱去鞋靴，迅速游到淹溺者附近，并从背后接近淹溺者，一手托着他的头颈，将面部脱出水面，或抓住腋窝仰游，将淹溺者救上岸。救护时应防止被淹溺者紧紧抱住。

2．畅通气道　将淹溺者置于地面或硬质平面上。迅速清除口、鼻腔中的污水、污物、分泌物及其他异物，有义齿者取出义齿。对牙关紧闭者，可先捏住两侧颊肌，然后再用力将口启开。松解领口和紧裹的内衣与腰带，拍打背部促使气道液体排出，保持呼吸道通畅。

3．倒水　淹溺患者胃肠内和呼吸道内常常有大量液体，有条件者可使用吸引器帮助患者排水。无吸引器时可采取徒手方法。淹溺患者的倒水处理需采用头低脚高的体位将肺内及胃内积水排出。最常用的简单方法是迅速抱起患者的腰部，使其背部在上，头、胸部下垂，摇晃患者，以利倒水，尽快倒出肺、气管内积水。也可将其腹部置于抢救者屈膝的大腿上，使头部下垂，然后用手压其背部。注意倒水时间不宜过长，若患者已有心搏和呼吸停止，应立即实施心肺复苏。

随堂测 12-3

4．心肺复苏　对于经呼叫无意识、心搏和呼吸停止者，立即现场施行心肺复苏术。进行心肺复苏时应注意患者有无颈椎损伤，选择适宜的开放气道方法，避免二次损伤。

5．迅速转运　迅速转送医院，转运途中应密切观察病情变化，保持气道通畅，持续吸氧，注意保暖。对呕吐的患者应将其头部偏向一侧，以防误吸。若心搏、呼吸未恢复，转运过程中继续进行心肺复苏。搬运患者过程中注意有无头、颈部损伤和其他严重损伤，怀疑有颈部损伤者要给予颈托保护。

知识链接

肌肉痉挛性收缩的自救

肌肉痉挛性收缩，俗称“抽筋”，是游泳及水下作业者突然发生的一种情况，较为常见。发生部位常见为腓肠肌，手指、足趾、大腿、上臂等处也时有发生。主要表现为某处肌肉突发性痉挛，局部肌肉发硬并剧痛。发生肌肉痉挛性收缩时要保持镇静，停止游动，仰面浮在水面上，并根据不同部位采取不同的方法自救：①腓肠肌或足趾：使身体呈仰卧姿势，用手紧握患肢足趾并用力向上拉，使发生痉挛的下肢伸直，并用另侧下肢踩水，用另一侧上肢划水，帮助身体上浮。②大腿：弯曲发生痉挛的大腿，使其与身体呈直角并同时弯曲膝关节，然后用双手抱小腿，用力使其贴在大腿上并做震颤动作，随即向前伸直。③手指：将手握成拳头，然后用力张开，张开后再迅速握拳。④手掌：用另一侧手掌将患侧手掌用力压向背侧并做震颤动作。⑤前臂：将手握成拳头并尽量屈肘，然后再用力伸开。

参考文献：张重阳，李立艳，王立祥，等. 中国淹溺性心脏停搏心肺复苏专家共识 [J]. 中华危重病急救医学，2020，29（8）：1032-1045.

（二）院内急救护理

1．保证呼吸道通畅　迅速将患者安置于抢救室内，换下湿衣裤，注意保暖。保证呼吸道通畅，给予高流量吸氧，对意识不清、呼吸急促、全身发绀、血压下降、肺水肿、血氧饱和度低、进行性呼吸窘迫、缺乏气道反射保护或合并头胸部损伤的患者采用机械通气。建立两条以上有效的静脉通路，以保证液体的快速输入，保证抢救的顺利实施。

2．密切观察病情变化　给予床旁心电监护，密切观察血压、心率、脉搏、呼吸及血氧饱和度的变化；观察患者意识障碍的程度及瞳孔变化；观察其是否出现各种病理反射；严格记录患者的出入量；观察尿液的颜色和量；观察有无咳嗽及痰液的颜色和性质；听诊肺部是否存在干、湿啰音；有条件者行中心静脉压监测。

3．纠正低血容量、水电解质和酸碱失衡　对淡水淹溺伴有血液稀释的患者，控制水的入量，适当补充生理盐水、血浆和白蛋白，纠正高钾血症及酸中毒。对海水淹溺患者应及时补充血容量，给予葡萄糖溶液、低分子右旋糖酐、血浆等液体，因患者伴有高钠血症或高氯血症等，限制氯化钠入量。维持循环功能，患者心搏恢复后，常有血压不稳定或低血压状态，应注意监测有无低血容量，掌握输液的量和速度。

4．复温的护理 迅速将低体温者移入温暖环境，保证环境温度为 22 ～ 24 ℃，脱掉衣服、鞋袜，采取全身保暖措施，加盖棉被或毛毯。如患者意识存在，可给予热饮等方法进行复温。低体温严重者，除体表复温外，有条件者可采用体内复温法，如采用加温加湿吸氧、加温静脉输液等方法。复温过程中应保证患者安全，避免烫伤。对重度低温者复温速度应加快。对体温过高者，采用物理或药物进行降温。

5．脑损伤的治疗和护理 颅内压增高时给予甘露醇、甘油果糖和白蛋白等进行治疗。若发生抽搐，可给予地西泮、苯巴比妥或水合氯醛等进行治疗。

6．对症支持护理 积极防治肺损伤、感染、急性肾衰竭等并发症的发生。对污水淹溺、有感染体征或脓血症的淹溺患者遵医嘱使用抗生素。

科研小提示

俯卧位通气可改善海水淹溺 ARDS 大鼠的通气功能，但在人体的应用还有待研究。

7．基础护理 ①保证室内环境安静、整洁、通风，每日进行消毒，护士严格执行无菌操作，以降低患者感染的发生率；②对清醒患者加强口腔清洁，昏迷患者由护士进行口腔护理，动作应轻柔，避免损伤口腔黏膜；③保持床单位平整、干燥，定时帮助患者翻身、拍背，以预防压疮和肺部感染。

8．心理护理 经历淹溺会给患者身心带来很大的心理创伤。应做好患者的心理护理，解释治疗措施及目的，密切关注患者精神及性格变化，耐心倾听主诉，稳定患者情绪，帮助其树立战胜疾病的信心。对自杀淹溺的患者应尊重其隐私，多巡视，开导患者，帮助患者树立正确的人生观和价值观，促使其放弃自杀念头，避免再次发生意外事故。

9．健康宣传教育 ①讲解淹溺的相关知识；②针对有后遗症的患者，指导如何进行家庭护理和康复功能训练；③指导患者淹溺的自救和互救知识与技能，水上游览、运动或作业时配备救生器材；④水上作业的工人下水作业前不饮酒，并应定期检查身体；⑤有基础疾病的患者尽量避免水中运动，以防意外；⑥下水前要做好充分准备活动，不宜在水温较低水域或不安全水域游泳。

第三节 电击伤

案例 12-3

患者，男性，25 岁，电工，作业过程中因右手不慎触及高压电线，致全身多处烧伤。受伤时患者左下肢接触墙壁，电流由右手进入，从左下肢流出。患者左下肢有两处伤口，无渗血，局部红肿，皮肤发黑。患者右侧手臂肿胀较明显，手背红肿，伴有水疱，基底苍白，各手指皮肤焦黑，指关节活动障碍，指关节电流入口处有伤口。患者被解救脱离电源后无意识，3 ～ 5 s 后意识自行恢复。

请回答：

1．电击伤后该患者可能发生哪些并发症？

2．电击伤后应如何实施现场救护？

电击伤（electrical injury），又称触电，是指一定量的电流通过人体引起全身或局部的组织损伤和功能障碍，甚至发生呼吸、心搏骤停和死亡。根据电压强度，可将电击伤分为超高压电击伤或雷击、高压电击伤和低压电击伤三种类型。电击伤的高发人群为户外工作的农民、建筑工人和运动员。

一、电击伤的评估

（一）产生原因评估

1．常见原因

（1）违规操作缺乏安全意识，使用或维修电器、线路、医疗设备时未按照操作规程进行，人体直接接触电源，导致发生电击伤。

（2）意外事故接触到折断的电线、电器漏电、雷雨天气在树下避雨或在高压电和超高压电场中，电流或静电电荷经空气或其他介质电击人体。

2．发病机制　电击损伤包括电流直接损伤和电流转化热能损伤两个方面。人体作为导电体，在接触电流时，即成为电路中的一部分。电击通过产热和电化学作用引起人体器官生理功能障碍（如抽搐、心室颤动、呼吸中枢麻痹或呼吸停止等）和组织损伤。 电击伤对人体危害的严重程度与接触电压高低、电流强弱、电流类型、频率高低、通电时间、接触部位、电流方向和所在环境的气象条件都有密切关系。通过人体的电流越强，对人体造成的损害越重，危险也越大；电压越高，流经人体的电流量越大，机体受到的损害也越严重。在一定的电压下，皮肤电阻越低，通过的电流越大，造成人体的损伤越大，人体不同组织的电阻由大到小依次为骨、皮肤、脂肪、肌肉、血管和神经。皮肤干燥时电阻高，出汗、潮湿时降低。人体通电时间越长，机体造成的损害也越严重。若电流从头顶或上肢进入体内，纵贯身体由下肢流出，或由一手进入，另一手流出，可致心室颤动或心搏骤停，则损伤较严重，危险性较大。若电流从一侧下肢进入，由另一侧下肢流出，则损伤较小。此外，潮热或下雨的天气可以降低皮肤的电阻，使得电击的程度更严重。

随堂测 12-4

（二）病情评估

1．临床表现

（1）全身表现：触电后，轻者可出现痛性肌肉收缩、头痛、头晕、惊恐、心悸、面色苍白、四肢松软、表情呆滞、心动过速、皮肤灼伤处疼痛等。高压电击，尤其是雷电击时患者可出现意识丧失，心搏、呼吸骤停。电击损伤心肌和传导系统时，患者可出现心室颤动或心肌梗死，其中心室颤动是低压电电击后常见的表现，也是患者致死的主要原因；组织大面积烧伤或机体损伤导致大量液体丢失时，可出现低血容量性休克。电击时因肌肉剧烈收缩，可能导致关节脱位和骨折。

（2）局部表现：通常电流直接接触部位接收到的电流最强，其损伤程度最为严重，而周围皮肤一般损伤较轻，但电击若引起衣物燃烧，抢救不及时则可导致电击周围皮肤出现大面积烧伤。不同电压引起的电烧伤表现不同：①高压电引起的电烧伤，烧伤面积不大，电流入口处烧伤严重，可有一处进口和多处出口，烧伤可深达肌肉、血管、神经和骨骼，有“口小底大，外浅内深”的特征；肌肉组织常呈夹心性坏死；并且电流可造成血管壁变性、坏死或血管栓塞，从而引起继发性出血或组织继发性坏死。②低压电引起的烧伤常见于电流进入点和流出点，伤口呈椭圆形或圆形，直径小，干燥，边缘整齐，呈焦黄或灰白色，与正常皮肤分界清楚，一般不损伤内脏。

（3）并发症：可有短期精神异常、单侧或双侧鼓膜破裂、听力障碍、心律失常、肢体瘫痪、继发性出血、弥散性血管内凝血、局部组织坏死并继发感染、急性肾功能不全、内脏破裂或穿孔等。孕妇受电击后常导致死胎、流产或胎儿宫内发育迟缓。

2. 辅助检查

（1）尿液检查：可见肌球蛋白尿、血红蛋白尿、肌红蛋白尿。

（2）心电图检查：可出现传导阻滞或房性、室性期前收缩，心室颤动等心律失常和心肌损伤的表现。

（3）血液检查：血液生化检查早期可出现肌酸磷酸激酶（CPK）、乳酸脱氢酶（LDH）、丙氨酸转氨酶（ACT）、天冬氨酸转氨酶（AST）等心肌生化标志物活性增高，血淀粉酶增高，血肌酐、尿素增高，高血钾。动脉血气分析可见低氧血症和酸中毒。

（4）其他：X线检查可有骨折和肺水肿的表现。

二、电击伤的急救护理

（一）院前急救护理

1. 迅速脱离电源　根据触电现场情况，施救人员在保证自身安全的前提下，采用最安全、最迅速的办法切断电源。施救可采取的措施：①切断电源：关闭电闸、拔出电源插头或使用干燥绝缘的木柄刀、斧或锄头等物切断电线；②挑开电线：使用绝缘物（如干木棒、竹竿、扁担、玻璃、塑料或橡胶制品等）将电线挑开；③转移触电患者：使用干燥的绳子、厚棉衣、棉被将触电者拉开或推开，但应注意尽量不使用薄的棉、麻制品救助患者，易造成施救人员触电；④关闭高压电源。

2. 心肺复苏　轻型触电者就地观察及休息1～2 h，以减轻心脏负荷，促进恢复。对于心搏骤停或呼吸停止的重型触电者，应立即行心肺复苏术，必要时行气管插管、呼吸机辅助通气，待病情基本稳定后迅速转运至医院。

3. 防止感染　保护好烧伤创面，防止感染。

（二）院内急救护理

院内急救的原则为积极抢救生命，实施有效的心肺复苏及心电监测，保护重要脏器功能，预防并发症和后遗症。

1. 维持有效呼吸　呼吸停止者应立即进行气管插管，给予呼吸机辅助通气。对呼吸、心搏未恢复者，应将患者置于硬板床上，进行心肺复苏。保持呼吸道通畅，去除口腔内分泌物，对无呼吸者应尽早尽快建立人工气道进行机械通气。配合医生做好抢救。

2. 严密观察病情变化　①密切监测生命体征、末梢循环情况，判断有无呼吸抑制及窒息发生；②神志监测：注意瞳孔和神志变化，清醒患者给予心理安慰，消除其恐惧心理；③根据心肌酶学、肌钙蛋白等指标判断有无心肌损伤，及时发现心律失常，控制输液速度和输液量；④肾功能监测：观察尿的颜色和量的变化，准确记录尿量。

3. 用药护理　对低血容量性休克和组织严重电烧伤的患者，应迅速予以静脉补液，补液量较同等面积烧伤者要多。尽快建立静脉通路，按医嘱及时给药，恢复循环血量。遵医嘱应用抗生素，以预防和控制电击伤损害深部组织后所造成的厌氧菌感染，注射破伤风抗毒素预防破伤风发生。

4. 纠正心律失常　电击常引起心肌损伤和心律失常，如果发生心室颤动，应及时进行电除颤。

5. 烧伤及创伤创面的处理　及时清除电击烧伤创面的坏死组织，预防性使用破伤风抗毒素及抗厌氧菌药物，预防创面污染和感染。对于深部组织的损伤、坏死，伤口常需进行开放治疗。

6. 其他对症处理　肢体受高压电热灼伤，大块软组织灼伤可引起局部水肿和小血管内血栓形成，从而导致远端肢体缺血性坏死。因而有时需要进行筋膜松解术，以减轻灼伤部位周围压力，改善肢体远端血液循环。严重时可能需要截肢处理。抗休克，预防感染，纠正水和电解质紊乱，防治脑水肿、急性肾衰竭、应激性溃疡等。

7．合并伤的护理 因触电后弹离电源或自高空跌下，患者常伴有颅脑损伤、气胸、血胸、内脏破裂、四肢与骨盆骨折等，应注意观察患者有无其他合并伤存在。搬运过程中注意有无头、颈部损伤和其他严重创伤，对颈部损伤者要使用颈托保护，对可疑脊柱骨折患者应注意保护脊柱，使用硬板床。

8．基础生活护理 加强患者的口腔护理、皮肤护理，定时翻身，加强胸部物理治疗，有效排痰，预防口腔感染和压力性损伤的发生。保持患者伤口敷料清洁、干燥，防止脱落。电击伴有烧伤的患者免疫力减退，易发生感染，护士应严格执行无菌操作原则，每日对病房进行消毒，并对患者进行保护性隔离，以预防感染的发生。

9．心理护理 安慰患者及其家属情绪，耐心做好鼓励工作，提供心理支持。

10．健康宣传教育 ①告知患者用电常识；②定期对电器或电路进行检修，若有老化或漏电危险，应及时更换或请专业人员修理；③不能直接用手接触电线断端；④应远离折断的高压电线至少 10 m 以上；⑤严格按照操作规程使用带电仪器或设备；⑥雷雨天气不能站在高处、大树下、撑铁杆伞或使用电子设备终端；⑦禁止在潮湿的地面上修理电器；⑧不能用湿手或湿布直接擦拭电灯、插座。

小 结

本章对中暑、淹溺与电击伤三种环境与理化因素损伤从评估与救护两个方面进行详细的阐述。中暑分为轻度、中毒、重度中暑，热射病是中暑中最为严重的类型。患者中暑后应尽快脱离高温环境，积极采取物理降温或药物降温，对症支持治疗，预防并发症的发生。淹溺患者院前急救重点是清理呼吸道，开展有效的复苏，院内急救主要是保护脏器功能，预防并发症。电击伤受多种因素影响可有不同的临床表现，对电击伤患者院前急救重点是迅速脱离电源与心肺复苏术，院内急救以抢救生命、保护重要脏器功能和有效预防并发症为主。

思考题

1．先兆中暑与轻度中暑的临床表现是什么？

2．中暑的院内急救原则是什么？

3．如何观察中暑患者的降温效果？

4．淹溺患者院内急救护理措施有哪些？

5．电击伤院内急救的原则是什么？

6．赵某，男性，20 岁，入伍新兵，近日在参加训练过程中，因出现“高热、大汗、意识障碍 1 h”入院。体格检查：T 40.5 ℃，P 110 次 / 分，R 19 次 / 分，BP 100/60 mmHg。

请回答：

（1）该患者最有可能发生了哪种情况？

（2）可以采取哪些方式帮助患者降温？

（3）此病常见的并发症包括哪些？应如何预防和治疗？

（袁 翠）

第十三章数字资源

第十三章 急性中毒

导学目标

通过本章内容的学习，学生应能够：

◆ **基本目标**

1. 陈述中毒与急性中毒的定义、常见急性中毒的发病机制及促进已吸收毒物排出的方法。
2. 描述洗胃和催吐的适应证、禁忌证。
3. 说出有机磷农药中毒、百草枯中毒、CO 中毒、灭鼠剂中毒、急性酒精中毒、镇静催眠药中毒、毒品中毒的临床表现与急救护理措施。

◆ **发展目标**

1. 学会急性中毒患者的护理评估方法。
2. 运用所学知识为急性中毒者实施救治。

中毒（poisoning）是指毒物接触机体或进入机体后，在一定条件下，与体液、组织相互作用，破坏神经和体液的调节功能，使正常的生理功能发生严重障碍，引起一系列代谢紊乱，甚至危及生命的过程。能够引起中毒的外来物质称为毒物（toxicant）。急性中毒（acute poisoning）即短时间内吸收大量毒物导致躯体损害，起病急骤，症状严重，病情变化迅速，如不及时治疗常危及生命。

案例 13-1

患者，男性，14 岁，放学回家后自觉口渴，发现桌子下面半瓶可乐，饮用过程中被爷爷发现，强行夺下。爷爷赶紧打电话给其父母，立即拨打“120”将其送入医院。入院时已处于昏迷状态，二便失禁，全身湿冷，呼吸微弱，不规则抽搐，嘴角有分泌物流出，有大蒜样臭味。体格检查：颜面青紫，肺部听诊湿啰音。心前区听诊闻及病理性杂音。急查血气分析示：pH 7.23，PaO_2 43 mmHg，$PaCO_2$ 28 mmHg，HCO_3^- 18 mmol/L。急查 CT 检查示：大脑白质有一密度减低区域。经对症治疗，病情好转。

请回答：

1. 该患者可能出现了什么状况？
2. 为进一步确诊，需要做什么检查？

第一节　急性中毒概述

一、中毒原因

1．农业型中毒　农业生产劳动过程中接触到被毒物污染的水、空气、食物或土壤等导致中毒，如有机磷农药中毒。

2．工业性中毒　工业生产劳动过程中接触毒性工业原料、添加物或废弃物、杂质等导致中毒，如强酸、强碱等中毒。

3．食物性中毒　食用腐败变质或霉变的食品（如腐败变质的海鲜、霉变的花生等）引起中毒。

4．药物性中毒　服用药物过量或误服引起中毒，如过量服用地高辛、奥氮平等。

5．动、植物性中毒　接触或食用有毒动、植物引起中毒，如毒蛇咬伤、食用河豚中毒等。

6．自杀或他杀　因自杀或他杀而摄入或吸入大量有毒物质（如一氧化碳，毒鼠强等）。

二、毒物的吸收、代谢与排泄

（一）吸收

毒物主要经过消化道、呼吸道、皮肤黏膜 3 种途径进入人体。

1．消化道　毒物多经此途径进入人体。胃和小肠是毒物吸收的主要部位。胃肠道的 pH、胃肠动力、胃肠道的充盈、毒物的脂溶性等因素均可影响其吸收速度和量。胃内偏酸不利于弱碱性物质的吸收，肠道内偏碱不利于弱酸性毒物吸收；胃肠道动力增加，毒物过快排出体外，影响毒物吸收。饱腹状态下食物对胃肠内毒物的稀释作用可延缓毒物的吸收。

2．呼吸道　是毒物进入人体最快，同时也是毒物发挥作用最迅速的途径。气体、烟、雾、气溶胶等状态下的毒物主要经呼吸道吸收。由于呼吸道面积大、血流丰富等特点，毒物在此吸收较迅速，同等剂量下相对其他吸收途径，中毒症状和体征出现早且严重。

3．皮肤黏膜　皮肤是人体的自然保护屏障，在皮肤黏膜健康、完整的情况下，毒物经此途径吸收的量少，速度慢。多数毒物不能经健康的皮肤吸收，但以下几种情况下可经皮肤吸收：①脂溶性毒物，如有机磷、苯类，可穿透皮肤的脂质层吸收；②腐蚀性毒物，如强酸、强碱，造成皮肤直接损伤；③局部皮肤有损伤；④环境高温、高湿、皮肤多汗等情况。

（二）代谢

毒物代谢的主要脏器为肝。毒物被吸收后进入血液，分布于全身。主要在肝经过氧化、还原、水解、结合等作用进行代谢，大多数毒物经代谢后毒性降低，但也有少数毒物在代谢后毒性反而增加，如对硫磷氧化成对氧磷后，其毒性可增加数百倍。

（三）排泄

毒物排泄的主要脏器为肾。此外，气体和易挥发的毒物吸收后，一部分以原型经呼吸道排出，很多重金属，如铅、汞、锰以及生物碱由消化道排出，少数毒物可经皮肤排出，还可借助腺体（汗腺、唾液腺等）排出。毒物的排出速度与毒物的性质、溶解度、挥发度、与组织的结合程度及排泄器官的功能状态有关。有些毒物排出较慢，在体内蓄积，可引起慢性中毒。

随堂测 13-1

三、中毒机制

1．局部刺激与腐蚀作用　强酸、强碱可吸收组织中的水分，并与蛋白质或脂肪结合，进而使细胞变性、坏死。

2．缺氧　刺激性气体可引起呼吸道痉挛、喉头水肿、肺炎、肺水肿，妨碍氧的吸收与气体交换而引起缺氧。亚硝酸盐、一氧化碳、氰化物等窒息性物质可影响氧的吸收、转运和利用。

3．麻醉作用　有机溶剂和吸入性麻醉剂有强亲脂性，脑组织和细胞膜脂类含量高，该类毒物可通过血脑屏障，进入脑内而抑制脑功能。

4．干扰酶的活性　通过干扰细胞内酶的活性而引起中毒，如有机磷农药抑制胆碱酯酶。

5．干扰细胞膜或细胞器的生理功能　四氯化碳在体内代谢后，产生三氯甲烷自由基，后者可作用于肝细胞膜中的不饱和脂肪酸，导致线粒体、内质网变性，肝细胞死亡。

6．竞争受体　阿托品能与乙酰胆碱竞争性结合胆碱受体，从而引起中毒反应。

7．干扰DNA及RNA合成　烷化剂芥子气可与DNA和RNA结合，造成染色体损伤，参与肿瘤的形成。

四、中毒的临床表现

中毒的临床表现取决于毒物的毒理机制，进入人体的途径、剂量和人体的反应性等。

（一）皮肤黏膜

1．灼伤　强酸、强碱等可引起皮肤黏膜腐蚀性损害，如糜烂、溃疡、痂皮等。

2．颜色改变　①发绀：引起氧合血红蛋白不足的毒物均可导致发绀，如麻醉药、亚硝酸盐等中毒；②呈樱桃红色：见于一氧化碳、氰化物等中毒；③黄疸：引起严重肝损害、溶血反应的毒物均可导致黄疸，如毒蕈、鱼胆、四氯化碳、蛇毒等中毒；④痂皮颜色：不同毒物灼伤后，皮肤痂皮的颜色略有不同，硫酸灼伤呈黑色，硝酸灼伤呈黄色，盐酸灼伤呈棕色，过氧乙酸呈无色等；⑤潮红：酒精、阿托品类、抗组胺类药物中毒；⑥紫癜：蛇毒或毒虫咬伤；⑦红斑、水疱：芥子气、氮气中毒。

3．潮湿或大汗　常见于有机磷农药、毒扁豆碱、新斯的明等胆碱酯酶抑制剂、毛果芸香碱等拟胆碱药中毒。

（二）眼

1．瞳孔散大　见于阿托品、曼陀罗、乙醇等中毒。

2．瞳孔缩小　见于有机磷农药、吗啡、毒蕈、氯丙嗪类、海洛因、巴比妥、毒扁豆碱等中毒。

3．视力障碍　见于甲醇、有机磷农药、肉毒毒素、苯丙胺等中毒。

（三）呼吸系统

1．刺激症状　各种刺激性及腐蚀性气体，如强酸雾、甲醛溶液等，可直接引起呼吸道黏膜严重刺激症状，表现为咳嗽、胸痛、呼吸困难，地西泮重者可出现肺水肿及各种急性呼吸窘迫症状，如严重发绀、呼吸急促、呼吸困难甚至呼吸衰竭等。

2．呼吸频率改变　吗啡、地西泮、镇静催眠药中毒可抑制呼吸中枢，引起呼吸频率减慢；甲醇、水杨酸类等中毒可兴奋呼吸中枢，引起呼吸频率加快。

3．特殊气味　急性中毒患者的衣物、呼出的气体、口腔、呕吐物及排泄物可能有特殊气味。有机磷农药、磷砷化合物中毒呈蒜臭味；氰化物及含氰苷果仁中毒呈苦杏仁味；酒精及其他醇类化合物中毒呈酒味；丙酮、氯仿、指甲油去除剂中毒呈酮味（刺鼻甜味）；醋酸乙酯、乙戊酯等中毒呈香蕉味；苯酚、来苏中毒呈碳酸味；氯乙酰乙酯中毒呈辛辣味；水合氯醛中毒呈梨味；氨水、硝酸铵等中毒呈氨味。

（四）循环系统

1．心律失常　洋地黄、夹竹桃、乌头等中毒可兴奋迷走神经，三环类抗抑郁药、拟肾上腺素类药物可兴奋交感神经，均可引起心律失常。表现为：①心率减慢，见于钡、乌头碱类、洋地黄、毒扁豆碱、奎尼丁、毒蕈碱、有机磷农药等。②心率加快，见于阿托品、可待因、肾上腺素或拟肾上腺素、咖啡因、烟碱等。

2．血压变化　①血压升高：肾上腺素及拟肾上腺素、血管收缩药、盐碱等中毒会引起血压升高。②血压下降：亚硝酸盐类、镇静安眠药、麻醉药及各种降压药等中毒会引起血压下降。

3．心搏骤停　严重的洋地黄、奎尼丁、锑剂、河豚等中毒可引起心搏骤停。

4．休克　急性中毒和中毒时的多种反应均可导致休克，如奎宁、奎尼丁等可引起血管源性休克，某些化学毒物可致低血容量性休克，青霉素引起过敏性休克等。

（五）神经系统

1．嗜睡或昏迷　见于多种毒物中毒，如麻醉剂、安眠药、乙醇、有机磷农药、阿片类、氰化物、亚硝酸盐、阿托品类、一氧化碳、二氧化碳、砷、苯、硫化氢等中毒。

2．抽搐　见于中枢兴奋剂、氰化物、有机磷农药、有机氯农药、氯丙嗪、硫化氢等中毒。

3．兴奋、躁动　见于抗胆碱能药、苯丙胺类、可卡因、醇类（早期）等中毒。

4．瘫痪　见于一氧化碳、肉毒毒素、河豚、可溶性钡盐、蛇毒等中毒。

5．肌纤维颤动　见于有机磷农药、氨基甲酸酯杀虫剂等中毒。

6．精神失常　见于二氧化碳、一氧化碳、有机溶剂、阿托品等中毒。

（六）消化系统

1．流涎　见于毛果芸香碱、毒扁豆碱、有机磷农药、毒蕈、烟碱、汞、水杨酸、氨等中毒。

2．口干　见于抗胆碱能药、麻黄碱、肉毒毒素、钡剂、苯海拉明等中毒。

3．口腔炎　见于腐蚀性毒物中毒，如汞蒸汽、有机汞化合物等，可引起口腔黏膜糜烂、齿龈肿胀和出血。

4．恶心、呕吐、腹泻　几乎所有毒物均可起恶心、呕吐、腹泻等急性胃肠炎表现，重者可致胃肠穿孔及出血坏死性小肠炎。

5．呕吐物或洗胃液特殊颜色　如紫红色多见于高锰酸钾中毒；黑或咖啡色多见于硫酸和硝酸中毒；蓝色或绿色多见于有机磷农药中毒；粉红色可见于甲钴胺中毒；黄色多见于硝酸盐、苦味酸中毒；棕色多见于盐酸中毒。

6．肝损伤　毒蕈、四氯化碳、蛇毒等中毒可损害肝，引起黄疸、转氨酶升高、腹水等肝功能障碍表现。

（七）血液系统

1．溶血性贫血　见于砷化氢、苯胺、硝基苯等中毒。

2．白细胞减少和再生障碍性贫血　见于氯霉素、苯等中毒。

3．出血　见于阿司匹林、肝素、双香豆素、蛇毒等中毒。

4．高铁血红蛋白血症　见于苯的氨基或硝基化合物、亚硝酸盐类、亚甲蓝、非那西丁、发芽的马铃薯等中毒。

（八）泌尿系统

1．肾小管坏死　见于升汞、四氯化碳、毒蕈等中毒。

2．肾缺血　引起休克的毒物常可导致肾缺血。

3．肾小管堵塞　砷化氢中毒可引起血管内溶血，游离血红蛋白由肾排出时堵塞肾小管，最终均可导致急性肾衰竭，出现少尿，甚至无尿。

（九）体温的改变

1．体温升高　中毒可引起体温调节中枢功能障碍或机体产热与散热的调节异常，从而引起不同程度的发热，见于阿托品、抗胆碱能药、东莨菪碱、磺胺类药物、抗癫痫药物、二硝基酚、棉酚等中毒。

2．体温下降 见于吩噻嗪类、麻醉镇静药、镇静催眠药等中毒。

五、中毒的辅助检查

（一）毒物检测

毒物检测有助于确定中毒物质、明确中毒的严重程度及指导治疗。应尽早采集患者的呕吐物、血液、二便或遗留毒物等及时送检。

（二）特异性检查

特异性检查有助于鉴别诊断及判断病情的严重程度，如有机磷农药中毒时可检测血液胆碱酯酶活性，活性越低则中毒程度越深；一氧化碳中毒时可检测血液碳氧血红蛋白浓度，浓度越高，中毒越深；亚硝酸盐或硝基化合物中毒时可检测血液高铁血红蛋白的含量，含量越高，中毒程度越深。

（三）非特异性检查

急性中毒可导致组织、器官功能损害，可进行相应脏器功能检测，包括实验室检查与影像学检查等。虽然是非特异性检查，但有助于及早发现中毒的并发症。

六、急性中毒的救治与护理

（一）救治措施

急性中毒的救治包括立即停止继续接触毒物，及时清除体表及已进入体内的毒物，早期应用特效解毒剂，促进已吸收毒物的排出，积极对症及支持治疗。

1．立即终止接触毒物

（1）迅速脱离有毒环境：现场急救中如有毒源继续逸漏，应尽快切断毒源，将患者转移至通风好、无毒物污染的安全环境中进行急救。

（2）维持基本生命体征：如患者心搏呼吸停止，应立即给予心肺复苏；呼吸微弱者应立即行气管插管，给予呼吸机辅助呼吸；呼吸道梗阻者应清理呼吸道，解除梗阻；迅速建立静脉通道。

2．清除尚未吸收的毒物

（1）吸入性中毒的救治：立即脱离中毒环境，松解衣扣、裤带，清理呼吸道分泌物，保持呼吸道通畅，对昏迷患者防止舌后坠堵塞呼吸道。给予吸氧，必要时行气管插管或气管切开，使用呼吸机辅助呼吸。

（2）接触性中毒的救治：立即脱去有毒衣物，清水冲洗体表 15 min 以上，水温不可超过 37 ℃，以免皮肤血管扩张加速毒物吸收，之后可再用中和液或解毒液冲洗，注意毛发、甲沟等部位的冲洗。对毒物入眼者要优先彻底冲洗，首次应用温水冲洗至少 10 ～ 15 min，必要时反复冲洗，不可用中和液冲洗，以免发生化学反应而损伤结膜、角膜。

（3）食入性中毒的救治：对已进入胃肠道尚未吸收的毒物，可采用催吐、洗胃、导泻、灌肠等方法清除。

1）催吐：适用于神志清醒且配合者。口服毒物 2 h 内催吐效果最佳，最常用机械催吐，患者每次口服洗胃液 300 ～ 500 ml，用手指、筷子、汤匙柄或压舌板等反复轻柔刺激咽后壁或舌根部，直到吐出液体澄清、无色、无味为止。以下患者不宜催吐：①误服强酸、强碱及其他腐蚀性毒物；②昏迷、惊厥状态；③年老体弱者、孕妇；④原有高血压、冠心病、休克等疾病；⑤原有食管胃底静脉曲张、消化性溃疡等疾病者。

2）洗胃：洗胃方法包括胃管法、注射器法和电动洗胃机洗胃法，其中电动洗胃机洗胃法最常用，适用于催吐无效者、不合作者、意识障碍者。对于服大量毒物在 4 ～ 6 h 之内者，胃排毒效果好且并发症相对少。洗胃应把握好适应证与禁忌证，经口中毒时只要胃内毒物尚未完全清除，即为适应证；对于强酸、强碱中毒以及持续性惊厥、抽搐、食管胃底静脉曲张、上消化道大出血、消化性溃疡及主动脉瘤等患者应禁忌洗胃。可根据毒物具体的种类选择适宜的洗胃液，包括胃黏膜保护剂、溶剂、吸附剂、解毒剂、中和剂与沉淀剂，常用洗胃液的适用范围与注意事项见表 13-1。

随堂测 13-2

表 13-1　常用洗胃液的适用范围与注意事项

名称	适用范围	注意事项
温水或生理盐水	硝酸银、砷化物和不明毒物中毒	温度以 35 ～ 36 ℃为宜，以防引起血管扩张，加速毒物吸收
1 ∶ 5000 高锰酸钾溶液	巴比妥类、阿片类、士的宁、砷化物、氰化物、磷中毒等	忌用于因氧化作用而增加毒性的毒物
2% 碳酸氢钠溶液	有机磷农药、苯、汞、香蕉水	遇碱后能增加毒力的毒物忌用，如美曲膦酯（敌百虫）、安妥等
3% 过氧化氢溶液	氰化物、高锰酸钾、阿片类	对黏膜有刺激性，易引起腹胀
5% 硫酸钠溶液	钡盐	
10% 活性炭	用于各种中毒	氰化物中毒禁用
3% 鞣酸溶液	多数生物碱及重金属中毒	对肝有毒性，应慎用，不应存留于胃内
牛奶、蛋清	腐蚀性毒物中毒、硫酸铜	
0.3% 氯化镁	硫酸、阿司匹林、草酸中毒	洗胃后服蛋清水、牛奶、豆浆、米汤等保护胃黏膜
植物油	酚类中毒	彻底洗胃至无酚味为止，留少量植物油在胃中，洗胃后多次口服牛奶或蛋清水

3）导泻：对口服毒物时间较长者，可口服或经胃管注入 25% 硫酸钠或 50% 硫酸镁，促进已进入肠道内的毒物尽快排出。注意：①对强腐蚀性毒物中毒者或脱水、极度虚弱者禁止导泻；②用硫酸镁导泻时硫酸镁在肠道内可因镁离子吸收过多，引起高镁血症，对中枢神经和心肌起抑制作用，因此，对昏迷、心功能不全、肾功能不全、呼吸衰竭、磷化锌中毒、有机磷杀虫药中毒晚期的患者不宜用硫酸镁进行导泻；③脂溶性毒物中毒忌用油类泻药（如橄榄油等），以免促进毒物吸收。

4）灌肠：清洗肠内毒物，防止吸收。适用于除腐蚀性毒物以外口服毒物、时间大于 6 h、导泻无效者或使用巴比妥类、阿片类等抑制肠蠕动的毒物中毒者。为有效清除肠道毒物，采用温盐水或清水反复多次灌肠，以达到有效清除肠内毒物的目的。

3．应用特效解毒剂

（1）有机磷杀虫剂中毒：主要使用碘解磷定、氯解磷定、阿托品、盐酸戊乙奎醚注射液等进行特效解毒。

（2）亚硝酸盐、硝基苯、苯胺中毒：小剂量亚甲蓝可对抗毒物的作用。

（3）氰化物中毒：可使用硫代硫酸钠进行解毒。

（4）中枢神经抑制：氟马西尼用于苯二氮䓬类中毒，纳洛酮用于阿片类药物中毒。

（5）重金属中毒：铅中毒应用依地酸二钠，汞、金、砷等中毒应用二巯丙醇。

4．促进已吸收的毒物排出

（1）利尿：肾是毒物排泄的主要器官，可采用补液、应用利尿剂、碱化尿液的方法，促进毒物排出，其中补液主要适用于血容量不足的中毒者，利尿主要适用于合并有脑水肿或肺水肿的患者。碱化尿液也可促进毒物的排出，主要适用于酸性毒物中毒者。

（2）吸氧：吸氧对缺氧性中毒患者尤为重要，如一氧化碳中毒时，吸氧可加速碳氧血红蛋白解离，促进一氧化碳排出体外，高压氧疗是其特效解毒方法。

（3）血液净化：一般包括血液透析、血液灌流和血浆置换，是将患者的血液引出身体，并通过净化装置，除去其中的有毒物质，达到血液净化治疗的目的。

5．其他治疗　密切监测患者的生命体征变化，监测血压、心率、血氧饱和度、呼吸等指标。给予氧疗以维持正常呼吸，防止出现缺氧，必要时采用机械通气。

（二）护理措施

1．病情观察　①密切观察患者的体温、脉搏、呼吸、血压、意识状态；②观察并记录患者尿量及呕吐物或排泄物的量、颜色、气味、性质，询问并记录患者进食情况及出、入液量，维持水及电解质平衡；③及时清理呼吸道分泌物，保持呼吸道通畅，给予吸氧，必要时行气管插管或气管切开，行呼吸机辅助呼吸。

2．洗胃护理　①体位与方法：对神志清醒且配合者实施催吐，对昏迷或不配合的患者需插胃管洗胃，神志清醒者可采取坐位，意识障碍、中毒较重者可采取左侧卧位；②胃管：应选择口径较大且有一定硬度者，可增加洗胃管头端侧孔数目以防堵塞，洗胃结束不可立即拔出胃管，以便病情变化时随时洗胃或经胃管给药；③洗胃液温度：以 35 ℃左右为宜，过高会促进毒物吸收，过低则刺激肠蠕动，将毒物推向小肠；④洗胃液量：一次注入洗胃液量不宜超过 500 ml，总量为 25000 ～ 50000 ml，以免造成急性胃扩张，促进毒物吸收；⑤洗胃原则：应按动作轻柔、快进快出、先出后入、出入量基本相等的原则反复灌洗，直至洗出液澄清、无色、无味为止；⑥洗胃过程中注意观察病情，洗胃前先收集胃内容物做毒物鉴定，洗胃过程中患者的生命体征出现明显异常变化应立即停止洗胃。

3．一般护理　①注意卧床休息，对高热患者早期给予物理降温，对惊厥患者加强安全管理，对昏迷患者应定时翻身、肢体被动运动；②饮食：病情允许时可鼓励患者进食，饮食原则为高蛋白、高热量、高维生素、少渣或无渣饮食，吞服腐蚀性毒物者应给予蛋清、牛奶等流质饮食，并注意口腔黏膜护理。

4．心理护理　对于服毒自杀者应注意倾听患者的心声，寻找自杀原因，针对原因进行心理疏导，提供情感支持，防止再次自杀。

5．健康教育　进行防毒知识宣传，使更多的人认识中毒的原因、表现和急救知识。指导人们识别有毒及变质的食品。对毒物的生产和保管部门，应加强毒物的安全生产和保管方面的宣传教育。

（杨先芬　李文涛）

第二节　有机磷杀虫药中毒

案例 13-2

患者，男性，49 岁，与妻子发生口角后口服有机磷农药（剂量不详），妻子发现后，将其紧急送入院。患者入院时神志模糊，双侧瞳孔呈针尖样大小，面色晦暗，口唇发绀，皮肤黏膜湿冷，四肢抽搐；呼出气体有大蒜味，伴有大汗、流涎；双肺听诊布满湿啰音；心率减慢，尿失禁。T 35 ℃，P 58 次 / 分，R 30 次 / 分，BP 92/60 mmHg，SpO_2 63%，血糖 20 mmol/L，全血胆碱酯酶活力（CHE）18%。血生化结果：血钾 2.6 mmol/L，血钠 125 mmol/L，血氯 92 mmol/L，血钙 0.8 mmol/L。

案例 13-2（续）

请回答：

1．该患者发生了什么情况？

2．具体护理措施有哪些？

有机磷农药（organophosphorus pesticides，OPs）属于有机磷酸酯类或硫化磷酸酯类化合物，是我国使用最为广泛的一类广谱杀虫药，对人畜皆有毒性。急性有机磷农药中毒（acute organophosphorus pesticide poisoning，AOPP）是指短时间内接触大量有机磷杀虫剂后引起的以神经系统损害为主的全身性疾病，多见于农村、城镇郊区等农药使用较为普遍的地区。

一、产生原因评估

（一）中毒途径

1．生活性中毒　主要由于误服、故意吞服，或饮用、食入被 OPs 污染的水源、食品，滥用 OPs 治疗皮肤病、驱虫等引起的中毒。

2．使用中毒　在使用过程中，施药人员因药液污染皮肤或湿透衣服由皮肤吸收，或吸入空气中的 OPs 造成的中毒。

3．生产中毒　主要在 OPs 精制、出料和包装过程中防护不到位，或因生产设备密闭不严造成化学物泄漏，或在事故抢修过程中 OPs 污染手、皮肤、吸入呼吸道引起的中毒。

（二）毒物的吸收及代谢

OPs 主要经呼吸道、消化道、皮肤、黏膜吸收，后迅速分布全身，6 ～ 12 h 血中浓度达到高峰，吸收后迅速分布于全身各脏器，以肝的浓度最高。一般先经氧化反应使毒性增强，而后经水解毒性降低。OPs 主要在肝内代谢，其代谢产物主要通过肾排泄，少量经肺排出或以粪便形式经肠道排出，多数 OPs 及代谢产物 48 h 后可完全排出体外，少数品种如剧毒类在体内存留可达数周甚至更长时间。

（三）中毒机制

OPs 通过抑制胆碱酯酶的活性而产生毒性作用。进入体内的 OPs 与胆碱酯酶结合形成稳定的磷酰化胆碱酯酶，使胆碱酯酶分解乙酰胆碱的能力丧失，造成乙酰胆碱在体内大量蓄积，不断蓄积的乙酰胆碱持续作用于胆碱能神经，表现为毒蕈碱样症状、烟碱样症状以及中枢神经系统症状。严重者常死于呼吸衰竭，但胆碱酯酶活性的变化并不能完全解释有机磷中毒的所有症状，其高低也并不完全与病情严重程度相平行。

二、中毒情况评估

（一）症状与体征

临床表现出现的时间与 OPs 的种类、剂量和中毒途径密切相关。一般经消化道中毒多在 10 min 至 2 h 内出现症状，经呼吸道中毒者可在 30 min 内出现症状，经皮肤黏膜吸收中毒者常在接触 2 ～ 6 h 内出现临床症状。典型的中毒症状包括：呼出气体有大蒜味、瞳孔缩小（针尖样瞳孔）、大汗、流涎、气道分泌物增多、肌纤维颤动及意识障碍等。

1．毒蕈碱样症状（muscarinic signs）　又称 M 样症状，出现最早，主要是副交感神经末梢过度兴奋，导致平滑肌痉挛和腺体分泌增加的表现。①平滑肌痉挛的表现：瞳孔缩小，胸闷、气促、呼吸困难，恶心、呕吐、腹痛、腹泻；②括约肌松弛的表现：二便失禁；③腺体分泌增加表现：大汗、流泪和流涎；④气道分泌物明显增多：咳嗽、气促，双肺有干啰音或湿啰音，严重者发生肺水肿。

2．烟碱样症状（nicotinic signs） 又称 N 样症状，由于乙酰胆碱在横纹肌神经肌肉接头处过度蓄积，引起横纹肌出现先兴奋后衰竭的一系列表现。兴奋阶段患者的眼、面、舌、四肢等全身横纹肌纤维颤动，甚至发生全身肌肉强直性痉挛，表现为肌束颤动、抽搐、牙关紧闭、全身紧迫感等，以后发生肌力减退甚至瘫痪，累及呼吸肌，出现周围性呼吸衰竭。

3．中枢神经系统症状 早期可表现出头晕、头痛、疲乏、无力等症状，继后出现烦躁不安、谵妄、运动失调、言语不清、惊厥、抽搐，严重者可出现昏迷、中枢性呼吸循环功能衰竭。

4．“反跳”现象 AOPP 患者经积极抢救治疗，临床症状好转后数天至 1 周病情突然急剧恶化，再次出现 AOPP 症状。其原因可能与皮肤、毛发、胃肠道或误吸入气道内残留的有机磷毒物继续被吸收或解毒剂减量、停用过早有关。

5．有机磷迟发性神经病（organophosphate induced delayed polyneuropathy，OPIDP） 少数患者在急性中毒症状消失 1 个月左右出现感觉及运动型多发神经病，主要累及肢体末端，出现进行性肢体麻木、无力，呈迟缓性麻痹，表现为肢体末端烧灼、疼痛、麻木及下肢无力，严重者呈现足下垂及腕下垂，四肢肌肉萎缩。目前认为其发生机制并非胆碱酯酶受抑制所导致，而是 OPs 抑制神经系统内神经靶酯酶并致其老化的结果。

6．中间综合征（intermediate syndrome，IMS） 是指 AOPP 所引起的一组以肌无力为突出表现的综合征。因其发生时间在急性症状缓解后与迟发性多发性神经病之间，故被称为 IMS。常发生于急性中毒 1 ～ 4 d，主要表现为屈颈肌、四肢近端肌肉以及第 3 ～ 7 对和第 9 ～ 12 对脑神经所支配的部分肌肉肌力减退，出现眼睑下垂、眼外展障碍和面瘫；病变累及呼吸肌时，常引起呼吸肌麻痹，并迅速进展为呼吸衰竭，甚至死亡。该现象与胆碱酯酶长期受抑制，影响神经肌肉接头突触后功能有关。

（二）病情判断

1．轻度中毒 以 M 样症状为主，全血胆碱酯酶活力为 50% ～ 70%。

2．中度中毒 M 样症状加重并出现 N 样症状，全血胆碱酯酶活力为 30% ～ 50%。

3．重度中毒 在 M、N 样症状的基础上，出现中枢神经系统、呼吸系统等重要脏器衰竭的临床表现，全血胆碱酯酶活力小于 30%。

（三）辅助检查

1．全血胆碱酯酶（cholinesterase，CHE）活力测定 CHE 是诊断有机磷农药中毒的特异性标志酶。CHE 活力降至 70% 以下具有临床意义，但与病情轻重程度不完全平行，必须结合全身症状、体征综合判断。

2．尿液有机磷杀虫剂分解代谢产物测定 协助诊断有机磷杀虫剂中毒。如美曲膦酯（敌百虫）中毒时尿中出现美曲膦酯的分解代谢产物三氯乙醇；对硫磷及甲基对硫磷中毒时尿中出现对硝基酚。

3．其他检查 肝、肾功能检查，血生化检查，以及影像学检查。

三、救治与护理

（一）院前急救

1．立即协助患者脱离中毒环境，脱去污染衣物。

2．对皮肤黏膜接触中毒者立即用生理盐水或清水冲洗。眼内毒物应用清水、生理盐水或 2% $NaHCO_3$（美曲膦酯除外）溶液冲洗，冲洗完毕后滴入 1 ～ 2 滴 1% 的阿托品。

3．对无催吐禁忌证的患者应尽早进行现场催吐，注意保持气道通畅，避免误吸。

4．现场救治时应注意评估患者意识、呼吸、脉搏、心率等，维持生命体征稳定，呼吸、心搏停止者立即进行心肺复苏。有条件时应尽早给予解毒剂治疗并尽快转运至有救治条件的医疗机构进一步救治。

（二）院内救治与护理

1．救治措施

（1）早期、彻底的洗胃：是抢救成功的关键，有条件时洗胃应该在中毒后尽早进行。对明确的AOPP中毒的患者，在中毒后4～6 h用温清水、2%碳酸氢钠（美曲膦酯禁用）或1∶5000高锰酸钾（对硫磷禁用）洗胃。当无法立刻明确患者中毒药物的种类时，使用清水洗胃。对于意识障碍的患者，在洗胃前应做好气道保护，必要时可行气管插管后再行洗胃。

（2）解毒药物的应用：解毒药主要分为抗胆碱能药和胆碱酯酶复能剂。用药应遵循早期、足量、联合、重复原则，以复能剂为主，抗胆碱能药为辅。

1）抗胆碱能药：此类药物通过阻断乙酰胆碱的M样作用，减轻或消除AOPP的M样症状，对抗OPs所致的呼吸中枢抑制、肺水肿、循环衰竭等作用，对N样症状及胆碱酯酶活力的恢复无效。阿托品是目前最常使用的抗胆碱能药，AOPP患者应迅速给予足量的阿托品，并使其达到“阿托品化”。阿托品化指标包括：口唇、皮肤黏膜干燥，颜面潮红，肺部啰音显著减少或消失，瞳孔较前扩大，心率90～100次/分等。需注意的是，目前临床阿托品化的指标仅作为临床参考指标，不能因盲目地要求“达标”而过量地使用阿托品，否则易导致阿托品中毒。阿托品化与OPs种类、服毒量、中毒时间、洗胃程度、毒物的吸收速度、机体对阿托品敏感性等多个因素有关，主张“在观察中用药和用药中观察”及个体化原则。

一般情况下阿托品静脉注射1～4 min即可发挥作用，8 min效果达峰值，全身性作用可维持2～3 h，一般首次给药10 min未见症状缓解即可重复给药，严重患者每5 min即可重复给药。重复剂量多采用中度、轻度量，达“阿托品化”后给予维持量。一般轻度中毒维持量为0.5 mg，每4～6 h用1次；中度中毒0.5～1 mg，每2～4 h用1次；重度中毒0.5～1 mg，每1～2 h用1次，中毒情况好转后逐步减量至停用。

当大量应用阿托品可出现阿托品中毒，表现为瞳孔明显扩大、颜面绯红、皮肤干燥，原意识清楚的患者出现神志模糊、谵妄、幻觉、狂躁不安、抽搐或昏迷、体温升高、心动过速、尿潴留等。严重者可直接呈现中枢抑制而出现中枢性呼吸、循环功能衰竭。

2）胆碱酯酶复能剂：对解除N样症状效果明显，对M样症状效果较差。常用的有碘解磷定、氯解磷定、双复磷等。有机磷农药中毒3d内即可使胆碱酯酶形成不被复活的“老化酶”。而胆碱酯酶复能剂对已老化的胆碱酯酶无复活作用，因此，必须与阿托品联合，并且早期、足量应用。

（3）对症处理：有机磷杀虫剂中毒者常因呼吸衰竭而死亡。因此，应监测患者呼吸频率和节律、脉搏氧饱和度及血气分析结果。保持呼吸道通畅，合理吸氧，必要时行气管插管或气管切开机械通气。积极防治脑水肿和肺水肿，保护肾功能。

（4）血液净化：对重度AOPP患者可在解毒剂及综合治疗的同时尽早给予血液净化治疗。在实施血液净化治疗前要严格把握血液净化治疗的指征，在实施期间要密切观察患者中毒症状，及时调整解毒剂用量。血液净化方式首选血液灌流，应在中毒后24 h内进行。一般2～3次即可，具体需根据患者病情及毒物浓度监测结果来决定。对于合并肾功能不全、MODS等情况时，应考虑联合血液透析或连续性肾替代治疗（CRRT）。

（5）并发症治疗

1）反跳现象：反跳现象发生后可重新按胆碱能危象处理，调整或增加解毒剂用量，同时予以对症支持治疗。及时寻找可能的诱因，阻断OPs再吸收的途径为治疗的关键。如考虑为肠道毒物再吸收（如肝肠循环、肠道祛毒不彻底等），尽早予以通便治疗；毛发、皮肤OPs清洗不彻底，需多次反复清洗。如提示吸入性肺炎，可行纤维支气管镜肺泡灌洗。

2）迟发周围神经病变：尚无特效的治疗方法，早期、及时应用糖皮质激素、B族维生素及神经生长因子，并配合针灸、理疗及肢体功能训练，可有助于神经功能恢复。

3）IMS：目前IMS尚无特效治疗方法，早期识别、正确、及时的高级生命支持（特别是呼吸支持）是救治成功的关键。

2．护理措施

（1）维持有效通气：由于早期呼吸道内分泌物增多、肺水肿、呼吸肌麻痹、呼吸中枢抑制等因素，患者常发生严重缺氧。因此，护理人员应及时清除患者呼吸道内分泌物，必要时协助医生行气管插管或气管切开，做好呼吸机辅助通气护理。

（2）洗胃护理：对明确AOPP中毒的患者宜用清水、2%碳酸氢钠（美曲膦酯禁用）或1∶5000高锰酸钾溶液（对硫磷禁用）洗胃。当无法立刻明确患者中毒药物的种类时，一般选用清水、生理盐水洗胃。严格掌握洗胃的适应证、禁忌证及注意事项。

（3）用药护理

1）阿托品：应用阿托品时应注意早期、联合、足量、重复给药。充分吸氧，纠正酸碱失衡，以利于胆碱酯酶作用的发挥。预防阿托品中毒，阿托品化与阿托品中毒剂量非常接近，当患者出现高热、抽搐、躁动、昏迷、皮肤干燥或紫红、瞳孔极度散大、心动过速甚至心室颤动时，即发生阿托品中毒，应积极予以处理。

2）胆碱酯酶复能剂：①对中度以上中毒者应联合阿托品早期、足量应用；②为避免引起药物中毒，胆碱酯酶复能剂应稀释后缓慢应用；③禁与碱性药物联合应用，以免复能剂水解成剧毒的氰化物；④碘解磷定刺激性强，应用过程中避免外渗。

（4）病情观察：每15～30 min监测并记录患者生命体征及意识状态、瞳孔的变化。防止阿托品中毒及迟发性多发性神经病变、中毒后“反跳”现象和中间综合征的发生。

（5）基础护理：①饮食护理，一般中毒后3～5 d内需禁食，病情稳定后方可进流质饮食，随病情好转，逐步过渡到正常饮食；②口腔护理，阿托品的使用及插管操作可造成患者口腔黏膜干燥及损伤，增加感染机会，所以应每日做好口腔护理，清醒者可漱口，对口唇干裂者可涂抹液状石蜡；③加强安全护理，对躁动者应抬高床档，必要时进行适当束缚，以防坠床或自伤。

随堂测13-3

（6）心理护理：医护人员应关心、体贴患者，了解患者中毒的原因，针对不同原因以真诚的态度耐心疏导。帮助患者树立积极、正确的人生观、世界观和价值观。同时指导患者家属参与心理护理。

（卢慕荣）

第三节　百草枯中毒

案例13-3

患者，女性，32岁，服用大量百草枯，家人发现后随即将其送至当地医院急诊科。入院后患者出现烦躁不安，咳嗽、咳痰，咽喉部及腹部疼痛不适，口腔黏膜红肿、溃疡，恶心、呕吐，呕出血性胃内容物。T 35.6 ℃，P 118次/分，BP 85/60 mmHg，血氧饱和度30%～42%。紧急给予洗胃、导泻、止痛、保护胃黏膜、护肝、激素等治疗措施。5 h后患者意识模糊，呼吸急促，颜面、口唇黏膜及四肢末端发绀，四肢间断抽搐。经口行气管插管呼吸机辅助呼吸，血氧饱和度逐渐上升到65%～80%。血常规：WBC 35×10^9/L，RBC 5.5×10^{12}/L，Hb 105 g/L，Plt 90×10^9/L，谷丙转氨酶758 IU/L，谷草转氨酶57 IU/L，总胆红素62 μmol/L，直接胆红素51 μmol/L，间接胆红素11 μmol/L，尿蛋白（+++），血肌酐550 μmol/L。

请回答：对该患者的护理措施有哪些？

百草枯（paraquat，PQ）又名对草快，俗名“一扫光”，国内市场名为克芜踪。易溶于水，微溶于乙醇，在酸性及中性溶液中性质稳定，在碱性溶液中分解，对金属有腐蚀性，接触土壤后迅速失去活性。百草枯是一种速效有机杂环类接触性脱叶剂及除草剂，由于其价格低廉，使用方便，前期的广泛使用使得百草枯中毒成为发展中国家常见的农药中毒致死原因。虽然2016年7月1日起国家已禁止销售和使用百草枯，但该农药在农村仍有私自应用与中毒的案例。百草枯中毒救治困难，病死率极高。

一、产生原因评估

（一）中毒途径

1．生产使用过程中毒　生产、使用百草枯过程中或通过环境污染等方式间接接触百草枯而导致中毒。

2．生活过程中毒　误服用被百草枯污染的水、食物，穿被百草枯污染的衣物，以及自杀或他杀而致中毒。

（二）中毒机制

关于百草枯对人体的毒性作用机制尚未完全阐明。目前认为百草枯通过以下机制对人体造成损伤：①直接化学性损伤，口服大剂量高浓度百草枯后，组织细胞受化学性损伤而变性、坏死；消化道黏膜充血、糜烂、溃疡及出血；肌组织充血、水肿、出血等；肾小球内皮细胞广泛性坏死、小叶中央型坏死、致多器官功能障碍。②影响能量合成，百草枯可与尼克酰胺腺嘌呤二核苷磷酸（NADPH）辅助的单电子结合形成自由基，影响生物氧化磷酸化，导致能量合成减少，甚至停止，造成细胞衰竭。③自由基对组织的损伤，百草枯可刺激细胞内超氧阴离子的产生，并增加细胞中的过氧化脂质，通过快速激活磷酸戊糖途径，呈剂量依赖性地抑制肺内脂肪酸的合成，细胞膜脱脂质氧化，功能破坏，胞质漏出，细胞坏死。

百草枯可通过消化道、呼吸道、皮肤吸收而致多器官损伤，但尤以肺损伤为主。一些学者认为百草枯与肺内二胺和腐胺、精胺、亚精胺等多胺的结构相似，从而导致肺竞争性地积累白草枯。中毒者可出现致死性肺出血、水肿，经过抢救度过急性期的患者大多数也会发生不可逆性的肺纤维化、增生等改变；此外还可致肝、肾损害，同时累及循环、神经、血液、泌尿等系统。其中，胃肠道是中毒的主要途径。

二、中毒情况评估

（一）症状与体征

1．局部刺激和腐蚀表现　①皮肤：接触性皮炎，灼伤，表现为红斑、水疱、溃疡，指甲脱色、干裂或者脱落等；②眼：结膜、角膜灼伤或者溃疡；③鼻：呼吸道吸入者可有鼻部刺激症状、鼻出血等。

2．呼吸系统　肺损伤是最突出和最严重的病变。小剂量中毒者早期无明显表现，少数表现为咳嗽、咳痰、胸闷、气促、发绀等。大剂量中毒者24 ~ 48 h内可迅速发展为肺水肿、肺出血，1 ~ 3 d内因ARDS而死亡。部分患者急性中毒控制后1 ~ 2周内发生进行性肺间质纤维化，可因再次出现ARDS而死亡。

3．消化系统　口服后数十分钟至数小时内出现唇、舌等消化道黏膜烧灼感、溃疡、糜烂，并有恶心、呕吐、腹痛、腹泻等表现，重者可有呕血、便血、胃肠穿孔。中毒后2 ~ 3 d可出现中毒性肝病，表现为肝区疼痛、肝功能异常、黄疸等。

4．泌尿系统　中毒后早期可表现为尿频、尿急、尿痛等膀胱刺激症状，随肾小球及肾小管受累加重，可出现血尿、蛋白尿，血肌酐和尿素氮升高，重者发生急性肾衰竭。

5．中枢神经系统　表现为头痛、头晕、狂躁、抽搐、幻觉、昏迷等。

6．其他 可有发热、心肌损害、贫血、脑水肿等。

（二）病情判断

根据摄入量及临床表现不同，百草枯中毒可分为三型。

1．轻型 摄入量＜ 20 mg/kg，无临床表现或仅有轻微消化系统症状，如口腔黏膜烧灼感、糜烂、溃疡，恶心、呕吐等。

2．中 - 重型 摄入量 20 ～ 40 mg/kg，多数患者 2 ～ 3 周内死于肺衰竭。服后立即呕吐，除出现消化系统表现外，1 ～ 4 d 内还可出现心动过速，低血压，肝、肾衰竭，1 ～ 2 周内出现咳嗽、咯血、胸腔积液。随肺纤维化进展，肺功能进行性恶化。

3．暴发型 摄入量＞ 40 mg/kg，患者多于 1 ～ 4 d 内死于多器官功能障碍。服后立即呕吐，数小时至数天内出现腹痛、腹泻、中毒性心肌炎、肝和肾衰竭、抽搐、昏迷、死亡。

（三）辅助检查

1．药物检测 取患者的血、尿、呕吐物等进行药物定量或定性检测，以明确中毒药物种类，了解中毒程度，判断病情预后。应取患者摄入百草枯 4 h 以后的血清标本保存在塑料管内。尿液呈碱性或尿硫代硫酸钠呈阳性，提示百草枯中毒可能；若为阴性，应 6 h 后再次检测，若仍为阴性，则出现严重损害的可能性较小。

2．其他检查 血、尿常规检查，肝、肾功能检查，血气分析，胸部影像学检查、心电图检查等，以协助疾病诊断和了解器官受损情况。

三、救治与护理

目前无特效解毒药，治疗以减少毒物吸收、迅速清除毒物和对症支持治疗为主。

（一）院前急救

1．立即脱离中毒环境，去除被污染衣物。

2．对皮肤黏膜接触中毒者立即用肥皂水、生理盐水或清水冲洗皮肤、毛发等部位，注意对眼内毒物应用流动的清水冲洗 15 min 以上。

3．对口服中毒者应立即刺激咽喉部反复催吐，并口服白陶土悬液催吐。

（二）院内救治与护理

1．救治措施

（1）减少毒物吸收

1）洗胃：立即用碱性液体反复洗胃。洗胃时注意避免损伤黏膜，以免发生胃穿孔，洗胃过程中密切监测患者的生命体征、意识状态。

2）口服吸附剂：如药用炭 60 g 或 5% ～ 20% 漂白土。

3）导泻：口服 20% 甘露醇 100 ～ 250 ml（加等量水稀释）、硫酸镁或硫酸钠。

（2）加速毒物排泄：包括输液、利尿、血液透析、血液灌注等，目前以血液灌流效果最好。血液灌流的最佳时机是在中毒后 6 ～ 12 h 内，可连续进行血液灌流 2 ～ 3 d。

（3）药物治疗：应用维生素 C、维生素 E、还原型谷胱甘肽、乙酰半胱氨酸等清除氧自由基，以减少肝损害。早期大剂量应用糖皮质激素可消除肺间质水肿和延缓肺纤维化的发生，降低死亡率。应用泮托拉唑、奥美拉唑等保护胃黏膜，对中至重度患者可使用环磷酰胺。

（4）氧气治疗：原则上不主张吸氧，过早吸氧可加速氧自由基形成，加重肺损伤。给氧指标：动脉血氧分压＜ 40 mmHg 或血氧饱和度＜ 70% 的呼吸衰竭患者，或出现 ARDS。

（5）对症治疗：加强对口腔溃疡等炎症部位的护理，可应用珍珠粉、冰硼散等喷洒于口腔创面。对呼吸衰竭的患者可应用呼吸机辅助治疗或人工通气治疗。

2．护理措施

（1）维持有效通气：中毒早期呼吸道内分泌物较多且常伴有肺水肿，呼吸肌麻痹或呼吸中枢抑制，可造成患者严重缺氧，因此，对昏迷患者应采取侧卧位或平卧位，头偏向一侧，同时鼓励清醒患者做深呼吸，用力咳嗽，及时清除呼吸道内分泌物，积极进行肺部功能锻炼。必要时行气管插管或气管切开、机械通气，保证患者有效通气，同时做好气道管理。但应注意对百草枯中毒患者原则上应禁忌吸氧，以免加重患者肺部损伤，只有极度呼吸困难或血氧分压 < 40 mmHg 时才能吸氧，且应禁止使用高压氧治疗。

随堂测 13-4

（2）洗胃护理：当明确为百草枯中毒时，应用碱性洗胃液（碳酸氢钠）洗胃，并且越早洗胃效果越好。口服百草枯后即使已经超过 24 h 也要进行洗胃。

（3）口腔黏膜及消化道护理：对口腔、咽喉及食管黏膜损伤与糜烂者，为减轻患者痛苦，可使用生理盐水擦拭、漱口，服用维生素 B 类药物，进食以流质食物为主，以免加重病情。

（4）病情观察：监测并记录患者生命体征及瞳孔、意识状态的改变，发现异常时及时告知医生。

（5）心理护理：对有自杀倾向、抵触心理严重者，护理人员应给予安慰和疏导，从精神和心理上给予支持，减轻患者的心理压力和躯体痛苦。

（卢慕荣）

第四节　灭鼠剂中毒

案例 13-4

患者，女性，28 岁，因与男友吵架服下灭鼠药约 15 g，随后呼之不应、口吐白沫、全身抽搐、二便失禁，伴有呕吐，吐出胃内容物，被送往当地医院救治。患者神志不清，双侧瞳孔等大、等圆，对光反射迟钝，球结膜明显水肿。皮肤黏膜可见多处瘀斑、瘀点。四肢抽搐。体格检查：T 39℃，R 16 次 / 分，P 115 次 / 分，BP 85/60 mmHg，双肺呼吸音清，心律齐，心音中等，各瓣膜听诊区未及病理性杂音。腹软，肝、脾肋下未触及，移动性浊音阴性。双下肢凹陷性水肿，腱反射阳性，病理性反射未引出。血常规：WBC 29×10^9/L，RBC 4.5×10^{12}/L，Hb 110 g/L，Plt 95×10^9/L。血生化：谷丙转氨酶 658 IU/L，谷草转氨酶 47 IU/L，肌酸激酶 426 IU/L，总胆红素 53 μmol/L，直接胆红素 42.1 μmol/L，间接胆红素 10.9 μmol/L，血糖 2.5mmol/L，尿酸 923 mmol/L，血钾 8.3 mmol/L，血钠 142 mmol/L，血氯 102 mmol/L，血钙 1.69 mmol/L。凝血功能检查：凝血酶原时间 45 s，活化部分凝血酶原时间 93s，纤维蛋白原 1.38 g/L。动脉血气分析显示代谢性酸中毒。

请回答：对该患者的护理措施有哪些？

灭鼠剂（rodenticide）是指可以杀死啮齿类动物的化合物，种类较多，其中毒鼠强、氟乙酰胺类属高毒，中毒起病急、病情重，中毒后可作用于中枢神经系统、心血管系统、消化系统，引起头晕头痛、恶心呕吐，重者可致抽搐、谵妄，严重者心律失常、呼吸衰竭等。目前政府已明令禁止使用。

一、产生原因评估

（一）中毒途径

1．误食被灭鼠剂污染的动物、植物。

2．人为蓄意投毒或服毒。

3．生产、加工或使用过程中灭鼠剂经呼吸道或皮肤、黏膜侵入人体。

（二）中毒机制

根据化学结构、中毒机制可将烈性灭鼠剂分为五类。

1．抗凝血类 使用最为广泛的一类灭鼠剂（如敌鼠钠、杀鼠灵等）。该类药物与维生素K结构非常相似，进入体内后与维生素K竞争性取代凝血酶中的维生素K，导致凝血酶合成障碍，同时引起毛细血管损伤，最终导致严重内出血。

2．含氟类 如氟乙酰胺、氟乙酸钠、甘氟等。进入人体后干扰正常的三羧酸循环，引起腺苷三磷酸合成障碍。生成的氟柠檬酸可直接兴奋中枢神经系统，导致抽搐发作。有的药物引起心脏损害，患者可因心室纤颤和抽搐引发呼吸衰竭而死亡。

3．有机磷类 如毒鼠磷、溴代毒鼠磷等。与有机磷杀虫剂为同一类化合物，通过抑制胆碱酯酶活性，产生胆碱能神经兴奋症状。

4．无机化合物类 如磷化铝、磷化锌等，为一种急性高效灭鼠剂，是应用最早、最为广泛的一类灭鼠剂。磷化锌进入胃内后，在胃酸的作用下生成磷化氢和氯化锌。其中磷化氢可抑制细胞色素氧化酶，引起细胞内缺氧，导致患者意识障碍并诱发惊厥。磷化锌还可腐蚀胃黏膜，导致胃出血。

5．中枢神经系统兴奋性灭鼠剂 如毒鼠强，为剧毒急性灭鼠剂，可阻断γ-氨基丁酸受体，产生强烈的中枢神经兴奋作用，尤其对脑干有强烈刺激作用，引起阵发性惊厥、抽搐。

二、中毒情况评估

（一）症状与体征

患者中毒后可因灭鼠剂的种类、性质、剂量和中毒途径不同而有不同的临床表现。

1．抗凝血类 为慢性灭鼠剂。中毒剂量小者无出血倾向，不治自愈。当中毒剂量达到一定程度时，一般1～3 d内发病，初期表现为恶心、呕吐、精神不振，继而出现头痛、头晕、腹痛、牙龈出血、血尿、便血、全身皮肤黏膜紫癜等表现。肾功能损害明显者可出现肾衰竭及全身各器官组织大量出血，发生失血性休克或颅内出血而死亡。当患者一次性服用较大剂量时，短时间内也可以出现以上临床表现。

2．含氟类 一般口服后1～2 h内发病。临床表现以神经系统症状为主，轻度中毒者表现为精神萎靡、口渴、乏力、恶心、呕吐；中度中毒者可出现烦躁不安、阵发性抽搐、呼吸急促、呼吸困难、血压下降、心肌轻度损害、消化道分泌物增多等；重度中毒者可在数分钟内发生严重的意识障碍、全身阵发性抽搐且反复发作、心律失常、严重的心肌损害，最终可因呼吸、循环衰竭而死亡。

3．有机磷类 临床表现类似有机磷农药中毒，患者出现多涎、多汗、瞳孔缩小、肌震颤、昏迷等症状，实验室检查可发现胆碱酯酶活性低于正常的60%～70%。

4．磷化锌 一般口服后15 min至2 h内出现中毒临床表现。轻度中毒以消化系统症状为主，患者可出现恶心、呕吐、口渴、腹痛、腹泻、消化道出血等表现，呕吐物有特殊的电石气臭味，重者可出现意识障碍、惊厥、抽搐、呼吸困难，甚至昏迷。肝受累时可出现黄疸及ALT升高等。

随堂测13-5

5．毒鼠强 潜伏期短，中毒后短时间内即可表现为阵发性惊厥、抽搐。轻者仅感恶心、呕吐、头痛、头晕；重者可有意识障碍、全身抽搐、口吐白沫、尿失禁等癫痫大发作样表现。患者可因剧烈抽搐导致呼吸衰竭而死亡。

（二）辅助检查

1．毒物分析　可从呕吐物、洗胃液或剩余食物中检测出毒物成分，用以明确灭鼠剂的类型。

2．出凝血时间测定　抗凝血类灭鼠剂可引起凝血时间和凝血酶原时间延长。因此，凝血酶原时间及凝血酶原活性检查有助于早期明确抗凝血类灭鼠剂中毒。

3．肝、肾功能及电解质　毒鼠强中毒及氟乙酰胺中毒可导致肝、肾受损，表现为黄疸、转氨酶升高、血尿、蛋白尿、肾功能异常。重度中毒者可出现水、电解质及酸碱失衡，出现低钾、低钠血症。

4．脑电图、心电图　毒鼠强中毒者可有阵发性惊厥、抽搐，且反复发作，患者可出现癫痫性放电。心肌损害者可有心律失常、心肌缺血的表现。

三、救治与护理

（一）院前急救

1．立即脱离中毒环境，去除被污染衣物。对皮肤黏膜接触中毒者立即用生理盐水或清水冲洗皮肤、毛发等部位。

2．对口服中毒无抽搐者，现场可指导其口服温开水，然后人工刺激咽喉部反复催吐。催吐效果不佳或意识不清者，应尽早入院治疗。

（二）院内救治与护理

1．救治措施

（1）迅速清除毒物

1）洗胃：口服中毒不足 24 h 应积极应用清水或生理盐水洗胃，直至洗出液清亮、无味为止，洗胃液总量要大于 20 000 ml。若患者意识不清，洗胃过程中应防止误吸。对病情严重者应留置胃管 24 h，留置胃管期间用温水洗胃 1 ～ 2 次。

2）导泻与灌肠：应用 20% 甘露醇 500 ml 经胃管注入导泻，必要时应用 5000 ml 温水连续灌肠清洗。

3）灌洗药用炭：每 4 h 经胃管注入药用炭，保留 1 h 后抽出。拔除胃管前，再次注入药用炭，具体用量根据患者具体情况进行选择。

（2）对症处理：保持呼吸道通畅，必要时行气管插管或气管切开。吸氧、静脉补液，保护心、脑、肝等脏器功能。对频繁抽搐者给予地西泮静脉注射或微量泵维持止痉。

（3）不同灭鼠剂中毒的急救

1）抗凝血类灭鼠剂：早期足量给予特效拮抗药维生素 K_1 肌内注射，成人 10 ～ 20 mg，儿童 1 ～ 5 mg，每日 2 ～ 3 次。出血症状好转后逐渐减量，后改为口服，连续用药 10 ～ 14 d，直至出血现象消失、凝血酶原时间及凝血酶原活动度恢复正常后停药。对重者可给予维生素 K_1 120 mg，维生素 C 3 ～ 4 g，氢化可的松 100 ～ 300 mg 静脉滴注，每日 1 次；对失血较多者可输入新鲜血液。

2）氟乙酰胺：特效解毒剂是乙酰胺，成人每次肌内注射 2.5 ～ 5.0 g，每日 2 ～ 4 次，首次剂量为全日剂量的 1/2。出现痉挛时可用复方氯丙嗪 25 ～ 50 mg 肌内注射。

3）磷化锌：立即应用 1% 硫酸铜溶液口服催吐，每 5 ～ 15 min 口服 15 ml，共 3 ～ 5 次，并用 0.1% ～ 0.5% 硫酸铜溶液或 0.4% 高锰酸钾溶液洗胃。对胃黏膜腐蚀严重者，为避免胃穿孔，应以导泻为主，可经胃管注入液状石蜡 100 ～ 200 ml 及硫酸钠 20 ～ 40 g 导泻。

4）有机磷灭鼠剂：处理措施与有机磷农药中毒相同。

5）毒鼠强：目前尚无特效解毒药，临床应用二巯基丙磺酸钠有一定疗效。辅以迅速清理毒物和对症处理，主要是催吐、洗胃、药用炭灌洗、导泻，以及镇静、抗惊厥治疗。必要时进行血液灌流、血液透析治疗。

2．护理措施

（1）保持呼吸道通畅：及时清理呼吸道内分泌物，取下义齿，防止误入气管。对持续痉挛开口困难者，可用开口器、口咽通气管、舌钳等打开气道。意识不清者洗胃过程中应采取左侧卧位或平卧位，头偏向一侧，以防止误吸。一旦发生误吸，应及时采取右侧头低卧位，吸出气道内误吸物。

（2）洗胃过程中的护理：磷化锌腐蚀性较强，洗胃时可诱发出血、穿孔，因此，洗胃时应注意观察洗出物的颜色、性质、量，并密切观察患者的生命体征变化。一旦发生呼吸困难、呛咳、生命体征明显异常等情况，即应暂停洗胃，及时排除误吸、胃穿孔等并发症。

（3）密切观察病情：对昏迷、惊厥的患者应严密观察其意识、瞳孔、心率、心律、血压、呼吸情况。若患者昏迷程度加深、频繁抽搐，说明病情加重，应及时报告医生，给予紧急处理。对有出血倾向者应密切观察患者皮肤、黏膜出血情况，尿量、尿色的变化及有无其他脏器出血的相应症状。

（4）加强安全护理：对于烦躁不安者应剪短指甲以防止抓伤。安装防护栏并适当约束患者四肢，以防坠床或非计划性拔管。病室环境应保持安静，避免不良刺激。

（5）心理护理：患者多因家庭或情感纠纷服毒自杀，因此，应做好患者的心理疏导工作。护理人员应关心、体贴患者，取得患者及家属的信任与配合，了解患者服毒原因及目前心理状态，针对性地给予心理疏导，解除其心理顾虑，帮助患者树立积极的生活态度，增强患者的信心，积极配合治疗，争取早日康复。

（卢慕荣）

第五节　一氧化碳中毒

案例 13-5

患者，男性，38岁，与母亲、女儿一起在家吃火锅。晚饭后家人就各自洗澡睡觉了。患者家所用的热水器是烟道式燃气热水器。凌晨2时30分，患者等三人先后出现头痛、头晕、恶心、呕吐、面色潮红、四肢无力等症状。其70岁的母亲表现最为严重，发热38.3 ℃，神志不清，呼吸急促、面色苍白、口唇呈樱桃色。在单位加班回到家的妻子立即拨打“120”急救电话，将患者等三人迅速送到医院急诊科，并急查血常规、血生化、血液COHb浓度、肝功能，对现场所吃食物进行致病微生物及理化检查。结果显示，三位患者的白细胞绝对值及中性粒细胞比例轻度升高，血液COHb浓度为36%～62%，其余指标均正常。

请回答：

1．患者一家最可能的诊断是什么？

2．对该患者的院内护理措施有哪些？

急性一氧化碳中毒（acute carbon monoxide poisoning）是指短时间内吸入大量一氧化碳（carbon monoxide，CO）所造成的缺氧性疾病，以中枢神经系统受损的表现最为突出，重者可导致死亡。CO 为无色、无味、无刺激性气体，难溶于水，易溶于氨水，空气中含量达 12.5% 时有爆炸危险。呼吸气体中 CO 含量超过 0.01% 时有急性中毒的危险。

一、产生原因评估

（一）中毒途径

1．生活中毒　凡是燃烧含碳物质且通风不良的环境均易导致 CO 蓄积，如冬日室内燃煤且门窗紧闭或烟囱堵塞，漏气等，空调车内过长时间滞留或使用通风不良的燃气热水器沐浴等。

2．工业中毒　炼钢、炼焦等工业生产过程中，通风不良或生产器械安全检修不及时等均可导致 CO 中毒。

（二）中毒机制

进入血液的 CO 可与血红蛋白（Hb）结合形成稳定的碳氧血红蛋白（COHb）。CO 与 Hb 的亲和力是 O_2 的 240 倍，结合之后形成的 COHb 不易解离，导致氧的运输障碍。另外，CO 中毒时氧合解离曲线左移，O_2 与 Hb 的结合更加紧密，难以向组织释放氧气，最终导致机体缺氧。中枢神经系统对缺氧最为敏感，中枢神经系统缺氧的表现可早期出现。长时间缺氧可致脑内能量代谢障碍，脑内小血管麻痹、扩张，导致严重脑水肿、脑组织局灶性缺血性坏死及广泛的神经脱髓鞘病变，致使一部分急性 CO 中毒患者出现迟发性脑病。除脑组织外，较易受损的脏器是心脏，可出现各种类型的心律失常，重者可发生心力衰竭、急性心肌梗死。

二、中毒情况评估

（一）症状与体征

临床表现与吸入的 CO 浓度、吸入时间长短、血液 COHb 含量及患者的基础体质有关。

1．急性中毒

（1）轻度中毒：血液 COHb 浓度为 10% ～ 20%。表现为头晕、头痛、恶心、呕吐、疲乏无力，可有短暂性晕厥。如脱离中毒环境，患者症状很快消失。

（2）中度中毒：血液 COHb 浓度为 30% ～ 50%。前期症状持续存在或加重，同时出现皮肤黏膜呈樱桃红色、神志不清、视物模糊、呼吸和脉搏加快、腱反射减弱、瞳孔反射及角膜反射迟钝等表现。经积极治疗可恢复且无明显并发症。

（3）重度中毒：血液 COHb 浓度＞ 50%。患者表现为深昏迷，呈去大脑皮质状态。皮肤黏膜苍白、发绀，可发生脑水肿、肺水肿、惊厥、呼吸抑制、心律失常、上消化道大出血、休克等。部分患者出现横纹肌溶解综合征，引起急性肾小管坏死和肾衰竭。患者死亡率高，经积极抢救存活者多有神经系统后遗症。

2．迟发性脑病（delayed encephalopathy after acute carbon monoxide poisoning，DEACMP）　部分急性 CO 中毒患者在意识障碍恢复后，经过 2 ～ 60 d 的“假愈期”，可再次出现一系列神经、精神障碍，称为急性 CO 中毒迟发性脑病。迟发性脑病的发生与继发性脑血管病变及皮脂或基底节的局灶性软化或坏死有关。大多数为亚急性起病，于急性 CO 中毒后 2 周左右症状达高峰，少数患者于 2 ～ 3 d 内达高峰，极少数患者发病过程＞ 4 周。主要临床表现为：①认知障碍：表现为不同程度的记忆力、计算力、理解力、定向力减退或丧失，注意力涣散，反应迟钝，不认识亲人，迷路，严重者二便失禁，生活不能自理，甚至呈木僵状态；②精神症状：包括行为怪异、躁狂易怒、幻觉错觉、言语错乱，或表现为淡漠、抑郁等；③锥体外系症状：表现为运动迟缓、表情减少、四肢肌张力增高、静止性震颤、姿势步态异常等，少数患者可出现舞蹈症；④锥体系症状：主要是一侧或两侧肢体的瘫痪，肌张力增高，腱反射亢进，病理征阳性，也可出现假性延髓麻痹；⑤大脑皮质局灶性功能障碍：皮质性失明、癫痫发作、顶叶综合征（失认、失用、失写、失算）、运动性失语等。

常见的促发因素为：CO 中毒时的意识障碍、年龄、CO 中毒治疗不及时、高血压与糖尿病、头颅 CT/MR 异常、吸烟喝酒史、早期 C 反应蛋白（CPR）水平。

（二）辅助检查

1．血液检查　血液 COHb 水平、动脉血气分析、血清酶学检测结果多有改变。

2．脑电图检查　多为弥漫性慢波活动，随病情好转可逐渐恢复。脑电图结果特异性差，一般不作为常规检查。

3．诱发电位检查　视觉诱发电位（visual evoked potential，VEP）、正中神经体感诱发电位（somatosensory evoked potential，SEP）、脑干听觉诱发电位（brainstem auditory evoked potential，BAEP）三种诱发电位联合应用，可提高异常者的检出经率，对迟发性脑病的病情判断、预后及确定病变部位具有作用。对于急性 CO 中毒"假愈期"的患者，如果出现事件相关电位 P300 潜伏期显著延长，波幅明显降低，常预示有发生迟发性脑病的可能。

4．头颅 CT 检查　早期并无异常改变，通常在脑病症状出现 2 周后可见双侧大脑皮质下白质、苍白球、内囊呈大致对称的密度减低，后期可见脑室扩大、脑沟增宽。脑水肿时可见脑实质病理性低密度区。

5．头颅 MRI　病灶主要位于半卵圆中心和侧脑室周围蛋白质，严重者病变还可以出现在皮质下白质，胼胝体和内外囊。常为对称性，呈片状或弥漫性。

三、救治与护理

（一）院前急救

立即开窗通风、换气，迅速将患者转移到空气新鲜处，注意为患者保暖，轻症患者呼吸新鲜空气、对症处理后病情即可缓解。对重症患者，取平卧位，松解领口、腰带，保持呼吸道通畅。若条件允许应尽早为患者予以高流量、高浓度吸氧，肌内注射呼吸兴奋剂，改善组织缺氧状态，尤其对早期改善脑组织供氧，延缓或控制脑水肿的发生、发展，预防迟发性脑病的发生有重要意义。对呼吸、心搏骤停者立即给予心肺脑复苏，病情稳定后转送入院。

（二）院内救治与护理

1．救治措施

（1）纠正缺氧：是治疗急性 CO 中毒最有效的方法。尽量在急性中毒后 4 h 之内进行高压氧疗，超过 36 h 疗效较差。高压氧疗可促进 COHb 解离，加速 CO 的清除，改善和纠正组织缺氧，减少迟发性神经病变的发生。对无法进行高压氧疗的患者应早期行高流量 100% 的常压氧疗。同时，高压氧治疗的有益效果可能会随着治疗延迟超过 6 h 而显著减少。对病情危重者可行血液透析、血浆置换。

（2）脱水、改善脑细胞代谢：脑水肿可在严重中毒后 24 ～ 48 h 发展到高峰，因此，应及时给予脱水治疗。最常用的是静脉快速滴注 20% 甘露醇 250 ml，每 6 ～ 8 h 一次。可用呋塞米利尿、地塞米松控制脑水肿。为改善脑细胞代谢，可给予能量合剂、脑活素等药物。

（3）对症治疗：对高热、惊厥者给予头部物理降温、镇静药物，提高脑组织对缺氧的耐受程度。对呼吸抑制者应用呼吸兴奋剂，行机械通气，改善缺氧。纠正水、电解质与酸碱失衡。

2．护理措施

（1）氧疗的护理：对无法进行高压氧疗的患者应早期行鼻导管、鼻塞或面罩高流量、高流速吸氧，吸氧时间不宜超过 24 h，以免发生氧中毒。根据血气分析指标及病情变化随时调整氧流量。患者清醒后可间歇给氧。无论何种氧疗方案，均应首先保证呼吸道通畅，必要时协助医生进行气管插管或气管切开。

（2）病情观察：①密切监测患者生命体征、意识状态、心电图、瞳孔大小、出入量的变化，尤其注意患者呼吸、心率、心律的变化，及时发现并发症并给予紧急处理，对于病情危重行血液置换治疗的患者，应注意输血速度不宜过快；②经治疗患者意识清醒后注意观察神经系统的表现，以便及时发现迟发性脑病症状。

（3）基础护理：①为昏迷、活动障碍患者做好口腔护理，定时翻身、拍背、被动肢体运动，预防压疮；②对烦躁不安、意识不清者应加强安全护理，防止坠落伤或自伤；③对留置导尿管、气管插管或气管切开患者，应做好相应的护理，注意无菌操作，防止感染。

（4）心理护理：无论患者因何种原因导致 CO 中毒，护士均应以高度的同情心安慰患者，针对不同的原因耐心疏导。对于自杀者，护士应鼓励患者表达感受，宣泄心中的愤怒与委屈。对于意外中毒者，护理人员应劝其接受事实、配合治疗，安心养病，以积极的态度对待人生中的每一次挫折。

随堂测 13-6

（卢慕荣）

第六节　急性酒精中毒

案例 13-6

患者，男性，28 岁，在外应酬，凌晨 1 时被朋友送到家中。妻子将喝醉（饮酒量不详）的患者扶上床后，便未再予理睬。第二日上午 10 时左右妻子联系丈夫却无人回应，便赶回家中，发现患者呼之不醒，紧急拨打“120”急救电话。现场发现患者仰卧在床上，面色苍白，口唇青紫。体格检查：T 36.2 ℃，P 135 次 / 分，R 23 次 / 分，BP 120/60 mmHg。患者意识模糊，精神差，双侧瞳孔等大、等圆，直径约 3 mm，对光反射迟钝。患者既往体健，无食物及药物过敏史。

请回答：

1．该患者的院前急救措施有哪些？

2．该患者的院内救治措施有哪些？

急性酒精中毒（acute alcohol poisoning）俗称“醉酒”，是指过量饮入乙醇或酒类饮料后引起的以中枢神经精神症状为主的中毒性疾病，严重者可累及呼吸、循环系统，导致意识障碍、呼吸和循环衰竭，甚至危及生命。乙醇主要经口摄入，是酒中的有效成分，具有醇香味，各类酒类饮料中乙醇含量不同。烈性酒（如白兰地、威士忌、白酒等）乙醇含量可达 40% ~ 60%，葡萄酒为 10% ~ 25%，黄酒为 12% ~ 15%，啤酒为 3% ~ 5%。

一、产生原因评估

（一）中毒途径

主要由大量饮酒所致，同时服用镇静催眠药可加重酒精中毒。

（二）中毒机制

1．对肝的影响　摄入的乙醇 80% 左右由十二指肠、空肠吸收，其余由胃吸收，胃内有食物时可延缓乙醇的吸收，空腹时胃内乙醇吸收较快。乙醇吸收后迅速经血液循环分布至全身各组织器官。90% 左右的乙醇经肝内乙醇脱氢酶的作用转化为对肝有较大毒性的乙醛，再经肝内乙醛脱氢酶的作用转化为乙酸。乙酸继续转化为乙酰辅酶 A 进入三羧酸循环，生成二氧化碳和水排出体外。当肝受损时，乙醛向乙酸转化障碍，部分乙醛进入肝细胞进而对肝造成损伤。因此，一次性饮酒越多，体内乙醛蓄积量就越多，对肝的损害就越大。

2．对中枢神经系统的影响　乙醇对中枢神经系统产生先兴奋后抑制的作用。小剂量乙醇通过竞争性与γ- 氨基丁酸受体结合，阻断γ- 氨基丁酸对大脑的抑制作用，导致患者出现兴奋性表现。当摄入乙醇量继续增加时，小脑和皮质下中枢受累，引起共济失调等运动障碍性表现；作用于大脑网状结构，可导致患者出现昏睡、昏迷。极高浓度的乙醇可作用于呼吸中枢和血管运动中枢，引起呼吸、循环衰竭，进而导致患者死亡。

3．对心脏的影响　乙醇的中间代谢产物乙醛和醋酸盐可直接损害心肌，导致心肌细胞和心肌间质纤维化，进而导致心肌收缩和舒张功能减退，加重基础心脏疾病患者的病情严重程度。

4．其他　急性酒精中毒可引起代谢异常，如酮体蓄积，可出现代谢性酸中毒。另外，还可抑制糖异生，导致低血糖。

二、中毒情况评估

（一）症状与体征

急性酒精中毒患者的症状轻重与饮酒量、饮酒速度、乙醇浓度、个体敏感性和耐受性及是否空腹饮酒等因素有关。主要表现为中枢神经系统、呼吸系统和循环系统功能紊乱，临床表现可分为三期。

1．兴奋期　血液中乙醇浓度达到 11.0 mmol/L（500 mg/L）时，大脑皮质处于兴奋状态，患者兴奋、头晕、面色潮红、结膜充血，有欣快感、言语过多、喜怒无常、恶心、呕吐，呕吐物及呼出气体中有酒味，也可表现为沉默、安静入睡。

2．共济失调期　血液中乙醇浓度达 11 ～ 33 mmol/L（500 ～ 1500 mg/L）时，患者出现共济失调，表现为动作不协调、语无伦次、口齿不清、行动笨拙、步态蹒跚等，可有眼球震颤、视物模糊、复视等。

3．昏睡、昏迷期　血液中乙醇浓度超过 54 mmol/L（2500 mg/L）时，患者出现昏睡、面色苍白、体温降低、皮肤湿冷、口唇青紫；当血液乙醇浓度达到 87 mmol/L（4000 mg/L）时，患者出现深昏迷，临床表现进一步加重，表现为陈 - 施呼吸、心动过速、血压下降、瞳孔散大、二便失禁，严重者可因延髓呼吸与血管运动中枢衰竭而死亡。另外，乙醇通过抑制糖异生，导致血糖下降而加重昏迷，部分患者可有咽部反射减弱，呕吐时引起吸入性肺炎或窒息而导致死亡。

随堂测 13-7

（二）辅助检查

1．呼出气和血清乙醇浓度测定　急性酒精中毒时呼出气中与血清中乙醇浓度相当，可通过测定呼出气体、呕吐物、血或尿中乙醇浓度来估计血清乙醇含量。

2．动脉血气分析　可有轻度代谢性酸中毒。

3．血清电解质测定　可有低血钾、低血镁、低血钙。

4．其他检查　心电图检查可有心律失常、心肌损害表现。血糖检查可出现血糖降低。

三、救治与护理

（一）院前急救

1．保持呼吸道通畅 急性酒精中毒时患者咽喉部反射减弱，呕吐时可能发生误吸，甚至窒息死亡，所以应保持呼吸道通畅，使患者取侧卧位或保持平卧位，头偏向一侧。

2．保证患者安全 急性酒精中毒时可因意识障碍、共济失调而影响患者安全。对于共济失调、过度兴奋者应适当限制活动，对躁动者加以约束，以保证患者安全。

3．根据中毒程度给予相应处理 轻者卧床休息、保暖，饮用适量果汁，可自行康复。对中毒较重者，若神志清醒，可通过刺激咽喉部，迅速催吐。若患者昏迷不醒，应及时送往医院治疗。

（二）院内救治与护理

1．救治措施

（1）迅速清除毒物

1）催吐、洗胃：乙醇经胃肠道吸收极快，催吐、洗胃和药用炭不适用于单纯酒精中毒患者。如果患者摄入乙醇量极大或同时服用其他药物，应尽早催吐或洗胃，清除未吸收的乙醇，胃内容物洗出干净即可，注意保护气道，防止误吸。

2）促进乙醇代谢：给予 5% 葡萄糖氯化钠溶液等，通过补液、利尿降低体内乙醇浓度。肌内注射维生素 B_1、维生素 B_6 和烟酸各 100 mg，促进乙醇在体内的氧化代谢。对病情危重出现休克、呼吸抑制、昏迷者应尽早行血液透析。

（2）药物催醒：纳洛酮是阿片受体拮抗剂，对中枢神经系统具有促兴奋作用，是治疗酒精中毒公认有效的首选药物，对轻者可静脉注射纳洛酮 0.4 ～ 0.8 mg，对重者可以重复给药，总剂量可达 2.0 ～ 4.0 mg。

（3）对症治疗及防治并发症

1）呼吸系统：对意识障碍者催吐或洗胃过程中应防止吸入性肺炎或窒息的发生。出现低氧血症时可给予鼻导管或面罩吸氧。若在吸氧的情况下出现持续性低氧血症，应进行气管插管，使用呼吸机辅助呼吸。对呼吸衰竭者给予适量呼吸兴奋剂，如尼可刹米等。

2）中枢神经系统：应用甘露醇防治脑水肿，降低颅内压；对躁动不安、过度兴奋的患者可给予小剂量地西泮 10 ～ 20 mg 肌内注射。但应避免使用吗啡、氯丙嗪、苯巴比妥类镇静药。

3）消化系统：给予抗酸药预防上消化道出血。若患者呕吐少量至中量咖啡色或暗红色液体，此时已并发上消化道出血，可使用质子泵抑制剂，如泮托拉唑 40 mg 加入 100 ml 生理盐水静脉滴注。对持续严重出血者应联合应用立芷雪、奥曲肽等。

4）其他：纠正低血糖，合理使用抗生素预防及治疗呼吸道感染。

2．护理措施

（1）保持呼吸道通畅：使患者取平卧位头偏向一侧或侧卧位，及时清理呕吐物和呼吸道内分泌物，防止误吸和窒息。

（2）密切观察病情：对于昏迷患者应密切观察生命体征及意识、瞳孔的变化，防止误吸导致吸入性肺炎或窒息。持续监测有无心律失常和心肌损害的发生。监测血糖，警惕发生低血糖。严格记录出入量，维持水、电解质和酸碱平衡。对上消化道出血者，密切观察出血量及生命体征的变化。

（3）用药护理：注意观察用药效果及不良反应。个别患者在应用纳洛酮过程中可出现口干、恶心、呕吐、厌食、困倦或烦躁不安、血压升高和心率加快，此时应告知患者这属于用药反应，可不用处理而自行恢复。对于使用纳洛酮导致心律失常者，要重点监护心率、心律、血压、脉搏的变化。

（4）安全护理：对烦躁不安者可使用床档、约束带约束，防止坠床，并防止气管插管者自行拔管等意外情况的发生。医护人员在护理此类患者时也应做好自身防护。

（5）生活护理：对上消化道出血患者应禁食，出血停止后可从清淡易消化的流质、半流质或软食，逐步过渡到普通饮食，避免辛辣、刺激性食物。加强保暖措施，因急性酒精中毒患者全身血管扩张，导致热量散发，同时洗胃后患者常感寒冷甚至出现寒战，因此，应提高室温、加盖棉被等，并补充能量，以维持正常体温。

（6）健康宣教：急性酒精中毒多数预后良好；重症患者常遗有头昏、乏力、胃纳不佳等脏腑受损症状，可通过中药如葛根、白及、陈皮、生姜等煎水服用调治，或服用米粥等顾护脾胃。

（卢慕荣）

第七节　药物滥用

案例 13-7

患者，女性，28 岁，失恋后服用过量催眠药约 20 min 后被送入院。入院时患者尚能被唤醒，5 min 后意识丧失，口唇黏膜及颜面部发绀，双侧瞳孔等大、等圆，直径约 5.5 mm，对光反射消失，双肺呼吸音消失，血压测不到。

请回答：

1．考虑该患者发生了什么情况？

2．首要治疗措施是什么？具体应如何实施？

一、镇静催眠药中毒

镇静催眠药中毒（sedative hypnotic poisoning）是急诊最多见的药物中毒。镇静催眠药是一类抑制中枢神经系统功能而起镇静、催眠作用的药物，小剂量起镇静催眠作用，大剂量可产生麻醉作用，急性中毒时以中枢神经系统抑制为主，重者可导致死亡。临床上常用的镇静催眠药有 4 类：①苯二氮䓬类，如地西泮、劳拉西泮、三唑仑等；②巴比妥类，如巴比妥、苯巴比妥、异戊巴比妥等；③吩噻嗪类，如氯丙嗪、硫利达嗪、奋乃静等；④非巴比妥非苯二氮䓬类，如水合氯醛、格鲁米特等。

（一）产生原因评估

1．中毒途径　主要由误服、蓄意服毒或投毒所致。

2．中毒机制

（1）苯二氮䓬类：药物作用于 γ- 氨基丁酸（γ-GABA）能神经，与 γ-GABA 能神经突触后膜上的相应位点结合后，可增强 γ-GABA 与相应位点的结合，导致 γ-GABA 介导的氯离子通道开放频率增加，氯离子大量内流，产生中枢抑制效能。

（2）巴比妥类：对中枢神经系统的抑制作用呈剂量 - 效应关系。小剂量主要影响脑干网状结构上行激活系统，导致意识障碍；大剂量可直接抑制延髓呼吸中枢和心血管运动中枢，导致呼吸和循环衰竭。

(3) 吩噻嗪类：主要作用于网状结构及下丘脑多巴胺受体，通过阻断多巴胺受体，达到减轻紧张、焦虑、幻觉、妄想和病理性思维的作用。该药还能抑制脑干血管运动和呕吐反射，以及具有抗胆碱、抗组胺、阻断肾上腺素受体等作用。

(4) 非巴比妥非苯二氮䓬类：对中枢神经系统的作用机制与巴比妥类相似。

（二）中毒情况评估

1．症状与体征

(1) 苯二氮䓬类药物中毒：对中枢神经系统的抑制作用较轻，主要表现为嗜睡或轻度昏迷，部分患者可出现体温、血压下降，较少出现严重症状。若长时间出现严重的呼吸抑制、深昏迷状态，应怀疑患者是否同时服用了乙醇或其他镇静催眠药物等。

(2) 巴比妥类药物中毒：①轻度中毒：患者呈嗜睡状态，可被唤醒，醒后言语含糊不清、反应迟钝，有定向力及判断力障碍，步态不稳，眼球震颤，各种反射存在，生命体征正常；②中度中毒：患者呈昏睡或浅昏迷状态，咽反射、瞳孔对光及角膜反射存在，腱反射消失，血压正常，呼吸浅慢；③重度中毒：患者呈深昏迷状态，各种反射消失，四肢肌张力由强变弱，呼吸浅慢或潮式呼吸、体温下降、血压下降、脉搏细速，严重者常因呼吸循环衰竭而死亡。

(3) 吩噻嗪类药物中毒：①中枢抑制表现，嗜睡、浅昏迷、呼吸浅慢、锥体外系体征，如肌紧张、喉痉挛等；②心血管系统表现，低血压、休克、心律失常等；③抗胆碱能症状，口干、瞳孔散大等；④肝毒性，黄疸、肝功能异常，尤见于氯丙嗪中毒。

(4) 非巴比妥非苯二氮䓬类药物中毒：水合氯醛中毒时呼出气体有梨样气味，初期瞳孔缩小，后期扩大，可有心律失常、肺水肿、肝肾功能损伤和昏迷等。格鲁米特中毒时导致的意识障碍呈周期性波动，循环系统抑制明显，出现低血压、休克等表现，可有口干、瞳孔散大等抗胆碱能神经症状。甲喹酮中毒时可有明显的呼吸抑制，出现锥体束征，如腱反射亢进、肌张力增强、抽搐等。甲丙氨酯中毒时可表现为心动过速、低血压、心律失常、休克、呼吸衰竭、肺水肿，甚至昏迷。

随堂测 13-8

2．辅助检查

(1) 药物检测：患者的血液、尿液、呕吐物中药物的定性或定量检测可明确中毒药物种类和中毒程度。

(2) 血液生化检测：包括肝功能、肾功能、尿素氮、肌酐等。

(3) 动脉血气分析：有助于了解呼吸抑制导致的缺氧和酸中毒情况。

(4) 心电图检查：有助于了解是否出现心律失常。

科研小提示

有关镇静催眠药成瘾的预测、识别和干预值得进一步研究。

（三）救治与护理

1．院前急救

(1) 迅速清除毒物，意识清醒者可现场口服清水、淡盐水催吐。

(2) 清理口鼻内分泌物，保持呼吸道通畅。

2．院内救治与护理

(1) 救治措施

1) 清除毒物：①洗胃：早期使用 1∶5000 高锰酸钾、清水或淡盐水洗胃，服药超过 6 h 者仍需要洗胃；②应用吸附剂及导泻剂：将药用炭 50 ~ 100 g 用 2 倍水混匀后口服或经胃管注入，然后给予硫酸钠 250 mg/kg 导泻；③碱化尿液：用碳酸氢钠碱化尿液以增加长效镇静催眠药的排泄；④利尿：用呋塞米或甘露醇利尿促进药物排出；⑤血液净化：血液透析、血液灌流可促进苯巴比妥和吩噻嗪类药物清除，危重患者可考虑应用，尤其是合并心力衰竭和肾衰竭、酸碱平衡和电解质异常、病情进行性恶化患者。

2）应用特效解毒剂：巴比妥类和吩噻嗪类中毒尚无特效解毒剂，苯二氮䓬类中毒可应用特效解毒剂氟马西尼。

3）应用中枢神经系统兴奋剂：一般不主张早期应用，以免诱发惊厥；适用于深昏迷、明显呼吸衰竭、经积极救治 48 h 后仍昏迷不醒者。贝美格可用于巴比妥类药物中毒，对苯二氮䓬类药物中毒无效。

4）对症处理：多数镇静催眠类药物中毒以对症支持治疗为主，特别是吩噻嗪类中毒。保持气道通畅，深昏迷者予以气管插管以保护气道；急性中毒所致低血压多由血管扩张所致，应补充血容量，必要时考虑使用去甲肾上腺素等 α 受体激动剂；心率失常时酌情给予抗心律失常药；脑水肿时予以利尿、脱水治疗。

（2）护理措施

1）保持呼吸道通畅：及时清除口、鼻及气道分泌物，患者取侧卧位或仰卧位时头偏向一侧，防止误吸，必要时协助医生行气管插管或气管切开。

2）病情观察：①密切观察生命体征及瞳孔大小、意识状态，及时关注有无并发症的发生；②密切观察血气变化，及时发现呼吸抑制情况；③重症患者持续心电监护，关注有无心律失常；④注意监测各脏器功能，以便尽早发现并及时处理。

3）用药护理：氟马西尼等兴奋性药物滴注过快可出现恐惧、焦虑、心悸等不适感，应缓慢注射；若患者出现烦躁、恐惧等不适症状，可缓慢静脉注射地西泮或咪达唑仑。

4）基础护理：昏迷患者应定时翻身、拍背，预防压力性损伤的发生；做好导尿管、气管插管或气管切开的护理，预防管路滑脱；做好饮食护理，鼓励患者多进食高热量、高蛋白、高维生素、易消化饮食，长时间昏迷患者可予以肠内肠外营养支持治疗。

5）心理护理：对于服用镇静催眠药自杀者，护士应耐心劝导患者，刀具等锐器应远离患者，防止再次发生自杀；加强与患者家属的沟通，为患者提供更多的心理安慰和社会支持。

二、急性毒品中毒

毒品（narcotics）是指国家规定管制的、能使人成瘾的麻醉（镇痛）药和精神药，具有成瘾性、危害性和非法性的特点。短时间内滥用、误用或故意使用大量毒品超过个体耐受量产生相应临床表现时称为急性毒品中毒（acute narcotics poisoning）。

（一）产生原因评估

1．中毒途径

绝大多数毒品中毒为滥用所致。滥用方式包括口服、吸入（如鼻吸、烟吸或烫吸）、注射（如皮下、肌内、静脉或动脉）或黏膜摩擦（如口腔、鼻腔或直肠）。

2．中毒机制

（1）阿片类：阿片类通过激活中枢神经系统的阿片受体而产生镇痛、镇静、抑制呼吸、致幻或欣快等作用。对中枢神经系统先兴奋、后抑制，但以抑制为主。长期应用易产生药物依赖性。包括吗啡、可待因、海洛因等。

（2）可卡因：有很强的中枢兴奋作用，经黏膜吸收后迅速进入血液循环，容易通过血脑屏障，有中枢兴奋和拟交感神经作用。包括可卡因、古柯叶、古柯膏等。

（3）大麻：作用机制尚不清楚，急性中毒时产生神经、精神、呼吸和循环系统损害。包括大麻叶、大麻树脂等。

（4）丙苯胺类：如甲基苯丙胺（俗称冰毒）、3,4- 亚甲二氧基苯丙胺（俗称摇头丸）。是一种非儿茶酚胺的拟交感神经胺低分子量化合物，吸收后易通过血脑屏障，主要作用机制是促进脑内儿茶酚胺递质释放，减少抑制性神经递质 5- 羟色胺的含量，产生神经兴奋和欣快感。

（5）氯胺酮：是一种致幻剂，俗称“K 粉”。能选择性阻断痛觉冲动向丘脑 - 新皮质传导，产生镇痛作用；兴奋脑干和边缘系统，使意识和感觉分离；对交感神经有兴奋作用。

（二）中毒情况评估

1．症状与体征

（1）阿片类中毒：轻度急性中毒表现为头痛、头晕、恶心、呕吐、兴奋或抑郁，出现幻想、失去时间和空间感，并有便秘、尿潴留及血糖增高。重度中毒常出现昏迷、针尖样瞳孔和高度呼吸抑制“三联征”。重症患者多于 6 ～ 12 h 死于呼吸麻痹；超过 48 h 存活者，预后较好。

（2）可卡因中毒：急性重度中毒时，表现为奇痒难忍、肢体震颤、抽搐、癫痫发作、体温和血压升高、瞳孔扩大、心率增快、呼吸急促等。偶尔可导致心脏传导异常。

（3）大麻中毒：表现为精神和行为异常，如意识障碍或昏迷、高热性谵妄、惊恐、躁动不安、血压升高、心率加快。有的会出现短暂抑郁状态，悲观绝望，有自杀念头。

（4）苯丙胺类中毒：表现为中枢神经和交感神经过度兴奋症状。轻度中毒表现为兴奋、躁动、血压升高、脉搏加快、出汗、口渴、呼吸困难、震颤、反射亢进、头痛等；中度中毒出现错乱、谵妄、幻听、幻视、被害妄想等精神症状；重度中毒时可出现胸痛、心律失常、循环衰竭、代谢性酸中毒、DIC、高热、昏迷甚至死亡。

随堂测 13-9

（5）氯胺酮中毒：表现为神经精神症状，如出现精神错乱、幻觉、谵妄、肌张力增加和颤抖等。部分可出现复视、暂时失明，持续可达 15 ～ 30 min。

2．辅助检查

（1）血、尿和胃内容物及残留药物检测出毒物。

（2）血动脉血气分析：严重中毒者表现为低氧血症和呼吸性酸中毒。

（三）救治与护理

1．院前急救

（1）立即脱离中毒环境，去除被污染的衣物。

（2）复苏治疗：出现呼吸循环衰竭时，应立即进行复苏治疗。

（3）口服中毒者立即进行催吐，皮下过量注射时可迅速用止血带扎紧注射部位上方，局部冷敷，以延缓吸收，止血带应间歇放松。

2．院内救治与护理

（1）救治措施

1）清除毒物：对口服中毒者应尽快予以催吐或洗胃（药用炭混悬液或 0.02% ～ 0.05% 高锰酸钾溶液）。由于阿片类可引起幽门痉挛，胃排空延缓，中毒较久的患者仍应予以洗胃。洗胃后经直肠灌入药用炭混悬液、硫酸钠或甘露醇导泻。对重度中毒患者也可同时予以血液透析和血液灌流治疗。

2）保持呼吸道通畅：给予吸氧，酌情使用呼吸兴奋剂，维持呼吸功能；必要时应用呼吸机辅助通气。

3）特效解毒药：纳洛酮是阿片类受体阻滞药，可静脉、肌内、皮下注射或气管内给药。呼吸好转后采用间断静脉注射或静脉滴注维持，并根据病情调整剂量。苯丙胺类兴奋剂中毒无有效解毒剂。

4）对症支持治疗：监测患者生命体征，及时处理各器官衰竭，维持水、电解质和酸碱平衡。

（2）护理措施

1）严密观察病情变化：严密监测生命体征、血氧饱和度、意识变化。氯胺酮和 3,4- 亚甲二氧基苯丙胺中毒患者要特别关注心血管系统症状和呼吸情况；海洛因和大麻中毒患者要密切关注呼吸和意识状况。

2）保持呼吸道通畅，维持有效通气：毒品多抑制呼吸，应保持呼吸道通畅，及时清理患者呼吸道和口腔分泌物，牙关紧闭患者要安置口咽通气管以开放气道。气管插管患者要注意气管导管的固定，避免因躁动等原因导致气管导管脱出。

3）催吐洗胃：应尽早、尽快彻底洗胃，防止毒物继续吸收，要反复冲洗，直至洗出的液体澄清透亮为止。此类患者多伴有不同程度酒精过度使用，洗胃时要注意保护胃黏膜。中重度中毒患者洗胃时，要注意保护呼吸道，避免发生误吸。

4）建立静脉通路，遵医嘱正确给药：毒品中毒患者长时间处于兴奋状态，消耗大量体力，可致脱水和高钠血症，需要静脉大量补充电解质和能量。另外，大量补液可促进毒品从尿液中排出，因此应选择粗、大、直、易于固定的血管进行穿刺，并妥善固定。

5）安全护理：中毒患者大多表现为极度兴奋狂躁、谵妄、惊恐不安、易激惹，出现幻觉、妄想等精神症状，应遵医嘱使用镇静药物，必要时采取保护性约束措施，避免患者危害自身或他人安全。病房内不存放危险锐利物品，要注意预防跌倒、坠床等不良事件的发生。

6）用药护理：早期、足量静脉注射纳洛酮是抢救急性毒品中毒致呼吸抑制伴意识障碍患者的关键，纳洛酮对原有高血压和心功能不全者会造成不良后果，使用时应注意观察；应用地西泮镇静时，可能会加重呼吸抑制，用药时速度要慢，应密切观察呼吸情况。

7）心理护理与健康教育：多数毒品中毒患者会出现恐惧无助、焦虑不安的消极情绪，护士应灵活运用护患沟通技巧，与患者多交流，使其积极配合治疗。对于因好奇或受骗而吸食毒品的患者，应向其说明毒品的危害性和违法性，促使其远离毒品。

知识链接

戒断综合征

戒断综合征是指停用或减少精神活性物质（如酒精、阿片类、镇静催眠药、抗焦虑药、中枢兴奋剂、致幻剂等）的使用所致的综合征，其中，以阿片类物质的成瘾性最大。连续应用阿片类药物数次后停药，在停药后 8 ~ 16 h 开始出现戒断综合征，24 ~ 48 h 内达到高峰。表现为：①交感神经功能亢进表现：流泪、流涕、出汗、瞳孔缩小、毛发竖立、血压升高、心跳加快、体温上升等；②副交感神经亢进表现：呕吐、腹痛、腹泻等；③精神兴奋性增强、惊恐不安、失眠、肌肉震颤、打哈欠等。

戒断综合征的处理：①戒断药物：可采用剂量递减方法，或换用成瘾性较弱的药物，如美沙酮；②对症处理：失眠、焦虑时可用镇静药，焦虑反应明显时适量应用抗焦虑药，震颤、谵妄时给予地西泮等；③加强心理支持。

参考文献：朱继红. 急诊医学［M］. 2 版. 北京：北京大学医学出版社，2015.

小　结

本章概述性地介绍了急性中毒的原因、毒物的体内过程与作用机制、辅助检查、临床表现与救治措施，在此基础上针对有机磷农药中毒、百草枯中毒、灭鼠剂中毒、CO 中毒、急性酒精中毒、药物滥用的产生原因评估、中毒情况评估、救治与护理三方面主要内容进行详细的阐述。对于急性中毒的患者，护士应掌握相关的急救知识与技能，严密观察病情变化，尽快采用洗胃、导泻、碱化尿液、利尿等方法清除毒物，给予特效解毒剂，对症处理等。配合医生做好抢救与用药护理，并做好心理护理等。

思考题

1．请叙述急性中毒的救治原则。

2．请叙述有机磷中毒的临床表现。

3．百草枯中毒的氧疗原则是什么？

4．灭鼠剂中毒的护理措施有哪些？

5．请叙述镇静催眠药中毒的临床表现。

6．镇静催眠药中毒的院内急救原则是什么？

7．患者，女性，18 岁，冬天在浴室内洗澡 30 min 未出来，母亲敲门无动静，紧急破门进入，患者晕倒在地，神志不清，面色潮红，口唇黏膜呈现樱桃红色，呼吸 40 次 / 分，脉搏 140 次 / 分。

请回答：

（1）该患者可能发生了什么情况？

（2）可以采取什么紧急措施帮助患者？

8．患者，男性，50 岁，突然昏迷由“120”急救车送至急诊，考虑为海洛因中毒。查体发现患者昏迷、呼吸减慢，T 36.2 ℃，P 126 次 / 分，R 8 次 / 分，双眼瞳孔等大，大约 1 mm，对光反射消失，压眶反射存在，尿检吗啡强阳性。

请回答：

（1）应采取哪些救治措施？

（2）应采取哪些护理措施？

（应菊素）

第十四章数字资源

第十四章 多器官功能障碍

导学目标

通过本章内容的学习，学生应能够：

◆ **基本目标**

1．复述脓毒症的概念、临床特点及救护原则。

2．解释多器官功能障碍综合征的概念、救治原则及预防措施。

3．列举多器官功能障碍综合征病情观察的要点。

4．应用所学知识为脓毒症、多器官功能障碍综合征患者提供个体化的急救护理方案。

◆ **发展目标**

运用所学知识对脓毒症、多器官功能障碍综合征患者正确地进行护理评估，并针对性地做好护理工作。

多器官功能障碍综合征（multiple organ dysfunction syndrome，MODS）是危重患者的严重并发症和重要死亡原因，据报道在非心脏科的ICU，约一半的死亡病例合并有全身感染或MODS。脓毒症（sepsis）是临床常见的急危重症，发病率高，最常见的并发症是MODS，一旦脓毒症患者继发MODS，病死率高达60% ～ 80%，需引起高度的重视。

第一节　脓 毒 症

案例 14-1

患者，男，73岁。因持续性右上腹痛，向腰背部放射，伴恶心呕吐，发热2 d，现血压下降、呼吸增快，急诊行“剖腹探查、梗阻解除术”，术后送入ICU，患者处于昏迷状态，既往糖尿病史14年。

查体：T 39.8 ℃，HR 108次/分，R 28次/分，BP 86/60 mmHg，尿量约15 ml/h。血常规检查：Hb 91 g/L，RBC 4.3×10^{12}/L，WBC 21×10^{9}/L。

请回答：

1．该患者是否存在脓毒症？依据是什么？

2．此类患者液体复苏的目标、液体复苏护理要点有哪些？

脓毒症是指宿主对感染的失控反应导致出现了危及生命的器官功能障碍，是由包括细菌、真菌、病毒、寄生虫等各种致病微生物侵入机体引发的一种损伤性剧烈的炎症反应。与单纯的感染不同，脓毒症以机体对感染的反应紊乱和器官功能障碍为核心。脓毒症是临床常见的急危重症，发病率高，尤其是在严重创伤、烧伤或感染后发病风险更高，且每年增长率为 1.5% ～ 8.0%，是感染相关死亡的首要原因。脓毒症患者的病情严重，临床治疗难度大，并发症发生率较高，严重威胁人类健康。

伴有循环和细胞代谢障碍的脓毒症为脓毒症休克（septic shock），又称感染性休克，是脓毒症的一个亚型。脓毒症患者若出现低血压或需要血管升压药维持平均动脉压（mean arterial pressure，MAP）≥ 65 mmHg 及乳酸＞ 2 mmol/L，则可被定义为脓毒症休克。在此阶段，机体的循环功能及细胞功能已发生严重异常。脓毒症所导致的脓毒症休克和 MODS 是临床急危重症患者的主要死亡因素。

知识链接

持续性危重病

当一个患者存在脓毒症或者其他情况时（如多发伤、呼吸衰竭、消化道出血等），需要立即启动各种支持治疗措施，包括气管插管、机械通气、应用镇静剂等；同时怀疑各种感染（呼吸机相关性肺炎、导管相关性血流感染、导尿管相关性泌尿系统感染、手术部位感染、中枢神经系统感染、胃肠道感染），努力寻找和明确感染源的工作一直在进行，不同种类的抗生素被使用或停用；肾功能出现下降，患者最终进展为尿毒症；与原发病有关的并发症也会随之出现，相应的处理也需进行。脓毒症患者可能会进展成需要长期监护（会持续数周甚至是数月）的疾病状态，被称为持续性危重病。

参考文献：Clifford S. Deutschman，Patrick J. Neligan. 重症医学循证实践[M]. 2版. 周飞虎，康红军，译. 济南：山东科学技术出版社，2017.

科研小提示

持续性危重病的发病机制不明确，缺乏有效治疗手段，是 ICU 新的挑战。

一、病因与发病机制

（一）病因

1．感染性因素　细菌、病毒、真菌、寄生虫等感染是脓毒症发病的主要原因，当致病菌数量多、毒力强和（或）机体抗感染能力弱时则可导致脓毒症。引起脓毒症的细菌中革兰氏阴性和革兰氏阳性杆菌比例相当，引起脓毒症最常见的致病菌是革兰氏阴性杆菌、金黄色葡萄球菌、肠球菌及真菌。1/3 的脓毒症患者无法确认病原体。

2．非感染性因素　可见于严重创伤、烧伤、胰腺炎、休克、自身免疫疾病、缺血再灌注损伤、胰腺炎、恶性肿瘤、化脓性感染等。

3．其他　宿主因素、医院环境和诊疗操作等均可促使脓毒症的发生。

（二）发病机制

脓毒症的根本发病机制尚未完全明确，是在机体的炎症反应、免疫功能失控的基础上，涉及凝血功能、神经系统、内分泌系统、组织损伤以及宿主个体情况等多个方面，并与机体多系统、多器官病理生理改变密切相关。脓毒症发病机制见图 14-1。

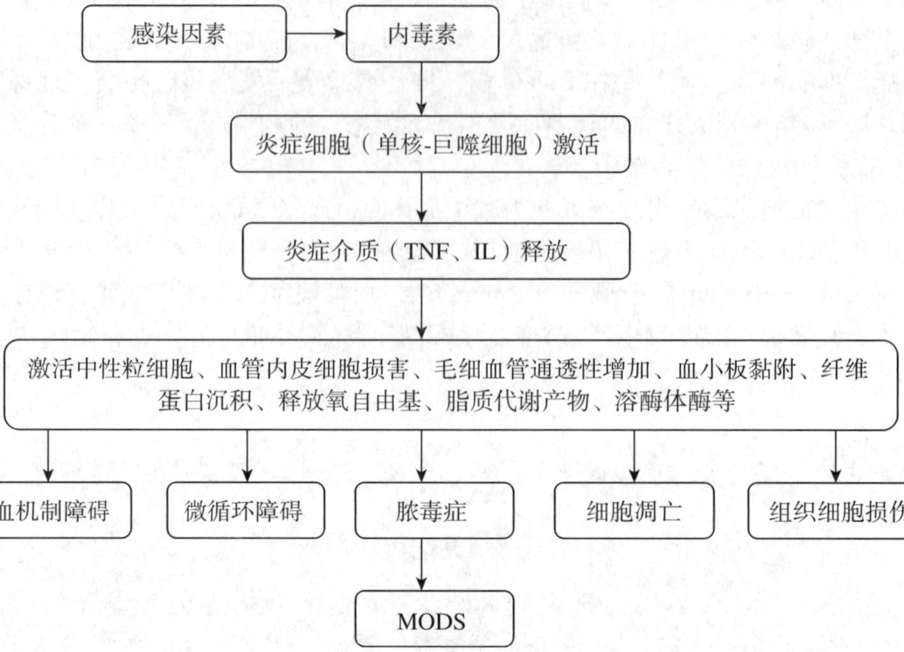

图 14-1 脓毒症发病机制

炎症介质的介导是脓毒症发生机制中的重要环节。单核 - 巨噬细胞系统受内毒素脂多糖（LPS）的刺激，释放肿瘤坏死因子（TNF）和白介素 -1(IL-1)、白介素 -8(IL-8) 等炎症介质，促进了炎症反应，且 TNF 和 IL-1 两者有协同作用，IL-8 对组织炎症的持久损害有重要影响。花生四烯酸的代谢产物血栓素 -2、前列腺环素及前列腺素 E_2 参与发热、心动过速、呼吸急促、心室灌注异常和乳酸酸中毒的发生。这些炎症介质的产生也会导致内皮细胞功能障碍，从而启动了局部反应，包括促进白细胞的黏附和迁移，凝血酶的生成和纤维蛋白的形成，局部血管活性的改变、通透性增加，导致细胞凋亡。再加之宿主的免疫放大反应，促进了异位炎性反应的循环、凝血系统激活及细胞间的相互作用，最终导致微血管内血栓形成、低氧血症和器官功能障碍。在脓毒症中，炎症反应途径、凝血途径及其他细胞反应相互交织和相互影响，共同发挥作用。由于细胞因子在脓毒症中有重要的诱导促凝作用，因此，发生脓毒症时凝血功能紊乱很常见，其中 30% ～ 50% 的患者会发生弥散性血管内凝血（DIC）。

二、病情评估

一般按照 PIRO 体系来评估脓毒症患者病情。PIRO 系统包括：易患因素（predisposition，P)、感染及创伤因素（infection/insult，I)、机体反应（response，R）和器官功能障碍（organ dysfunction，O)。

（一）病史

评估患者有无致病因素的存在，如严重的创伤、感染、窒息、低氧血症、急性胰腺炎、中毒等，有无灌注不足、再灌注损伤、缺氧等诱发因素的存在；有无易患因素的存在，如糖尿病、尿毒症、长期或大量应用糖皮质激素或抗癌药。

（二）临床表现

1. 全身表现 ①发热，体温＞ 38 ℃ ；②低体温，体温＜ 36 ℃ ；③心率加速，＞ 90 次 / 分；④气促，呼吸＞ 30 次 / 分；⑤精神状态改变；⑥明显水肿或液体正平衡，24 h ＞ 20 ml/kg；⑦分解代谢增强，高血糖症，血糖＞ 7.7 mmol/L 且无糖尿病史。

2．血流动力学改变　低血压、休克等。

3．组织灌注变化　意识改变（淡漠、烦躁、谵妄、昏迷）、皮肤湿冷、尿量减少等。

4．器官功能障碍　各个脏器或系统功能损伤（如肌酐或尿素氮升高、血小板减少、高胆红素血症等）。

（三）器官功能评估

1．中枢神经系统功能　通过评估意识状态、瞳孔变化、神经反射、肌张力等了解患者有无意识障碍及其程度、脑干功能状态，并初步判断疾病的严重程度和预后。

2．呼吸功能　通过呼吸频率、呼吸幅度与节律、潮气量、肺泡通气量、气道阻力、动脉血氧分压、二氧化碳分压等了解患者通气和换气功能等。

3．循环功能　监测动脉血压、心排血量、心电图、中心静脉压、心脏指数等。

4．肾功能　监测尿量、尿比重、尿液分析、尿渗透压、血肌酐、血尿素氮、内生肌酐清除率等。

5．消化功能　通过血清酶学、凝血功能、血清蛋白、血氨、胃肠黏膜内 pH 等评估肝功能及主要脏器的灌注状态。

6．内环境状态　主要检查血糖、血清离子、pH、HCO_3^- 浓度、缓冲碱等指标。

7．微生物学监测　痰培养、血培养、病原学监测等。

8．其他　血红蛋白、血细胞比容等指标检测。

（四）病情判断

有细菌学证据或有高度可疑的感染灶，同时序贯性器官衰竭评估量表（sequential organ failure assessment score，SOFA）（表 14-1）评分≥ 2 分，则诊断为脓毒症。若患者尚无 SOFA 详实数据，可行 qSOFA（quick SOFA）评分，三项指标满足两项及以上者可诊断为脓毒症，并进一步行 SOFA 评分确认。qSOFA 指标：①收缩压≤ 100 mmHg；②呼吸≥ 22 次 / 分；③意识状态改变（Glasgow 昏迷评分＜ 15 分）。脓毒症与脓毒症休克的诊断流程见图 14-2。

表 14-1　序贯性器官衰竭评估量表（SOFA）

系统	变量	1 分	2 分	3 分	4 分
呼吸	PaO_2/FiO_2（mmHg） 呼吸机支持	≤ 400	≤ 300	≤ 200 是	≤ 100 是
神经	Glasgow 昏迷评分	13 ～ 14	10 ～ 12	6 ～ 9	＜ 6
血液	血小板（10^9/L）	≤ 150	≤ 100	≤ 50	≤ 20
肝	胆红素（μmol/L）	20 ～ 32	33 ～ 101	102 ～ 204	＞ 204
循环	药物剂量 [μg/（kg・min）]	MAP ＜ 70 mmHg	多巴酚丁胺（任何剂量）或多巴胺≤ 5	多巴胺 5 ～ 15 或（去甲）肾上腺素≤ 0.1	多巴胺＞ 15 或（去甲）肾上腺素＞ 0.1
肾	肌酐（μmol/L） 或尿量（ml/d）	110 ～ 170	171 ～ 299	300～440 或尿量＜ 500	＞ 440 或尿量＜ 200

三、急救与护理

（一）救治措施

1．液体复苏　是脓毒症早期治疗的重要措施，一经确诊，应立即开始液体复苏治疗。复苏液体可选用天然 / 人工胶体或晶体液，首选去甲肾上腺素或多巴胺作为纠正感染性休克低血压的血管加压药物。液体复苏目标是在最初 6 h 内：中心静脉压（CVP）达到 8 ～ 12 mmHg(机械通气者为 12 ～ 15 mmHg)，平均动脉压≥ 65 mmHg，尿量≥ 0.5 ml/（kg・h），中心静脉氧

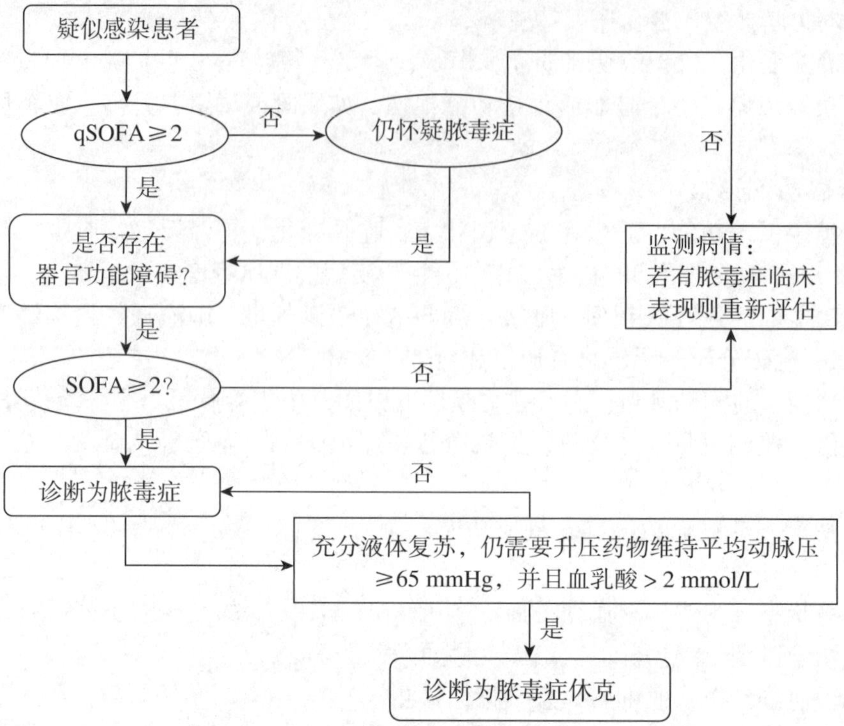

图 14-2　脓毒症与脓毒症休克的诊断流程

饱和度（$ScvO_2$）≥ 70% 或混合静脉血氧饱和度（SvO_2）≥ 65%。

知识链接

拯救脓毒症运动与“1 h 集束化治疗”

拯救脓毒症运动（surviving sepsis campaign，SSC）是由美国重症学会和欧洲重症学会联合合作组织的、致力于降低全球范围内脓毒症和脓毒症休克的发病率和病死率的一个项目。这一项目始于 2002 年，至 2016 年已经发表第 4 版基于现存证据的临床指南。

SSC 自 2005 年起基于指南及新的证据另外发布针对脓毒症患者管理的集束化治疗措施指南。2018 年，SSC 发布了基于 2016 版 SSC 脓毒症指南的新的“1 h 集束化治疗”（hour-1 bundle）指南。具体措施包括：①检查乳酸水平，初始乳酸＞ 2 mmol/L 再次测量；②给予抗生素治疗前行血培养；③采用广谱抗生素治疗；④低血压或乳酸≥ 4 mmol/L 时快速补充晶体液 30 ml/kg；⑤液体复苏期间或之后如有持续低血压，使用血管升压药以维持 MAP ≥ 65 mmHg。1 h 集束化治疗意味着这些治疗手段应该在脓毒症诊断后的 1 h 内迅速采用。集束化治疗最重要的理念是将脓毒症视作一种紧急医疗事件，明确强调了立即进行复苏和相应治疗的重要性。

参考文献：彭志勇．拯救脓毒症运动脓毒症指南 2018 更新的启示［J］．医学研究生学报，2019，32（1）：18-20.

2．控制感染　在留取合适的标本后应尽早（确诊 1 h 内）经验性地单一或联合应用抗生素，一旦致病菌和药敏试验结果明确，应选用针对性的抗生素治疗；积极寻找并处理感染灶，如清除坏死性组织及感染灶、拔出感染导管、控制并纠正肠源性感染等。

3．器官功能监测和支持　进行血流动力学和呼吸功能监测，对严重脓毒症患者行机械通气治疗；监测凝血功能，贫血及凝血功能障碍者可选择输注红细胞、新鲜冰冻血浆和血小板等；监测胃肠黏膜 pH、血清酶学、尿量、肾功能等，并根据情况予以相应的脏器支持治疗和营养支持治疗。

4．对症治疗　对高热患者给予物理和药物降温治疗；应用大剂量抗氧化剂，如维生素 C 等预防早期复苏所致氧自由基损伤；应用镇痛、镇静剂使患者舒适并配合治疗；控制血糖；纠正酸中毒；预防深静脉血栓和应激性溃疡。

5．糖皮质激素　对液体复苏和血管加压药治疗不敏感者，可考虑小剂量短疗程应用激素，如氢化可的松等。

6．中医中药　通腑攻下、清热解毒、活血化瘀、祛瘀解毒、扶正固本等。

（二）护理措施

1．建立静脉通路　尽快建立至少 2 条有效静脉通路，保证有效的液体复苏治疗，维持血容量，必要时行中心静脉置管术。合理安排补液顺序，先晶体后胶体，在 30 min 内给予晶体液体 500 ～ 1000 ml 或胶体液体 300 ～ 500 ml；根据医嘱保证血管活性药物的安全有效使用。

2．对症护理　①保持呼吸道通畅，合理氧疗，必要时建立人工气道进行机械通气支持，一般除有禁忌证外，机械通气的患者应维持半卧位，以防止呼吸机相关性肺炎的发生；②监测体温变化，做好高热患者的物理降温和体温过低患者的保暖；③对躁动和昏迷患者做好安全防护和约束；④做好血管活性药物使用的安全管理。

3．做好病情监测　①监测患者生命体征、心率、尿量、CVP、出入量及肢体末梢温度等，了解组织灌流情况，避免肺水肿的发生；②监测呼吸功能、血气分析指标，评价有无应用或停止使用呼吸机的指征；③监测意识、瞳孔变化和反射情况，及时发现颅内病变征象；④监测心电图、血流动力学指标，评估患者液体复苏和血管活性药物的效果；⑤监测凝血功能、胃肠黏膜 pH、血清酶学指标和肾功能等。

4．控制感染　各项诊疗和护理操作严格执行无菌技术原则和手卫生；做好口腔护理、皮肤护理、会阴护理等基础护理，预防感染并使患者舒适；做好各种留置管道的护理，防止血管内导管相关性感染的发生和导管的打折、脱落和堵塞；对可疑感染部位必要时正确采集标本进行病原学检查，明确有无感染并正确选择敏感抗生素，加强病房管理，减少探视，保持室内温、湿度适宜和空气清新。为更有效地培养病原微生物，推荐对患者至少采集两处血液标本，即经皮穿刺及经留置超过 48 h 的血管内置管处的血液标本。

5．加强营养支持　根据病情为患者提供合适的营养支持途径，改善营养状况，提高机体抵抗力。

6．并发症的观察　MODS 是脓毒症和脓毒症休克最常见的并发症，应做好各器官、系统功能的观察和支持，加强呼吸、循环、消化、肾和中枢神经系统的功能监测，严密观察相关的症状和体征，结合实验室检查结果，及时发现异常并报告医生，采取积极有效的措施，防止病情恶化和并发症的发生。

第二节　多器官功能障碍综合征

案例 14-2

患者，女，69 岁，因“多饮、多食、多尿、水肿半个月，发热 2 d”，以慢性肾衰竭、2 型糖尿病、肺部感染入住肾内科病房。予抗感染、改善微循环、纠正贫血、降血压、控制血糖、纠酸等治疗后，仍反复发热，体温最高达 39.7 ℃，考虑肺部真菌感染。1 周后，患者出现咯血、意识障碍、血压下降（84/50 mmHg），HR 118 次 / 分，PaO_2 53.4 mmHg（吸氧浓度为 3 L/min），转入 ICU 治疗。

请回答：

1．该患者是否存在多器官功能障碍综合征？为什么？

2．患者转入 ICU 后，应加强哪些方面的病情观察？

3．对此类患者，护士如何及时评判和发现潜在的危险因素并做好安全护理？

多器官功能障碍综合征（multiple organ dysfunction syndrome，MODS）是机体受到严重的感染、创伤和休克等损伤后，导致两个或两个以上器官同时或先后发生功能障碍或衰竭。MODS 是创伤及感染后最严重的并发症，发病急、病情危重、预后差、死亡率极高，是急救医学和重症监护学的重点和难点。

MODS 具有的临床特征如下：

1．继发受损器官远隔原发损伤部位，常呈序贯性器官受累（肺往往是临床观察到的衰竭发生率最高、发生最早的器官），并在时间上有一段间隔（＞ 24 h）。

2．与严重的创伤、休克、感染、中毒等关系密切，但致病因素不是导致器官损伤的直接原因，而是经过体内某个过程所介导，在特定的病理环境下发展而来。

3．持续的高代谢状态和能源利用障碍。

4．高动力型循环　表现高排低阻高动力型循环状态，心排血量达 10 L/min，外周阻力下降，有时仍可出现外周缺血缺氧。

5．氧利用障碍　使内脏器官缺血缺氧，氧供需矛盾突出。

一、病因与发病机制

（一）病因

1．严重感染　约占 MODS 的 70%。包括脓血症、腹腔内脓肿、急性坏死性胰腺炎、肠源性感染等。

2．非感染性因素　如严重创伤、休克、大手术、大面积烧伤、急性药物或毒物中毒等。

3．高危因素　高龄、慢性疾病、营养不良、昏迷、创伤及危重病评分增高等，见表 14-2。

随堂测 14-1

表 14-2 诱发 MODS 的主要高危因素

高危因素		
复苏不充分或延迟复苏	大量反复输血	糖尿病
持续存在感染病灶或炎症病灶	创伤严重度评分≥ 25 分	应用糖皮质激素
基础脏器功能障碍	营养不良	恶性肿瘤
年龄≥ 55 岁	肠道缺血性损伤	使用抑制胃酸药物
嗜酒	外科手术	高乳酸血症

（二）发病机制

MODS 发病机制复杂，涉及神经、内分泌、免疫、凝血等多个系统，但迄今仍未阐明，可能与下列学说有关：组织缺血 - 再灌注损伤、炎症反应失控、肠道屏障功能破坏、细菌毒素、二次打击或双相预激、基因失控等。目前认为，MODS 是全身炎症反应综合征（systemic inflammatory response syndrome，SIRS）引起的多器官功能障碍。

感染、创伤、休克等致伤因素是机体炎症的促发因素，激发防御反应，起到自身保护的作用。若反应过强，释放大量炎症介质，损伤细胞组织，导致器官功能障碍，诱发 MODS。在此过程中，组织缺血 - 再灌注和（或）全身炎症反应是其共同的病理生理基础，二次打击所致的炎症反应失控，最终导致机体自身性的破坏，其病情发展加重可导致多器官功能衰竭（multiple organ failure，MOF）。MODS 的发病机制见图 14-3。

知识链接

全身炎症反应综合征（SIRS）

SIRS 是指各种致病因子作用于机体，产生应激反应，炎症介质过度释放，引起全身炎症损伤的临床综合征。SIRS 的病理生理基础是感染或非感染因素引起的炎性细胞激活和炎症介质释放失控。SIRS 在危重症患者中发生率高达 68% ～ 97.6%。

SIRS 发展阶段可分为 5 期：①局部反应期：致病因素刺激炎症介质产生以对抗致病因子，机体为防止损伤性炎症反应，启动抗炎症介质释放；②全身炎症反应始动期：炎症和抗炎反应形成全身反应，但全身调节尚未失控；③严重全身反应期：促炎症介质和抗炎症介质释放不平衡，形成过度反应，即 SIRS；④过度免疫抑制：代偿性抗炎症介质过度释放，促炎介质 / 抗炎介质严重失衡，导致代偿性抗炎反应综合征（compensatory anti-inflammatory response syndrome，CARS）；⑤免疫功能紊乱期：SIRS/CARS 失衡导致炎症反应失控，使其由防御性反应转变为自身损害性作用，损伤局部组织细胞并累及远隔器官，最终导致 MODS。

参考文献：张波，桂莉．急危重症护理学［M］．4 版．北京：人民卫生出版社，2017．

二、病情评估

（一）病史

评估患者有无严重的感染、创伤和休克等致病因素，有无诱发 MODS 高危因素的存在。

（二）临床表现

1．临床分期及表现 MODS 的临床表现很复杂，且缺乏特异性，与器官受累的范围及损

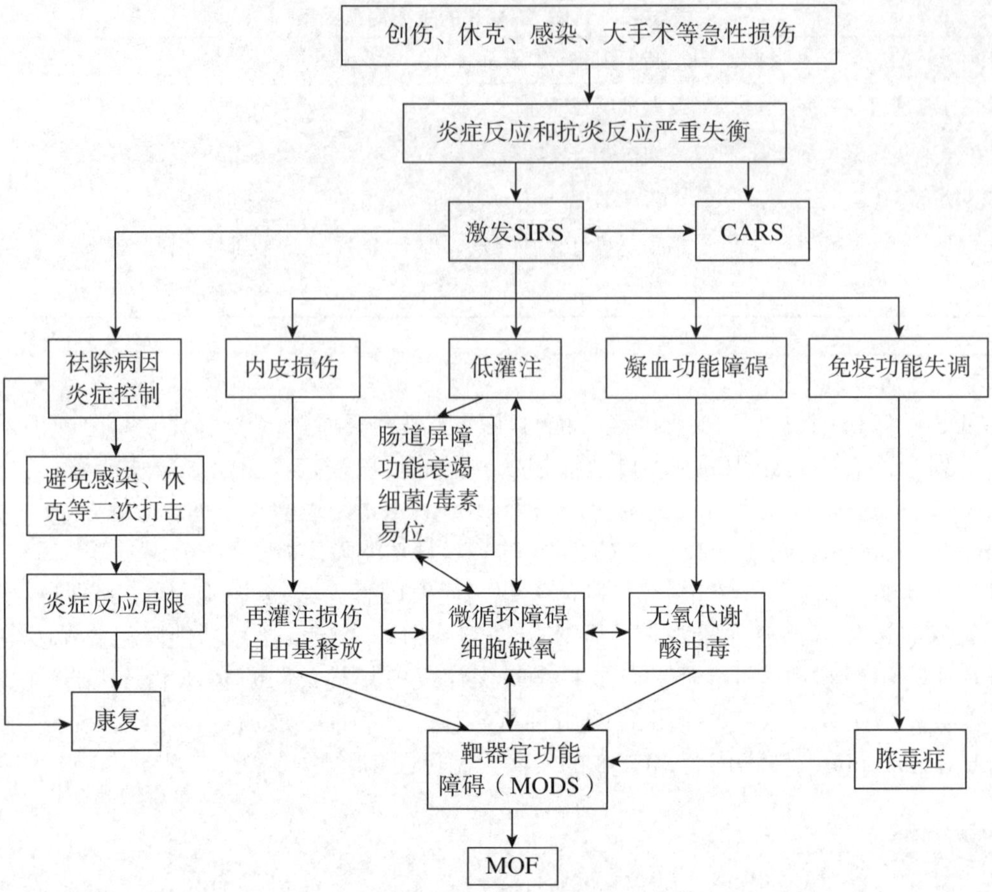

图 14-3　MODS 的发病机制

伤是由一次打击还是多次打击所致等因素有关，MODS 病程一般为 14 ～ 21 d，经历休克、复苏、高分解代谢状态和器官功能衰竭 4 个阶段。各阶段临床表现见表 14-3。

表 14-3　MODS 的临床分期和临床表现

临床表现	第 1 阶段	第 2 阶段	第 3 阶段	第 4 阶段
一般状况	正常或轻度烦躁	急性病容，烦躁	一般状况差	濒死感
循环系统	需补充容量	容量依赖性高动力学	休克，CO 下降，水肿	依赖血管活性药物维持血压，水肿，SvO_2 升高
呼吸系统	轻度呼吸性碱中毒	呼吸急促，呼吸性碱中毒，低氧血症	严重低氧血症，ARDS	呼吸性酸中毒，气压伤，高碳酸血症
肾	少尿，利尿剂反应差	肌酐清除率降低，轻度	氮质血症，有血液透析指征	少尿，透析时循环不稳定
胃肠道	胃肠胀气	不能耐受食物	肠梗阻，应激性溃疡	腹泻，缺血性肠炎
肝	正常或轻度胆汁淤积	高胆红素血症，凝血酶原时间延长	临床黄疸	转氨酶升高，重度黄疸
代谢	高血糖，胰岛素需要量增加	高分解代谢	代谢性酸中毒，血糖升高	骨骼肌萎缩，乳酸酸中毒
中枢神经系统	意识模糊	嗜睡	昏迷	昏迷
血液系统	正常或轻度异常	血小板降低，白细胞增多或减少	凝血功能异常	不能纠正的凝血功能障碍

2．临床分类分型

（1）MODS 临床分类

1）原发性 MODS：是指原发急症发病 24 h 后有两个或更多的器官系统同时发生功能障碍。若原发急症甚为严重，2 4h 内患者即因器官衰竭死亡，一般归为复苏失效，未列入 MODS。

2）继发性 MODS：并非损伤的直接后果，而是机体异常炎症反应的结果，原发损伤引起 SIRS，进而导致同时或序贯出现两个或以上的器官功能障碍。

（2）MODS 临床分型

1）单相速发型：各种打击和诱因下，先发生单一器官功能障碍，继之在短时间内序贯发生多个器官功能障碍。

2）双相迟发型：是在单相速发型的基础上，经过一个短暂的病情恢复和相对稳定期，在短时间内再次序贯发生多个器官功能障碍。

3）反复型：是在双相迟发型的基础上，反复多次发生 MODS。

3．病情判断　国内外尚无统一的 MODS 诊断标准，目前公认为具有严重创伤、感染、休克等诱因，存在脓血症，序贯发生两个或以上器官功能障碍应诊断为 MODS。MODS 强调识别早期器官功能不全，避免发展到器官衰竭的晚期阶段，国内多采用参照 Fry 诊断标准的综合修订标准（表 14-4）。

表 14-4　MODS 诊断标准

器官或系统	诊断标准
循环系统	收缩压＜ 90 mmHg，持续 1 h 以上，或循环需要药物支持维持稳定
呼吸系统	急性起病，PaO_2/FiO_2 ≤ 200（已用或未用 PEEP），胸部 X 线片见双肺浸润，PCWP ≤ 18 mmHg，或无左房压升高的证据
肾	血肌酐浓度＞ 177 μmol/L，伴有少尿或多尿，或需要血液透析
肝	血清总胆红素＞ 34.2 μmol/L，血清转氨酶在正常值上限的 2 倍以上，或有肝性脑病
胃肠道	上消化道出血，24 h 出血量＞ 400 ml，或不能耐受食物，或消化道坏死或穿孔
血液系统	血小板计数＜ 50×10^9/L，或减少 25%，或出现 DIC
代谢	不能为机体提供所需能量，糖耐量降低，需用胰岛素；或出现骨骼肌萎缩、无力
中枢神经系统	Glasgow 昏迷评分＜ 7 分

器官功能障碍是一个先从代偿性功能异常发展为失代偿，最终恶化为功能衰竭的不可逆阶段过程。因此，要重视器官功能障碍在临床过程中的动态变化，树立早期诊断、早期干预的理念，可以运用 Marshall 于 1995 年提出的 MODS 评分系统（表 14-5）进行计分法定量诊断、动态评价 MODS 病理生理变化和疾病程度。

表 14-5　MODS 评分标准

器官或系统	0 分	1 分	2 分	3 分	4 分
呼吸系统（$PaO_2/Fi\ O_2$）	＞ 300	226 ～ 300	151 ～ 225	76 ～ 150	≤ 75
肾（血肌酐，μmol/L）	≤ 100	101 ～ 200	201 ～ 350	351 ～ 500	＞ 500
肝（血胆红素，μmol/L）	≤ 20	21 ～ 60	61 ～ 120	121 ～ 240	＞ 240
心血管（PAR，mmHg）	≤ 10	10.1 ～ 15	15.1 ～ 20	20.1 ～ 30	＞ 30

续表

器官或系统	0分	1分	2分	3分	4分
血液（血小板，$\times 10^9$/L）	> 120	81 ~ 120	51 ~ 80	21 ~ 50	≤ 20
中枢神经系统（Glasgow 昏迷评分）	15	13 ~ 14	10 ~ 12	7 ~ 9	≤ 6

注：PAR（压力调整后心率）= 心率 × [右房压（中心静脉压）/ 平均动脉压]；Glasgow 昏迷评分，如使用镇静剂或肌松剂，除非存在内在的神经障碍证据，否则应正常计分

三、急救与护理

（一）救治措施

1．病因治疗 控制原发病是 MODS 治疗的关键。应及时有效地处理各类原发病，如术中彻底止血、病灶清除与腹腔引流、血肿清除、烧伤和外伤感染的清创等，减少、阻断炎症介质或毒素的产生和释放，防治休克和缺血再灌注损伤。

2．改善氧代谢与纠正组织缺氧 增强全身氧供，降低全身氧耗，改善组织细胞利用氧的能力。

（1）提高氧供的方法：通过氧疗或机械通气维持 $SaO_2 > 90\%$，增加动脉血氧合；适当补充循环血量并维持有效的心排血量，必要时应用正性肌力药物；增加血红蛋白浓度和血细胞比容。

（2）降低氧耗的方法：对高热患者及时采用物理降温和解热镇痛药物等方法降温；对疼痛、躁动及烦躁不安的患者有效地应用镇痛、镇静药物；对抽搐惊厥患者及时控制病情；对呼吸困难患者，采用机械通气呼吸支持，降低呼吸做功。

3．代谢支持和调理 MODS 患者处于高分解、高代谢状态，器官和组织细胞功能的维护和组织修复有赖于细胞得到适当的营养底物。MODS 早期，代谢支持和调理的目标是减轻营养底物的不足，防止细胞代谢紊乱，支持器官、组织的结构功能，参与调控免疫功能，减少器官功能障碍的产生；在 MODS 后期，代谢支持和调理的目标是进一步加速组织修复，促进患者康复。

4．合理使用抗生素 预防和控制感染，尤其是肺部感染、院内感染及肠源性感染。危重患者一般需要联合用药，在经验性初始治疗时尽快明确病原菌，转为目标治疗，采用降阶梯治疗策略，并注意防止菌群失调和真菌感染。

5．免疫调节治疗 炎症反应失控是导致 MODS 的根本原因，抑制和阻断炎症反应的发展是 MODS 治疗的重要方面。可采用免疫调整剂或增强剂，以及抗炎症介质治疗方案。

6．器官功能支持和保护

（1）呼吸功能支持：保持呼吸道通畅，避免肺部感染。如进行雾化吸入，及时清理呼吸道分泌物，通过气管插管或气管切开建立人工气道，同时行氧气治疗，必要时进行机械通气。

（2）循环支持：维持有效的循环血量和心脏的泵血功能，正确应用正性肌力药物、利尿剂、血管活性药物等。

（3）肾功能支持：避免肾缺血，保持有效的肾灌注和供氧，避免肾毒性损伤，必要时进行连续性肾替代治疗，如连续性动 - 静脉血液滤过、连续静脉 - 静脉血液滤过等。

（4）肝功能和消化系统的支持：维持肝血流量，纠正代谢障碍，应用消化道黏膜保护剂、抗酸药。

7．其他 控制血糖，应用具有活血化瘀、清热解毒功能的中医药，基因治疗等。

（二）护理措施

1．及时有效地实施急救护理技术 根据各器官功能改变时的紧急抢救流程，有效实施护

理急救操作技术，如气管插管、呼吸机通气支持、中心静脉插管、心肺复苏等；正确使用诊疗设备和抢救药物等。

2．加强病情观察

（1）意识和瞳孔：监测意识、瞳孔变化和反射情况，了解患者的脑受损程度。

（2）呼吸：观察呼吸的频率、节律、深浅度变化，是否伴有发绀、哮鸣音、“三凹征”、被动体位及异常呼吸等。

（3）体温：过高（超过 40 ℃）或过低（低于 35 ℃）均提示病情恶化。

（4）脉搏、血压、血氧饱和度：出现交替脉、短绌脉、奇脉，血压和血氧饱和度下降均是病情加重的标志。

（5）中心静脉压（CVP）：是反映血容量的重要指标，根据 CVP 变化调整输液速度，并密切观察心功能的改变。

（6）肺动脉漂浮导管监测：保证导管连接紧密、固定稳妥、防止堵塞，监测各项心功能参数，并进行动态分析。

（7）皮肤：注意皮肤颜色、湿度、弹性、出血点、瘀斑、微血管充盈等情况，并加强皮肤护理，防止压力性损伤的发生。

（8）出入液量：严格控制入量，准确记录出入液量，尤其是每小时的尿量，并注意观察尿量的颜色、比重、性状等。

（9）心电图：密切观察心率、心律和心电图变化并及时处理。

（10）用药反应：洋地黄制剂的毒性反应，如黄绿视、恶心呕吐、心电图变化；抗生素的过敏反应，如过敏性休克、皮疹；利尿剂、血管扩张剂用药后患者的反应，如低血压反应等。

3．保证营养与热量的摄入 采用多种途径的营养供给方式，充分利用胃肠道功能，保证各类营养素的供应，还应注重微量元素的补充。

4．预防感染 由于 MODS 患者免疫功能低下，抵抗力弱，极易发生感染，如肺部感染、尿路感染、血管内导管相关性感染和皮肤感染等，因此，应加强患者的口腔护理、气道护理、导管护理和皮肤护理；严格无菌技术操作、手卫生，严格床旁隔离、探视制度等；保证室内空气流通，定时消毒。

5．安全护理 护士应加强责任心，及时评估并发现潜在的危险因素，预防患者坠床，防止各类导管及插管脱落或自行拔出，防止漂浮导管和输液导管等堵塞或接头松脱，避免各类引流管打折、扭曲或脱出。

（三）MODS 的预防

由于临床上 MODS 的死亡率极高，目前尚无特异性治疗手段，因此，对 MODS 的最佳处理是预防。

随堂测 14-2

1．及早对休克、心搏骤停的患者进行抢救，并提高复苏的质量，防止再灌注损伤。

2．积极治疗原发病，对所有可治性损伤进行早期切实有效的治疗和护理，杜绝医源性诱发因素。

3．预防和控制感染的发生，尤其是脓毒症和脓毒症休克。

4．迅速恢复心血管的功能，最大限度地保证供氧。

5．注意肠道菌群的保护，积极提供营养代谢支持。

小 结

本章重点阐述了脓毒症和多器官功能障碍综合征的定义、病因、病情评估、救治和护理要点。脓毒症是临床常见的急危重症，是感染相关死亡的首要原因；脓毒症患者若出现低血压或需要血管升压药维持平均动脉压 MAP ＞ 65 mmHg 及血乳酸水平升高，则可被定义为脓毒症休克，此时机体的循环功能及细胞功能已发生严重异常，其死亡率极高。MODS 是创伤及感染后最严重的并发症，是急救医学和重症监护学的重点和难点；应加强对该类患者的病情监测，积极预防，按防控和抢救流程控制病情发展是急救和护理的关键。

思考题

1．请阐述脓毒症的概念。

2．请阐述多器官功能障碍综合征（MODS）的概念。

3．脓毒症患者的临床表现有哪些？

4．MODS 防治原则有哪些？

5．患者，男，58 岁，既往 2 型糖尿病史。因胰腺癌在全麻下行胰十二指肠切除术，术中患者病情平稳。术后第 1 天开始出现进行性少尿，尿量＜ 300 ml/d，尿比重＞ 1.030；术后第 2 天，患者出现鼻翼扇动、呼吸急促伴轻度烦躁，尿量约 80 ml。查体：T 38.2 ℃，R 34 次 / 分，HR 108 次 / 分，BP 95/65 mmHg。血气分析：pH 7.32，PaO_2 40 mmHg，$PaCO_2$ 50 mmHg。

请回答：

（1）患者最可能的诊断是什么？

（2）该患者器官功能支持和保护的重点是什么？

（3）临床工作中，应该采取哪些措施积极预防该类疾病的发生？

（王秀清）

第十五章 危重症患者的感染

第十五章数字资源

导学目标

通过本章内容的学习，学生应能够：

◆ **基本目标**

1. 陈述医院感染、呼吸机相关性肺炎、血管内导管相关性感染和导尿管相关性尿路感染的定义、病因、救治措施。
2. 陈述引起医院感染的三类原因。

◆ **发展目标**

1. 通过所学知识正确实施对危重症感染患者的诊疗。
2. 实施正确合理的预防和控制措施，减少急危重症患者的呼吸机相关性肺炎、血管内导管相关性感染、导尿管相关性尿路感染的发生。

根据世界卫生组织统计，感染死亡率约占全球每年总体死亡率的30%，是造成人类死亡最重要的因素。医院感染（hospital acquired infection，HAI）是指住院患者在医院内获得的感染，包括在住院期间发生的感染和在医院内获得出院后发生的感染，但不包括入院前已开始或入院时已存在的感染。医院工作人员在医院内获得的感染也属于医院感染。

第一节 概 述

ICU收治的患者病情危重、免疫功能低下及侵入性操作等原因，使医院感染的发生率明显增高。ICU医院感染发病率高达40%，比普通病房高5～10倍。此外，ICU医院感染的发生与收治的病种、患者年龄、住院日长短、医院和ICU的规模等因素有关。通常外科ICU较内科ICU感染率高，综合ICU较专科ICU感染率高；规模越大，感染率也越高。

一、感染的原因

（一）患者因素

1．基础疾病 危重患者基础疾病严重，病情复杂而且多变，各器官功能及营养状况差，免疫功能降低，条件致病菌可造成局部感染或全身感染，甚至危及生命。基础病情越重，感染发生率往往越高，感染的危害也往往越大。

2．年龄因素 高龄患者免疫力低、脏器功能减退、对外界环境适应力降低、咳嗽反射减弱、呼吸道黏膜纤毛系统功能降低、胃黏膜萎缩及合并的老年病症多（如心血管疾病、脑血管疾病、糖尿病、前列腺疾病等），这些易感因素也是医院感染的高发因素。婴幼儿尤其是早产儿、低出生体重儿和危重症患儿，由于免疫系统发育尚不完善，免疫力低下，极易发生感染。目前在我国新生儿常见的疾病中，感染仍是造成新生儿死亡的重要原因之一。

3．菌群失调　正常人体皮肤、黏膜及与外界相通的各种腔道（如口腔、鼻咽腔、肠道和泌尿道）等部位存在着细菌、真菌、螺旋体、支原体等对人体无害的正常菌群，其中以肠道最为重要。正常菌群多为定植菌，参与人体代谢、营养吸收和免疫应答调节等生理过程。危重症患者抗菌定植能力降低，可导致正常菌群的种类、数量、比例发生异常变化，偏离正常生理组合，使特定条件下才致病的机会病原菌占优势，异位并导致多部位感染。

（二）医源性因素

1．侵入性诊治监护手段　ICU 患者大多接受机械通气、内镜、血液净化、泌尿系导管、动脉或静脉导管、吸入装置、采血针、监控仪器探头等侵入性诊治操作，有创伤口增多，可把外界病原菌带入体内，破坏了机体的防御屏障，损伤机体的免疫功能；未严格掌握各种侵入性操作适应证及任意扩大使用指征或留置管道时间过长成为医院感染的潜在危险因素。

2．医院感染管理　医务人员操作流程不规范、不能严格地执行无菌操作原则和消毒隔离制度等都会增加危重症患者医院感染的风险。

3．用药　危重患者常需给予镇静药、镇痛药，而这些药物可抑制咳嗽反射和呼吸道黏膜的纤毛运动，使呼吸道分泌物不能及时排出；抑制吞咽反射，使口咽部分泌物被误吸，从而引起呼吸道感染。此外，过度预防性用药、联合用药，杀灭了大量敏感细菌，破坏了菌群间的制约关系，细菌对常用抗生素产生耐药，甚至多重耐药，致使病程延长，感染机会增多，从而造成多重感染和难以控制的感染。

（三）环境因素

ICU 病房建筑布局不合理，三区、两通道划分不明确，通风与换气不良，床间距过于狭窄，病房空气污染，仪器设备表面、床单位、墙面、地面污染，排泄物、污染物、医疗废物处置不当，消毒设施不健全等都是 ICU 医院感染的危险因素。

知识链接

ICU 的“三区”“两通道”

1．“三区”

（1）清洁区：指患者不能进入的区域，此区域不会受到传染病患者的血液、体液污染。主要包括医务人员的更衣室、穿戴防护用品的场所、医护值班室、卫生间、淋浴间、清洁库房、医护配餐间等。

（2）潜在污染区：指位于清洁区与污染区之间的区域。主要包括医护办公室、护士站、治疗准备室、处置室、医护走廊等。

（3）污染区：指患者能够到达的区域及对患者进行诊疗的区域。包括诊室、病房、治疗处置室、清洁消毒间、患者卫生间、出入院处置室等。

2．“两通道”　指医务人员通道及患者通道。医务人员出入口及通道设在清洁区一端，患者出入口及通道设在污染区一端。位于清洁区与潜在污染区之间、潜在污染区与污染区之间的过渡区间，称为过渡区，此区两侧均有隔离门。

参考文献：胡国庆．应对新型冠状病毒肺炎防控发热门诊三区两通道要求［J］．华西医学，2021，36（3）：281-287.

二、感染的分类

通常根据感染发生的部位、病原体的来源和种类等对院内感染进行分类。

（一）根据感染发生的部位分类

全身各个器官、各个部位都可能发生院内感染。下呼吸道感染约占30%，占首位，其次为泌尿系统感染约占24%，血液系统感染约占16%，外科感染约占8%。

1．下呼吸道感染　危重患者下呼吸道感染主要与下列因素有关：①患者大多长期卧床、意识障碍，致肺活量下降、咳嗽反射减弱或消失，痰液不易排出，成为细菌孳生、繁殖的有利条件。②施行气管切开术和气管插管术后，呼吸道黏膜上皮细胞纤毛功能减退，导致防御功能减弱，一方面口咽部细菌下移及消化道细菌逆向移行、异位，易形成内源性感染；另一方面使用吸痰等多种侵入性操作和创伤性治疗，使外源性感染风险增加。③各种广谱抗菌药的大量使用，抑制部分正常菌群生长，使某些真菌大量繁殖，导致菌群失调。

2．泌尿系统感染　医院泌尿系感染的发生率女性高于男性，留置导尿管是其直接原因。生理情况下，泌尿系统是无菌环境，插入导尿管时难免将细菌带入，导尿管长期留置进一步破坏尿道的组织结构，减弱膀胱对病原体的冲刷作用，降低膀胱对细菌的机械防御能力和尿道黏膜对细菌的抵抗力，导致细菌生长繁殖，引发泌尿系统逆行感染。

3．血液系统感染　随着动静脉导管、中心静脉导管等相关管路的应用日益增多，导管相关性血流感染的发生率有明显上升趋势。导管在破坏机体正常防御屏障的同时，也为细菌定植提供了场所，这是血液系统感染增多的主要原因。

（二）根据病原体的来源分类

可将医院感染分为内源性和外源性感染。

1．内源性感染　又称自身感染，是指各种原因引起的患者在医院内遭受自身固有病原体侵袭而发生的医院感染。病原体通常为寄居在患者体内的正常菌群，但当个体的免疫功能受损、健康状况不佳或抵抗力下降时，会成为条件致病菌引发感染。

2．外源性感染　又称交叉感染，是指各种原因引起的患者在医院内遭受非自身固有的病原体侵袭而发生的感染。病原体来自患者身体以外的个体、环境等，包括从个体到个体的直接传播和通过物品、环境而引起的间接感染。

（三）根据病原体的种类进行分类

1．革兰氏阳性菌感染　是引起医院感染常见的病原菌之一，其中最常见的是金黄色葡萄球菌、表皮葡萄球菌、肠球菌与链球菌。金黄色葡萄球菌已成为医院感染的主要病原菌之一，手术和创伤部位感染多见于此种类型，尤其是耐甲氧西林金黄色葡萄球菌（MRSA）已成为全球医学界关注的问题，其对青霉素、庆大霉素、环丙沙星等常用抗菌药耐药，对万古霉素敏感。由于新型及广谱抗生素的广泛应用，革兰氏阳性菌对抗生素的耐药性正不断发生变化。

2．革兰氏阴性菌感染　是引发危重症患者泌尿系统感染的主要细菌，多为直肠与尿道的常驻菌，包括大肠埃希菌、铜绿假单胞菌及变形杆菌等。此外，呼吸系统感染中还可见肺炎克雷伯菌、流感嗜血杆菌等。

3．真菌感染　最常见于念珠菌属真菌感染，也可见于少数曲霉菌属真菌感染。

第二节　呼吸机相关性肺炎

案例 15-1

患者，男性，54 岁，因突发左侧基底节区出血，急诊行开颅血肿清除术＋去骨瓣减压术，术后气管切开插管转入 ICU。查体：T 36.8 ℃，P 66 次 / 分，R 16 次 / 分，BP 140/88 mmHg，对光反射迟钝，GCS 评分 5 分。给予患者机械通气、营养神经、脱水降颅压等对症治疗，持续机械通气第 5 天，患者体温升高至 39℃，气管插管内可吸出黄色黏痰，留取痰培养，结果为鲍曼不动杆菌（+）；急查外周血 WBC 15×10^9/L；肺部听诊可闻及呼吸音增粗。胸部 X 线可见浸润阴影。

请回答：

1．该患者可能出现了何种院内感染？诊断依据是什么？

2．针对院内感染应该如何进行预防与控制？

呼吸机相关性肺炎（ventilator associated pneumonia，VAP）是指气管插管或气管切开患者在接受机械通气 48h 后发生的肺炎，机械通气撤机、拔管后 48h 内出现的肺炎也属于 VAP。VAP 在 ICU 的发生率为 9% ~ 40%，病死率高达 24% ~ 76%，是机械通气患者的常见并发症，不仅延长机械通气时间和住院时间，增加医疗成本，而且还是患者致死的主要原因。

一、感染评估与诊断

（一）健康史

除评估患者的年龄、性别、临床诊断、病程等一般情况外，还应重点评估患者使用呼吸机的起始时间、连接呼吸机的方式、用药史、医源性操作史、患者的免疫功能状态等。

（二）临床表现

患者出现发热，体温＞ 38 ℃或＜ 36 ℃，咳嗽，呼吸道有脓性分泌物，肺部可闻及湿啰音，这些是比较常见的临床表现。

（三）辅助检查

1．血常规检查　外周血白细胞计数＞ 10×10^9/L 或＜ 4×10^9/L。

2．胸部 X 线影像　显示肺部有浸润性阴影或出现新的浸润性阴影。

3．微生物学检查

（1）标本的留取：VAP 的临床表现缺乏特异性，早期病原学检查对 VAP 的诊断和治疗具有重要意义。疑为 VAP 患者经验性使用抗菌药物前应留取标本行病原学检查。经气管镜保护性毛刷（protected specimen brush，PSB）和经气管镜支气管肺泡灌洗（bronchoalveolar lavage，BAL）虽然是侵入性方法，但较经气管导管内吸引（endotracheal aspiration，ETA）获取分泌物样本诊断 VAP 的准确性更高。

（2）气道分泌物涂片：是一种快速检测方法，可在接诊的第一时间初步区分革兰氏阳性菌、革兰氏阴性菌和真菌，利于 VAP 的早期诊断与指导初始抗菌药物的选择。

（3）气道分泌物定量培养：培养周期一般需要 48 ~ 72 h，不适于 VAP 早期诊断与指导初始抗菌药物的选择，但有助于感染和定植的鉴别。下呼吸道分泌物定量培养结果用于鉴别病原菌是否为致病菌，经 ETA 分离的细菌菌落计数≥ 10^5 CFU/ml，经气管镜 PSB 分离的细菌菌落计数≥ 10^3 CFU/ml，或经 BAL 分离的细菌菌落计数≥ 10^4 CFU/ml 可考虑为致病菌；若细菌浓度低于微生物学诊断标准，需结合宿主因素、细菌种属和抗菌药物使用情况综合评估。

（四）呼吸机相关性肺炎的判断

1．临床诊断　同时满足下列至少 2 项可考虑 VAP：①体温＞ 38 ℃或＜ 36 ℃；②外周血白细胞计数＞ 10×10^9/L 或＜ 4×10^9/L；③气管支气管内出现脓性分泌物。

2．临床肺部感染评分（clinical pulmonary infection score，CPIS）　可通过量化评分进行 VAP 的诊断。该评分系统用于诊断肺炎并评估感染的严重程度，由以下 6 项内容组成：①体温；②外周血白细胞计数；③气道分泌物情况；④氧合指数（PaO_2/FiO_2）；⑤胸部 X 线片示肺部浸润影；⑥气道微生物培养。最高评分为 12 分，机械通气患者如超过 6 分常提示存在 VAP。

二、预防与护理

（一）与器械相关的预防措施

1．呼吸机清洁与消毒　指对呼吸机整个气路系统及机器表面的消毒，应遵照卫生行政管理部门规定和呼吸机的说明书规范进行，一次性部件使用后应按照规定丢弃并保证环境安全，呼吸机外置管路及附件应达到一人一用一消毒。机器表面用 75% 酒精或消毒湿巾擦拭。

2．呼吸回路的更换　呼吸回路污染是导致 VAP 的外源性因素之一，循证医学研究结果虽不支持定时更换呼吸回路，但当管路破损或污染时需及时更换。

3．湿化器的选择　机械通气患者可采用恒温湿化器或含加热导丝的加温湿化器。

4．吸痰装置及更换频率　密闭式吸痰装置和开放式吸痰装置在机械通气患者的 VAP 发病率、病死率方面均无明显差异。开放式吸痰装置应每日进行更换，使用密闭式吸痰装置时除非破损或污染，吸痰装置无需每日更换。

5．纤维支气管镜　在患者间的细菌传播中起重要作用，需要严格管理内镜的消毒、灭菌和维护。

6．冷凝水　呼吸机管道中常有冷凝液形成，细菌易在此生长繁殖，既要避免含菌冷凝液直接流入下呼吸道而引起 VAP，也要避免其反流到湿化罐，使湿化的含菌气溶胶吸至下呼吸道，冷凝液收集瓶应始终处于管道最低位置，保持直立并及时清理。

（二）与操作相关的预防措施

1．气管插管路径与鼻窦炎防治　气管插管可通过经口腔途径和经鼻途径建立。气管插管患者继发鼻窦炎是 VAP 的高危因素，经口气管插管可降低鼻窦炎的发病率。

2．声门下分泌物引流　上呼吸道分泌物可聚集于气管导管球囊上方，造成局部细菌繁殖，分泌物可顺气道进入肺部导致肺部感染。气囊放气和拔管前，应确认气囊上方的分泌物已被清理，声门下分泌物吸引可明显降低 VAP 的发病率。

3．预计插管时间较长的患者应尽早实行气管切开术。

4．抬高床头　如无禁忌证，患者取半卧位，抬高床头 30° ～ 45°，经口喂食可避免吞咽异常的患者胃液反流，使口咽部细菌定植概率降低，减少误吸的发生，减少 VAP 的危险性。

5．肠内营养　机械通气患者常存在胃肠道革兰氏阴性肠杆菌肺部定植，可根据患者的情况调节管饲的速度与量，同时行胃潴留量监测，避免胃胀气，减少误吸。经鼻肠管营养与经鼻胃管营养相比，前者可降低 VAP 的发病率。因此，机械通气患者更宜选择经鼻肠管进行营养支持。

6．气管内导管套囊的压力管理　套囊是气管内导管的重要装置，可防止气道漏气、口咽部分泌物流入气道及胃内容物的反流误吸。套囊应保持一定的压力，以确保其功效并减轻气管损伤。定期监测气管内导管的套囊压力，持续控制压力在 20 ~ 30 cmH_2O 可有效降低 VAP 的发病率。

7．减少使用有创通气　建立人工气道并应用机械通气是发生 VAP 最重要的危险因素，气管插管使肺炎风险增加 6 ~ 21 倍，特别是重复插管或插管时间较长、频繁更换呼吸机管道可进一步增加 VAP 的风险。尽可能减少有创通气和缩短有创通气时间对预防 VAP 至关重要，使用呼吸机的患者应优先使用无创呼吸机辅助通气或经鼻高流量加温加湿氧疗。

8．口腔护理　机械通气患者进行口腔护理，每 6 ~ 8 h 一次，至拔管后 24 h，可降低 VAP 的发病率。

（三）药物应用

1．雾化吸入或静脉应用抗菌药物　雾化吸入可使呼吸道局部达到较高的抗菌药物浓度，理论上可作为预防 VAP 的措施。但循证医学研究结果不支持机械通气患者常规雾化吸入或静脉使用抗菌药物预防 VAP。一旦发生 VAP，应遵医嘱合理使用抗生素。

2．选择性消化道去污染（selective digestive tract decontamination，SDD）/ 选择性口咽部去污染（selective oropharyngeal decontamination，SOD）　通过清除患者消化道内可能引起继发感染的潜在病原体以达到预防严重呼吸道感染或血流感染的目的，SOD 是 SDD 的一部分，主要清除口咽部的潜在病原体。

（四）集束化方案

机械通气患者集束化方案（ventilator care bundles，VCB）最早由美国健康促进研究所提出，主要措施为：①抬高床头；②预防误吸；③每天评估有创机械通气及气管插管的必要性，尽早脱机或拔管；④预防应激性溃疡；⑤预防深静脉血栓；⑥口腔护理；⑦及时清除呼吸机管路的冷凝水。随着研究的深入，许多措施已被加入到 VCB 中，包括手卫生、戴手套、翻身、早期活动等。在循证医学的基础上，可根据单位及科室的具体条件制定有效、合适、安全并易于实施的 VCB。

随堂测 15-1

第三节　血管内导管相关性感染

案例 15-2

患者，男性，65 岁，车祸致胸腹部伤、低血容量性休克、呼吸浅快、表情淡漠、血压下降、少尿。急诊行肝叶修补、脾切除，术后带气管插管、右侧颈内深静脉置管、腹腔引流管、留置尿管，入 ICU 后次日清晨拔除气管插管，给予患者鼻导管吸氧（4 L/min）。查体 T 39.1 ℃，P 125 次 / 分，R 30 次 / 分，BP 98/56 mmHg，伴有寒战，颈部深静脉穿刺置管处红肿，皮温高并伴有胀痛，外周静脉血培养示铜绿假单胞菌（+），急查外周血白细胞计数为 13.2×10^9/L。

请回答：

1．该患者可能出现哪种医院感染？

2．此种医院感染应如何预防？

血管内导管相关性感染（vessel catheter associated infection，VCAI）是指留置血管导管期间及拔除血管导管后 48 h 内发生的原发性且与其他部位感染无关的感染，包括血管导管相关局部感染和导管相关性血流感染（catheter related bloodstream infection，CRBSI）。伴随着各种血管介入性导管留置技术在临床上的广泛应用，血管内导管相关性感染发生率呈逐年上升趋势。ICU 因为收治的危重患者多，为了满足患者安全输液、血流动力学监测以及静脉营养等治疗需求，血管内导管的使用相对较多，VCAI 等相关并发症的发生率常高于普通病区。据研究表明：医院感染暴发流行的类型中败血症居首位，占比为 20%，引起患者死亡率高达 35%，使得患者住院时间延长、死亡率增加、住院费用增加。

一、感染评估与诊断

（一）健康史

主要评估患者年龄、发病过程、血管条件、血管损伤史、导管置入的目的、时间、导管种类、置入途径等。此外，还应评估患者的免疫功能状况、意识状态、心理反应与合作程度等。重点应评估 VCAI 的危险因素，如病情、置管数量、置管部位、留置时间、置管人员的操作熟练程度、导管的护理等。危重患者营养不良可加重感染和免疫抑制，是导管相关性感染的易感因素，多处静脉置管时更容易出现导管相关性感染。股静脉导管的感染和并发症发生率远高于颈内静脉和锁骨下静脉。操作不熟练、封管、更换敷料等导管维护不到位、置管时间过长等因素均可增加穿刺点局部和 VCAI 的发生率。

（二）临床表现

VCAI 患者临床表现缺乏特异性，因原发病、病原菌和患者基础情况不同而有较大差异。局部感染时常出现红、肿、热、痛、渗出等炎症表现，血流感染除局部表现外，还会出现发热（体温＞ 38℃）、寒战或低血压等全身感染表现，少数患者可出现静脉炎、血栓性脉管炎、感染性心内膜炎等表现。

（三）辅助检查

1．拔除导管后的检查　无菌条件下取导管尖端 5 cm 进行病原菌培养，细菌＞ 15 CFU/ml 可诊断为 VCAI，如果定植菌与血培养菌为同一菌株即可诊断 VCAI。

2．保留导管时的检查

（1）阳性时间差法：使用抗生素前同一时间分别经导管与经皮肤抽血并进行病原菌培养，如果经导管及经皮肤采出的血标本病原菌培养均为阳性，且经导管采出的血标本呈现阳性时间较经皮肤采出的血标本早 2 h 以上，可诊断 VCAI。

（2）定量法：使用抗生素前同一时间分别经导管与经皮肤抽血并进行病原菌培养，如果经导管采出的血标本菌落计数是经皮肤采出的血标本菌落计数的 3 倍以上，可诊断 VCAI。如果经导管采血多次病原菌培养为同一种病原微生物，且定量计数≥ 10 CFU/ml，也提示发生 VCAI。

随堂测 15-2

二、预防与护理

（一）VCAI 的预防

1．导管的选择　导管材料要具备良好的生物相容性，在满足治疗需求的前提下，应尽量选择管径最细的单腔导管。需长时间放置导管时可选择隧道型导管或 PICC 导管。

2．导管放置途径　中心静脉穿刺置管应优先选择锁骨下静脉，其次是颈内静脉，尽可能不选择股静脉，以避免增加革兰氏阴性杆菌与真菌感染的机会。

3．置管时无菌技术　置管过程中严格的消毒与无菌操作，减少穿刺部位病原菌经导管皮肤间隙侵入。

4．导管穿刺部位皮肤保护　使用无菌透明、透气性好的贴膜或无菌纱布覆盖导管穿刺点。纱布敷料常规每 48 h 更换一次，透明贴膜一般每 7 d 更换一次，敷料一旦潮湿、松脱，需要及时更换。

5．导管连接部位保护　密闭的导管连接系统能减少导管腔内病原菌定植。为减少感染，应尽可能避免反复进行导管连接部位的操作。在连接导管前应做好局部消毒。

（二）VCAI 的护理

1．导管的保留与拔除　对于危重症患者导管常是不可替代的，因此，导管一旦插入不应盲目拔除。

（1）需要保留导管的情况：①患者仅有发热症状；②不能证实患者有持续血液感染；③使用隧道型导管；④静脉通道依赖性导管，定植菌种类明确，且非金黄色葡萄球菌、铜绿假单胞菌与真菌，联合应用抗生素病情平稳或好转。上述情况可暂不拔除导管，需在严密监测下保留导管。

（2）需要拔除导管的情况：①穿刺部位局部皮肤有明显感染征象；②能够证实导管接口处病原菌定植；③病情严重，有不可解释的脓毒症表现；④患者有瓣膜心脏病或粒细胞缺乏，导管远端培养出金黄色葡萄球菌或白色念珠菌。出现上述情况时必须及时拔除导管。

2．抗感染　遵医嘱给予抗生素。保留血管内导管时应尽可能从导管输注抗生素，以提高定植部位的抗生素浓度。

第四节　导尿管相关性尿路感染

案例 15-3

患者，女性，65 岁，突发右侧基底节区壳核出血，左侧肢体无力，不能自排二便，入 ICU 后予留置尿管，严格遵照尿管护理常规给予护理。入院第 10 天，患者体温升高至 38.7 ℃，面色潮红，呼吸频率增快，肺部听诊双肺呼吸音正常，尿管引流液中可见白色絮状沉淀，触及腹部时，患者表情痛苦，躲避。留取尿液培养，结果 G^+ 菌（+）。

请回答：

1．该患者可能出现了何种医院感染？

2．确诊该种医院感染的依据是什么？

3．应采取何种措施进行预防？

导尿管相关性尿路感染（catheter associated urinary tract infection，CAUTI）是医院感染中最常见的感染类型，主要是指患者留置导尿管后或者拔除导尿管 48 h 内发生的泌尿系统感染。绝大多数为革兰氏阴性杆菌，其中以大肠埃希菌最为多见。CAUTI 主要为逆行性感染，细菌侵入主要通过：①留置导尿管时无菌操作不严格，可将细菌带入膀胱内；②细菌可经导尿管与尿道黏膜间的空隙逆行进入膀胱，这是 CAUTI 最常见的感染方式，此外，细菌还可经导尿管与集尿袋的连接处或经集尿袋的放尿口处侵入。

一、感染评估与诊断

（一）健康史

主要评估患者的病情、年龄、性别、基础疾病、导尿管置入的时间、导尿管置入技术、导管维护情况、尿液引流情况、抗生素应用情况、患者的心理反应和合作程度等。

（二）临床表现

绝大多数 CAUTI 患者没有明显的临床症状，少数人有尿路刺激症状，即尿频、尿急与尿痛，膀胱区可有不适，尿道口周围出现红肿或少量炎性分泌物。个别患者还可有腰痛、低热、排尿困难、耻骨上疼痛，肋脊角叩击痛可呈阳性，严重者有肉眼血尿和脓尿。

（三）辅助检查与判断

1．有症状的尿路感染　患者出现尿频、尿急、尿痛等尿路刺激症状，或者有下腹触痛、肾区叩痛，伴有或不伴有发热，并且尿检白细胞结果：男性≥ 5 个 / 高倍视野，女性≥ 10 个 / 高倍视野。同时符合以下条件之一时可诊断为 CAUTI：①清洁中段尿或者导尿留取尿液（非留置导尿）培养革兰氏阳性球菌菌落数≥ 10^4 CFU/ml，革兰氏阴性杆菌菌落数≥ 10^5 CFU/ml；②耻骨联合上膀胱穿刺留取尿液培养的细菌菌落数≥ 10^3 CFU/ml；③新鲜尿液标本经离心应用相差显微镜检查，在每 30 个视野中有半数视野见到细菌；④经手术、病理学或者影像学检查，有尿路感染证据。

随堂测 15-3

2．无症状性菌尿症　患者虽然没有临床症状，但在 1 周内有内镜检查或导尿管置入，尿液培养革兰氏阳性球菌菌落数≥ 10^4 CFU/ml，革兰氏阴性杆菌菌落数≥ 10^5 CFU/ml，即应当诊断为无症状性菌尿症。

二、预防与护理

（一）CAUTI 的预防

1．减少留置导尿管时间　严格掌握留置导尿的适应证，留置导尿前应评估必要性，避免不必要的留置导尿，并应尽可能缩短导尿管的留置时间。

2．选择合适的导尿管　应根据导尿目的以及患者的年龄、性别、疾病、尿道等情况选择适宜的导尿管。硅胶对黏膜刺激及反应小，能明显降低 CAUTI 的发病率，更适合保留导尿管患者使用。导尿管过粗可增加对膀胱的刺激，易造成膀胱痉挛，导致尿液沿尿管外壁外溢，引起漏尿。如患者尿液混浊或有沉淀、凝块，应选择口径稍粗的导尿管，尿液澄清则选择口径较细的导尿管。

3．严格遵循无菌操作技术原则　留置导尿管动作要轻柔，避免损伤尿道黏膜。正确铺无菌巾，避免污染尿道口，保持最大的无菌屏障。充分消毒尿道口，防止污染。

4．置管后护理

（1）妥善固定尿管，避免尿管打折、弯曲，保证集尿袋高度低于膀胱水平，避免接触地面，防止逆行感染。活动或搬运时夹闭引流管，防止尿液逆流。

（2）保持尿液引流装置密闭、通畅，一般情况下不要分离导尿管与集尿袋的连接管，必须分离时应做好导尿管与连接管口的消毒。及时清空集尿袋中的尿液，避免集尿袋的放尿口被污染。

（3）保持尿道口清洁，便失禁的患者清洁局部后还应当进行消毒。留置导尿管期间每日消毒尿道口 2 次。

（4）长期留置导尿管患者不宜频繁更换导尿管。若导尿管阻塞或不慎脱出、留置导尿装置的无菌性和密闭性被破坏、出现尿路感染时应当立即更换导尿管。

5．补充足够的营养和水分　CAUTI 的发生与患者的年龄、体质和基础疾病、免疫功能受损有关，进食营养丰富的食物有利于改善机体抵抗力。在病情允许的情况下鼓励患者多饮水以增加尿量，保证饮水量大于 2500 ml/d，让尿液自然冲洗膀胱，减少病原菌的蓄积、繁殖，达到生理性冲洗尿道的作用。

6．合理使用抗生素　对长期留置导尿的患者应定期采集尿液做尿培养与药物敏感试验，密切观察体温及其他感染征象，严禁滥用及频繁更换抗生素。

随堂测 15-4

（二）CAUTI 的护理

多数的 CAUTI 患者无临床症状，不需要特殊的抗生素治疗，拔管后常可恢复，但 CAUTI 常使这些患者成为医院感染中最大的耐药菌来源。一部分患者由于持续 CAUTI 而发展成前列腺炎、膀胱炎、肾盂肾炎，甚至感染进一步扩散而引发菌血症等，因此，护士应严密监测感染征象，对于有症状的 CAUTI 患者应遵医嘱积极抗感染治疗，防止感染进一步扩散。

小 结

本章从医院感染、呼吸机相关性肺炎、血管内导管相关性感染和导尿管相关性尿路感染的定义、病因、预防及护理措施方面进行阐述。危重患者发生感染后若不能得到合理的控制，将导致患者住院时间延长、医疗费用增加长，严重威胁患者的生命安全。ICU 感染管理与控制是危重患者安全管理的重要内容，应重点加强 ICU 呼吸机相关性肺炎（VAP）、血管内导管相关性感染、导尿管相关性尿路感染的预防与控制。

思考题

1．导致危重症患者感染的常见医疗行为因素有哪些？

2．根据病原体的来源分类可将院内感染分为哪两类？

3．呼吸机相关性肺炎常见的临床表现是什么？

4．机械通气患者集束化方案的主要措施有哪些？

5．细菌主要通过哪些途径入侵导致导尿管相关性尿路感染？

6．患者，女性，52 岁，从 10 米高处坠落，致脾破裂、骨盆骨折、低血容量性休克送入急诊，行右颈内静脉穿刺置管，中心静脉压监测，积极扩容后在全麻下行脾切除术，术后收入 ICU，查体 T 35.6 ℃，P 117 次 / 分，BP 92/60 mmHg，CVP 6 cmH_2O。患者全麻未醒，带气管插管，呼吸机辅助呼吸，留置导尿。

请问：

（1）该患者术后可能出现哪些医院感染？

（2）针对医院感染应如何预防？

（杨先芬　李文涛）

第十六章 危重症患者的营养代谢失调

第十六章数字资源

导学目标

通过本章内容的学习，学生应能够：

◆ **基本目标**

1．复述营养状态评估、静息能量消耗、基础能量消耗、肠内营养和肠外营养的概念及引起患者营养代谢失调的三类原因。

2．概括营养状态评估的内容及临床常用方法。

3．比较肠内营养与肠外营养的适应证与禁忌证。

4．应用所学知识，学会通过护理评估计算危重症患者能量与营养素的每日需要量。

◆ **发展目标**

综合运用营养代谢的相关知识为危重症患者提供合理的营养支持。

第一节 概 述

免疫反应失衡、高分解代谢及器官功能障碍是危重症患者的主要特征。患者由于基础疾病、手术创伤及感染等应激因素，可引起异常消耗增多和营养摄入不足，分解代谢加速，导致负氮平衡等代谢失调，使机体处于营养不良状态，而机体营养不良可进一步使机体创伤愈合能力、免疫能力减弱，导致并发症的发生率和病死率增高。

案例 16-1

患者，男性，28 岁，身高 170 cm，体重 70 kg，因车祸致全身多部位大血管及多脏器损伤，失血过多致严重低血容量性休克。患者病情危重，给予重症监护、抗感染、补液、留置胃肠减压等对症支持治疗。住院期间经历三次腹部手术，三次右下肢手术，术后卧床 1 个月，体重减至 60 kg。

请回答：

1．该患者发生了什么情况？

2．判断的依据是什么？

一、营养代谢失调的原因

（一）分解代谢增加

1．神经 - 内分泌适应性反应　创伤、手术、感染等应激情况下，由于失血、损伤或麻醉等刺激，机体中枢神经系统可迅速产生适应性反应，引起交感神经和副交感神经的活动都增加（特别是前者占主要地位），激活下丘脑 - 垂体 - 内分泌轴，导致神经促激素分泌增多，血液中糖皮质激素、醛固酮、生长激素、甲状腺激素等激素水平明显增高。其中儿茶酚胺、胰高血糖素、甲状腺激素等促分解代谢激素的分泌占明显优势作用，促使能量代谢增加，蛋白质分解加速以及糖和脂肪代谢紊乱，使机体呈高分解代谢状态。

2．细胞因子参与分解代谢　危重症患者严重感染和缺氧状况下，一方面，机体分泌抗脂解激素导致对脂肪利用障碍，同时糖酵解增加，导致脂质代谢和糖类代谢远不能满足机体代谢需要，大量结构蛋白质降解产能；另一方面，全身炎症、免疫反应、细胞凋亡程序等也被全面激活，导致机体应激后的高分解代谢状态持续存在，尤其是蛋白质的高分解代谢。

（二）基础代谢增高

基础代谢（basal metabolism，BM）是指人体维持基本生命活动的能量消耗，受年龄、性别、身高、皮肤、内分泌等躯体因素影响。

1．皮肤结构功能受损　正常人散热的主要途径为辐射，烧伤患者由于深度烧伤破坏了正常皮肤的可溶性脂类，致使烧伤皮肤保水能力丧失，蒸发成为散热的主要途径。热蒸发增加导致基础代谢增高。患者安静时代谢率随烧伤面积的增大而增高，但当烧伤面积达到40% ～ 50% 时，代谢率增高达到顶峰，较正常增加 1 倍。

2．促细胞代谢的激素浓度增高　人体儿茶酚胺、甲状腺激素等一些激素对细胞代谢起调节作用。儿茶酚胺参与产热作用的调节，通过 β 受体增加氧耗量而产热，肾上腺素升高引起机体心动过速、血管收缩和大汗淋漓。甲状腺激素可使绝大多数组织的耗氧量和产热量增加，尤其以心、肝、骨骼肌和肾等组织最为显著。体温每升高 1 ℃，能量消耗将增加 10% ～ 15%。

3．肠黏膜受损　危重症患者由于失血性休克导致肠道缺血、缺氧，或禁食和广谱抗生素治疗后，导致肠道屏障功能障碍，肠道菌群失调和肠源性细菌移位（bacterial translocation），肠黏膜细胞分泌细胞因子（如白介素 -1、肿瘤坏死因子和白介素 -6 增多），与脂类介质（如血小板活化因子、前列腺素 E2、血栓素）及内毒素、补体、自由基等共同参与和引发高代谢。

（三）营养摄入不足

1．禁食　营养是机体生长、组织修复、维持正常生理功能的物质基础。ICU 患者由于手术麻醉、消化道出血、急性胰腺炎、大咯血等疾病及治疗需要禁食，导致外源性能量和糖类、脂肪及蛋白质等营养物质供应不足，进一步动用和加重机体内源性能量的消耗。另外，在禁食情况下，胃肠黏膜缺少食物和消化液的刺激，可引起肠绒毛萎缩、肠黏膜变薄，并导致黏膜更新和修复能力下降。同时也会引起胃酸、胆汁、黏多糖、溶菌酶和蛋白酶的分泌减少，肠液化学杀菌能力降低，促使肠道致病菌繁殖、胃肠黏膜结构改变。

2．胃肠功能受损　危重症患者由于缺血、缺氧和炎症反应，肠黏膜保护屏障受损，胃肠功能发生许多改变，如胃酸分泌增加、消化腺分泌功能和胃肠蠕动抑制，患者可出现食欲减退、厌食和腹胀等不适，导致消化、吸收功能处于“休克”状态。另外，在机体应激状态下，高碳酸血症和糖皮质激素浓度升高，易诱发应激性溃疡，致胃肠黏膜出血。

3．功能性厌食　ICU 患者由于面临危重疾病及其所致的疼痛、缺氧、发热等应激源，常伴有消极的心理反应，如对疼痛的恐惧，对缺氧、发热的不安，对疾病预后的担忧等，引起功能性厌食。

二、营养代谢失调的表现

危重症患者由于心、肝、肺、肾、脑等重要脏器损害，以及胃肠系统、内分泌系统和免疫系统等功能障碍，在病理生理上经常出现共同的全身性应激反应，导致分解代谢大于合成代谢，主要表现为蛋白质、糖、脂肪以及水、电解质等主要营养底物的代谢变化。

（一）负氮平衡

应激和高分解状态下，蛋白质合成减慢，分解加速，临床表现为肌肉脂肪消耗，体重减轻，体内肌酐、尿素生成增加，尿氮排出增加。由于机体葡萄糖利用下降，使得能量消耗依赖于肌肉蛋白及细胞结构蛋白质的大量分解。机体蛋白质分解代谢较正常水平增加 40% ~ 50%，骨骼肌迅速萎缩。在肝功能损害严重时，糖异生抑制，肝合成蛋白质障碍，肌肉释放大量芳香族氨基酸（aromatic amino acid，AAA）和含硫氨基酸；支链氨基酸（branched chain aminoacid，BCAA）不断被外周组织摄取利用，消耗增多，导致 BCAA/AAA 比值明显下降。

（二）血糖升高

机体得不到足够的外源性能量供给，促分解代谢的激素增加而胰岛素分泌减少或正常，胰高血糖素 / 胰岛素的比值明显增高，肝糖原迅速分解消耗。胰岛素受体作用抑制、胰岛素抵抗（insulin intolerance）使得葡萄糖的氧化代谢障碍，糖耐量下降，血糖增高。

（三）脂肪分解加速

应激早期脂肪动员加速，脂肪分解氧化的速度是正常时的 2 倍，其中部分酯化生成三酰甘油和磷脂，血中极低密度脂蛋白、三酰甘油及游离脂肪酸浓度增高。也有部分形成脂肪酸 - 肉毒碱复合体进入线粒体进行 β 氧化，产生能量和乙酰辅酶 A。

（四）水、电解质代谢紊乱

危重症患者因失血、呕吐、发热、出汗、应用脱水剂和补液不足等原因造成失水，导致有效循环血量和心排血量减少。当细胞外液容量下降时，肾小球旁细胞分泌肾素增加，从而激活肾素 - 血管紧张素 - 醛固酮系统，使醛固酮分泌增加，促进肾重吸收钠离子、排出钾离子，同时引起水重吸收增加，尿量减少，血钾浓度下降。另外，在严重创伤、MODS 等病理状态下，也极易出现低血钾、低血镁、低血磷等电解质紊乱的表现。

第二节　营养状态与需求评估

案例 16-2

患者，男性，59 岁，身高 175 cm，体重 72 kg，因“高处坠落致意识障碍 2 h”收入院。查体：T 38.0 ℃，P 84 次 / 分，R 24 次 / 分，SpO_2 95%，BP 104/61 mmHg，GCS 评分 7 分。遵医嘱予重症监护、留置导尿、鼻饲饮食、补液、抗感染、抑酸等对症支持治疗。

请回答：

1．可以通过哪些方面来评估患者目前的营养状况？

2．请评估该患者目前的基础能量消耗。

营养状态评估（nutritional assessment）是临床通过膳食调查、人体测量、病史采集和体格检查、实验室检查及多项综合营养评定方法等手段，对患者的营养状况进行判断，对营养不良所致后果的危险性进行估计，对营养支持的疗效进行监测的方法。对危重症患者进行正确、合理的营养状态评估极其关键。进入重症监护病房的患者都需要进行营养状态评估以了解是否有营养不良的风险。已有大量研究证明，营养状态是危重症患者胃肠道功能、免疫功能、并发症发生率等的重要影响因素，与患者预后密切相关。

一、营养状态评估

（一）膳食调查

膳食调查是询问患者在特定时间内的饮食情况，以此评价患者的疾病状态和阶段营养素的需要量。

1．调查内容　主要调查特定时间内所摄入的膳食的种类、饮食数量及频率，具体应包括每日三餐及加餐的食物品种、摄入量，还需调查烹饪方法、饮食习惯等。

2．调查方法　可分为前瞻性和回顾性两大类。前瞻性有询问法、称量法、记账法和化学分析法；回顾性有膳食回顾法、膳食史法和食物频率法。在进行膳食调查时，应根据患者的具体情况选择适宜的调查方法来了解摄入膳食的情况。设定的调查时间可根据实际需要而定，少则几日，多则达数年。

3．调查结果与评价　膳食调查结束后对获取的资料进行整理，结合中国居民膳食营养素参考摄入量（DRIs）进行比较分析，并作出评价。评价患者所摄入的营养素种类是否齐全、食物是否多样、搭配是否合理、能量及各营养素摄入是否满足机体能量需求。

（二）人体测量

人体测量（anthropometry）是应用最广泛的营养状态评估方法，其方法简便、经济，但其正常值范围可受种族、家庭、出生体重、环境因素及疾病的影响，有其局限性。通过无创性测量体重、皮褶厚度和围度等相关指标进行患者的营养状态评估。

1．体重（body weight，BW）　是最简单、最直接的营养评估测量指标，反映机体合成代谢与分解代谢之间的关系，可初步了解患者营养状态，但临床需排除巨大肿瘤、腹水、水肿、使用利尿药等因素的影响。体重评估通常采用理想体重和体重改变等指标。

（1）理想体重：成年人理想体重的常用计算公式如下。

国外常用 Broca 公式：理想体重（kg）= 身高（cm）－ 100

国内常用 Broca 改良公式：理想体重（kg）= 身高（cm）－ 105

平田公式：标准体重（kg）=［身高（cm）－ 100］×0.9

（2）体重比：实际体重占理想体重百分比（%）= 实际体重 / 理想体重 ×100%，主要反映肌蛋白消耗的情况。实际体重在理想体重的 ±10% 范围内为正常，超过 10% ～ 20% 为超重，＞ 20% 为肥胖，小于 10% ～ 20% 为瘦弱，＜ 20% 为严重消瘦。

（3）体重改变：由于体重的个体变异较大，采用体重改变作为评价指标更为合理。体重改变（%）=（平时体重－实测体重）/ 平时体重 ×100%。该指标可反映能量与蛋白质代谢的情况，评价有无蛋白质能量营养不良。体重改变应和时间结合进行分析评价。判断中度体重丧失的标准为：个体体重 1 周内减轻 1% ～ 2%，1 个月内减轻 5%，3 个月内减轻 7.5%，6 个月内减轻 10%。在上述对应的时间内体重减轻大于中度体重丧失标准则属于重度体重丧失。

2．体重指数（body mass index，BMI）　是反映蛋白质 - 热量营养不良及衡量人体胖瘦程度的可靠指标。计算公式为：BMI = 体重（kg）/ 身高 ^{2}（m^2）。BMI 的评价标准有多种，世界各国广泛采用 WHO 成人标准，我国参考国内发布的标准，评价标准见表 16-1。

表 16-1　BMI（kg/m^2）评价标准

营养等级	WHO	亚洲	中国
营养不良	< 18.5	< 18.5	< 18.5
正常	18.5 ~ 24.9	18.5 ~ 22.9	18.5 ~ 23.9
超重		≥ 23.0	≥ 24.0
肥胖			≥ 28.0
肥胖前状态	25.0 ~ 29.9	23.0 ~ 24.9	
一级肥胖	30.0 ~ 34.9		
二级肥胖	35.0 ~ 39.9	25.0 ~ 29.9	
三级肥胖	≥ 40.0	≥ 30.0	

3．握力测定（grip strength measurement） 握力是测试人体上肢肌肉的力量水平，反映肌肉功能的有效客观指标，与机体营养状态密切有关。正常男性握力≥ 35 kg，女性握力≥ 23 kg。

4．皮褶厚度（skin fold thickness） 反映人体皮下脂肪的含量及分布情况，评估脂肪消耗情况，间接反映摄入能量的变化。临床常以肱三头肌、肩胛下部和腹部 3 个皮褶厚度为测量点，使用符合规定标准（10 g/cm^2）的皮褶厚度计测量，测量时要求对同一部位测 3 次，取平均值作为其有效测量值。

5．围度 包括头围、胸围、上臂围、腰围、臀围等指标的测量。

（三）病史采集和体格检查

1．病史采集 了解患者平时能量、营养素摄入量，以及既往有无厌食、进食困难、饮食禁忌、食物过敏及不耐受等膳食史；是否有消化性溃疡、心力衰竭、COPD、结核、糖尿病、脑卒中、肿瘤等影响营养状态的疾病史；有无类固醇、免疫抑制剂、代谢药物、利尿药及化疗药物的用药史。

2．体格检查 重点检查患者的毛发、面色、眼、唇、齿、牙龈、舌、皮肤、指甲及心血管系统、消化系统和神经系统。判断分析是否存在毛发脱落、皮肤苍白、水肿（或腹水）、肝大、肌肉萎缩、恶病质等，评估是否存在营养素缺乏体征。

（四）实验室检查

实验室检查对于人体营养状况的鉴定、指导临床营养治疗等有重要的价值。通常选用血液、尿、头发、指甲等材料，检查的内容主要包括营养素含量、营养素代谢产物的含量、与营养素有关的酶的活性或其他标志物的含量等。

1．蛋白质

（1）血浆蛋白质（plasma protein）：是评价机体蛋白质营养状况的常用指标，虽然对营养改变相对不敏感，但能反映机体较长时间内的蛋白质营养状况。通常测定血清白蛋白、转铁蛋白、前白蛋白和视黄醇结合蛋白 4 个常用指标，其中血清白蛋白最常应用，正常值为 35 ~ 50 g/L，28 ~ 34 g/L 为轻度缺乏，21 ~ 27 g/L 为中度缺乏，< 21 g/L 为重度缺乏。

随堂测 16-1

（2）血浆氨基酸：重度营养不良时血浆总氨基酸含量明显下降，但不同种类氨基酸含量的下降并不一致，通常必需氨基酸的下降较非必需氨基酸更为明显。必需氨基酸和非必需氨基酸比值< 1.8，提示存在中度以上营养不良。不同疾病致血浆氨基酸水平的改变在种类和程度上各有不同。

（3）肌酐身高指数（creatinine-height index，CHI）：是指 24 h 尿肌酐值与相同性别及身高者标准肌酐值的比值。肌酐排出量与肌肉组织的总量密切相关，营养不良造成肌肉组织减少时，肌酐的生成量、尿中的排出量也随之降低，因此，CHI 是蛋白质营养状况较敏感的评价指标。但肾衰竭、恶性肿瘤、感染、年龄等因素可影响肌酐排出量。

（4）氮平衡（nitrogen balance，NB）：是评价蛋白质营养状况的常用指标，反映体内蛋白质的合成与分解代谢情况，有助于判断营养治疗效果。通过测定摄入氮和排出氮，评估摄入氮能否满足体内的需要，要求准确地收集和分析摄入氮和 24 h 尿素氮。

2．免疫功能

（1）皮肤迟发型超敏试验（skin delayed hypersensitivity，SDH）：采用皮内注射不同变应原 0.1 ml，24 ～ 48 h 后，测量接种处硬结的大小。常用的变应原包括链激酶 / 链道酶、旧结核菌素或纯蛋白衍生物、流行性腮腺炎病毒素、植物血凝素和白念珠菌提取液。

（2）总淋巴细胞计数（total lymphocyte count，TLC）：测定简便、快速，是评定细胞免疫功能的简易方法。

（五）多项综合营养评定方法

对临床患者的营养状况难以用单一指标进行全面、准确的评价，将膳食评价、体格检查和实验室检查等方面的资料进行综合分析，才能更好地提高灵敏度和特异度。营养评估的手段虽然较多，但目前还没有“金标准”。临床上常用的营养评估量表有营养不良风险筛查 2002 量表（NRS2002）和危重症营养风险量表（NUTRIC），具体见表 16-2、表 16-3。除此之外，还有主观全面评定（subjective global assessment，SGA）、微型营养评定（mini-nutritional assessment，MNA）、预后营养指数（prognostic nutritional index，PNI）、营养危险指数（nutritional risk index，NRI）、营养评价指数（nutritional assessment index，NAI）和住院患者预后指数（hospital prognostic index，HPI）。

表 16-2　营养不良风险筛查 2002 量表（NRS2002）

评价指标	评分
疾病状态	
骨盆骨折或慢性病患者合并以下疾病：肝硬化、慢性阻塞性肺疾病、长期血液透析、糖尿病、肿瘤	1
腹部重大手术、卒中、重症肺炎、血液系统肿瘤	2
颅脑损伤、骨髓抑制、ICU 患者（APACHE Ⅱ评分 > 10 分）	3
合计	
营养状态	
正常营养状态	0
3 个月内体重减轻 > 5% 或最近 1 周进食量（与需要量相比）减少 20% ～ 50%	1
2 个月内体重减轻 > 5% 或 BMI 18.5 ～ 20.5 kg/m^2 或最近 1 周进食量（与需要量相比）减少 50% ～ 75%	2
1 个月内体重减轻 > 5%（或 3 个月内减轻 > 15%）或 BMI < 18.5 kg/m^2（或血清白蛋白 < 35 g/L）或最近 1 周进食量（与需要量相比）减少 70% ～ 100%	3
合计	
年龄	
≥ 70 岁	1
评价：以上 3 部分总分 < 3 分，无营养风险；3 ～ 5 分，存在营养风险；≥ 5 分，存在高营养风险	

表 16-3　危重症营养风险量表（NUTRIC）

变量	评分
年龄（岁）	
＜ 50	0
50 ～ 74	1
≥ 75	2
急性生理及慢性健康状况（APACHE Ⅱ）评分（分）	
＜ 15	0
15 ～ 19	1
20 ～ 27	2
≥ 28	3
序贯器官功能障碍（SOFA）评分（分）	
＜ 6	0
6 ～ 9	1
≥ 10	2
合并症（个数）	
0 ～ 1	0
≥ 2	1
从住院到入住 ICU 时间	
0 ～ 1 d	0
≥ 1 d	1
白介素（IL）-6 水平（ng/L）	
＜ 400	0
≥ 400	1
总分	
评价：NUTRIC 评分≥ 6 分（不包括 IL-6 则应≥ 5 分），视为高营养风险	

科研小提示

国内对危重症患者营养状况评分系统的研究缺少足够的临床对照试验。

二、能量与营养素需要量的评估

合理的能量供给是实现危重症患者有效营养支持的基础保障，无论不足还是过度，都会影响预后。对创伤危重症患者而言，营养供给时需考虑到机体的器官功能、代谢状态及机体对补充营养底物的代谢和利用能力。肝、肾功能受损时，营养底物的代谢与排泄均受限制，供给量超过机体代谢负荷会加重代谢紊乱与脏器功能的损害。对危重症患者的合理营养支持最好是按实际测量的能量消耗供给，如临床不具备条件，则按公式计算供给。

（一）能量评估

1．基础能量消耗（basic energy expenditure，BEE） 是指人体在清醒、安静、不受环境

温度、食物、肌肉活动及精神紧张等因素影响状态下的能量消耗。24 h BEE 的预测值可通过 Harris-Benedict（HB）方程计算获得。

Harris-Benedict（HB）方程：

男性 BEE（kcal/24 h）= 13.75W + 5.0H － 6.76A + 66.47

女性 BEE（kcal/24 h）= 9.56W + 1.85H － 4.68A + 655.1

式中，W，体重（kg）；H，身高（cm）；A，年龄（岁）。

2．静息能量消耗（resting energy expenditure，REE） 是指机体禁食 2 h 以上，在合适温度下平卧休息 30min 后的能量消耗，占总能量消耗的 65% ～ 70%，主要用于维持机体细胞、器官的正常功能和人体的觉醒状态。REE 比 BEE 高 10% 左右。REE 是患者卧床时热量需要的基数，特别是危重症患者能量代谢的基本特征是静息能量消耗增加。REE 的测定方法有测热法（包括直接测热法和间接测热法）、双重标记水法、心率监测法、热稀释肺动脉导管法等。

3．允许性低热量 临床实践中患者能够接受并可实现的能量供给目标，即允许性低热量，以避免高血糖、高碳酸血症、胆汁淤积与脂肪沉积等营养支持相关的并发症。应激早期合并有全身炎症反应的危重症患者允许性低热量通常是 20 ～ 25 kcal/（kg・d），病程较长、合并感染和创伤的重症患者病情稳定后的允许性低热量通常是 30 ～ 35 kcal/（kg・d）。

（二）营养素需求量评估

降低热氮比（增加氮量，减少热量）是临床代谢支持的重要原则，营养底物由糖类、脂肪和蛋白质混合组成。

1．糖类 是机体组织细胞的重要构成物质。葡萄糖是体内主要的糖类，1 g 葡萄糖产生 4 kcal 的热量。葡萄糖是中枢神经系统和肌肉的主要能量来源。葡萄糖摄入过量，会产生过多热量，一方面导致 CO_2 生成增多，增加呼吸肌做功和呼吸负荷，尤其是对合并有呼吸系统损害的重症患者，过量的 CO_2 主要来自葡萄糖的绝对供给量；另一方面导致脂肪生成，造成脂肪肝，导致肝功能损害及胆汁淤积的发生等。因此，临床减少葡萄糖供能，使非蛋白质热量（NPC）中葡萄糖∶脂肪保持在 3 ∶ 2 ～ 1 ∶ 1，并配合使用胰岛素治疗可控制血糖水平。

2．脂肪 在人体能量供给方面具有重要作用，1 g 脂肪可提供 9 kcal 的热量，是产能最高的营养素。脂肪的另一作用是补充必需脂肪酸（essential fat acid，EFA）。必需脂肪酸及其衍生物具有重要的生理功能，体内缺乏时可引起肝、肾、神经及皮肤功能受损。对危重症患者可给予脂肪乳剂缓慢匀速静脉输注。严重应激下脂肪供给量一般可达 1 ～ 1.5 g/（kg・d），但应参考机体的糖与脂肪代谢能力，监测血脂廓清与血糖水平及肝、肾功能，对老年患者应降低补充量，必要时根据血脂廓清能力进行调整。

3．蛋白质 1 g 蛋白质可产生 4 kcal 的热量。蛋白质或氨基酸的补充应与蛋白质分解率相一致，ICU 患者蛋白质供给至少应达到 1.2 ～ 1.5 g/（kg・d），高分解代谢状态下，蛋白质供给可增至 2 g/（kg・d）。一般以氨基酸液作为肠外营养蛋白质补充的来源，临床常用剂型是平衡型氨基酸溶液，含有各种必需氨基酸和非必需氨基酸，且比例适当，具有较好的蛋白质合成效应。

第三节 营养支持与护理

案例 16-3

患者，男性，64 岁，因“食用野生菌 4 d，恶心、呕吐、呼吸困难 1 d”收入院。既往无重大疾病，饮食正常，无食物过敏或不耐受。辅查电解质：钾 3.3 mmol/L，钠 135 mmol/L，氯 92 mmol/L。白细胞：21.49×10^9 g/L。粪便隐血试验（+++）。遵医嘱予特级护理、禁食、CRRT 等对症治疗。

请回答：

1．该患者可以通过何种途径获得营养？为什么？

2．该种营养支持方式输注营养液的途径有哪些？如何选择？

大部分危重症患者处于高代谢状态，营养支持不仅能够提供充足的能量供应，而且能够改善机体的免疫力及疾病的进程与预后，降低死亡率。临床营养支持（clinical nutrition support）已成为危重症患者综合治疗的重要组成部分，根据营养素补充途径分为肠内营养（enteral nutrition，EN）和肠外营养（parenteral nutrition，PN）两种方法。

一、肠内营养支持

肠内营养是指经胃肠道途径给予营养素的营养支持方式，是临床营养支持治疗的重要手段之一。

（一）EN 的适应证和禁忌证

1．适应证 对胃肠道功能存在或部分存在，但不能经口正常摄食的危重症患者，优先考虑实施 EN，在 EN 不可实施时才考虑 PN。如吞咽和咀嚼困难、意识障碍或昏迷、纠正和预防手术前后营养不良、慢性消耗性疾病、炎性肠道疾病等。

2．禁忌证 当危重症患者出现肠梗阻、肠道缺血时，EN 可能造成肠管过度扩张，引起肠道血运进一步受阻，甚至肠坏死与肠穿孔；严重腹胀或腹腔间隔综合征时，EN 致腹腔内压增高，高腹压将增加反流性肺炎和吸入性肺炎的风险，使呼吸、循环功能进一步恶化。因此，这些情况下应避免使用 EN。对于严重腹胀、腹泻、经一般处理无改善的患者，则应暂停使用 EN。

为能够保证营养底物，改善肠黏膜屏障及免疫功能，维护肠道的微生态，重症患者早期肠内营养临床实践专家共识建议，在排除禁忌证后，对重症患者于入住重症监护病房 24 ~ 48 h 启动 EN 支持治疗，外科术后患者可提早至 24 h 内。

（二）EN 的输注方式和途径

1．输注方式

（1）间断推注法：使用大容量注射器将一定量配制好的肠内营养制剂经喂养管缓慢推注到患者胃肠道，推注的速度不能快于 30 ml/min，每次 200 ml 左右，每次间隔 2 ~ 3 h，每天 6 ~ 8 次。此法操作简便，但常引起腹胀、腹泻、恶心、呕吐等，一般用于经鼻胃管或经皮胃造瘘的患者。

（2）间歇滴注法：将装有肠内营养制剂的容器经专用的肠内营养输液管与喂养管相连，利用重力滴注的方法分次输注肠内营养制剂到胃肠道。每天 4 ~ 6 次，每次 250 ~ 500 ml，滴速一般为 20 ~ 30 ml/min。此法简便，患者有较多的活动时间，类似于正常经口摄食的餐次，多数患者可耐受，缺点是可能会发生胃排空延缓。

（3）持续经泵输注法：在输注泵的控制下，均匀、持续将肠内营养制剂泵入到胃肠道。开始速度为 20 ~ 50 ml/h，逐步增加至 100 ~ 150 ml/h，让肠道有一个适应过程。此法胃肠道不良反应少，营养效果好，适用于病情危重、高误吸风险、胃肠道功能和耐受性差、经十二指肠或空肠造瘘管管饲的患者。

知识链接

肠内营养泵的应用

肠内营养泵是一种由计算机精确控制管内营养液流量，专为肠内营养支持设计的具有计量功能的输注泵，可以精确控制肠内营养液的输注速度，保持营养液的相对无菌、食物渗透压的稳定、温度及速度的恒定。

肠内营养泵在工作过程中通过用户界面设定输液参数和获得设备信息，监控系统自动监测设备运行状态和输液管道状态，设备中集成不同功能的感应器实现对患者管路压力、管路气泡、加热部件、加热温度、电源状态以及电机工作状态的实时监测，监控信息自动反馈到主控系统进行处理，主控系统通过对监控信息的分析判断对各种风险自动提供声、光、电不同方式的报警，保证输液过程的安全。

参考文献：李正定，陈启清，虞成，等．肠内营养泵校准规范的研究及制订［J］．计量与测试技术，2019，46（1）：35-38.

2．供给途径　适宜的喂养途径是保证 EN 安全有效实施的重要前提，选择供给路径取决于患者的疾病情况、手术方式、喂养时间长短、精神状况及胃肠道功能等。

（1）口服：是最经济、安全、简便的供给方式。合理足够的膳食能满足大多数患者对各种营养素的需求。

（2）鼻胃 / 十二指肠、鼻空肠管喂养：此途径简单易行，临床上常选用，适用于接受营养治疗小于 2 周的患者。

（3）胃及空肠造瘘喂养：经手术或经皮造口置管，减少了鼻咽与上呼吸道感染、反流与误吸的风险，适用于昏迷、食管梗阻等长时间不能进食，而胃排空良好、需要长期（大于 1 个月）喂养的危重症患者。

知识链接

鼻空肠管肠内营养

临床常用的鼻肠管置管方法包括盲插法、经 X 线透视引导法、内镜下引导法、异物钳置管法、导丝置管法、经胃镜活检孔置管法及电磁导航定位法。对于重症患者，建议盲法留置鼻肠管；对于置管失败或置管困难的患者，建议在内镜引导下放置；对于无法耐受内镜引导置管的患者，可选择超声或 X 线引导下放置鼻肠管。盲法鼻肠管的成功放置需要临床实践及对标准技术的熟练掌握。目前留置鼻肠管通用的技术为使用导丝填充的鼻肠管，并且操作过程中保持螺旋式前进。临床上常用的能不同程度提高盲插成功率的方法包括：①鼻肠管注水法；②鼻肠管注气 + 右侧卧位法；③被动等待法联合应用胃肠动力药法；④鼻肠管双导丝法。

参考文献：孙仁华，江荣林，黄曼，等．重症患者早期肠内营养临床实践专家共识［J］．中华危重病急救医学，2018，30（8）：715-721.

（三）EN 制剂的选择

1．要素制剂　是蛋白质水解形成的短肽或氨基酸，以及淀粉水解形成的葡萄糖、蔗糖、麦芽糖、糊精、三酰甘油及矿物质、维生素等单体物质的混合物。特点是营养均衡、完整，既能提供必需的热能和营养素，又可直接或接近直接吸收和利用，可作为患者的唯一营养来源。但口感较差，渗透压较高。

2．非要素制剂　主要是匀浆膳，由天然食物捣碎并搅拌后制成，以整蛋白或蛋白质游离物为氮源。特点是低渣、口感较好，既可口服，也可管饲，使用方便，耐受性强。但需经肠道消化后才能被人体吸收和利用，残渣较多。

（四）EN 的监测与护理

1．常规护理

(1) 鼻胃管喂养时，抬高患者床头 30º ～ 45º，尤其是老年、体弱、痴呆、昏迷及气管插管的患者，防止误吸或反流，同时可以减少吸入性肺炎的发生。

(2) 经鼻置管患者每日做好鼻腔清洁及保护，避免鼻黏膜出现压力性损伤，每 4 ～ 6 h 进行口腔护理，预防口腔感染。经胃 / 空肠造瘘口喂养者，做好造瘘口护理，避免造口感染。

(3) 营养液应现配现用，配制好的营养液暂时不用时需 4 ℃冰箱保存，使用前应加热到 38 ～ 40 ℃，有研究表明，肠内营养液输注温度以接近正常体温为宜。储存及正在使用的营养液，有效期不超过 24 h。

(4) 为保证肠内营养支持安全、有效地治疗，建议使用专用的输注泵及肠内营养液输注管道，并按照要求每日更换输注管道，防止营养液污染。

(5) 妥善固定喂养管，翻身或活动前先做好管道保护，避免管道脱落。经鼻置管者，固定于鼻翼及面颊部；经造瘘口置管者采用缝线固定于腹壁。置管后确定管端位置后，并进行长度标记，每班注意观察，防止管道移位。

(6) 喂养前应确定鼻胃管 / 鼻肠管远端在位与通畅，每次喂养前后、连续管饲 4 h，特殊注药前后均要用生理盐水或温开水 30 ml 冲洗管道，保持喂养管通畅及清洁。如需注入药物，参照药物说明书将药物碾碎、溶解后再注入，避免与营养液混合、凝结堵塞管腔。

2．评估与监测

(1) 插管后喂养管位置、喂养管相关性感染的评估与监测。

(2) 输注系统、输入速率和营养液浓度的监测。

(3) 观察患者营养状态改善情况，评估患者每日出入量、能量、蛋白质平衡状况，注意水及电解质、血糖、肝肾功能的情况。

(4) 每 4 h 监测患者胃残余量，如残余量小于 250 ml，继续实施 EN；残余量大于 250 ml，则暂停 2 ～ 8 h 后继续按原方案进行喂养；如下一次残余量监测仍大于 250 ml，则应停止喂养，按照喂养不耐受处理。

(5) 观察患者有无恶心、呕吐、腹胀、腹泻等不耐受的情况；观察进食后有无痉挛性咳嗽、气急、呼吸困难等。

（五）常见并发症及护理

1．胃肠道并发症　最常见的是腹泻，其次是恶心、呕吐、腹胀、肠痉挛等。发生后应先分析导致胃肠道并发症的原因，采取合适的治疗方案。

2．代谢性并发症　最常见的是高血糖和低血糖。应注意密切监测患者的血糖情况，出现血糖异常时及时报告医生并处理。

3．感染性并发症　最常见的是吸入性肺炎，也是 EN 最严重和致命的并发症。防止胃内容物潴留及反流是预防吸入性肺炎的关键，一旦发生误吸，应立即停止喂养，积极采取措施促使气道内液体及食物微粒的排出，必要时应用纤维支气管镜吸引。

（4）机械性并发症：见于鼻、咽、食管损伤，以及喂养管脱落、堵塞或扭曲不易拔出、胃 / 空肠造瘘口处理不当引起的并发症。应做好常规护理，并按照操作规范给予营养液喂养。

二、肠外营养支持

肠外营养是指为无法经胃肠道摄取营养或摄取的营养不能满足自身代谢需要的患者经静脉提供氨基酸、脂肪、糖类、维生素及矿物质等营养素，以抑制分解代谢、促进合成代谢，并维持功能蛋白功能的营养支持方式。全胃肠外营养（total parenteral nutrition，TPN）是指完全经静脉途径输入获得营养素。

（一）PN 的适应证和禁忌证

1．适应证　不能耐受肠内营养和肠内营养禁忌的重症患者，如胃肠道功能障碍的重症患者；由于手术或解剖问题禁水、禁食的重症患者；合并尚未控制的腹腔感染、肠梗阻、肠瘘等腹部疾病患者。

2．禁忌证　一旦患者胃肠道功能恢复，就应及时减少直到停止 PN 支持，采取联合肠道喂养或经口摄食。以下情况不宜或慎行 PN：肠道功能正常，能获得足量营养；复苏早期血流动力学不稳定或血容量不足致循环衰竭；肝衰竭、肝性脑病；肾衰竭伴严重氮质血症，未给予肾替代治疗；尚未控制的严重高血糖患者；脑死亡者。

（二）PN 的输注方式和途径

1．输注方式

（1）单瓶输注：每一种营养制剂单独输注，由于各营养素非同步输入，不利于所供营养素的有效利用。

（2）全合一营养液输注：把供给患者的各种营养制剂按照一定的配制原则充分混合，即全营养混合液（total nutrient admixture，TNA）进行输注，是目前优先推荐的输注方法。具有最佳利用输注营养素、不容易污染、并发症发生率低、减轻护士工作量等优点。

2．输注途径

PN 的输注途径包括外周静脉置管（peripheral venous catheter，PVC）和中心静脉置管（central venous catheter，CVC）两种。PN 输注途径的选择主要取决于患者的静脉解剖走行、出血和凝血功能、静脉置管史、预期使用肠外营养时间、原发疾病、是否住院治疗等因素。

（1）PVC 途径：经四肢或头皮等浅表静脉输入肠外营养制剂，常选择的穿刺部位是上肢远端静脉，适合短期（$<$ 2 周）PN 的患者应用。

（2）CVC 途径：临床包括直接经皮穿刺中心静脉置管和经外周静脉穿刺中心静脉导管（peripherally inserted central venous catheter，PICC）两种方法。前者常选择的穿刺部位有锁骨下静脉、颈内静脉，导管的尖端均达上腔静脉，适合长期（$>$ 2 周）PN 患者应用。后者常选择的穿刺部位有贵要静脉、肘正中静脉和头静脉。

（三）PN 制剂的选择

肠外营养制剂没有统一的配方，但必须含有全部人体所需的营养物质。应根据患者的年龄、性别、体重或体表面积、病情需要等制备。肠外营养液的配制必须在专门的配液室内进行。合理的配制方法、严格的无菌操作原则是肠外营养配制的重要环节。目前临床上常用的是聚乙烯醋酸乙酯制成的混合输液袋，袋身有容量刻度线，按袋内有无分隔可分为单腔袋、双腔袋、三腔袋，将混合后性质不稳定的溶液分装在隔层内，输注时将分隔挤破、混匀即可。肠外营养液制剂包括糖类、脂肪乳剂、氨基酸、电解质、维生素和微量元素。糖类提供机体能量的 50% ～ 60%，最常使用的制剂是葡萄糖。脂肪乳剂提供机体能量的 15% ～ 30%。氨基酸是蛋白质合成的底物来源，补充氨基酸必须注意氨基酸的成分与总含氮量，其需要量一般为 1 ～ 1.5 g/（kg · d）。电解质对维持机体水、电解质、酸碱平衡，保持人体内环境稳定，维护各种酶的活性和神经、肌肉的应激性均有重要作用，常规补充电解质应根据生化结果调整。水溶性维生素在体内无储备，肠内营养时应每日给予，脂溶性维生素在体内有一定储备，禁食超过2～3周才需补充。人体所需微量元素有9种，分别是锌、铜、锰、铁、铬、钼、硒、氟、碘，短期禁食可不予补充，全肠外营养超过2周时需给予补充。

（四）PN的临床监测与护理

1．常规护理

（1）根据病情允许，协助患者取舒适体位，翻身或活动时注意保护好穿刺导管及输注通道，妥善固定，避免脱落、扭曲与裂损。

（2）合理规范输注肠外营养液，TNA应现配现用，24 h内输完，暂不使用时置于4 ℃冰箱保存，使用时在室温下复温0.5～1 h。

（3）建议使用输液泵控制滴速，速度控制在200 ml/h以内。

（4）配制、输注时严格无菌操作。

（5）做好导管穿刺部位的护理，注意置管局部有无红肿、渗出等炎症反应，避免感染等并发症的发生。如周围静脉输注时，应24h更换输注部位。

（6）使用专用静脉通道输注营养液，避免与其他给药通道混用，避免经该导管抽血或输血。

（7）采用脉冲式正压封管技术，保持导管通畅。

2．评估与监测　系统、全面、持续的监测对肠外营养支持治疗的患者至关重要。

（1）每天测量患者生命体征，观察神志变化，准确记录24 h液体出入量，特别注意体温变化，如体温升高，应评估是否与静脉营养导管留置有关。

（2）监测患者血糖情况，将血糖控制在7.8～10.0 mmol/L。

（3）监测人体测量指标和实验室检查指标，动态评估营养状态。

（4）观察消化吸收功能，判断有无肠萎缩和屏障功能障碍的发生。

随堂测16-2

（五）常见并发症及护理

1．感染性并发症　中心静脉导管相关感染是PN最常见、最严重的并发症，包括局部感染和全身感染。局部感染是发生在导管局部皮肤或周围组织的感染、腔隙感染或隧道感染。全身感染是导管所致菌血症或脓毒症。预防感染的关键是在穿刺置管、PN配制、给药和导管护理时严格遵守无菌原则。怀疑导管相关血流感染时，应做营养液细菌培养和血培养，更换输液袋及输液管，观察8 h后仍不退热者需拔除静脉导管，并将导管尖端送培养。必要时遵医嘱给予抗生素治疗。

2．代谢性并发症　①高血糖：开始输注营养液时速度过快，超过机体的耐受程度，如不及时控制及处理，可引起昏迷甚至危及生命；②低血糖：持续输注高渗性葡萄糖，刺激胰岛素分泌增加，如突然停止输注含糖液体可使血糖下降，甚至出现低血糖性昏迷；③电解质紊乱：低钾血症、低镁血症等。在进行PN支持时，应密切观察患者的电解质、血糖等变化，预防代谢紊乱。

3．机械性并发症　①置管操作相关并发症：如气胸、血胸、皮下气肿、血管与神经损伤等；②导管堵塞：是PN的常见并发症；③空气栓塞：可发生在置管、输液及拔管过程中；④导管脱落：与导管固定不牢、外力牵拉、患者躁动等有关。因此，应熟练掌握静脉导管留置技术，遵循静脉治疗临床实践治疗规范，密切观察导管使用情况，妥善固定导管，做好留置导管的护理，预防机械性并发症的发生。

小　结

本章从概述、营养状态与需求评估、营养支持与护理三个方面对危重症患者的代谢失调进行详细的阐述。危重症患者营养代谢失调的主要原因有分解代谢增加、基础代谢增高及营养摄入不足。危重症患者的营养状态评估包括膳食调查、人体测量、病史采集和体格检查、实验室检查及多项综合营养评定方法。临床营养支持根据营养素补充途径分为肠内营养和肠外营养两种方法，只要胃肠道可以利用，对入住重症监护室（ICU）的重症患者推荐尽早开始 EN，EN 支持的路径取决于患者的疾病情况。同时应了解 EN 制剂的选择、监测及护理。PN 时应根据患者静脉血管情况、预期营养时间等合理选择输注途径，加强并发症的监测与护理。

思考题

1．危重症患者的营养代谢失调可表现在哪些方面？

2．临床采用的综合评价方法主要有哪些？

3．对需要进行长期肠外营养的患者应如何进行临床监测与护理？

4．患者，男性，43 岁，身高 170 cm，体重 85 kg，因“重症胰腺炎”被收入 ICU。给予重症监护、留置导尿管、禁食、禁水、胃肠减压、补液、吸氧、抗感染、抑酸等对症处理。2 d 后患者病情加重，序贯出现休克、少尿。体格检查：T 38.9 ℃，P 128 次 / 分，R 29 次 / 分，BP 82/64 mmHg，SpO_2 95%。留置颈内静脉双腔管，实施连续性血液净化治疗，留置腹腔引流管一根。

请回答：该患者每日能量、蛋白质、脂肪和葡萄糖的需要量是如何计算的？

（陈　美）

第十七章 危重患者的谵妄

第十七章数字资源

导学目标

通过本章内容的学习，学生应能够：

◆ **基本目标**

1．复述谵妄的概念。

2．解释谵妄的病因及发病机制。

3．说出谵妄的临床表现、评估与护理措施。

4．应用所学知识为谵妄患者提供个体化的护理方案。

◆ **发展目标**

1．综合运用急救知识与技能为谵妄患者提供持续的护理照护。

2．综合运用谵妄评估与护理知识对重症患者实施持续照护。

第一节 谵妄的评估

案例 17-1

患者，男性，72 岁，因“咳嗽、咳痰、气促、发热 6 d”入院。T 39.9 ℃，P 103 次 / 分，BP 96/62 mmHg，SpO_2 80%，痰鸣音明显，需负压吸痰，长期卧床，双膝关节活动受限，听力异常，视物模糊，有幻视，近两三日变得容易嗜睡，精神状态一日内有偶尔波动，睡眠紊乱，夜间时睡时醒。

请回答：

1．考虑该患者发生了什么情况？

2．具体应如何实施护理措施？

谵妄（delirium）是一种急性可逆性意识混乱状态，以波动性意识障碍、注意力不集中、思维紊乱或意识水平变化为特征的急性脑功能障碍综合征。谵妄目前不能完全用已有的或共存的神经认知障碍 / 损伤性疾病来解释，有证据表明，医疗环境、感染、药物使用、病情危重等可能是造成谵妄发生的直接危险因素。危重症患者的谵妄发生率为 20% ～ 40%，进行机械通气的重症患者谵妄发生率甚至高达 60% ～ 80%。谵妄可增加患者病死率，延长机械通气和住院时间，引起长期的认知功能障碍，增加医疗费用，严重影响患者的预后。及时评估、监测谵妄风险因素并尽早干预是 ICU 谵妄护理的关键。

一、产生原因评估

1．急性缺氧　如窒息、麻醉意外等引起大脑严重缺氧而导致谵妄状态。

2．躯体或颅内的感染性疾病

（1）细菌感染：如流行性脑膜炎、结核性脑膜炎、中毒性菌痢、中毒性肺炎、败血症、脑脓肿、硬膜下积脓、伤寒等。

（2）病毒感染：如乙型脑炎、单纯疱疹性脑炎、肠道病毒脑膜脑炎；流行性出血热、散发性脑炎等。

（3）立克次体感染：如流行性斑疹伤寒、地方性斑疹伤寒、恙虫病等。

（4）螺旋体感染：如钩端螺旋体病等。

（5）寄生虫感染：脑型血吸虫病、脑型疟疾等。

3．颅脑损伤　脑挫裂伤、脑内血肿、脑出血、蛛网膜下腔出血等。

4．代谢障碍和内分泌疾病　包括尿毒症、肝性脑病、肺性脑病、酮症酸中毒、代谢性或呼吸性酸中毒或碱中毒、血钠或血钙过高、甲状腺危象等。

5．中毒　①化学物质：铅、砷、氰化物、有机磷农药、一氧化碳、乙醇等中毒；②药物：抗精神病药、抗躁狂药、抗抑郁药、抗胆碱能药等中毒。

6．生理原因　老年人在躯体感染后或疲劳等因素诱发下，容易出现谵妄状态。

7．医疗原因　患者因焦虑、麻醉、代谢异常、缺氧、循环不稳定或神经系统病变等原因可以出现谵妄症状，且长时间置身于陌生而嘈杂的环境会加重谵妄的临床症状。

知识链接

谵妄的病理生理机制

谵妄的具体病理生理机制尚不清楚，当前提出许多相关的假说，包括：

1．神经递质学说　脑内的神经递质系统发生功能障碍导致了谵妄发生，其中乙酰胆碱能递质系统尤为重要。

2．异常的应激反应　适当的应激可以提高机体的各项功能，而过度或持续的应激将降低机体的免疫抵抗力，这在谵妄患者身上时有发生。

3．炎症作用　颅内细胞因子及炎性介质增多时，血脑屏障功能失调，引起神经功能障碍，进而可能导致谵妄发生。

4．神经内分泌功能失调　谵妄发生时可以发现，有脑功能调节作用的胰岛素样生长因子 1（insulin- like growth factor-1，IGF-1）分泌减少。

5．脑组织代谢失调　随着患者颅内解剖结构的改变，脑血流量的减少及代谢紊乱继发氧化应激损伤，引起氧化代谢不充分，进而导致脑功能障碍，谵妄患者血清中血浆脑源性神经营养因子、S-100β、神经元特异性烯醇化酶水平改变。

6．药物作用　患者在接受各种治疗时使用某些药物也可诱发谵妄，如苯二氮䓬类药物。

单一的理论假说不足以解释谵妄的发生，谵妄往往是多个机制相互作用的结果。可以明确的是，谵妄发生时患者出现短暂或持续的脑功能性或器质性障碍。

参考文献：崔建，李文哲，于湘友．防治 ICU 谵妄：任重道远 [J]．中华急诊医学杂志，2020，29（9）：1237-1241.

二、临床表现评估

1．临床表现 ①意识水平降低，有定向障碍，患者意识水平在 1 d 内可有波动，往往傍晚或晚上加重，或者仅在晚上出现意识障碍；②常有精神运动性兴奋，患者兴奋不宁，不停地扭动身体，或循衣摸床，或表现出既往职业性动作，患者对提问多不回答，或回答不切题，有时喃喃自语，且思维不连贯；③有幻觉或错觉，尤以幻视较多见，错觉和幻觉内容多为恐怖性或迫害性，患者可因攻击或逃避幻觉，如敌人或野兽等，而产生冲动行为，毁物、伤人或自伤，或越窗逃走，造成意外事故。

2．谵妄的分型 根据发作时的活动程度可分为兴奋型、抑制型和混合型。

（1）兴奋型谵妄：表现为躁动不安、易激惹、兴奋、音量增高、幻觉等症状，临床上易发现，预后较好。

（2）抑制型谵妄：表现为活动减少、沉默、警觉性下降、言语减少等，常见于老年人，不易识别、危害较大。

（3）混合型谵妄：可在短时间内表现出兴奋型和抑制型特征交替出现。另外，谵妄发作前，部分患者还可能出现一些亚临床症状，如不安、焦虑等。

三、谵妄的评估工具

1．躁动 - 镇静评分量表（Richmond agitation-sedation scale，RASS） 是评价重症患者躁动与镇静的最有效和最可靠的方法。状态评估法和重症监护谵妄筛查检查表是评估 ICU 成人患者谵妄最有效和可靠的量表。如果患者 RASS 评分为 –3 ～ 0 分，则被认为是抑制型谵妄；如果患者的 RASS 评分为 1 ～ 4 分，则被认为是兴奋型谵妄；如果抑制型谵妄和兴奋型谵妄交替出现，则被认为是混合型谵妄。如果患者的得分为 4 分或 –5 分，因患者镇静过深，不适宜评估谵妄。详见表 17-1。

表 17-1 躁动 - 镇静评分量表

分值	定义	描述
+4	有攻击性	有暴力行为
+3	非常躁动	试着拔出呼吸管、胃管或静脉输液管
+2	躁动焦虑	身体激烈移动，无法配合呼吸机
+1	不安焦虑	焦虑紧张但身体只有轻微的移动
0	清醒平静	清醒自然状态
–1	昏昏欲睡	没有完全清醒，但可保持清醒超过 10 秒
–2	轻度镇静	无法维持清醒超过 10 秒
–3	中度镇静	对声音有反应
–4	重度镇静	对身体刺激有反应
–5	昏迷	对声音及身体刺激都无反应

2．ICU 意识模糊评估法（confusion assessment for the ICU，CAM-ICU） 主要包含患者出现突然的意识状态改变或波动、注意力不集中、思维紊乱或意识清晰度下降几个方面。采用 CAM-ICU 评估患者是否发生谵妄分为两个步骤：第一步，使用躁动 - 镇静评分量表（RASS）评估患者的躁动 - 镇静水平。假若患者处于深度镇静状态或没有意识反应（即 RASS 为 –5 分或 –4 分）则停止进行谵妄评估。如果评分≥ –3 分，则进行下一步。第二步，使用 CAM-ICU

评估患者是否发生谵妄。该量表包括 4 个诊断特征：①意识状态的急性改变或波动的进程：需要观察患者精神状态是否与基础水平不同，或在过去 24 h 内是否出现意识状态的波动，如果出现上述任意一种情况，则属特征 1，评定为阳性；②注意力不集中：通过让患者在听到特定数字时握手示意的方法或选出正确图片的方法来筛查其注意力，如果错误超过两个，则属特征 2，评定为阳性；③思维紊乱：分为两部分考查，一部分为 4 个常识性是非问题，共有两组问题可以交替使用，每答对一个问题得 1 分，另一部分要求患者依次完成两个指令动作，完成全部指令得 1 分，两个部分总分相加小于 4 分，则属特征 3，评定为阳性；④意识水平的改变：根据患者的 RASS 评分来判定，RASS 得分只要不为 0 分则评定为阳性。

特征 1 和特征 2 必须是阳性，加上特征 3 或特征 4 为阳性，则 CAM-ICU 为阳性。详见表 17-2。

表 17-2　ICU 意识模糊评估法

特征 1：意识状态的急性改变或波动的进程①或②任一回答“是”则为阳性。	阳性	阴性
①患者的意识状态与基础状况相比有急性改变吗？ ②在过去的 24 h 内患者的精神状态是否发生任何波动？以 GCS 评分或镇静评分（如 RASS）或既往谵妄评估的波动作为依据。	是	否
特征 2：注意力不集中①或②小于 8 分则为阳性。用注意力检测试验（ASE）来评估注意力——数字法（听力）或图片法（视力）。 如果可以，先采用数字法对患者进行检测，如果患者可以配合并且测试得分是清楚的，则可以进行特征 3 的评估。如果患者无法配合检测，或得分不清楚，则要进行图片法的测试。	阳性	阴性
①数字法：随机数字“1”测试。对患者解释：“我要读 10 个数字给您听，无论何时，您听到数字‘1’的时候，您就握住我的手。”然后用正常的音调按顺序读出数字：8 1 7 5 1 4 1 1 3 6。计分方式：在读“1”的时候患者没有握住手或没有读“1”的时候却握住了手，都是错误的。	得分	
②图片法：指导患者看图片，根据回答的对错记录得分。	得分	
特征 3：思维紊乱 综合（问题＋命令）分数小于 4 分则为阳性。	阳性	阴性
①是非题： （任意使用 A 组或 B 组，必要时在连续工作日可交替使用） A 组 1．石头会浮在水面上吗？ 2．海里会有鱼吗？ 3．一千克是否比两千克重？ 4．你可以用铁锤钉钉子吗？ B 组 1．叶子会浮在水面上吗？ 2．海里会有大象吗？ 3．两千克是否比一千克重？ 4．你可以用铁锤砍木头吗？ 得分：回答对一个问题得 1 分。	综合得分（①＋②）	
②命令： 对患者说：“请举这么多手指。”（检查者在患者面前举两个手指）“现在请用另一只手做一样的事。”（不要重复手指的数目） * 如果患者双手不能同时活动，则把指令第二部分改为让患者“增加一个手指”。 得分：若患者可成功完成整个命令，可获得 1 分。	综合得分（①＋②）	
特征 4：意识水平的改变 若患者 RASS 实际得分不为 0 分，则为阳性。	阳性	阴性
CAM-ICU 总体评估（特征 1 和 2 为阳性且特征 3 或 4 为阳性）	阳性	阴性

3．重症监护谵妄筛查检查表（intensive care delirium screening checklist，ICDSC） 包括 8 个评分项目：①意识状态改变的水平（有 5 个条目，选 A、C 得 1 分，选 B 得 0 分，选 D、E 停止评估）；②注意力不集中（有 3 个条目，任选 1 项得 1 分）；③定向障碍（1 个条目，选择得 1 分）；④幻觉（有 2 个条目，任选 1 项得 1 分）；⑤精神运动性兴奋或迟钝（有 2 个条目，任选 1 项得 1 分）；⑥不恰当的言语或情绪（有 2 个条目，任选 1 项得 1 分）；⑦睡眠 - 清醒周期紊乱（有 3 个条目，任选1 项得 1 分）；⑧ 24 h 内出现症状波动（例如从一个班次到另一个班次以上条目中的症状出现波动，症状出现波动得 1 分），共 8 个条目。按照每类症状的有无，分别计 1 分或 0 分，最后将各个条目的得分汇总。Bergeron 等的研究表明，ICDSC 总分≥ 4 分可诊断为谵妄阳性，＜ 4 分可诊断为谵妄阴性。详见表 17-3。

随堂测 17-1

表 17-3　重症监护谵妄筛查检查表

1．从意识状态改变的水平 A 到 E 中选择一项：	得分
A．对正常刺激反应过激，得 1 分； B．正常觉醒状态，得 0 分； C．对轻度和中度刺激有反应，得 1 分；如为使用镇静剂导致则得 0 分，否则得 1 分； D．对强烈的和重复的刺激（很大的声音和疼痛）有反应（该期间暂时停止评估）； E．没有反应（该期间暂时停止评估）。	
2．注意力不集中，有下列情况者得 1 分： A．患者很难跟随交谈或遵循指令；或 B．注意力容易被外界刺激所转移；或 C．难以转移注意力。 测试：患者的眼光是否能跟随你的指令？	
3．定向障碍，有下列情况者得 1 分： A．对时间、地点或人物的任何明显识别错误得 1 分。 测试：患者是否能辨认护理人员？	
4．幻觉，有下列情况者得 1 分： A．出现幻觉或由于幻觉导致异常行为（幻觉 = 感知到根本不存在的事物）；或 B．错觉或现实验证明显异常（错觉 = 对错误的认知坚信不疑）。 测试：患者是否看见不存在的事物？患者是否对周围的人和物产生恐惧感？	
5．精神运动性兴奋或迟钝，有下列情况者得 1 分： A．过度兴奋，需要使用镇静剂或固定手段来防止潜在的危险（如拔掉留置静脉针，伤害医务人员）；或 B．活动减退或临床上明显的神经运动性迟滞。	
6．不恰当的言语或情绪，有下列情况者得 1 分： A．不恰当的、紊乱的或不连贯的言语；或 B．对事物或所处境遇表现出不恰当的情绪。 测试：患者是否对当前的临床状况非常淡漠？	
7．睡眠 - 清醒周期紊乱，有下列情况者得 1 分： A．一天中的睡眠时间少于 4 h；或 B．夜间经常醒（不指被医务人员唤醒或被杂音吵醒）；或 C．一天中的多数时间处于睡眠状态。	
8．症状波动，有下列情况者得 1 分： 24 h 内出现症状波动（例如：从一个班次到另一个班次以上条目中的症状出现波动）	
ICDSC 总分（1 ～ 8 条相加）	

四、辅助检查

1．电生理检查　脑电图（EEG）可提供客观数据协助诊断术后谵妄，术中脑电抑制是发生术后谵妄的独立危险因素，活动过多型术后谵妄患者EEG的α和β（8 ~ 20 Hz）波段功率较低，δ和θ（1.5 ~ 7 Hz）波段功率较大；活动减少型术后谵妄患者的θ和δ波振荡显著，弥漫性脑电波活动缓慢。目前应用较广泛的是脑电双频指数（BIS），对老年高危患者进行麻醉深度监测（40 < BIS < 60）可能减少术后谵妄的发生。

2．神经影像学检查　应用磁共振成像（MRI）技术发现，脑萎缩或白质高信号可能与老年患者谵妄的发生相关。神经影像学分析技术，如功能性MRI和弥散张量成像，有助于鉴别老年人群中较易发生谵妄的患者。

3．生物标志物　包括神经损伤标志物，如S100β、神经元特异性烯醇化酶、脑源性神经营养因子、硫氧还原蛋白、磷酸化神经丝重亚基等，以及神经递质相关标志物，如5-羟色胺、褪黑素等。

第二节　谵妄的预防及护理

一、谵妄的预防

1．重视谵妄促发和影响因素　临床影响谵妄的因素多种多样，对谵妄的影响程度也各不相同。第一类是易患因素，与患者基础状况直接相关，由患者的既往健康背景所决定，如阿尔茨海默病、高龄、酗酒、高血压等。这些因素是患者固有的，有些无法干预，有些即使能干预，也无法在短期内彻底解除其影响。第二类是躯体、心理的急性疾病损伤及治疗干预措施造成的脑功能异常，如昏迷、严重感染、创伤、休克、呼吸衰竭、体外循环等，对这类情况，原发病的治疗对于谵妄至关重要。第三类是促发因素，在患者原发病的基础上，并存促发谵妄的因素，如疼痛、焦虑、抑郁、药物等。在ICU若重视这些因素的预防，谵妄的发生率会大大降低。

2．改善患者的睡眠　高质量护理对提高患者的睡眠质量有益，应用“睡眠集束化”方法有助于改善睡眠质量；优化环境，集中进行医疗护理操作和减少夜间刺激，保证正常的睡眠-觉醒周期，减少夜间的光照、噪声，使用耳塞或播放音乐等。机械通气患者夜间使用右美托咪定可保持睡眠昼夜节律，但可诱导睡眠结构异常（例如无慢波睡眠）。

3．早期活动　早期活动可刺激神经系统、降低谵妄及ICU获得性肌无力的发生发展。

4．药物治疗方案的选择　对于有发生谵妄风险的机械通气患者，首选静脉输注右美托咪定，与苯二氮䓬类药物相比，可减少谵妄发生。谵妄重在预防，不推荐预防性谵妄药物治疗方案，同样，药物与非药物联合方案也并不降低谵妄发生率，不建议应用氟哌啶醇、他汀类药物、多奈哌齐和抗精神病药物来预防谵妄。

知识链接

ABCDEF 集束化护理策略

近年来，以谵妄为核心的、包含早期活动的重症患者镇痛镇静的集束化管理策略越来越受到重视，ABCDEF 策略就是其中的代表之一。

A（assess prevent and manage pain）：疼痛评估、预防以及管理

从面部表情、肢体运动、呼吸机配合度以及肌肉紧张度等方面评估患者疼痛水平，据此调节镇痛药物使用种类及剂量，以预防躁动、谵妄的发生。

B（both SAT and SBT）：觉醒试验和自主呼吸试验

由医护团队合作执行，提倡每日根据患者生物节律每日清晨对患者实施唤醒，在保证每日唤醒试验（spontaneous awakening trials，SATs）安全性的前提下，进一步执行自主呼吸试验（spontaneous breathing trials，SBTs）。

C（choice of analgesia and sedation）：镇痛镇静选择

主张浅镇静理念，即 RASS 评分 > –2 分。但在工作中镇静深度要考虑到患者的实际需要。

D（delirium：assess，prevent and manage）：谵妄评估及预防

对患者每日进行谵妄评估，在 RASS 评分出现波动时进行谵妄的随时监测，是谵妄管理的一项重要措施。

E（early mobility and exercise）：早期活动

早期活动可缩短患者住院时间。早期被动运动与早期主动运动包括床上坐起，站在或坐在床边以及床旁活动。

F（family engagement and empowerment）：家庭成员参与

来自家庭的支持可帮助患者有效应对 ICU 中陌生的环境，促进患者定向力的恢复，可适当增加家属陪伴时间。

参考文献：汤铂，王小亭，陈文劲，等．重症病人谵妄管理专家共识［J］．中华内科杂志，2019，58（2）：108-118.

科研小提示

不同类型、时间、频率的早期活动对患者结局的影响还需进一步研究。

二、谵妄的护理

1．病因治疗护理 谵妄处理的基本原则是尽快查明诱发因素。如感染性疾病所致的谵妄，应及时遵医嘱给予强有力的抗生素治疗；由中毒引起的谵妄，应遵医嘱尽快排出体内的毒物和给予特殊的解毒剂；颅内血肿应及时准备手术治疗等。

2．支持和对症护理 对于找到或未找到诱发因素的谵妄患者都应及时给予对症、支持护理，不能等待病因明确后再处理。首先要维持生命体征的平稳，纠正水、电解质和酸碱平衡紊乱，遵医嘱给予维生素等，以改善患者的营养状况。

3．药物治疗护理 若患者存在严重的感知觉障碍或妄想，且语言安抚无效或行为可能对自身或他人造成危险，则需要通知医生，遵医嘱采取药物治疗。具体药物：①抗精神类药物：氟哌啶醇和第二代抗精神类药物奥氮平，具有抗精神分裂、抗焦虑的作用，《2018 SCCM 临

床实践指南：ICU内成人患者疼痛、躁动/镇静、谵妄、约束以及睡眠中断的预防和管理》指出，不推荐常规使用氟哌啶醇或HMG-CoA还原酶抑制剂（如他汀）治疗谵妄；②镇静药物：推荐使用右美托咪定治疗成人机械通气患者的谵妄，维持中枢神经系统微环境的稳定，保护神经元细胞膜免受毒性神经递质损害，从而减少谵妄发生；③非甾体抗炎药：帕瑞昔布钠可以减轻外科创伤后的炎症反应，改善局部脑循环的微环境，对认知功能有保护作用。用药过程中，注意监测用药效果和患者谵妄症状的变化。

随堂测 17-2

4．注意安全、防止意外事故发生 由于患者有意识障碍，不能正确判断周围环境，而且受幻觉或错觉的影响，有可能发生伤人、毁物、自伤或其他意外，因此，需特别防范，应派专人护理。

小结

谵妄是一种急性可逆性意识混乱状态，以波动性意识障碍、注意力不集中、思维紊乱或意识水平变化为特征的急性脑功能障碍综合征。及时评估、监测谵妄风险因素并尽早干预是ICU谵妄护理的关键。本章从谵妄的评估、预防及护理两个方面进行详细的阐述。谵妄分为兴奋型、抑制型和混合型。临床表现有意识水平降低，定向障碍；精神运动性兴奋；幻觉或错觉，以幻视多见。ICU意识模糊评估法和重症监护谵妄筛查检查表是评估谵妄严重程度的常用方法。谵妄重在预防，应重视谵妄诱发和影响因素，通过改善患者的睡眠、早期活动，药物治疗方案的合理选择来预防谵妄。患者发生谵妄后应采取病因治疗护理；支持和对症护理；药物治疗护理；注意安全，防止意外事故发生。

思考题

1．请简述谵妄的分型。

2．CAM-ICU量表的诊断特征有哪些？

3．患者，女性，42岁。2020年4月感染新型冠状病毒。起初症状类似重感冒，很快病情加重，甚至无法下床。5 d之后开始出现意识模糊，无法记住最简单的事情，如家庭住址、拨打电话。并开始出现幻觉，在墙壁上看到蜥蜴，闻到爬虫气味。

请回答：

（1）该患者最有可能发生了哪种情况？

（2）应采取哪些护理措施帮助患者？

（崔　丹）

第三篇

常用急危重症监测与救护技术

第十八章数字资源

第十八章 急危重症患者的监测

导学目标

通过本章内容的学习，学生应能够：

◆ **基本目标**

1．描述血流动力学监测与心电图监测的临床意义与方法。
2．列举正常与异常呼吸类型。
3．描述颅内压的正常值与临床意义，以及颅内压监测、脑血流监测方法；解释影响颅内压的因素、颅内压监测的注意事项，区分正常与异常的脑电图。
4．列举肾功能监测的相关指标，解释异常尿液及血生化实验室指标出现的原因。
5．解释肝功能实验室指标及 pHi 监测的临床意义。
6．说出对需要出凝血功能监测患者护理评估的内容。
7．概述常见水、电解质与酸碱平衡紊乱的临床表现及处理原则。
8．应用所学知识分析水、电解质紊乱的类型及酸碱失衡的类型。

◆ **发展目标**

1．综合运用系统监测相关知识，对急危重症患者进行全面评估。
2．能够对急危重症患者进行动态监测，制订危重症患者系统功能监测计划。

第一节　循环系统功能监测

循环系统功能监测分为无创监测与有创监测，最常用的技术手段是血流动力学监测（hemodynamic monitoring），即根据物理学定律，结合病理和生理学概念，对循环系统中血液运动的规律进行定量、动态、连续的测量和分析，得到的数据不仅为危重患者提供诊断资料，而且能及时反映患者的治疗效果，从而使患者得到及时、正确而合理的救治。此外，循环系统功能监测还可利用生物电生理技术，如心电图监测，利用心肌细胞动作电位变化及可以传导到体表的特性，通过测量体表多点之间的电位差来反映心肌细胞的电活动。

一、无创监测

无创监测是指应用非机械性损伤的方法来获得各种心血管系统的功能指标，使用安全方便，并发症少，目前被广泛应用于各种急危重症或生命体征不平稳的患者。

（一）无创动脉压监测

在急诊与 ICU 广泛应用的是自动测压法。

1．自动间断测压法 又称自动无创伤性测压（automated noninvasive blood pressure，ANIBP/NIBP），是临床应用最广泛的一种动脉压监测方法，主要采用振荡技术，使用充气泵定时进行袖带充气和放气，通过振荡波的衰减量计算血压值，能自动、定时显示出收缩压、舒张压、平均动脉压和脉率，且当血压超过预设的报警上限或低于报警下限时能自动报警，其对伪差的检出较可靠，如肢体抖动时袖带充气即暂停，继而自动重新开始进行充气测压。

2．自动连续测压法 主要通过红外线、微型压力换能器或光度测量传感器等实现对瞬时血压的测量，可以反映每个心动周期动脉压的变化，但因需要与标准的 NIBP 法校对，因而尚未在临床得到广泛应用。

（二）无创心输出量监测

心输出量（cardiac output，CO）指一侧心室每分钟射出的血液总量，是反映心脏泵血功能的重要指标。正常人左右心室的射血量基本相等，对评价心功能、补液与药物治疗均具有重要意义。

1．胸腔生物电阻抗法（thoracic electrical bioimpedance，TEB） 采用生物电阻抗技术测量每个心动周期胸腔电阻抗值的变化，其改变主要与心脏、大血管血流的容积密切相关。通过公式计算可以得出 CO 的数值，临床上用于评价心功能和计算心排血量。该方法操作简单，使用安全，准确性较高，可长时间连续动态监测，但其抗干扰能力较差，易受患者呼吸、心律失常及操作等因素影响。

2．多普勒心输出量监测 根据多普勒效应（Doppler effect）原理，用探头测定充气袖带远端动脉壁运动的声波频率，从而间接测量血压。使用时探头位置需放置准确，探头声波方向与血流方向的夹角不超过 20°。对有躁动不合作、严重出血倾向、气管或食管疾患的患者不适合此方法。

（三）心电图监测

心电图（electrocardiography，ECG）监测是将微弱的心脏电流放大并从体表记录从而获得心脏每一心动周期所产生电活动变化的曲线图形，反映了心脏兴奋的发生、传播和恢复过程的一系列变化，是危重患者常规的监测手段。

1．心电图监测的临床意义

（1）持续观察心电活动。

（2）持续监测心率、心律变化，监测有无心律失常。

（3）观察心电波形变化，诊断心肌损害、心肌缺血及电解质紊乱。

（4）监测药物对心脏的影响，并作为指导用药的依据。

（5）判断起搏器的功能。

2．心电图监测的分类

（1）12 导联或 18 导联心电图：是用心电图机进行描记而获得的即时心电图。12 导联心电图包括 3 个标准肢体导联，即Ⅰ、Ⅱ和Ⅲ导联；3 个加压肢体导联，即 avR、avL 和 avF 导联；6 个胸导联，即 V1、V2、V3、V4、V5、V6 导联。18 导联心电图是在 12 导联心电图基础上增加了 6 个胸导联，即 V3R、V4R、V5R、V7、V8、V9 导联。

（2）动态心电图：可进行 24 ~ 48 h 的动态心电图监测，常用于心律失常及心肌缺血患者，尤其是无症状性心肌缺血的诊断与评估。

（3）心电示波监测：通过心电监护仪连续、动态反映心电图的变化，对及时发现心电图异常起非常重要的作用，是目前急诊与 ICU 最常用的监测手段。由多台床旁心电监护仪、计算机、打印机及心电图分析仪等构成心电监护系统。

二、有创监测

有创监测是指经体表插入导管或监测探头至心脏或血管腔内，以精准测定心血管系统的各项生理功能，操作相对复杂，有发生并发症的危险，临床应用时需掌握好适应证。

（一）有创动脉压监测

有创动脉压监测（invasive arterial blood pressure monitoring）是动脉穿刺置管后通过压力测量仪进行实时的动脉内测压，能够准确反映每个心动周期动脉收缩压、舒张压和平均动脉压的变化数值与波形，是一种常用的有创血流动力学监测方法，其抗干扰能力较无创动脉压监测好，测量结果可靠，尤其适于严重低血压、休克、周围血管收缩或痉挛等患者的动脉压监测，见图 18-1、图 18-2。

1．测压途径 桡动脉因位置表浅、易于固定及穿刺成功率高而常为首选途径，桡动脉穿刺前常用 Allen’s 试验法判断来自尺动脉掌浅弓的血流是否足够。若尺动脉血供有障碍，应禁忌选用桡动脉穿刺插管。除桡动脉外还可以选择肱动脉、尺动脉、腋动脉、足背动脉及股动脉途径。

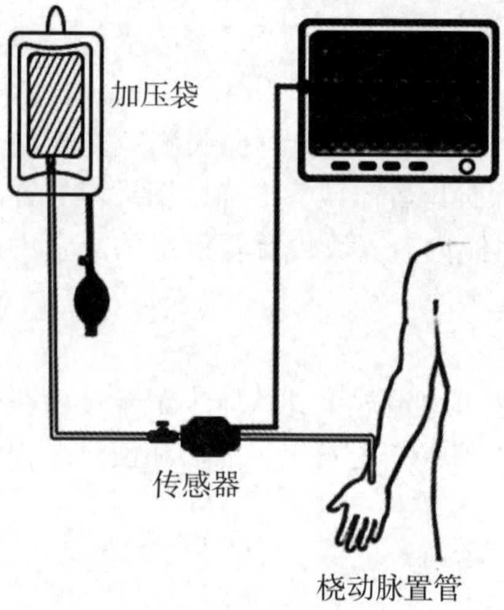

图 18-1 动脉测压系统示意图

随堂测 18-1

2．测压方法

（1）测压器材与仪器：包括动脉穿刺针、换能器、测压套件、测压管道系统、肝素稀释液、加压袋及压力测量仪或多功能监测仪等。

（2）动脉穿刺置管与测压：穿刺点在动脉搏动最明显处的远端约 0.5 cm，消毒后持动脉穿刺针向心方向刺入动脉，抽出针芯，如有血喷出，可顺势推进套管，血外流通畅表示穿刺置管成功，指压动脉以防止血液持续流出；排尽测压管道通路的空气，装上压力换能器和监测仪，加压袋压力保持 26.6 kPa（200 mmHg）。注意测压前应对压力换能器进行校零，换能器的高度应与心脏在同一水平（图 18-1）。

（二）中心静脉压监测

中心静脉压（central venous pressure，CVP）是指上、下腔静脉内的压力，严格地说指腔静脉与右心房交界处的压力，反映右心收缩前负荷，主要适于各种严重创伤、休克、急性循环衰竭等危重患者的监测。

1．临床意义 CVP 的正常值为 5 ～ 12 cmH_2O（0.49 ～ 1.18 kPa），小于 2 ～ 5 cmH_2O 表示右心房充盈不良或血容量不足；大于 15 ～ 20 cmH_2O 表示右心功能不良或血容量超负荷。CVP 监测对了解循环血量和右心功能具有十分重要的意义，可作为指导临床治疗的重要参考。但当患者出现左心功能不全时，单纯监测 CVP 则失去意义。

2．测压途径 首选右颈内静脉，其次为锁骨下静脉、颈外静脉、股静脉等。

3．测压方法

（1）测压仪法：中心静脉穿刺后静脉导管与测压装置连接，应用换能器测压可连续记录静脉压和描记静脉压力波形。注意换能器零点位置应置于患者平卧时第 4 肋间腋中线水平。一旦零点确定，就应该固定好。若患者体位发生改变，应随即调整零点。

（2）简易测压法：将一直径 0.8 ～ 1.0 cm 的无菌玻璃管或输液管和刻有“cm”刻度的标

尺一起固定在输液架上，接上三通开关，连接管内充满液体，排出气泡，一端与输液器相连，另一端接中心静脉穿刺导管，标尺零点对准第4肋间腋中线水平，通过调整三通开关，即可粗略测得CVP，这种测量CVP的方法主要用于条件有限不能进行测压仪测量时（图18-2）。

随堂测18-2

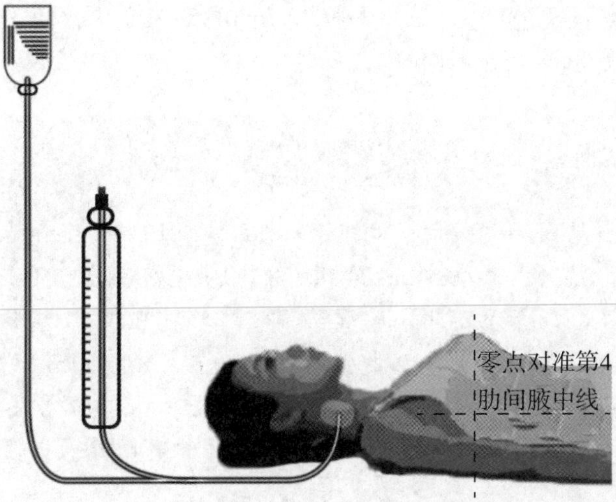

图18-2　水压力测压系统图

（三）Swan-Ganz导管监测

Swan-Ganz导管监测又称漂浮导管监测或肺动脉压监测，是能够提供较多生理参数的循环系统功能监测方法。

1．测压原理　左心室舒张末压（LVEDP）代表左心室收缩前负荷，但直接测量较为困难，而经中心静脉穿刺置入Swan-Ganz导管，导管在气囊的漂浮引导下经右心房、右心室进入肺动脉，可以测量肺动脉压（PAP），在楔位置监测肺动脉楔压（PAWP）可间接反映左心功能状况。其利用的原理是心室舒张期末，主动脉瓣和肺动脉瓣均关闭，而二尖瓣开放，在肺动脉瓣与主动脉瓣间可视为一个密闭的液体腔，如血管阻力正常，则LVEDP ≈左心房压（LAP）≈肺动脉舒张压（PADP）≈ PAWP。

2．临床应用　通过Swan-Ganz导管最主要可以测量PAWP和PAP，通过导管近端腔开口还可测得RAP（右心房压）等参数指标，并可采用热稀释法进行有创心输出量测量。因此，Swan-Ganz导管监测可用于评估左、右心功能，区分心源性肺水肿并有效指导治疗。

（四）脉搏指示连续心输出量监测

1．测压原理　脉搏指示连续心输出量（pulse-indicated continuous cardiac output，PiCCO/PICCO）监测是一种微创血流动力学监测技术，通过动脉穿刺置管和中心静脉穿刺置管，使用PICCO监测仪，利用经肺温度稀释法与动脉搏动曲线分析技术对心输出量进行连续测量。

2．临床应用　PICCO监测可以获得胸腔内血容量（ITBV）、血管外肺水（EVLW）、脉搏连续心输出量（PCCO）、每搏量（SV）及动脉压力（AP）等多项指标。与Swan-Ganz导管监测相比，无需置管到肺动脉及肺小动脉，可以减少Swan-Ganz导管对于心脏内膜与瓣膜的损伤，能够较好地反映心脏收缩前负荷和肺水肿类型，在一定程度上已成为替代Swan-Ganz导管监测的有效血流动力学监测技术。

（李文涛）

第二节　呼吸系统功能监测

呼吸系统功能监测的主要目的是对患者的呼吸运动、呼吸容量状态、呼出气体分析、呼吸力学等方面进行评估，了解危重患者通气与换气功能的动态变化，便于观察病情、调整治疗方案并对呼吸治疗的有效性作出合理评价等。

案例 18-1

患者，男，75 岁。因反复咳嗽、咳痰 30 余年、加重 3 个月而入院。吸烟史 30 余年。入院查体：T 37.4 ℃，P 88 次 / 分，R 24 次 / 分，BP 138/78 mmHg。神志清楚，精神差，半坐卧位，呼吸稍促，口唇无发绀，胸廓呈桶状，双肺呼吸音减弱，可闻及湿啰音。心律齐，未闻及杂音，腹软，双下肢无水肿。入院第 1 天：与患者充分沟通，完善各种监测及检查，解释说明并征得患者意愿后，给予无创呼吸机辅助呼吸、抗感染、化痰、平喘等治疗。入院第 3 天：患者病情加重，予以气管插管有创呼吸机辅助呼吸。

请回答：

1．该患者的主要医疗诊断可能是什么？

2．针对该患者呼吸系统功能应监测哪些指标？

一、呼吸运动监测

呼吸肌的收缩和舒张引起的胸廓节律性扩大和缩小称为呼吸运动。

（一）呼吸频率

呼吸频率（respiratory rate，RR）是指每分钟的呼吸次数，反映患者通气功能及呼吸中枢的兴奋性，是呼吸功能监测中最简单、最基本的监测项目。安静状态下，正常成人 RR 为 10 ～ 18 次 / 分，小儿随年龄增大而减慢，新生儿为 40 ～ 44 次 / 分，1 岁婴儿为 25 次 / 分，8 岁儿童约为 18 次 / 分。呼吸频率明显减慢或增快，提示呼吸功能障碍。成人每分钟呼吸少于 10 次称呼吸减慢，见于颅内疾病、催眠药中毒等患者。成人每分钟呼吸超过 24 次称呼吸增快，见于高热、缺氧、哮喘、心力衰竭、疼痛等患者。

（二）呼吸幅度、节律及呼吸周期的吸呼比率

1．呼吸幅度　是指呼吸运动时患者的胸腹部起伏程度，可以大致反映潮气量的大小。腹式呼吸以膈肌运动为主，胸式呼吸以胸廓活动为主。正常情况下胸、腹式呼吸同步，呼吸时两侧胸廓同时起伏，幅度一致。胸式呼吸减弱或消失可见于双侧胸部病变或损伤，亦可见于高位截瘫或肌肉松弛药作用所致；胸式呼吸增强常因腹部病变或疼痛限制膈肌运动而引起；胸式呼吸不对称时常提示一侧胸腔积液、气胸、血胸或肺不张等；胸式呼吸与腹式呼吸不能同步常提示肋间肌麻痹。

2．呼吸节律　是指呼吸的规律性。正常呼吸应是节律自然而均匀且不费力。观察呼吸节律的变化对判断呼吸中枢兴奋性有一定价值。病理状态下往往会出现呼吸节律的异常变化，如潮式呼吸、间停呼吸、叹气样呼吸、深大呼吸等，常见于呼吸中枢疾患，如重症脑缺氧、颅内压增高、中毒、代谢性酸中毒等。

3．呼吸周期的吸呼比率　又称吸呼比，是指一个呼吸周期中吸气时间与呼气时间之比。自主呼吸时呼吸肌在吸气时起作用，呼气则由胸廓与肺的被动回缩驱动。吸呼比的变化反映肺

的通气与换气功能，正常吸呼比为 1/（1.5 ~ 2），即 Ti/Ttot 约为 0.3，不超过 0.35，若延长至 0.4 ~ 0.5，则容易出现呼吸肌疲劳。吸呼比延长常见于慢性阻塞性肺气肿、支气管哮喘发作期、慢性支气管炎等。

（三）呼吸困难

呼吸困难时患者可表现为辅助呼吸肌运动、张口呼吸及出现三凹征等，患者主观感觉空气不足、呼吸费力，客观表现为呼吸活动用力，动员辅助呼吸肌参与呼吸运动，可伴有呼吸频率、深度与节律异常，是呼吸阻力显著增加、通气量不能满足通气需求或呼吸肌疲劳的标志。可见于上呼吸道阻塞性疾病，如气道肿瘤、异物、喉头水肿、哮喘以及肺部感染等。

（四）常见的异常呼吸类型

1．哮喘性呼吸　发生在哮喘、肺气肿及其他喉部以下有阻塞者，患者呼气时间较吸气时间明显延长，并有哮鸣音。心源性哮喘是哮喘性呼吸困难的一种，以左心室病变引起者为多，表现为阵发性端坐呼吸，呼吸困难常在夜间及劳累后出现，可持续数分钟到数小时之久。

2．紧促式呼吸　呼吸运动浅促而带有弹性，多见于胸膜炎、胸腔肿瘤、肋骨骨折、胸背部剧烈扭伤、颈胸椎疾病引起疼痛者。

3．深浅不规则呼吸　多见于周围循环衰竭、脑膜炎或各种因素引起的意识丧失。

4．叹息式呼吸　其呼吸特点为正常呼吸节律中插入一次深大呼吸且伴有叹息声，多见于神经质、过度疲劳等患者，有时亦可见于周围循环衰竭者，反复发作时则为临终前的表现。

5．蝉鸣样呼吸　因会厌部发生部分阻塞，空气吸入发生困难，患者在吸气时肋间及上腹部软组织内陷，发出高音调哮鸣声，见于喉头水肿、喉头异物、支气管哮喘等患者。

6．鼾声呼吸　在患者呼吸期间可闻及大水泡音，主要是上呼吸道有大量分泌物潴留，当空气进出气管时形成，表现为呼气时发出粗大的鼾声，多见于昏迷或咳嗽反射无力者。

7．点头式呼吸　因胸锁乳突肌收缩所致，在吸气时下颌骨向上移动，而在呼气时下颌骨重返原位，类似点头，故此得名，多见于生命垂危患者。

8．潮式呼吸　是一种呼吸逐步减弱以至停止与呼吸逐渐增强交替出现的呼吸形式，由于呼吸运动呈潮水般涨落，故称潮式呼吸，其周期长 30 s ~ 2 min。多见于中枢神经疾病、脑循环障碍和中毒等患者。

二、呼吸容量监测

1．潮气量（tidal volume，V_T）　是指在静息呼吸时，一次吸入或呼出的气体量。它与年龄、性别、体表面积、呼吸习惯、机体新陈代谢有关。V_T 可用肺功能检测仪或肺量仪直接测定，正常值为 8 ~ 12ml/kg，男性略大于女性。V_T 的大小取决于呼吸肌收缩的强度、胸廓和肺的机械特性以及机体的代谢水平。当 $V_T < 5$ml/kg 时，即为接受人工通气的指征。在使用呼吸机时还可通过测定吸气与呼气 V_T 的差值反映出呼吸管道的漏气状况。

2．每分通气量（minute ventilation，MV 或 V_E）　是指在静息状态下每分钟呼出或吸入的气体量，是肺通气功能最常用的测定指标之一。$MV = V_T \times RR$。正常值为 6 ~ 8 L/min，肺通气量因性别、年龄、身材和活动量的不同而有差异。成人 $V_E > 10 \sim 12$ L/min 时常提示通气过度，$V_E < 3 \sim 4$ L/min 则提示通气不足。严重缺氧或精神因素等均可影响 MV 值，MV 值变化是调整呼吸机参数的依据。

3．生理无效腔容积（volume of physiological dead space，V_D）　是肺泡无效腔和解剖无效腔的容积之和。肺泡无效腔（alveolar dead space）是指肺泡中未参与气体交换的空间。解剖无效腔（anatomical dead space）是指从口、鼻、气管到细支气管之间的呼吸道所占空间。监测无效通气量可协助肺血管疾病的诊断和评价，V_D/V_T 比值反映通气的效率，正常值为 0.2 ~ 0.35，主要用于评价无效腔对患者通气功能的影响，可帮助寻找无效腔增加的原因，对呼吸机的正确应用有一定的指导意义。

4．肺泡通气量（alveolar ventilation，V_A） 是指在静息状态下每分钟吸入气量中能到达肺泡进行气体交换的有效通气量。V_A=（V_T − V_D）×RR，V_A 正常值为 4.2 L/min，反映真正的气体交换量。

三、呼吸力学监测

呼吸力学监测是临床协助诊断和呼吸治疗的重要手段，包括与呼吸相关的压力、阻力、顺应性及呼吸做功等参数的监测，也是在机械通气过程中评判患者气道及肺部情况是否改善的重要指标之一。

（一）呼吸压力监测

1．跨肺压 是指肺泡内压与胸膜腔内压之间的差值，是扩张或收缩肺的压力，反映了在相应的肺容量时需要克服肺阻力的大小，也是产生相应肺容量变化消耗于肺的驱动压力。胸膜腔内压一般可通过食管囊管法测量食管中下 1/3 交界处的食管压来间接反映。

2．跨胸壁压 是指胸膜腔内压与胸廓外大气压的差值，是扩张或收缩胸壁的压力，反映了在相应的肺容量时胸廓的阻力，也是产生相应胸廓容量变化所需消耗的驱动力，其大小决定于胸廓的顺应性。

3．跨呼吸系统压 是指呼吸运动过程中所需要克服的整体压力，是跨肺压与跨胸壁压的总和。

4．气道压 是指气道开口处的压力。在呼吸运动的动态变化过程中常用峰压、平台压与平均气道压等指标来描述气道压力变化，是机械通气时最常用的监测指标。气道压力降低常见于呼吸机管路漏气、气管插管脱出气道外等情况，气道压力增高多见于气道分泌物增多、管路阻塞、人机对抗等情况。

（1）气道峰压（peak airway pressure，P_{peak}）：是整个呼吸周期中气道压力的最高值，用于克服肺黏滞阻力和弹性阻力，在吸气末测定，正常值为 9 ～ 16 cmH_2O。机械通气时气道峰压是临床设置压力报警限的根据，一般将报警限设置在实际气道峰压之上 5 ～ 10 cmH_2O，以不高于 45 cmH_2O 为宜。

（2）平台压（plateau pressure，Ps）：是指吸气后屏气时的压力，用于克服肺弹性阻力，与潮气量、肺顺应性和呼气末正压有关，正常值为 5 ～ 13 cmH_2O。若吸入气体在体内有足够的平衡时间，平台压则可代表肺泡内压。因平台压与肺损伤的关系较气道峰压更为密切，故在机械通气时需严格限制平台压不超过 35 cmH_2O。

（3）平均气道压（mean airway pressure，MAP）：是数个呼吸周期中气道压的平均值，与影响 P_D 的因素及吸气时间长度有关。平均气道压的大小反映了对循环功能的影响程度。平均气道压越高，对循环的抑制就越重。一般平均气道压在 7 cmH_2O 以上即可引起血流动力学变化。

5．最大吸气压力 为阻断气道以后最大力量吸气所产生的负压，是反映呼吸肌吸气力量的指标，正常男性＜ −75 cmH_2O，女性＜ −50 cmH_2O。

6．最大呼气压力 为阻断气道以后最大力量呼气所产生的压力，是反映呼吸肌呼气力量的指标，正常男性＞ 100 cmH_2O，女性＞ 80 cmH_2O。

7．呼气末正压（positive end-expiratory pressure，PEEP） 正常情况下，呼气末肺容量为功能残气量，此时作用力方向相反的肺和胸壁的弹性回缩力达到平衡，肺泡内压与气道开口压等都等于大气压。但病理情况下，呼气末肺容量可高于功能残气量，产生内源性呼气末正压（PEEPi）。机械通气时可设置外源性 PEEP，以避免肺泡过早塌陷，达到提高血氧的目的。

（二）气道阻力监测

气道阻力（airway resistance）是指单位时间内推动一定量气体流经呼吸道时所需的压力差（肺内压与口腔压之差），通常分为吸气阻力与呼气阻力。气道阻力增加见于支气管哮喘、肺气肿及阻塞性通气功能障碍、气管插管、机械通气管道等。

吸气阻力：正常值为 5 ~ 15 cmH_2O/（L · s）。其计算公式：吸气阻力 =（峰压－平台压）/ 吸气末流量。

呼气阻力：正常值为 3 ~ 12 cmH_2O/（L · s）。其计算公式：呼气阻力 =（平台压－呼气早期压）/ 呼气早期流量。

（三）肺顺应性监测

顺应性（compliance）是单位压力改变时所引起的呼吸系统容积的改变，是弹性阻力的倒数，反映弹性回缩力大小。肺顺应性监测可反映一定压力下肺容量扩张的难易程度，是衡量肺泡通气效率和肺功能损害的重要参数。根据测量方法不同可分为静态顺应性与动态顺应性。临床中主要测定呼吸系统静态顺应性，反映呼吸系统的弹性阻力。肺顺应性降低见于肺纤维化、肺水肿、ARDS 等，肺顺应性增加见于肺气肿、小气道疾病等。

1．静态顺应性（static，Cst） 是指在屏气、无呼吸运动、无气流的情况下测得的顺应性，正常值为 100 ml/cmH_2O，计算公式：Cst = 潮气量 /（平台压－呼气末正压）。

2．动态顺应性（dynamic，Cdyn） 是指在呼吸周期中不阻断气流的条件下通过寻找吸气末与呼气末零流量点而测得的顺应性，正常值为 50 ~ 800 ml/cmH_2O。其结果不仅与呼吸系统的弹性有关，还受气道阻力影响，故 Cdyn < Cst。计算公式：Cdyn= 潮气量 /（峰压－呼气末正压）。

（四）呼吸功的测定

通过克服通气阻力，主要是气道阻力和肺弹性阻力所做的功称为呼吸功。因为吸气主动，呼气被动，故呼吸功一般是指吸气功。一般用胸腔压力变化与容积变化的乘积或 P-V 曲线的面积表示，单位是焦耳。剧烈运动时呼吸耗氧量显著增加，但占总耗氧量的比值基本不变。各种呼吸阻力的增加均可导致呼吸功显著增大，如 COPD 或 ARDS 患者。

四、呼气末二氧化碳监测

呼气末二氧化碳（end-tidal carbon dioxide，$ETCO_2$）监测包括呼气末二氧化碳分压（pressure of end-tidal CO_2，$P_{ET}CO_2$）或呼气末二氧化碳浓度（concentration of end-tidal CO_2，$C_{ET}CO_2$）、呼出气体二氧化碳波形及其趋势图监测，属于无创监测，可反映肺通气功能状态、循环功能、肺血流情况和计算二氧化碳的产生量等。在呼吸过程中将测得的二氧化碳浓度与相应时间一一对应描图，即可得到二氧化碳波形及趋势图，用于监测气管插管的位置是否正确、自主呼吸是否恢复、机械通气参数设置是否合理，以及心肺复苏是否有效等。

1．$P_{ET}CO_2$ 监测原理 根据红外线光谱、Raman 光谱或质谱分析测定呼气末部分气体中 CO_2 分压。红外线光谱法应用最为广泛，主要原理是 CO_2 能吸收波长为 4.3 μm 的红外线，使红外线光束量衰减，其衰减程度与 CO_2 浓度呈正比。

2．正常呼吸的 CO_2 波形图 正常 CO_2 曲线图呈矩形，一般分为四段（图 18-3），包括Ⅰ相、Ⅱ相、Ⅲ相和Ⅳ相。

（1）Ⅰ相：相当于 P 段，代表吸气停止，呼气开始，呼出的气体是来自气管和人工气道导管、支气管和小支气管的新鲜无效腔气，故 PCO_2 为零。

（2）Ⅱ相：相当于 Q 段，曲线呈“S”形上升，代表新鲜无效腔气和肺泡气的混合过程。由于重力作用，一般上肺区的肺泡首先呼气，而此时下肺区的肺泡仍呼出无效腔气体，故两者混合，快速使 PCO_2 升高。

（3）Ⅲ相：呼气出现平台，代表各个区含高 PCO_2 的肺泡气同时、持续呼出，直至所有肺区的呼气全部结束。其末尾最高点（R）即为仪器显示的 $P_{ET}CO_2$ 值。

（4）Ⅳ相：为吸气下降支，相当于 S 段，代表呼气结束、吸气开始，故 PCO_2 迅速降至 0。

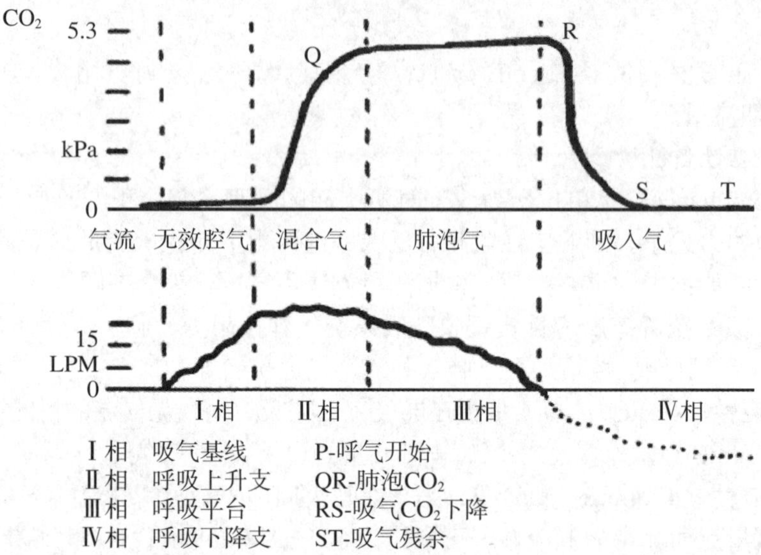

图 18-3　正常 CO_2 波形

3．$P_{ET}CO_2$ 监测的临床意义

（1）判断通气功能：$P_{ET}CO_2$ 的正常值是 35 ～ 45 mmHg。临床可根据 $P_{ET}CO_2$ 的监测结果来判断患者的通气功能状况，调节通气量，避免通气过度或通气不足。

（2）反映循环功能：$P_{ET}CO_2$ 也可在一定程度上反映循环系统功能。如果通气功能保持不变，心输血量减少，$P_{ET}CO_2$ 可降低。当心输血量持续降低时，$P_{ET}CO_2$ 可升高。低血压、休克及心力衰竭时，随着肺血流量减少，$P_{ET}CO_2$ 也降低。呼吸、心搏停止时，$P_{ET}CO_2$ 迅速降为零，复苏后随着血流和呼吸的出现而逐步回升，若 $P_{ET}CO_2 \geqslant 10$ mmHg，则复苏成功率高。

（3）判断人工气道的位置与通畅情况：通过 $P_{ET}CO_2$ 监测可以帮助判断气管插管是否在气管内及判断气管 - 食管联合导管（esophageal tracheal combitube，ETC）的正确位置。气管插管移位误入食管时，$P_{ET}CO_2$ 会突然降低接近于零；ETC 双腔中随呼吸有明显 $P_{ET}CO_2$ 变化的应为气管开口；当发生阻塞时，$P_{ET}CO_2$ 与气道压力均升高。

（4）反映代谢功能：机体所有细胞代谢均可产生 CO_2，监测 CO_2 的排出情况可评估机体的代谢率。$P_{ET}CO_2$ 增加的代谢因素有发热、寒战、抽搐、儿茶酚胺产生增加、输血及静脉高营养等。

（5）$P_{ET}CO_2$ 在撤机中的应用：$P_{ET}CO_2$ 可用来评价在撤机过程中患者能否持续维持足够的通气量，对判断呼吸肌疲劳也有一定的帮助，但因 $P_{ET}CO_2$ 升高是呼吸肌疲劳的晚期表现，敏感性较低，故不推荐在撤机过程中常规监测。

随堂测 18-3

五、脉搏血氧饱和度监测

脉搏血氧饱和度（pulse oxygen saturation，SpO_2）监测是通过动脉脉搏搏动分析来测定血液在一定氧分压下氧合血红蛋白占全部血红蛋白的百分比，属于无创监测。

1．SpO_2 监测原理　根据不同组织吸收光线波长的差异，对每次随心脏搏动进入手指和其他血管丰富组织内搏动性血流中的血红蛋白进行光亮和容积测定。血红蛋白具有光吸收的特性，但氧合血红蛋白与游离血红蛋白吸收不同波长的光线，利用分光光度计比色的原理可以测得随着动脉搏动血液中氧合血红蛋白对不同波长光线的吸收量，从而间接了解患者血氧分压的高低，判断供氧情况。脉搏血氧饱和度测定重要的是必须要有血液搏动。心脏收缩时外周血容量最多，光吸收量也最大，检测到的光能最小；心脏舒张时恰好相反。光吸收量的变化反映血容量的变化。

2．SpO_2 监测方法及注意事项　根据年龄、体重、不同的测定部位选择相应类型的探头，测定时将探头固定在毛细血管丰富的部位，如手指、足趾、耳垂、鼻翼等部位。小儿监测时多采用耳夹法，成人多用指夹法，若患者指甲较厚或末梢循环较差，应采用耳夹法。测定时需注意避免与测血压的袖带或动脉穿刺装置放在同一肢体，以免影响测定结果。肢体颤抖和人为摆动也会引起误差，需注意避免。另外，脉搏的强弱、血红蛋白的质和量、血液中的色素成分、探头放置的部位及头发和指甲状况均可影响 SpO_2 的测量结果。

3．SpO_2 监测的临床意义　SpO_2 的正常值为 94% ～ 100%，临床上 SpO_2 与 SaO_2 有显著的相关性，故被广泛应用于各种危重患者、外科手术、麻醉以及循环功能的监测。SpO_2 < 90% 常提示有低氧血症。但一氧化碳中毒时，由于碳氧血红蛋白与氧合血红蛋白的吸收光谱非常近似，可能会因正常的 SpO_2 监测结果而掩盖严重的低氧血症。因此，一氧化碳中毒时不能以 SpO_2 监测结果来判断是否存在低氧血症。

（阿丽亚）

第三节　神经系统功能监测

大脑是躯体运动、感觉及高级神经活动的控制中枢。一般为避免单一指标的局限性，常需结合临床表现、神经系统检查、仪器检测结果进行综合分析，做出及时有效的判断。目前临床上常用的神经系统功能监测主要包括常见症状与体征监测、颅内压监测、脑电图监测、脑血流监测等。

案例 18-2

患者，女，69 岁，一般状况较差，因突发呼吸困难、昏迷 2 d 入院。既往史：支气管炎、肺气肿 30 余年，胃炎病史多年。查体：T 37.6 ℃，P 125 次 / 分，R 35 次 / 分，BP 60/45 mmHg，呼吸机辅助呼吸，平车推入监护室，营养状况差，双侧瞳孔等大等圆，直径 1 mm，对光反射消失，双肺呼吸音粗，可闻及明显啰音，四肢肌力 0 级，GCS 5 分，双侧 Babinski 征阴性。颅脑 CT：左颞叶血肿，蛛网膜下腔出血。

请回答：

1．该患者意识障碍为何种程度？该患者瞳孔有何变化？可能原因是什么？

2．为进一步监测颅内压，患者可采用侧脑室内置管测压，测得 ICP 30 mmHg，该患者的颅内压为几级？此种测压方法有何优缺点？

一、神经系统症状与体征监测

神经系统的症状与体征主要包括生命体征、意识状态、头颈部、四肢及躯干、神经反射等。

（一）生命体征

体温下降或不升多为呼吸、循环衰竭或下丘脑严重病变；体温升高常见于下丘脑或脑干受损引起的中枢性高热或继发感染性疾病；呼吸浅表无力、脉搏增快可见于吉兰-巴雷综合征、重症肌无力危象引起的呼吸肌麻痹；脉搏缓慢、呼吸深而慢、血压升高常为颅内高压的临床表现。

（二）意识状态

意识是指人对周围环境及对自身状况的识别和观察能力，可以直接反映出大脑皮质及脑干结构的功能状况。意识状态是神经功能监测时最常用、最简单、直观的观察项目。正常人意识清醒，当神经系统损伤或发生病变时可引发意识障碍。常用 Glasgow 昏迷评定量表（Glasgow coma scale，GCS）来评价意识障碍程度。但 GCS 在危重症患者应用时也有一定的局限性，尤其对于建立人工气道、失语、听力障碍、语言障碍、脑神经损伤、眼部损伤或眼周水肿患者，以及使用麻醉剂、镇静剂、神经肌肉阻断剂等药物的患者、特殊人群（儿童、阿尔茨海默病患者）等常会受到影响。

（三）头颈部

1．眼部及瞳孔　观察有无眼睑水肿、眼球突出、结膜充血等；观察瞳孔变化要结合意识状态、生命体征和神经系统体征等改变。正常瞳孔直径 2 ～ 5 mm，呈规则圆形，对光反射灵敏，双侧等大，位置居中。病理情况下瞳孔直径小于 2 mm 称为瞳孔缩小，小于 1 mm 为针尖样瞳孔。一侧瞳孔缩小提示同侧小脑幕裂孔疝早期；双侧瞳孔缩小常见于有机磷农药、氯丙嗪、吗啡等药物中毒。瞳孔直径大于 5 mm 称为瞳孔散大。一侧瞳孔扩大、固定，常提示同侧颅内病变（如颅内血肿、脑肿瘤等）所致小脑幕裂孔疝的发生；双侧瞳孔散大常见于颅内压增高、颅脑损伤及濒死状态。

2．头颅及颜面部　注意有无头颅畸形，颅骨有无内陷，有无局部肿块或压痛；头部有无活动受限、不自主活动及抬头无力，颈部有无抵抗感，颈椎是否异常；观察额纹和鼻唇沟是否对称或变浅；伸舌是否居中，舌肌有无萎缩，口角歪斜伴言语不清常见于缺血性脑卒中；有无吞咽困难、饮水呛咳；咽反射是否存在；有无声音嘶哑、发声低哑或其他言语障碍。

（四）四肢及躯干

注意脊柱有无畸形、压痛及叩击痛，有无活动受限；四肢有无震颤、抽搐、肌阵挛等不自主运动，判断是否存在瘫痪及瘫痪的类型。两侧大脑皮质受累时可见去皮质强直状态，四肢可呈现伸展体位，有时可呈角弓反张姿势。注意观察关节活动是否灵活，患者站立和行走时步态姿势是否异常。

（五）神经反射

神经反射主要包括正常的生理性反射和异常的病理性反射两部分，可通过观察神经反射帮助判断疾病的性质、严重程度及预后。生理性反射的减弱或消失和病理性反射的出现均提示神经系统功能发生改变，注意有无深、浅感觉及腱反射的异常，有无病理反射、脑膜刺激征。如脑卒中、脑肿瘤时锥体束受损，可出现巴宾斯基征阳性；蛛网膜下腔出血和脑膜炎时常有脑膜刺激征阳性。

二、颅内压监测

颅内压（intracranial pressure，ICP）是指颅内容物对颅腔壁的压力。ICP 监测是诊断颅内高压最迅速、客观与准确的方法。持续动态监测 ICP 可发现脑组织灌注异常，指导临床治疗和护理实践，降低病死率和病残率，也是预后判断的重要手段。

（一）正常值及临床意义

1．正常颅内压　成人为 5 ～ 15 mmHg，儿童为 3.5 ～ 7.5 mmHg。

2．临床意义　当颅内压持续＞ 15 mmHg 时称为颅内压增高。一般将 ICP 分为四级：ICP ＜ 15 mmHg 时为正常；15 ～ 20 mmHg 时为轻度升高；21 ～ 40 mmHg 时为中度升高；＞ 40 mmHg 时为重度升高。

（二）监测方法

1．脑室内测压（intraventricular measurements）　是目前临床常用的方法，是 ICP 监测的金标准。此方法是通过传感器将压力转换为电信号，即可在监护仪上动态显示 ICP 数值，监测时患者为平卧位或头抬高 30°，以外耳道水平为“0”进行校正。主要优点是测压准确；可对脑脊液行实验室检查或注入药物，实施相关诊断和治疗；可以间接释放脑脊液以降低颅内压；根据脑室容量压力反映脑室的顺应性。缺点是穿刺难度较大，有感染的风险，可并发颅内出血、脑脊液漏、颅内感染和脑组织损伤等。

2．脑实质内测压（intraparenchymal measurements）　从右侧半球额叶区穿刺一个细小的孔，把纤维状的传感器插入脑实质内 2 ～ 3 cm。这种方式的优点是操作简便，容易保持，不易移动。缺点是费用高，不能取脑脊液，拔出后不能重新放回原处。

3．硬脑膜下测压（subdural measurements）　也称脑表面液压监测，是把传感器置入硬膜下、软脑膜表面进行压力监测。此方法操作简便，免于脑穿刺，但不容易固定，并且易发生导管堵塞和感染，目前主要用于有凝血障碍而又必须进行颅内压监测的患者。

4．硬脑膜外测压（extradural measurements）　目前比较常用的方法是将压力传感器直接置于硬膜与颅骨之间，在硬脑膜外连接监护仪测定颅内压。这种方法的感染率低，监护时间长，但易受硬脑膜影响而导致监测结果不够敏感和准确，且基线易漂移，测得的值会略高于脑室内测压 2 ～ 3　mmHg。近年纤维光束传感器发展，置入含探测镜的微型气囊，通过压力变化后镜面反光强度的改变来测定颅内压，能够在一定程度上提高监测的准确度。

（三）影响颅内压的因素

1．$PaCO_2$　$PaCO_2$ 下降可致 pH 上升，脑血流和脑血容量减少，ICP 下降；$PaCO_2$ 增高时 pH 下降，脑血流和脑血容量增加，ICP 升高。

2．PaO_2　PaO_2 在 60 ～ 300 mmHg 范围内波动时脑血流量和 ICP 基本不变。当 PaO_2 低于 50 mmHg 时，脑血流量明显增加，颅内压会增加。但当低氧血症持续时间较长，形成脑水肿时，即使氧合改善后，颅内压也不能很快恢复到原水平。

3．血压　平均动脉压在 50 ～ 150 mmHg 波动时，由于脑血管的自动调节机制，ICP 可维持不变；超过一定的限度时，ICP 将随血压的升高或降低而呈平行改变。

4．CVP　CVP 升高可引发脑静脉回流障碍，导致 ICP 升高。反之，CVP 降低，ICP 降低。

5．其他　使血流量增加的药物可导致 ICP 升高；甘露醇等渗透性利尿剂可使脑细胞脱水，起到降低 ICP 作用；体温每下降 1 ℃，颅内压可降低 5.5% ～ 6.7%。

随堂测 18-4

三、脑电图监测

脑电图（electroencephalogram，EEG）是皮质锥体细胞群及其树突突触后电位的总和。通过测定脑细胞群自发而有节律的生物电活动可以了解脑功能。

（一）正常脑电图

根据自发脑电活动的频率，可将脑电波分为 α、β、θ 和 δ 等波形（图 18-4）。

1．α 波　是正常成年人清醒、安静时的主要脑电波，基本频率为 8 ～ 12 Hz，波幅为

20 ~ 100 μV，在枕叶皮质最为显著。α 波是皮质处在安静闭眼状态时的主要脑波，睁眼时 α 波减弱或消失。

2．β 波　是新皮质紧张活动时的脑电波，频率为 13 ~ 25 Hz，波幅为 5 ~ 20 μV，在额叶和额叶较显著。情绪紧张、激动和服用巴比妥类药物时，β 波增加。

3．θ 波　频率为 4 ~ 7 Hz，波幅为 20 ~ 50 μV，部分成年人大脑半球前部可见少量 4 ~ 7 Hz 的 θ 波。

4．δ 波　频率在 4 Hz 以下，波幅小于 75 μV，常见于成年人睡眠时，以及极度疲劳或麻醉状态下。

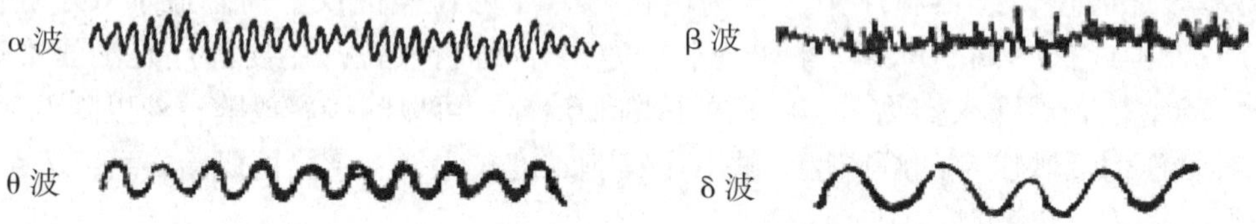

图 18-4　正常脑电波示意图

（二）脑电图监测的临床应用

1．脑缺血缺氧监测　EEG 对脑缺氧十分敏感，缺氧早期出现短暂的 EEG 快波，当脑血流降到 20 ~ 25 ml/（100 g · min）阈值时，EEG 波幅降低，频率变慢，最后呈等电位线。在大脑皮质发生不可逆损害前，EEG 已变成等电位线，但此时需注意仍有治疗脑损伤的时机。

2．昏迷患者监测　EEG 是昏迷患者脑功能监测的重要指标，可判断病情及预后。昏迷时 EEG 常表现为 δ 波，若恢复到 θ 波或 β 波，提示病情改善；反之，若病情恶化，δ 波逐渐转为平坦波形。

知识链接

重症脑电图监测技术

重症脑电图监测可分为重症间歇性脑电图和重症持续性脑电图（critical care continuous electroencephalography，CCEEG）。其中 CCEEG 监测主要采用数字化脑电图长时间（数小时、数天或数周）、持续地对有意识状态改变、癫痫持续状态的患者，或有急性脑缺血风险的重症患者进行监测，以发现继发性脑损伤（如癫痫样发作或脑缺血）。尽管 CCEEG 可协助判断脑功能损害，但目前尚不能单凭 CCEEG 结果来诊断脑死亡。成年人和儿童 CCEEG 监测的主要临床适应证：

1．诊断非惊厥性癫痫、非惊厥性癫痫持续状态以及其他发作事件。

2．评估癫痫发作和癫痫持续状态治疗的有效性。

3．识别脑缺血改变。

4．镇静治疗的监测。

5．评估脑部损害的严重程度和预后。

参考文献：彭伟锋，丁晶，王新华，等．临床脑电图操作规范的上海专家共识［J］．上海医学，202，44（3）：141-147.

四、脑血流监测

临床常用的脑血流监测方法主要有经颅多普勒（transcranial Doppler，TCD）血流测定、激光多普勒血流测定、热弥散血流测定及放射性核素清除法等。经颅多普勒超声借助脉冲多普勒技术和 2 MHz 发射频率，使超声束得以穿透颅骨较薄的部位，直接描记脑底动脉血流的多普勒信号，以获取脑底动脉的血流动力学参数，反映脑血管功能状态。

五、脑氧供需平衡监测

ICP、脑电图、脑血流监测可间接反映脑组织的供氧情况，而脑氧供需平衡监测是通过脑氧饱和度监测更为直接地反映脑的血液供应情况。监测方法主要有两种，一种是颈内静脉球血氧饱和度（jugular venous bulb oxygen saturation，$SjvO_2$）监测，颈内静脉球部血液来自脑静脉，因此，$SjvO_2$ 反映整个脑组织的氧供需平衡状况。$SjvO_2$ 正常值为 55% ~ 75%，> 75% 时代表脑供氧量大于氧消耗量，< 55% 时代表脑供氧量小于氧消耗量，而< 40% 时可能发生脑缺氧。$SjvO_2$ 监测分为间断监测与持续监测，间断监测是颈内静脉穿刺逆行置管至颈内静脉球部，通过反复抽取颈内静脉球部血液进行氧饱和度检测，从而获得 $SjvO_2$，而插入光纤导管至颈内静脉球部可进行持续性的 $SjvO_2$ 监测。另一种脑氧供需平衡监测是通过近红外光谱脑氧饱和度仪进行区域脑组织氧饱和度（regional cerebral tissue oxygen saturation，rSO_2）测量，此种监测方法仅用于反映监测区域脑组织的氧供需平衡状况，对非监测区域难以准确反映。

（阿丽亚　李文涛）

第四节　泌尿系统功能监测

泌尿系统的肾功能状态影响患者的治疗和预后，早期轻度的肾实质损害不易被察觉。因此，做好危重症患者的肾功能监测，对临床早期诊断、及时治疗具有重要意义。

一、尿液监测

（一）尿色

正常新鲜尿液通常是淡黄色、透明的。

1．血尿　根据血液含量可分为镜下血尿和肉眼血尿。镜下血尿是指显微镜检查尿液平均每高倍镜视野超过 3 个红细胞；肉眼血尿是指肉眼能看到尿液呈血样或洗肉水样，常见于急性肾炎、输尿管结石、泌尿系肿瘤与感染等。

2．血红蛋白尿　尿液中血浆游离血红蛋白增多，尿呈浓茶色、酱油色，见于血管内溶血，如阵发性睡眠性血红蛋白尿、免疫性溶血性贫血、恶性疟等。

3．胆红素尿　尿液中含有大量胆红素，尿呈黄褐色，见于阻塞性黄疸、肝细胞性黄疸。

4．乳糜尿　尿液中含一定量的脂肪、胆固醇、蛋白质等，尿呈乳白色，见于丝虫病，少数可因为结核、肿瘤、腹部手术引起。

5．脓尿　尿中含有大量中性粒细胞，尿液呈浑浊黄白色，多见于泌尿系统化脓性感染。离心尿每高倍镜视野下白细胞超过 3 个可诊断为脓尿。

（二）尿量

正常成人尿量为 1000 ~ 2000 ml/24 h，尿量异常是肾功能改变最直接和最常见的指标。

1．多尿　尿量> 2500 ml/24 h，常见于尿崩症、肾小管间质性损害、急性肾小管坏死多

随堂测 18-5

尿期等。

2．少尿与无尿　正常成年人每小时尿量＞0.5 ～ 1 ml/kg，每小时尿量＜17 ml 或尿量＜400 ml/24 h 为少尿，＜100 ml/24 h 为无尿。少尿、无尿持续时间长常会导致血尿素氮及血肌酐升高，水、电解质紊乱及代谢性酸中毒等。

（三）尿比重

尿比重可初步反映肾小管的浓缩与稀释功能。临床常结合 24 h 尿量综合判断和分析患者的血容量及肾的浓缩功能。尿比重的正常值为 1.010 ～ 1.025；＞1.025 为高比重尿，见于各种原因导致的有效循环血容量不足、急性肾小球肾炎；＜1.010 为低比重尿，见于机体水负荷增加、肾功能不全恢复期、尿崩症、慢性肾小球肾炎等；尿比重固定在 1.010 左右称为固定低比重尿，表示肾无法浓缩或稀释尿液，说明肾髓质受损，临床常见于痛风、骨髓瘤肾、镰状细胞疾病等。

（四）尿渗透压

尿渗透压（urine osmotic pressure）反映尿中溶质分子和离子的颗粒总数，主要用于评估患者的血容量及肾小管的浓缩功能，其波动范围为 600 ～ 1000 mOsm/L。临床上血、尿渗透压常同时监测，计算尿 / 血渗透压的比值，称为浓缩指数，正常值范围是 2.5±0.8，血渗透压的正常值为 280 ～ 310 mOsm/L。急性肾功能障碍时尿渗透压接近于血渗透压，二者的比值降低，可小于 1.1。

（五）尿常规检查

1．尿酸度　正常尿液呈弱酸性，pH 为 6.5 左右，pH 升高见于尿素分解型微生物（如变形杆菌）感染、系统性碱中毒、肾小管性酸中毒等。

2．尿蛋白　尿蛋白排泄增加是肾小球损伤的早期征兆。正常尿蛋白为 5 ～ 15 mg/dl，男性为 0 ~ 60 mg/d，女性为 0 ~ 90 mg/d。轻度升高见于肾盂肾炎，严重蛋白尿见于肾病综合征、肾小球肾炎等。

3．管型尿　管型是尿液中一类有重要价值的有形成分，正常人尿液显微镜检查偶见透明管型，平均每低倍视野不超过 1 个。颗粒管型表明存在肾实质疾病；脂肪管型常见于肾病综合征；红细胞管型见于肾小球疾病；白细胞和（或）肾小管上皮细胞管型见于肾盂肾炎、渗出性肾小球肾炎和肾梗死患者；泥棕色管型可作为急性肾损伤和急性肾小管坏死的敏感性发现指标，应予以明确鉴别，当每低倍视野超过 10 个时，建议结合临床表现，可选择作为危急值进行报告。

二、血生化监测

（一）血尿酸

血尿酸（blood uric acid，BUA）是机体内嘌呤代谢的最终产物，大部分经肾排出。BUA 正常值为 149 ～ 369 μmol/L（干化学法）。BUA 增高见于急性或慢性肾炎、痛风、白血病与肿瘤等。

（二）血肌酐

血肌酐（serum creatinine，Scr）包括内生性肌酐和外源性肌酐。内生性肌酐是肌肉组织中肌酸和磷酸肌酸的代谢产物，外源性肌酐是肉类食物在体内代谢后的产物。肌酐主要由肾小球滤过排出体外。Scr 的正常值为 88.4 ～ 176.8 μmol/L，Scr 在短时间内急剧增高往往提示有急性肾功能障碍的发生。

（三）血尿素氮

血尿素氮（blood urea nitrogen，BUN）是体内蛋白质代谢的主要终末产物，正常情况下经肾小球滤过而随尿液排出体外。BUN 的正常值为 3.2 ～ 7.1 mmol/L。急性肾衰竭肾功能轻度受损时 BUN 可无变化，肾小球滤过率下降至 50% 以下时 BUN 才升高。因此，BUN 测定不能作为早期肾功能指标。但对于慢性肾衰竭，尤其是尿毒症，BUN 增高程度与肾功能损害程度呈正比。导致 BUN 上升的肾外因素主要有消化道内积血、大手术、严重感染、烧伤、严重糖尿病等，蛋白质分解亢进、摄入大量蛋白质、使用某些利尿药（如噻嗪类、依他尼酸）也可使 BUN 水平轻度升高。

（四）内生肌酐清除率

内生肌酐清除率（endogenous creatinine clearance rate，Ccr）是反映肾小球滤过功能的重要指标，能较早反映肾功能的损伤程度。多数急性和慢性肾小球肾炎患者可发生 Ccr 降低。成人正常值为 80 ～ 120 ml/min。Ccr 下降程度可反映肾小球损害程度，Ccr 降至正常值的 80% 以下时提示肾小球功能减退，Ccr 下降至 51 ～ 70 ml/min 为轻度损害，31 ～ 50 ml/min 为中度损害，＜ 30 ml/min 为重度损害，＜ 20 ml/min 为肾衰竭，＜ 10ml/min 为终末期肾衰竭。

（阿丽亚）

第五节　消化系统功能监测

消化系统功能监测包括肝功能监测、胃肠功能监测和胃肠黏膜内 pH 监测。肝与胃肠功能障碍时会引发机体内环境与全身功能状态的改变。因此，危重患者消化系统功能状态的监测不容忽视。

一、肝功能监测

肝是人体重要的代谢器官，除涉及脂肪、蛋白质和糖等物质的代谢外，还排泄胆红素，通过氧化、还原、分解、结合等作用实现解毒，同时生成凝血与纤溶因子等。对肝功能状态进行动态监测，有助于判断是否存在肝功能障碍及其严重程度与预后。

（一）临床症状监测

1．精神状态与意识障碍监测　肝功能失代偿时可引发肝性脑病，患者会有精神状态及意识障碍的表现。监测精神状态与意识成为监测肝功能的一项简单、方便的项目。

2．黄疸监测　黄疸是肝功能障碍的主要表现之一，具有症状出现早、进展快的特点。

（二）肝功能的实验室监测指标

肝功能实验指标在肝病诊断、病情监测、疗效观察、预后判断等方面有重要意义。肝功能的实验室监测指标见表 18-1。

表 18-1　肝功能的实验室监测指标

项目	检测方法	正常范围	临床意义
血清酶学标志			
碱性磷酸酶（ALP）	速率法	35 ～ 100 U/L	增高见于胆道梗阻和肝癌
谷草转氨酶（AST）	速率法	13 ～ 35 U/L	增高见于肝细胞损伤
谷丙转氨酶（ALT）	速率法	7 ～ 40 U/L	增高见于肝细胞损伤
乳酸脱氢酶（LDH）	速率法	135 ～ 225 U/L	同工酶 LDH5 升高见于缺氧和原发性肝损伤
5- 核苷酸酶	速率法	＜ 11 U/L	增高见于胆汁淤积

续表

项目	检测方法	正常范围	临床意义
蛋白质代谢			
总蛋白	双缩脲法	65 ~ 85 g/L	降低见于肝细胞损伤
白蛋白	BCG 法	40 ~ 55 g/L	降低见于肝细胞损伤
球蛋白	BCG 法	20 ~ 40 g/L	增高见于肝炎
A/G	—	1.5 ~ 2.5：1	倒置见于慢性肝炎或其他慢性肝病
转铁蛋白	ELISA 法	2.2 ~ 4.0 g/L	降低见于肝损伤，增高见于铁缺乏
甲胎蛋白	放射免疫法	0 ~ 25 μg/L	增高见于原发性肝细胞癌
胆红素代谢			
血清间接胆红素	重氮法	0 ~ 20.5 μmol/L	增高见于溶血性黄疸
血清直接胆红素	重氮法	0 ~ 6 μmol/L	增高见于肝损伤或梗阻
总胆红素	重氮法	2 ~ 20 μmol/L	增高见于胆道梗阻
总胆汁酸测定	循环酶法	＜ 12 μmol/L	增高见于肝细胞发生病变
凝血功能			
凝血酶原时间（PT）	凝固法	9.4 ~ 13.1 s	延长见于慢性肝病或维生素 K 缺乏
活化部分凝血活酶时间（APTT）	凝固法	24 ~ 37 s	延长见于严重肝病
凝血酶时间（TT）	凝固法	11.0 ~ 17.8 s	延长见于肝硬化或急性肝衰竭
血氨测定			
血氨	酶法	22 ~ 45 μmol/L	内源性增高见于重型肝炎、肝硬化及原发性肝癌等或伴有肝性脑病；外源性增高见于肠道含氨物质增多

二、胃肠功能监测

（一）胃肠道症状监测

根据患者出现的胃肠道不适症状（恶心、呕吐、反流、腹胀等）评估其消化道功能状况，判断是否存在喂养不耐受综合征（feeding intolerance syndrome，FI），是临床危重症患者胃肠功能监测最简单、直观而有效的手段。

（二）胃残余量监测

胃残余量（gastric residual volume，GRV）监测是评估危重患者胃肠动力、是否存在喂养不耐受综合征及指导肠内营养的重要方法。临床上可用胃液回抽来测量 GRV，近年来超声波测量法广泛应用，不仅可以准确测量 GRV，还可直观显示胃窦的蠕动频率，能够更有效地指导肠内营养。实施肠内营养的重症患者应每 4 h 测量一次 GRV，如果 GRV ＜ 250 ml/6 h，可继续实施肠内营养；如果 GRV ＞ 500 ml/6 h，应实施延迟的胃肠营养；如果 GRV ＞ 250 ml/6 h，应暂停肠内营养 2 ~ 8 h，以后继续按原方案进行喂养，如果下一次监测仍然 GRV ＞ 250 ml/6 h，则应按照肠内营养不耐受处理，停止肠内营养。

（三）腹腔内压力监测

成人腹腔内压力（intra-abdominal pressure，IAP）正常值是 0 ~ 5 mmHg，当患者肠道功能障碍时常出现腹腔内压力增高，可使腹腔内脏器灌注压下降。腹腔内高压（intra-abdominal hypertension，IAH）是指 6 h 内至少两次测量患者 IAP ≥ 12 mmHg。IAP 分为四级：Ⅰ级 12 ~ 15 mmHg，Ⅱ级 16 ~ 20 mmHg，Ⅲ级 21 ~ 25 mmHg，Ⅳ级 > 25 mmHg。IAP 监测可准确预测 IAH 患者的病情变化，并防止腹腔间隔室综合征的发生。膀胱内压力测量结果与 IAP 接近，临床多用膀胱内压监测值来代表 IAP。

三、胃肠黏膜内 pH 监测

胃肠道缺血可引起胃肠黏膜屏障受损，细菌和内毒素移位，是胃肠功能障碍（MODS）的重要启动因素。测量胃肠黏膜内 pH（intramucosal pH，pHi）可反映胃肠道局部的氧合状态，更可间接反映全身的缺氧情况。

（一）监测方法

1．直接法　是一种采用 pH 微电极直接进行监测的方法，其结果较为精确，但由于其有创性及操作过程复杂，因此，临床应用较少。

2．间接法　根据气体平衡所用介质的不同，间接法分为生理盐水张力法和空气张力法。生理盐水张力法需要相对长的平衡时间，操作过程中难以保证标本完全密封，部分血气分析仪不能准确分析生理盐水中的气体，而空气张力法简便、快速，影响因素少，临床常取代生理盐水张力法。

（二）pHi 监测的临床意义

1．pHi 值　正常值为 7.35 ~ 7.45。当 pHi < 7.35 时表示胃肠黏膜内呈酸性，提示黏膜通透性增加，黏膜损伤并出现反复性灌注，即可能发生细菌、毒素入侵、菌血症和多器官功能障碍或衰竭等情况。

2．休克患者器官灌注状态评估　休克早期单纯从临床表现与氧输送指标等常难以发现局部或隐匿的器官低灌注状态。当机体遭受创伤、失血及感染等因素发生休克时，胃肠道首先作出反应，以收缩胃肠道血管来满足重要脏器（心、脑、肾等）的血供。因此，胃肠道是休克时缺血发生最早、最明显的脏器，同时也是复苏后逆转最晚的脏器。通过监测 pHi 能够对休克患者器官灌注状态进行早期预警，及时纠正机体缺血缺氧状态，预防 MODS 的发生。

3．危重患者预后评估　pHi 监测在评估危重患者预后方面较其他检测方法更为敏感和可靠，已成为临床早期预后评估的重要指标之一。危重症患者伴休克时血容量降低，当补液复苏达到血流动力学正常指标，胃 pHi 仍低于 7.35，称为隐性代偿性休克。通过对循环衰竭的危重患者研究表明，pHi 低值患者较 pHi 正常者的死亡率明显高。复苏患者发生隐性代偿性休克是诱发严重的脓血症和 MODS 的主要原因。

（阿丽亚　李文涛）

第六节　出凝血功能监测

凝血功能障碍（coagulation disorders）指血液凝固能力受到急性损害的病理生理状态。出血是凝血功能障碍患者最常见的临床表现，也可仅表现为凝血指标异常而无出血。由于止血机制复杂，某些情况下可同时存在血栓形成。出凝血功能障碍多发生于严重创伤、感染、急性脑卒中、急性中毒、脓毒症、肝功能损害等急危重症患者，常导致血管完整性受损，血小板数量和功能异常，凝血、抗凝及纤溶系统障碍等严重的临床后果。需要医务人员关注患者的出凝血功能，及时做出正确诊断和实施适当的治疗。

一、正常出凝血机制

凝血功能（coagulation function）是指使血液由流动状态变成不能流动的凝胶状态过程的一种能力，实质就是血浆中的可溶性纤维蛋白原转变不溶性的纤维蛋白的功能。狭义的凝血功能是指机体在血管受损时所具有的由凝血因子按照一定顺序相继激活而生成凝血酶，最终使纤维蛋白原变成纤维蛋白而促使血液凝固的能力。广义的凝血功能还包括血小板的活性。

（一）凝血系统

血液凝固是一系列复杂的化学连锁反应过程，参与各连锁反应的多种物质组成的系统称为凝血系统，血液凝固可分三个阶段。

第一阶段，凝血酶原激活物的形成。依其形成途径，分为内源性凝血系统和外源性凝血系统。外源性凝血系统又称组织系统凝血，是受伤的组织释放凝血因子Ⅲ进入血浆，与因子Ⅶ和 Ca^{2+} 一起形成复合物，它可催化因子Ⅹ变成活化因子Ⅹ（Ⅹa）。Ⅹa、Ⅴ、Ca^{2+} 及血小板磷脂共同形成凝血酶原激活物。内源性凝血系统又称血液系统凝血，指参与凝血的全部物质都存在于血液中。在动脉粥样硬化及脉管炎等病理情况下，血管内膜损伤（血液并没流出血管外，而在血管内凝固形成血栓）后血浆中的因子Ⅻ接触到损伤血管暴露的胶原纤维而被激活，在血小板释放的血小板因子和 Ca^{2+} 参与下，相继激活某些凝血因子（Ⅺ、Ⅸ、Ⅷ、Ⅹ、Ⅴ），共同形成凝血酶原激活物。由于组织损伤后的出血必然伴有血管损伤，所以血液流出体外的凝血过程，既有外源性凝血系统也有内源性凝血系统参与。

第二阶段，凝血酶形成阶段。在 Ca^{2+} 参与下，凝血酶原激活物催化凝血酶原（因子Ⅱ）转化为具有活性的凝血酶（Ⅱa）。

第三阶段，纤维蛋白形成阶段。在凝血酶、Ca^{2+} 和因子ⅩⅢ的催化下，血浆中可溶性的纤维蛋白原转变为不溶性的纤维蛋白。纤维蛋白呈细丝状，纵横交错，网罗大量血细胞，形成凝胶状的血凝块。

（二）抗凝系统

抗凝系统与纤溶系统共同构成机体内两个重要的防御系统，也是既对立又统一的功能系统。只要它们之间保持动态平衡，机体就可在出血时有效地止血，又可防止血块堵塞血流，从而使血液保持液态。

正常情况下，血管中的血液一般不会发生凝固。其原因在于：①血管内膜光滑平整，对因子Ⅻ和血小板无激活作用；②血流速度快，不利于凝血因子集结；③即使血管损伤，启动凝血过程，也只限于局部，会被血流冲走稀释，并在肝脾处被吞噬破坏；④正常血液中还有抗凝物质和纤溶系统。

抗凝系统中的抗凝物质主要是抗凝血酶Ⅲ和肝素。抗凝血酶Ⅲ能与凝血酶原及因子Ⅶ、Ⅸa、Ⅹa 结合使其失去活性，从而阻断凝血过程。肝素能增强抗凝血酶Ⅲ的活性，还能抑制凝血酶原的激活，抑制血小板黏附、聚集和释放。因此，肝素是一种临床上常用的抗凝剂。

（三）纤溶系统

血液凝固过程中形成的纤维蛋白被分解液化的过程称为纤维蛋白溶解（简称纤溶）。纤溶是体内重要的抗凝血过程。它和凝血过程一样，也是机体的一种保护性生理反应。对体内血液经常保持液体状态与管道畅通起着重要的作用。纤溶系统包括纤维蛋白溶解酶（简称纤溶酶）、纤溶酶的激活物与抑制物 3 个组成部分。纤维蛋白溶解的基本过程可分为纤溶酶原的激活与纤维蛋白的降解两个阶段。

知识链接

抗菌药物致凝血障碍

抗菌药物是临床常用药物，其所引起的血小板减少、凝血因子生成障碍，甚至严重的出血性疾病越来越被临床关注。其出血性不良反应的主要临床症状是皮肤黏膜出血（皮下瘀斑、紫癜）、胃肠道和泌尿道出血，甚至脑出血导致死亡。当人体内血小板（platelet，PLT）计数$<100\times10^9/L$时，可确诊为血小板减少症。致凝血功能障碍的抗菌药物一般为β-内酰胺类抗菌药物、氟喹诺酮类抗菌药物、糖肽类抗菌药物、唑烷酮类抗菌药物、氯霉素、磺胺类药物也是临床常见的引起血小板减少的药物，抗结核药物如利福平也可引起血小板减少症，夫西地酸致血小板减少也有报道。因此，临床使用广谱抗菌药物时应重视其可能引起凝血障碍的不良反应，预防为主，对于高危人群，如进食少、营养不良或肝肾功能不全的老年患者更应注意。若长期应用广谱抗菌药物时，为预防出血，必要时可给予维生素K_1，并监测出血时间和凝血酶原时间。

参考文献：司继刚．抗菌药物致凝血障碍原因分析与对策［J］．医药导报，2015，34（6）：758-761.

二、出凝血功能的评估

1．出血与出血倾向评估 当患者出现血管壁功能异常、血小板异常、凝血异常、抗凝及纤维蛋白溶解异常、复合性止血机制异常等出凝血功能障碍时均可导致出血或出血倾向。对凝血功能障碍者应注意评估有无出血倾向，如紫癜、血疱、皮下血肿、采血部位出血、手术创面出血、黑便、血尿等出血表现。注意在DIC的初期患者血液为高凝状态，抽取血标本时可发现血液不易抽出、易凝固，此时应警惕DIC的发生。

2．生命体征评估 监测患者的生命体征变化，尤其是血压、心率情况，如血压下降、心率增快，应警惕脏器出血。再生障碍性贫血、白血病、淋巴瘤等血液系统疾病患者常伴有发热，具有病程长、热型不一、抗生素治疗效果不理想等特点，主要是由于白细胞计数减少和功能障碍、贫血、应用免疫抑制剂等造成机体抵抗力下降，继发各种感染导致。此外，肿瘤细胞所产生的内源性致热因子，如肿瘤坏死因子（TNF）、白细胞介素-1（IL-1）和白细胞介素-6（IL-6）也是血液病患者持续发热的原因之一。

3．引流液的评估 留置引流管患者注意评估引流液的颜色、质、量，如颜色由暗红转为鲜红，引流量增加，应考虑活动性出血。

4．贫血的评估 贫血是血液系统疾病最常见的症状之一，常见于缺铁性贫血、溶血性贫血、再生障碍性贫血及各种恶性血液病等。

5．DIC的评估 患者发生凝血功能障碍时（如高凝状态），微血管中形成的微血栓会阻塞相应部位微循环血流，引起组织和细胞缺氧、坏死，严重时造成受累器官功能障碍或衰竭。

科研小提示

文献显示抗凝药物对出凝血功能障碍有治疗作用，但药物种类、剂量、时间还有待于进一步研究。

三、出凝血功能的实验室检查

（一）血小板数量及其功能

血常规可评估血小板数量。黏弹性止血试验，如血栓弹力图（TEG），可通过分析血液黏弹性物理性质检测血小板功能。TEG 是一种监测全血凝血状态的方法，目前广泛用于动态快速地评估出血风险、诊断凝血功能障碍及判断出血原因等。具体检测项目包括 TEG 普通检测和快速检测（出凝血全貌）、TEG 肝素（包括普通肝素和低分子量肝素）检测、TEG 血小板图（抗血小板药物检测）。其中，TEG 血小板图可用于指导术前停药时间和评估围术期出血的风险。

（二）凝血 / 抗凝血功能

凝血功能检查主要包括血浆凝血酶原时间（PT）及由 PT 计算得到的 PT 活动度、国际标准化比值（INR）、纤维蛋白原（FIB）、活化部分凝血活酶时间（APTT）和血浆凝血酶时间（TT）。

1．凝血酶原时间（prothrombin time，PT） 主要反映外源性凝血系统功能。正常值 11 ~ 13 s（凝固法）。PT 延长主要见于先天性凝血因子Ⅱ、Ⅴ、Ⅶ、Ⅹ减少及纤维蛋白原缺乏、获得性凝血因子缺乏（DIC、原发性纤溶亢进、阻塞性黄疸、维生素 K 缺乏、血循环中抗凝物质增多等）；PT 缩短主要见于先天性凝血因子 V 增多、DIC 早期、血栓性疾病、口服避孕药等；监测 PT 可作为临床口服抗凝药物的监护。

2．活化部分凝血活酶时间（activated partial thromboplastin time，APTT） 是内源性凝血因子缺乏最可靠的筛选试验。正常值 26 ~ 36 s（仪器法）。APTT 延长主要见于血友病、DIC、肝病、大量输入库存血等；APTT 缩短主要见于 DIC、血栓前状态及血栓性疾病；APTT 可作为肝素治疗的监护指标。

3．凝血酶时间（thrombin time，TT） 正常值 16 ~ 18 s（凝固法）。延长见于低或无纤维蛋白原血症和异常纤维蛋白原血症、血中 FDP 增高（DIC）、血中有肝素和类肝素物质存在（如肝素治疗中、SLE、肝病等）。

4．纤维蛋白原（fibrinogen，FIB）测定 正常值 2.0 ~ 4.0 g/L（Clauss 法）。增高见于急性感染、创伤、休克、急性心肌梗死、恶性肿瘤、急性肾小球肾炎、妊娠高血压综合征等疾病，也可见于生理情况下应激反应、妊娠晚期及口服避孕药等。FIB 降低则提示机体处于低凝状态，见于 DIC 低凝血期及纤溶亢进期、严重肝病、溶栓治疗等。

随堂测 18-6

（三）纤溶系统功能

纤维蛋白溶解常见指标包括 FIB、FIB/ 纤维蛋白降解产物（FDP）、D - 二聚体。优球蛋白溶解时间可用于评估纤溶系统的整体功能，TEG 可对测量纤维蛋白溶解过程的强度和时机也非常有用。过度纤维蛋白溶解会导致出血，通常表现为 FIB 降低、FDP 和 D - 二聚体增加、优球蛋白溶解时间缩短及 TEG 中 30 min 血凝块溶解增加。

综合分析出凝血功能各项实验室检查指标（表 18-2），有助于初步判定出血的机制和病因。

表 18-2　常见出凝血功能实验室检查指标分析

常见出凝血功能试验指标						发生机制	临床疾病
PLT	PT	APTT	FIB	TT	其他		
减少	正常	正常	正常	正常	BT 延长	血小板数量减少	原发性或继发性血小板减少性紫癜
正常	正常	正常	正常	正常	BT 延长	血小板功能异常或凝血因子缺乏	血小板无力症、血管性血友病、病理性抗凝物
正常	正常	正常	正常	正常	BT 正常	单纯血管壁通透性增加、脆性增加	过敏性紫癜、单纯性紫癜和其他血管性紫癜

续表

常见出凝血功能试验指标						发生机制	临床疾病
PLT	PT	APTT	FIB	TT	其他		
增多	正常	正常	正常	正常	BT 延长	血小板数量增多	原发或继发性血小板增多症
正常	延长	正常	正常	正常	–	外源性凝血途径缺陷	慢性肝病、维生素 K 缺乏、华法林、因子Ⅶ缺乏
正常	正常	延长	正常	正常	–	内源性凝血途径缺陷	血友病、肝素、因子Ⅺ缺乏、因子Ⅻ缺乏、凝血因子抑制物
正常	延长	延长	正常	正常/延长	–	共同凝血途径缺陷	慢性肝病、维生素 K 缺乏、华法林或肝素、凝血酶原缺乏、因子Ⅴ缺乏、因子Ⅹ缺乏、凝血因子抑制物
正常/减少	延长	延长	降低	延长	FDP 增高 D-二聚体阴性	原发性纤溶亢进	慢性肝病失代偿晚期、低纤维蛋白原血症、血液稀释
明显减少	明显延长	明显延长	明显降低	明显延长	FDP 增高 D-二聚体阳性	继发性纤溶亢进	弥散性血管内凝血

（王　玥）

第七节　水电解质和酸碱平衡监测

人体内环境的稳定主要由体液、电解质和渗透压决定，体内水和电解质的动态平衡若因创伤、感染、手术及其他疾病等因素遭破坏，将导致水、电解质和酸碱失衡。当诸多疾病发展到一定程度和阶段时，水、电解质和酸碱失衡往往是生命垂危的重要因素。因此，掌握水、电解质和酸碱平衡的基本概念、相互关系及失衡的监测，对于急危重症患者有着重要的意义。

一、水、电解质平衡监测

水、电解质平衡监测极其重要，应及时纠正水、电解质紊乱，维持平衡，以保证细胞乃至机体的正常生理活动。

（一）水和钠代谢紊乱

水和钠失衡常同时发生，远比水或钠的单独缺乏常见。脱水是指体液容量减少，即体内水的丢失。由于水的丢失伴随着钠的丢失，依据二者丢失程度的差异可将脱水分为等渗、高渗和低渗性脱水 3 种类型。

1．等渗性脱水（isotonic dehydration） 水与电解质的丢失比例大致相等，以细胞外液减少为主。

(1) 病因：①大面积皮肤烧伤、剥脱性皮炎等从皮损处渗出大量血浆。②胸膜炎引起的胸腔大量渗液及长期的胸腔引流。③消化道分泌液除唾液、胃液及结肠黏液含钠较少外，其余各段分泌液均属等渗性，故肠梗阻、胃肠减压、消化道瘘管等均使机体丢失大量等渗性体液，腹膜或腹膜后感染使体液向炎症区积聚，炎症区的引流液造成等渗性失水，最常见的原因为呕吐和腹泻。

（2）临床表现：①症状和体征：患者可出现恶心、呕吐、厌食、尿量减少、口唇干燥、皮肤弹性降低等症状，但一般不口渴。若体液丧失量达到体重 5% 可出现心率加快、脉搏细速、血压不稳定或降低、肢端湿冷等血容量不足的表现；重度脱水（失水量占体重 6% 以上）时可出现严重休克与循环衰竭、肾衰竭及酸碱平衡失调。②实验室检查：血红蛋白增高，血细胞比容增高，血钠正常，血浆渗透压正常，尿量减少，尿比重增高。

（3）处理原则：①同时补充水分及丢失的电解质，治疗原发病及去除病因。②补液种类，可选择生理盐水、5% 葡萄糖盐水与平衡盐溶液。③原则仍是轻度可口服，重度则静脉补充，根据其心功能及病情调整补液速度。

2．低渗性脱水（hypotonic dehydration） 电解质的丢失大于水分的丢失。由于电解质的丢失，细胞外液因水向细胞内流动而浓缩，如同时又有水分的丢失，则细胞外液的浓缩和水分丢失更为严重，因此，临床上极易出现低血容量性休克，同时由于细胞内液容量增大，细胞内液电解质浓度下降，最后导致细胞功能障碍，特别是细胞内代谢障碍，出现细胞水肿。

（1）病因：①引起等渗性脱水的原因如不及时治疗均可导致低渗性脱水，可认为低渗性脱水是等渗性脱水进一步发展的结果。②内分泌、代谢及泌尿系统疾病，如慢性肾上腺皮质功能减退、糖尿病酮症酸中毒、肾衰竭多尿期、肾远曲小管酸中毒等。③使用利尿药治疗时可引起低钠血症。

（2）临床表现：①症状和体征：轻度缺钠（血清钠＜ 135 mmol/L）时患者常有头晕、乏力、手足麻木等表现；中度缺钠（血清钠＜ 130 mmol/L）时患者可有恶心、呕吐、视物模糊、眼窝凹陷明显、皮肤弹性差、肌肉痉挛、血压下降、四肢厥冷，周围循环衰竭症状明显；重度缺钠（血清钠＜ 120 mmol/L）时患者可出现神志淡漠、木僵、昏迷等，中枢神经系统因组织水肿而出现功能障碍。②实验室检查：血红蛋白增高，血细胞比容增高，平均红细胞容积体积增大，血钠＜ 135 mmol/L，血浆渗透压＜ 280 mmol/L，尿量早期多、后期少，尿钠少、后期极微，比重＜ 1.010。

（3）处理原则：根据症状及实验室检查结果，补充电解质及水分，同时治疗原发病，去除病因。纠正血钠的速度不宜过快，一般对急性低钠血症者最初 3 ～ 4 h 以 1 ～ 2 mmol/（L · h）为宜，直至症状缓解，24 h 不宜超过 10 ～ 12 mmol/L。轻度患者可口服补充钠盐和水，中、重度的患者应以生理盐水静脉输注为主，严重的低钠血症时可用 3% 氯化钠溶液补充，同时注意纠正可能出现的其他电解质（K^+、Ca^{2+} 等）和酸碱平衡失调。

3．高渗性脱水（hypertonic dehydration） 失水量多于失钠量，细胞外液形成高渗，与等渗的细胞内液形成渗透压梯度，水分从细胞内流向细胞外，引起细胞内脱水及各组织器官功能障碍。

（1）病因：①水摄入不足：昏迷、拒食、口咽、喉及食管疾病引起吞咽困难均是单纯性失水的主要原因。脑外伤、脑卒中等致渴感中枢迟钝或渗透压感受器不敏感。②水丢失过多：第一是经肾丢失，如中枢性或肾性尿崩症、肾衰竭多尿期、使用大量渗透性利尿药物、长期鼻饲高蛋白饮食、糖尿病酮症酸中毒、非酮症高渗性昏迷或其他原因所致酸中毒、渗透性利尿；第二是经胃肠道丢失，如腹泻、持久呕吐和持续胃肠减压；第三是经皮肤丢失，汗液属于低渗液体，故高温多汗、高热或运动后大量出汗、甲亢等所致高代谢状态或烧伤采用开放治疗等均会导致低渗液体经皮肤丢失过多；第四是经呼吸道丢失，哮喘持续状态、过度换气和气管切开患者从呼吸道丢失水分增多；第五是水向细胞转移，剧烈运动或惊厥等使细胞内小分子物质增多，渗透压增高，水转入细胞内，致细胞外液量减少和血浆渗透压增高。

（2）临床表现：①症状和体征：轻度脱水（失水量占体重 2% ～ 4%）主要表现为口渴；中度脱水（失水量占体重 4% ～ 6%）时会极度口渴，烦躁不安，口腔黏膜干燥，心率增快，皮肤温热，直立性低血压；重度脱水（失水量占体重 6% 以上）时患者面颊潮红、发热、谵安、躁狂、昏迷，可出现休克、心力衰竭、肾衰竭。②实验室检查：血红蛋白略高，血细胞比容略高，平均红细胞体积缩小，血钠> 145 mmol/L，血浆渗透压> 310 mmol/L，少尿，尿比重增高，尿渗透压增高。

(3) 处理原则：可采取静脉输入补充丢失的水分，积极治疗原发病，去除病因。能口服者尽量口服，重症者可静脉输入，可用 5% 葡萄糖溶液，严重高钠者可用 0.45% 氯化钠溶液，纠正时不宜过快，以每小时血钠下降 0.5 ～ 1 mmol/L 为宜。过快易导致脑水肿和（或）神经脱髓鞘病变。补液过程中注意监测血钠及渗透压和神经系统症状。

（二）钾代谢紊乱

1．低钾血症　血清钾 3.5 mmol/L 以下称为低钾血症。

(1) 病因：①钾摄入不足，包括禁食或厌食、偏食；②钾排出增多，如消化液丢失（呕吐、腹泻、使用泻药或结肠息肉）、尿液丢失等；③钾分布异常，常见细胞外液稀释，某些药物能促进细胞外钾进入细胞内。

(2) 临床表现：①症状和体征，血钾浓度＜ 3 mmol/L 可能引起平滑肌及骨骼肌收缩变慢，从而导致恶心、呕吐、腹泻、肠麻痹、腹胀、肌肉虚弱、麻痹、肌无力、肌痉挛痛，低血钾导致细胞兴奋性增加，心肌再极化延长，从而导致节律障碍、眩晕、直立性低血压、脉搏缓而弱，严重低钾的最大危险是发生心脏性猝死；②实验室检查，血清钾低于 3.5 mmol/L.

(3) 处理原则：①见尿补钾，以免钾蓄积在体内而引起高钾血症；②轻度低钾尽量采用口服途径，为避免胃肠道刺激引起的不适，宜将 10% 氯化钾溶液稀释于果汁或牛奶中餐中服用；③对严重低钾血症、胃肠吸收障碍、出现心律失常、呼吸肌无力者应该尽早静脉补钾，一般通过中心静脉或同时经由多处周围静脉进行补钾；④外周静脉补钾浓度不宜过高，一般浓度不超过 40 mmol/L（3 g）；⑤中心静脉补钾速度不宜过快，一般每小时输注不超过 20 mmol（1.5 g）；⑥避免使用葡萄糖溶液，以免由于血浆胰岛素水平增高而引起低钾血症的短暂恶化；⑦持续心电监护，密切监测血清钾的浓度，观察心电图变化。

2．高钾血症　血清钾高于 5.5 mmol/L 称为高钾血症。高血钾一般比低血钾更危险。

(1) 病因：①摄钾过多，如口服或静脉输入氯化钾过量、过快、浓度过高，使用含钾药物以及输入大量库存血等；②钾排出减少，如急性肾衰竭少尿期、应用留钾利尿药、肾上腺皮质功能减退及各种原因引起的醛固酮分泌不足；③细胞内钾的移出、严重挤压伤、大面积烧伤、溶血及药物中毒等，致严重细胞损伤、多量细胞内钾移出。代谢性或呼吸性酸中毒、机体分解代谢旺盛及胰岛素缺乏时，引起细胞内钾大量移出至细胞外。

(2) 临床表现：①神经肌肉表现：神经、肌肉兴奋性增高，易激动，口周和指尖麻木，手足抽搐，腱反射亢进。②心血管表现：常引起心律失常、心肌收缩力减弱，甚至心脏停搏、猝死。③心电图变化：呈动态性，当血钾＞ 5.5 mmol/L 时 ECG 可出现 QT 间期缩短和高耸，对称“T”波峰；血钾＞ 6.5 mmol/L 时则可能表现为交界性和室性心律失常，QRS 波群增宽，PR 间期延长和“P”波消失；血钾浓度进一步升高可导致 QRS 波异常、心室颤动或室性停搏。

(3) 处理原则：①血钾＜ 6 mmol/L 时可以减少钾的摄入，停用留钾利尿药、β 受体阻断药等药物，加用袢利尿药增加钾排泄；②血钾＞ 6 mmol/L 时须立即采取措施预防心脏并发症，可以静脉注射葡萄糖酸钙以对抗高钾对心肌的抑制作用，注射胰岛素及葡萄糖促进细胞对钾的再吸收；③在肾衰竭时，需要通过腹膜透析或血液透析降低血钾水平。

随堂测 18-7

（三）钙代谢紊乱

1．低钙血症　血清钙浓度低于 2.25 mmol/L 称低钙血症。

(1) 病因：①长期腹泻、肠吸收功能障碍与短肠综合征；②甲状旁腺功能受损、降钙素分泌亢进、高磷酸血症及维生素 D 缺乏等；③大量输血（枸橼酸中毒）、严重碱血症、胰或小肠瘘；④急、慢性肾功能不全和高镁血症；⑤急性重症胰腺炎、坏死性筋膜炎、消化道瘘。

（2）临床表现：主要表现为神经、肌肉兴奋性增高，易激动，口周和指尖麻木，手足抽搐，腱反射亢进。严重时全身骨骼肌和平滑肌都呈痉挛状态，可因喉痉挛、支气管痉挛而死亡。

（3）处理原则：以积极处理原发病，补钙为原则。对于有症状者可给予 10% 葡萄糖酸钙 10 ~ 20 ml 静脉注射或 5% 氯化钙 10 ml 静脉注射；必要时 8 ~ 12 h 后重复注射。钙剂在静脉注射时严防外渗，防止引起局部组织坏死。需要长期治疗者可口服钙剂和维生素 D。

2．高钙血症　血清钙浓度高于 2.75 mmol/L 称高钙血症。按照疾病分类可为：①轻度高钙血症：血钙浓度≥ 2.75mmol/L，但＜ 3 mmol/L；②中度高钙血症：血钙浓度为 3 ~ 3.75 mmol/L；③重度高钙血症：血钙浓度＞ 3.75 mmol/L，可出现高血钙危象。

（1）病因：主要见于甲状旁腺功能亢进，其次是骨转移癌，其他原因有肾上腺功能不全、肢端肥大症、多发性骨髓瘤、服用维生素 D 过量等。

（2）临床表现：主要表现为便秘和多尿。初期表现为疲乏、食欲缺乏、恶心、呕吐、体重减轻等。血钙浓度进一步升高可出现头痛、背部和四肢疼痛、口渴、多尿等，甚至出现室性期前收缩和自发性室性节律。肾方面可表现为肾功能不全或肾结石的症状。

（3）处理原则：积极治疗原发病，促进钙排泄。低钙饮食、补液、应用己二胺四乙酸（EDTA）、类固醇和硫酸钠等措施降低血清钙浓度。重症急性高钙血症并发严重肾功能不全者可考虑用腹膜或血液透析治疗。

知识链接

电解质紊乱的心电图表型

1．高钾血症　①各种传导阻滞：血钾明显升高时，0 期除极幅度降低和速率减慢使心肌传导性下降。浦肯野纤维 4 期自动除极速率降低，自律性下降；② QT 间期、ST 段和 T 波改变：高钾血症时，浦肯野纤维和心室肌平台期缩短，复极加快，动作电位时程和不应期缩短，在 ECG 上出现 QT 间期缩短。某些严重高钾血症患者可出现 ST 段抬高或压低，应该避免误诊为急性心肌梗死。

2．低钾血症　① P-QRS 波群改变：细胞外低钾使心肌细胞兴奋性增加，可出现 P 波振幅增高。4 期自动除极的斜率增加使浦肯野纤维动作电位幅度减小，传导性降低，ECG 表现为 QRS 波群增宽。② QT 间期、ST 段和 T-U 波异常：严重低钾血症的 ECG 常表现为 ST 段压低，T 波负向或负正双向，T 波振幅降低和显著的 U 波。除 ST 段压低外，也可以出现下壁导联 ST 段抬高或右胸导联 Brugada 波样改变。③异位心律：低钾引起的异位心律主要是室性心律失常。

3．高钠血症　高钠血症引起的细胞外液渗透压升高使细胞内液向细胞外液转移，细胞内钾和钙浓度升高，静息电位和动作电位幅度增加，传导加快，高血钠患者内 ECG 显示 QRS 波群较窄。

4．低钠血症　偶见严重的室内阻滞或房室阻滞。低钠血症患者的钠电流减弱，也可出现 Brugada 波。

5．高钙血症　主要表现为 ST 段明显缩短甚至消失，QT 间期缩短，QRS 波群与 T 波直接相连或出现 ST 段抬高，类似心肌梗死的 ECG。J 点抬高的比例明显高于正常人，也可呈现为 Brugada 波。

6．低钙血症　可见 QT 间期延长，主要表现为 ST 段明显延长，T 波小、直立而低平。低钙血症也可引起校正的 QT 间期延长和尖端扭转型室性心动过速。

参考文献：樊伟国，丁颖，陈静，等. 电解质紊乱的心电图表型、机制和展望［J］. 中国循环杂志，2021，36（1）：88-92.

二、酸碱平衡监测

体液的 H^+ 浓度必须维持在正常范围内才能保证机体的正常代谢过程与生理活动。H^+浓度的微小改变就可影响组织和细胞的生物过程。正常的 H^+浓度是维持膜完整性与酶反应速度的重要因素。很多疾病或病理过程都可以干扰酸碱平衡，造成酸碱平衡紊乱，而酸碱平衡紊乱对机体可能比疾病本身产生更严重的损害。

1．代谢性酸中毒（metabolic acidosis） 是指细胞外液 H^+ 浓度增加和（或）HCO_3^- 丢失而引起的以血浆 HCO_3^- 减少为特征的酸碱平衡紊乱。

（1）病因：①代谢性产酸太多：因缺血、缺氧而产生乳酸性酸中毒；②急性肾衰竭时排 H^+ 过程受阻；③高氯性酸中毒；④机体丧失碳酸氢盐：见于肠瘘、胆瘘、胰瘘等。

（2）临床表现：①突出表现是由于呼吸代偿而出现的呼吸加深加快、呼吸有力，循环方面表现为面部潮红、心率加快、血压偏低，病情加重出现神经疲乏、嗜睡。②实验室检查：动脉血气分析 pH 降低；HCO_3^- 明显下降；$PaCO_2$ 正常或轻度降低；血清钾升高。

（3）处理原则：积极治疗原发病是最根本的措施。对于重症酸中毒患者，应立即输液和用碱剂进行治疗。常用的碱性药物是碳酸氢钠溶液。临床上根据酸中毒严重程度补给 5% $NaHCO_3$ 溶液，首次剂量为 100 ～ 250 ml 不等，2 ～ 4 h 后复查动脉血气及血浆电解质浓度，根据测定结果再决定是否需要继续输注及输注量。补碱时注意防止纠酸后的低血钾与低血钙。

2．代谢性碱中毒（metabolic alkalosis） 是指细胞外液碱增多或 H^+ 丢失而引起的以血浆 HCO_3^- 增多为特征的酸碱平衡紊乱类型。

（1）病因：① H^+ 丢失过多：见于持续性呕吐、长期胃肠减压、肾小管酸中毒；② H^+ 向细胞内转移：见于低血钾性碱中毒；③药物：见于使用利尿药的患者。

（2）临床表现：①一般无明显症状，有时可有呼吸变慢或精神方面的异常（如嗜睡、精神错乱或谵妄等），可以有低钾血症和缺水的临床表现。严重时可因脑和其他器官的代谢障碍而发生昏迷。②实验室检查：代偿期血液 pH 可基本正常，但 HCO_3^- 和 BE 均有一定程度的增高。失代偿时血液 pH 和 HCO_3^- 明显增高，$PaCO_2$ 正常。可伴有低氯血症和低钾血症。

（3）处理原则：积极治疗原发病，纠正碱中毒。低氯性碱中毒输 0.9% 生理盐水，补充血容量。纠正低钾性碱中毒应补钾。严重代谢性碱中毒者用精氨酸溶液，血液透析时应用低 HCO_3^- 和高 Cl^-透析液。

3．呼吸性酸中毒（respiratory acidosis） 是指二氧化碳排出障碍或吸入二氧化碳过多引起的以血浆 H_2CO_3 浓度原发性增高（$PaCO_2$ 升高）为基本特征的酸碱平衡紊乱类型。

（1）病因：①呼吸中枢抑制：见于麻醉药、镇静药过量及中枢神经系统病变。②肺和胸廓疾患：见于呼吸道梗阻、支气管痉挛、急性肺水肿、胸廓畸形等。③肺换气功能不足：见于心脏手术及食管癌、肺癌术后疼痛限制呼吸。

（2）临床表现：与起病速度和严重程度、原发病密切相关。①急性呼吸性酸中毒表现：胸闷、气促、呼吸困难、缺氧、发绀、持续性头痛、昏迷、心律失常。②慢性呼吸性酸中毒表现：睡眠失常、人格改变、震颤等。③实验室检查：急性呼吸性酸中毒时 pH 明显下降，$PaCO_2$ 增高，HCO_3^- 可正常，常伴高血钾；慢性呼吸性酸中毒时 pH 下降不如急性期明显，$PaCO_2$ 增高，HCO_3^- 亦可增高。

（3）处理原则：①急性呼吸性酸中毒：保持呼吸道通，治疗原发病，改善通气功能，既可将潴留在体内的 CO_2 迅速排出，又可纠正缺氧状态。②慢性呼吸性酸中毒：除积极治疗原发病外，其关键在于改善肺功能，针对性地采取控制感染、扩张小支气管、促进排痰等措施，可改善换气功能和减轻酸中毒程度。

科研小提示

文献显示，在氧疗过程中对ICU患者使用透气孔可调吸氧面罩可有效降低$PaCO_2$，减少CO_2潴留，防止和降低呼吸性酸中毒，且不会因为降低氧分压而影响氧疗效果，但还有待于进一步研究。

4．呼吸性碱中毒（respiratory alkalosis） 是指肺通气过度引起的以血浆H_2CO_3浓度原发性减少为特征的酸碱平衡紊乱。

（1）病因：①呼吸中枢功能异常：可见于代谢性脑病，尤其是慢性肝病；还可见于中枢神经病变，如脑炎、脑血管意外。②肺功能异常：见于肺炎、支气管哮喘、早期间质性肺病等患者辅助呼吸时通气过度。

（2）临床表现：①多数患者有胸闷、呼吸急促的表现，引起呼吸性碱中毒后，患者可有手足、口周麻木感、手足抽搐、肌腱反射亢进；严重者可致脑血管痉挛，可有头晕、意识障碍。②实验室检查：血气分析pH增高，$PaCO_2$和HCO_3^-下降。

（3）处理原则：主要是治疗原发病和适当镇静抑制呼吸。用纸袋盖在口鼻部，增加呼吸道无效腔，可减少CO_2的呼出。如为呼吸机使用不当造成的通气过度，应调整呼吸频率及潮气量。

5．混合型酸碱平衡紊乱 是指同时存在两种或两种以上的酸碱平衡紊乱。

（1）代谢性碱中毒合并呼吸性碱中毒：创伤后常因疼痛、颅脑损伤、低氧血症、脓血症、机械通气过度而出现呼吸性碱中毒。但同时又可因呕吐、胃管引流、大量输血而产生代谢性碱中毒。$PaCO_2$下降与HCO_3^-升高，两者都使pH升高，出现心排血量降低、心律失常，脑和冠状血管收缩导致心、脑缺氧，患者可进入高危状态。

（2）代谢性碱中毒合并呼吸性酸中毒：患者因呼吸道梗阻、胸腔积液、气胸而出现呼吸性酸中毒，而同时又因大量胃肠液的丢失、大量输血等而出现代谢性碱中毒，HCO_3^-与$PaCO_2$两者均有明显增高，超过正常范围，pH虽可在正常范围内，但是代谢性碱中毒和呼吸性酸中毒同时存在。

（3）代谢性酸中毒合并呼吸性酸中毒：在胸部或中枢神经疾病患者，由于呼吸功能障碍而导致呼吸性酸中毒，同时又存在组织灌注不良、缺氧而出现代谢性酸中毒，因此，pH急剧下降。治疗时除积极改善肺的通气功能，应用机械通气治疗外，还应改善组织灌注。

（4）代谢性酸中毒合并呼吸性碱中毒：中枢神经系统病变、应用机械通气、多发损伤、疼痛的患者常伴有呼吸性碱中毒，但是由于缺氧、缺血可引起乳酸性酸中毒，出现呼吸性碱中毒与代谢性酸中毒并存。pH虽改变不明显，而$PaCO_2$和HCO_3^-下降均超过正常范围。

（王　玥）

小　结

本章主要介绍了急危重症患者的循环系统功能监测、呼吸系统功能监测、神经系统功能监测、泌尿系统功能监测、消化系统功能监测、出凝血功能监测及水电解质和酸碱平衡监测，这些监测对于及时发现急危重症患者病情变化、及早进行有效救治，以及预测病情转归均十分重要。综合运用系统监测相关知识，对急危重症患者进行严密的临床观察与监测，根据所得资料进行综合分析，及时采取相应的救治措施，从而达到挽救生命的目的。

思考题

1. 简述心电图监测的临床意义。
2. 中心静脉压监测时为何穿刺首选右颈内静脉？
3. 简述常见的异常呼吸类型及其特点。
4. 颅内压的正常值与临床意义、颅内压的监测方法有哪些？
5. 危重症患者肝功能监测的主要内容是什么？
6. 危重症患者胃肠黏膜内pH监测的临床意义有哪些？
7. 请叙述常见出凝血功能试验指标及临床意义。
8. 请叙述呼吸性酸中毒与代谢性酸中毒的区别。
9. 患者，女，66岁，因车祸造成腹部外伤、骨盆骨折、失血性休克，来院后积极补液扩容，急诊全麻下行剖腹探查术，术中诊断肝破裂、肠管破裂，行修补术，术后入ICU。患者全麻未清醒，生命体征不稳定，给予人工呼吸机辅助通气，胃肠减压，留置腹腔引流管，留置尿管，骨盆带外固定。

请回答：

(1) 针对该患者的循环系统功能监测应包含哪些内容？

(2) 该患者还应进行哪些监测？

第十九章数字资源

呼吸道通畅与建立人工气道

第十九章

导学目标

通过本章内容的学习，学生应能够：

◆ **基本目标**

1．说出海姆利希法清除呼吸道异物的原理。

2．复述广义与狭义人工气道的概念。

3．列举人工气道的种类。

4．解释常见的建立人工气道的主要流程。

◆ **发展目标**

1．学会应用海姆立希法为呼吸道异物梗阻患者清除异物。

2．综合运用急救知识与技能为建立人工气道的患者提供有效护理。

保持呼吸道通畅对于急危重症患者抢救是至关重要的内容。在急救现场如何徒手清除呼吸道异物、开放气道、保证足够通气是抢救患者的关键。而人工气道（artificial airway）是将导管经鼻/口腔插入鼻咽/口咽部、气管内，或气管切开所建立的气体通道，能够保证气道通畅，维持有效通气。

第一节　徒手呼吸道异物清除

呼吸道异物梗阻是指异物不慎被吸入喉、气管、支气管所产生的一系列呼吸道症状，多发生于小儿和老年人。发生梗阻的诱因有各种原因导致的误吸，如小儿含物玩耍或进食时跑动、欢笑或哭闹；幼儿咀嚼功能不完善，喉保护功能不健全；老年人咀嚼功能减退，咽反射迟钝，尤其是在吞咽大块难以咀嚼的食物时；全麻或昏迷患者吞咽功能不全，咳嗽反射减弱；异物由气管切开患者的气管套管处落入；口腔手术时脱落的牙齿、切落的组织、鼻腔异物后滑等。呼吸道异物梗阻是临床导致窒息的最常见原因之一，采取有效的急救措施及时清除阻塞的异物是抢救患者的首要措施。徒手清除呼吸道异物主要采用海姆利希法（Heimlich maneuver）。

知识链接

海姆利希法

海姆利希腹部冲击法是美国医生海姆利希教授发明的。1974 年他首先应用该法成功抢救了一名因食物堵塞呼吸道而发生窒息的患者，从此该方法在全世界被广泛应用，拯救了无数患者的生命，因此，该方法被称为“生命的拥抱”。其作用机制是通过手拳冲击患者腹部，使腹压升高，膈肌上抬，胸腔压力瞬间增高，迫使肺内空气排出，从而将堵塞气管、咽喉部的异物清除。

参考文献：吕静，卢根娣．急救护理学［M］．11 版．北京：中国中医药出版社，2021.

一、成人海姆利希法

成人不完全呼吸道异物梗阻时最明显的表现是伴随剧烈呛咳出现面色发青发紫，呼吸困难，常常不由自主地以一手呈“V”字形置于喉咙部；完全呼吸道梗阻时不能说话，不能咳嗽，表情极度痛苦，有挣扎的呼吸动作但无呼吸声音，面色青紫，可因严重窒息而致心搏呼吸骤停。

（一）腹部冲击法（Heimlich 手法）

用于意识清醒者，施救者向患者讲明愿意帮助其排出异物，以取得其配合，施救者站在患者身后以前弓步姿势站稳，前足置于患者双足之间，双臂环抱患者腹部，使患者头部放低，施救者以优势手握拳置于患者上腹部剑突与脐部之间，拳头拇指方向平面向内，另一手紧握该拳，用力快速向内、向上冲击腹部 5 次，如不能排出异物可重复以上手法直到异物排出。

（二）自救腹部冲击法

适用于不完全呼吸道异物梗阻者，意识清醒，而且具有一定救护知识、技能，并且当时无他人在场相助，不能说话报告情况时所采用的自救方法。患者一手握拳，用拳头拇指侧抵住腹部剑突下、脐上腹部中线部位，另一只手紧握该拳，用力快速将拳头向内、向上冲击 5 次。还可以选择将上腹部倾压在一块坚硬的平面上，如椅背、桌缘、走廊栏杆，连续向内、向上冲击 5 次，重复操作若干次，直至把气道内异物清除。

（三）胸部冲击法

此手法主要适用于不宜采用腹部冲击法的患者，如孕妇和肥胖者。对于意识清醒者，施救者站在其身后，双臂从患者腋下环绕其胸部，一手握拳拇指侧放在患者胸骨中线，避开胸骨下缘和剑突，另一只手握紧该拳，快速向内冲击，直至异物排出。

（四）对意识丧失者的施救方法

施救者立即按 30 ∶ 2 的按压 / 通气比例开始 CPR。如通气时患者胸部无起伏，需重新摆放头部位置，调整气道开放状态，再次尝试通气。注意观察打开气道时口内有无堵塞物，如发现易于移除的异物，可尝试用手指小心移除。若异物清除困难，通气仍未见胸部起伏，应考虑采取进一步的气道开放抢救措施，如 Kelly 钳、Magilla 镊、环甲膜穿刺 / 切开术等。

二、婴幼儿海姆利希法

对于有意识的 1 岁以上儿童发生呼吸道异物梗阻的处理方法同成人海姆利希法。对于有反应的婴儿推荐使用拍背 / 冲胸法，施救者取坐位，前臂放在大腿上，将患儿的身体俯卧于施救者的前臂上，使其头部向下，施救者用手支撑患儿头部和颈部，用另一手掌根部在患儿背部两

随堂测 19-1

肩胛骨之间用力叩击 5 次，拍背后保护婴儿颈部。如果患儿气道内异物不能咳出，施救者两手前臂将婴儿固定，翻转呈仰卧位，置于另一只手的前臂上，前臂置于大腿上，仍维持头低位，快速冲击性按压婴儿两乳头连线下一横指处 5 次，每次 1 s。检查口腔，如异物咳出，迅速用小指将异物勾出。若阻塞物未能咳出，重复背部叩击和胸部冲击动作多次，直至阻塞物吐出或者患儿出现意识不清而通过建立人工气道等方法缓解窒息造成的影响。

对于意识丧失的婴幼儿应立即实施 CPR。马上请旁人拨打“120”，如身边无人，则应施救 1 min 后怀抱婴幼儿前往打电话，途中继续施救，按照心搏骤停 BLS 救治流程施救，但每次给予人工呼吸前，需要检查口腔，看有无可见异物，直至异物排出。

第二节　建立人工气道

案例 19-1

患者，男性，6 岁，近几天因排练节目，用嗓过度，在教室上课期间突然出现呼吸困难、面色青紫、窒息。

请回答：

1．考虑该患者发生了什么情况？

2．如何进行现场急救？注意事项有哪些？

广义的人工气道是指将导管插入呼吸道所建立的气体通道，而狭义的人工气道是指将导管经上呼吸道或直接插入气管所建立的气体通道。建立人工气道的主要目的是维持呼吸道通畅，保证足够的通气和充分的气体交换，并对呼吸道进行保护，防止误吸，充分引流气道分泌物。尤其患者自主呼吸微弱或呼吸停止时可通过人工气道进行机械通气。人工气道建立的指征包括：①上呼吸道梗阻；②气道保护性机制受损；③清除气道分泌物；④为机械通气提供通道。危重患者的人工气道建立，关系到患者的生命安全。因此，充分准备、严密监测、及时处理，是保障人工气道快速有效建立及患者安全的重要措施。

一、口咽通气管置入

口咽通气管（oral-pharyngeal airway，OPA）是一种由弹性橡胶或高分子材料制成的扁管形人工气道，呈“J”形或“S”形弯曲状，其弯曲度与舌及软腭相似。口咽通气管有不同型号，以适应不同年龄和不同体型的患者使用。口咽通气管置入术是指将口咽通气管插入到口咽部，使其维持气道通畅的技术。口咽通气管是最简单的气道辅助用物，具有良好的解剖弧度，能将舌从咽后壁提起，迅速解除梗阻，且易于插入。

（一）适应证

1．咳嗽或咽反射降低（或缺失）的昏迷患者。

2．有自主呼吸而舌后坠致呼吸道梗阻的意识障碍患者。

3．癫痫或破伤风等疾病发作时因抽搐可能致舌或牙齿损伤的患者。

4．与经口气管插管同时使用，取代牙垫的作用。

（二）禁忌证

OPA 一般不用于清醒患者，防止因其刺激产生恶心和呕吐，甚至喉痉挛和支气管痉挛等反射，使 OPA 移位而阻塞气道。此外，口腔，上、下颌骨，门齿有创伤患者，以及咽反射亢进、喉头水肿、频繁呕吐者也不宜使用 OPA。

（三）操作准备

1．物品准备　选择合适的口咽通气管，所需通气管长度大约相当于从门齿至下颌角的长度（在口外测量）。选择原则是宁偏长勿偏短，宁偏大勿偏小。口咽通气管如果太短，则不能将舌根与口咽后壁分开，从而无法达到开放气道的目的。

2．患者准备　协助患者取平卧位，头后仰，使口、咽、喉三轴线尽量重叠。清除口腔及咽部分泌物，保持呼吸道通畅。

（四）操作步骤

置管方法分为两种：正向插入法和反向插入法。

1．正向插入法

（1）张开患者的口腔，放置舌拉钩或压舌板于舌根部，使舌离开咽后壁。

（2）将口咽通气管放入口腔，直至其末端突出门齿 1 ~ 2 cm，此时口咽通气管的前端即将到达口咽部后壁。

（3）双手托起下颌，使舌离开咽后壁，然后将双手的拇指放置在口咽通气管两侧的翼缘上，向下推送 1 ~ 2 cm，直至口咽通气管的翼缘到达唇部的上方，此时口咽通气道的咽弯曲段正好位于舌根后。

（4）放松下颌骨髁部，使其退回颞下颌关节。检查口腔，以防止舌或唇夹置于牙和口咽通气管之间。检测人工气道是否通畅，以手掌放于口咽通气管外口，感觉有无气流，或以少许棉絮放于外口，观察有无随患者呼吸的运动，还应观察胸壁运动幅度和听诊双肺呼吸音。

2．反向插入法

（1）把口咽通气管的咽弯曲部面朝向腭部插入口腔。

（2）当其前端接近口咽部后壁时（即已通过悬雍垂），将其旋转 180°，旋转成正位后，口咽通气管的末端距门齿大约为 2 cm。

（3）用双手托下颌，使舌离开咽后壁，并用双手的拇指向下推送口咽通气管至合适的位置。

（4）放松下颌骨髁部，使其退回颞下颌关节。检查口腔，以防止舌或唇夹置于牙和口咽通气道之间。检测口咽通气管是否通畅。

（五）注意事项

1．口咽通气管仅适用于尚有自主呼吸的非清醒或昏迷患者，清醒或半清醒患者置入可出现恶心、呕吐、呛咳、喉痉挛和支气管痉挛等反射。

2．保持口咽通气管通畅，及时清理呼吸道分泌物，防止误吸。注意密切观察有无导管脱出及阻塞气道的现象。

3．使用口咽通气管进行吸氧时应注意吸氧管的固定，避免吸氧管阻塞口咽通气管而影响通气。

4．加强呼吸道湿化，口咽通气管外口可盖一层湿的生理盐水纱布，既湿化气道，又防止吸入异物和灰尘。

5．留置时间长时，需定时检查其位置是否正确。

二、鼻咽通气管置入

鼻咽通气管（nasopharyngeal airway，NPA）是从患者鼻腔插入到咽后壁的一个管道。鼻咽通气管置入术是指将鼻咽通气管插入鼻咽部，使其维持气道通畅的技术。由于其对咽喉部的刺激性较口咽通气管小，清醒、半清醒或浅麻醉患者更易耐受。

（一）适应证

1．各种原因引起的不完全性呼吸道梗阻，不能使用或耐受口咽通气管或使用口咽通气管效果不佳的患者。

2．牙关紧闭、颌面部创伤等不宜行口腔通气的患者，不能经口吸痰，防止反复经鼻腔吸引致鼻腔黏膜损伤的患者。

（二）禁忌证

1．颅底骨折合并脑脊液耳鼻漏的患者。

2．鼻腔息肉、鼻腔畸形、鼻外伤、鼻腔炎症等患者。

3．鼻出血或有出血倾向的患者。

（三）操作准备

1．物品准备　选择合适型号的鼻咽通气管，长度估计方法为：从耳垂至鼻尖的距离加 1 英寸（1 英寸 =2.54 厘米）或从鼻尖至外耳道口的距离。

2．患者准备　患者取仰卧位，检查是否有鼻息肉或明显的鼻中隔偏移等，选择通畅一侧的鼻腔进行插管。

（四）操作步骤

1．清洁并润滑一侧鼻腔、鼻咽通气管外壁，将鼻咽通气管的弯曲面对着硬腭放入鼻腔，随腭骨平面向下推送至硬腭部，直至在鼻咽部后壁遇到阻力。

2．在鼻咽部，鼻咽通气管必须弯曲 60° ~ 90° 才能向下到达口咽部。

3．将鼻咽通气管插入至足够深度（13 ~ 15 cm）后，如果患者咳嗽或抗拒，应将其后退 1 ~ 2 cm。

4．检测鼻咽通气管是否通畅，置管成功后，妥善固定，以免脱出。

（五）注意事项

1．插管动作宜轻柔，避免造成鼻黏膜损伤。

2．保持鼻咽通气管通畅，及时清理呼吸道分泌物，防止误吸。注意密切观察有无鼻咽导管脱出的现象。

3．防止鼻腔黏膜因导管压迫而破溃，每 1 ~ 2 d 应更换鼻咽通气管一次，并从另一侧鼻孔插入。

4．加强呼吸道湿化，防止鼻黏膜干燥出血或形成痰痂堵塞导管。

三、环甲膜穿刺术

环甲膜穿刺术（cricothyroid membrane puncture）是紧急情况下迅速提供临时路径进行有效通气的一项急救技术。急救现场施救者可用刀、穿刺针或其他锐器，从环甲膜处刺入，以建立新的呼吸通道，快速解除气道阻塞和（或）窒息。

（一）适应证

急性上呼吸道完全或不完全阻塞，尤其是声门区阻塞，患者出现严重呼吸困难，而又不能及时气管切开建立人工气道者。

（二）禁忌证

有出血倾向的患者不适宜进行环甲膜穿刺置管。

（三）操作准备

1．用物准备　环甲膜穿刺针或 16 号粗针头（现场急救用）、无菌手套、“T”形管、吸氧装置、气管切开包、环甲膜穿刺导管（带扩张鞘与引导钢丝）、局部麻醉药等。

2．患者准备　取平卧或斜坡卧位，头部保持正中，尽可能使颈部后仰。

（四）操作步骤

1．现场急救　在环状软骨与甲状软骨之间正中可触及一凹陷，即环甲膜。常规消毒环甲膜区皮肤，固定皮肤，操作者迅速用16号粗针头自环甲膜刺入（无需麻醉），接“T”形管与吸氧装置，缓解患者呼吸困难症状。

2．非现场急救

（1）患者取仰卧位或半卧位。

（2）定位环甲膜：术者站在患者右侧，左手掌抵住患者下颌，将中指和拇指移动至喉的两侧，示指由甲状软骨切迹移向环状软骨，甲状软骨下缘与环状软骨上缘间正中处的凹陷缝隙即环甲膜。

（3）常规消毒环甲膜区皮肤。

（4）若时间允许，可用2%利多卡因局部浸润麻醉。

（5）用无菌手术刀在穿刺点皮肤处做一小切口，取环甲膜穿刺针穿刺进入气管，有落空感时，有气体自针头逸出。取出针芯，将引导钢丝自穿刺针插入气管，退出穿刺针，只留引导钢丝在气管内。

（6）将带扩张鞘的经皮穿刺气管导管顺引导钢丝自环甲膜穿刺点逐步插入气管，当导管全部进入气管后，退出扩张鞘，留导管在气管内。

（7）检查气管导管是否通畅。

（五）注意事项

1．严格无菌操作，避免发生感染。

2．进针不宜过深，避免损伤气管后壁黏膜。

3．穿刺过程中如有血凝块或分泌物阻塞穿刺针头，可用少许生理盐水冲洗，以保证其通畅。

4．由于环甲膜穿刺置管易因感染而致气管塌陷等严重并发症，应严格掌握适应证，非紧急情况不宜进行穿刺置管。环甲膜穿刺仅仅是呼吸复苏的一种急救措施，不能作为确定性处理。留置时间不应超过24 h，呼吸困难缓解、危急情况好转后，应及时改作气管切开。

四、喉罩置入

喉罩（laryngeal mask airway，LMA）是介于面罩和气管插管之间的一种新型维持呼吸道通畅的人工气道装置，其头端呈匙勺型，边缘为气囊，尾端为一硬质气管，与头端呈30°相连。喉罩置入术是指将喉罩经口插入咽喉部，置于声门上，使其勺状套囊口覆盖于喉的入口，向气囊充气，在喉周围形成封闭圈，可以行短时机械通气的技术，能有效克服上呼吸道梗阻，维持自主或正压通气。

（一）适应证

1．短时的外科手术患者。

2．颈椎活动度差等原因或困难气道估计难以气管内插管的患者。

3．紧急情况下需建立人工气道进行机械通气的患者。

（二）禁忌证

1．张口程度不超过1.5 cm的患者。

2．咽喉部有病变或组织损伤的患者。

3．喉部以下气道梗阻患者。

4．肺顺应性下降或气道阻力增高者。

5．存在增加胃内容物反流和呼吸道误吸危险者。

（三）操作准备

1．用物准备　根据患者的年龄和体型状况选择合适型号的喉罩（表 19-1），用注射器检查喉罩的气囊有无漏气。另备注射器、吸引装置、固定用胶布或布带等。

2．患者准备　操作前患者应禁食，取平卧或侧卧位，清除口腔与气道分泌物，保持气道通畅。

表 19-1　LMA 型号与适用对象

LMA 型号	对象
1.0	新生儿 / 婴儿＜ 5 kg
1.5	婴儿 5 ～ 10 kg
2.0	婴儿 / 儿童 10 ～ 20 kg
2.5	儿童 20 ～ 30 kg
3.0	儿童 30 kg 及体型较小的成人
4.0	一般成人
5.0	体型较大的成人

（四）操作步骤

1．操作者戴手套，使患者头部伸展，颈部屈曲，牵引患者下颌，以展宽其口腔间隙，以持笔式握住喉罩，拨开患者嘴唇，从患者口正中或一侧口角将喉罩放入口腔。

2．操作者将喉罩开口方向朝向下颌，在示指的指引下小心地将喉罩尖端沿舌正中线紧贴硬腭，按软腭、咽后壁向下的顺序置入，直至不能再推进为止。

3．退出示指，充气使喉罩自行密闭，可见导管自行向外退出约 1.5 cm。

4．检查喉罩导管是否通畅。

5．用胶布或固定带固定导管外端，防止脱管。

（五）注意事项

1．置入喉罩前患者应禁食，以避免操作过程引发恶心、呕吐和误吸。

2．置管时动作宜轻柔，避免对喉的刺激引发喉痉挛。

3．长时间使用喉罩应定时放松气囊，以免产生压力伤。喉罩不适用于长期机械通气者。

4．拔出喉罩前应将气囊放气，再缓慢拔出。

五、经口、鼻气管插管

气管内插管（endotracheal intubation）是指将一特制的导管经口或经鼻通过声门直接插入气管内的技术。经口气管插管操作简单、快速，可置入较粗的导管，但局限性体现在：①不易固定，易移位、脱出；②清醒患者不易耐受，不能经口进食；③口腔护理困难；④牙垫增加患者不适感；⑤可产生牙齿、口咽损伤。经鼻气管插管的优点是易于固定，患者耐受性好，易于口腔护理，但局限性体现在：①操作复杂，不易迅速置入；②置管中可能会造成气囊破损；③导管内径偏小，易堵塞；④压迫鼻腔黏膜，易导致鼻腔出血；⑤可致鼻中隔偏移，阻塞鼻道和中耳的引流，引起鼻窦炎或中耳炎。

（一）适应证

1．呼吸、心搏骤停行心肺脑复苏者。

2．呼吸衰竭需有创通气者。

3．呼吸道分泌物不能自行咳出需直接消除或吸出气管内痰液者。

4．全身麻醉或静脉复合麻醉手术者。

5．颌面部、颈部大手术，呼吸道难以保持通畅者。

6．婴幼儿气管切开前需行气管插管定位者。

（二）禁忌证

气管插管没有绝对禁忌证，但是遇到以下情况需要谨慎。

1．喉头水肿或黏膜下血肿、急性喉炎、插管创伤引起严重出血等。

2．颈椎骨折或脱位者。

3．肿瘤压迫或侵犯气管壁，插管可导致肿瘤破裂者。

4．面部骨折。

5．会厌炎。

（三）操作准备

1．物品准备　备经口或经鼻气管插管、喉镜、气管导管芯、牙垫、注射器、吸痰管、吸引器、简易呼吸器等。根据患者的性别、体重、身高等因素选择气管导管的型号，一般成年男性选择内径 7.5 ~ 9.5 mm 的导管，成年女性选择内径 7 ~ 9 mm 的导管，检查气囊是否漏气。检查简易呼吸器各部件是否齐全，与供氧装置是否连接完好，在气管插管后以简易呼吸器辅助通气时打开安全阀门，防止造成气压伤。

2．患者准备　取仰卧位，头后仰，颈部上抬，使口、咽、气管基本重叠于一条轴线，可在肩背部或颈部垫一小枕。为防止插管过程中出现反流、误吸，最好禁食、禁水半小时以上，留置胃管患者需停止鼻饲，或用负压吸引器等抽空胃内容物。取出义齿，清除口腔分泌物。将吸氧浓度提高至最大以增加氧储备。应用镇静剂或肌松剂的患者，使用简易呼吸器辅助通气。

（四）操作步骤

1．经口气管插管

（1）置入管芯：确保管芯尖端位于离气管导管前端开口 1 cm 处。

（2）置入喉镜：操作者手持喉镜，从患者右口角斜形置入。镜片抵咽喉部后转至正中位，将舌体推向左侧，此时可见悬雍垂，顺舌背将喉镜片深入至舌根，稍稍上提喉镜，可看到会厌的边缘。使喉镜片前端置于会厌与舌根交界处，上提喉镜即可看到声门。

（3）暴露视野：充分吸引视野处分泌物。

（4）置入导管：操作者持气管导管沿患者的右侧口角置入，在明视声门的情况下在吸气末轻柔地将导管插入声门后，迅速拔除管芯，继续置管，直到气管导管的套囊进入声带下 3 ~ 4 cm 的位置。

（5）确认导管在气管内，安置牙垫，拔出喉镜：采用最小闭合容积法或最小漏气技术对气囊进行充气，直至通气时气囊周围无漏气，或测量气囊压力不超过 25 ~ 30 cmH_2O，以此决定注入气囊的气体量，一般需注入 5 ~ 10 ml 气体。

随堂测 19-2

（6）固定：用长胶布或固定带妥善固定导管和牙垫。用吸痰管清除呼吸道内分泌物后，将导管与其他通气设施相连接即可。

2．经鼻气管插管

（1）检查患者鼻腔，清洁鼻腔，润滑气管插管。

（2）用 1% 丁卡因加麻黄碱进行鼻黏膜表面麻醉，自一侧鼻腔插入气管插管至咽后壁。

（3）置入喉镜：操作者手持喉镜，从患者右口角斜行置入。镜片抵咽喉部后转至正中位，将舌体推向左侧，此时可见到悬雍垂及咽后壁的气管插管，顺舌背将喉镜片深入至舌根，稍稍上提喉镜，可看到会厌的边缘。使喉镜片前端置于会厌与舌根交界处，上提喉镜即可看到声门。

（4）暴露视野：充分吸引视野处分泌物。

（5）置入导管：操作者手持长钳在喉镜明视下夹持咽后壁的气管插管前端，在吸气末轻柔地插入导管过声门 3 ～ 4 cm。

（6）确认导管在气管内，拔出喉镜，气囊充气。用长胶布妥善固定导管。

（五）注意事项

1．经口气管插管者，插管动作应轻柔　上提喉镜时注意应以手腕为支撑点，而不能以上门齿作为支撑点，以避免门齿受损伤或脱落。导管插入深度合适，太浅易脱出，太深易插入右总支气管，造成仅单侧肺通气，影响通气效果。置管深度自门齿起计算，男性为 22 ～ 24 cm，女性为 20 ～ 22 cm。

2．经鼻气管插管者，避免损伤鼻黏膜，或使气囊破裂　导管插入深度合适，太深易插入右总支气管，造成仅单侧肺通气，影响通气效果。置管深度自鼻孔起计算，男性 24 ～ 26 cm，女性 22 ～ 24 cm。

3．妥善固定导管　导管插管期间必须妥善固定导管，防止移位和滑出。胶布交叉固定时不宜过紧，防止管腔变形，同时，随时更换失效的胶布；对躁动患者予以适当约束，防止导管脱出；每班应测量、记录气管插管与门齿距离，并做好交接班。

4．保持气道通畅　定时翻身、拍背、气道湿化，按需进行密闭式气管内吸痰。吸痰前先充分吸氧，吸痰时注意无菌操作，动作宜轻柔、迅速，每次吸痰时间不得长于 15 s；吸痰的同时应及时吸除口腔内分泌物，防止误吸。

5．清洁口腔和鼻腔　气管插管后患者禁食，口腔失去咀嚼运动，口干、异味加重，同时口腔插管者要用牙垫填塞固定以免影响口腔清洁卫生。因此，每天两次口腔清洁护理，可防止口腔感染；用温水棉签擦洗鼻腔，保持鼻腔清洁。

6．观察病情　严密监测患者生命体征、神志、血氧饱和度（SpO_2）；观察有无窒息、肺不张、肺部感染等并发症，出现症状，及时通知医生处理。

随堂测 19-3

7．气管插管一般不超过 2 周，如还需治疗则应改行气管切开　患者病情好转，严密监测生命体征、呼吸状况、血气分析情况下遵医嘱予以拔管，配合医生，及时清除呼吸道分泌物，拔管后立即给予面罩或鼻导管吸氧，并观察患者有无呼吸急促、发绀、心率加快等呼吸困难症状。拔管后禁食 4 ～ 6 h，防止呛咳和误吸发生。

六、气管切开置管

气管切开术（tracheostomy）是指切开颈段气管前壁，插入气管套管，建立新的通道进行呼吸的一种技术。它可以维持气道通畅，减少气道阻力，有利于减小呼吸道解剖无效腔，保证有效通气量。

（一）适应证

1．喉梗阻患者，如喉部炎症、肿瘤、外伤、异物或瘢痕性狭窄引起严重呼吸困难者。

2．下呼吸道分泌物潴留患者，如重度颅脑损伤、呼吸道烧伤、肿瘤、昏迷、神经系统病变者。

3．需要较长时间行机械通气的患者。

4．预防性气管切开患者，如某些口腔、鼻咽、颌面部、咽喉部大手术，为进行全麻，防止血液流入下呼吸道，保持术后呼吸道通畅。

5．其他不能经口鼻插管的气管内麻醉手术者，呼吸道异物不能由喉取出者。

（二）禁忌证

1．严重出血性疾病患者。

2．气管切开部位以下占位性病变引起呼吸道梗阻的患者。

3．颈部恶性肿瘤患者。

（三）操作准备

1．物品准备　气管切开包、不同型号气管套管、吸引器、吸痰管、吸氧装置、局部麻醉药、抢救药品等。

2．患者准备　取仰卧位，肩部垫高，头后仰并固定于正中位，使下颌、喉结、胸骨切迹在同一直线上，使手术时充分暴露气管。停止鼻饲半小时以上，以免造成误吸。充分清除口鼻腔分泌物及气囊上滞留物，适当提高气囊压力以防止手术过程中出现反流、误吸。将吸氧浓度提高至最大以增加氧储备。

（四）操作步骤

1．下颌骨下缘至上胸部皮肤常规消毒，操作者戴无菌手套，铺无菌治疗巾，检查气管切开包内器械及气管套管气囊是否漏气。

2．局部麻醉　以 1% ～ 2% 利多卡因液在切口处做局部浸润麻醉。

3．暴露气管　操作者用左手拇指和示指固定喉部，自甲状软骨下缘至胸骨上窝处，沿颈前正中线切开皮肤和皮下组织（切口长度为 4 ～ 5 cm），用止血钳自白线处分离两侧胸骨舌骨肌及胸骨甲状肌，并用拉钩将分离的肌肉牵向两侧，暴露气管前壁。在分离过程中切口两侧拉钩的力量应均匀，并经常用手指触摸环状软骨和气管环，以便手术始终沿气管前中线进行。

4．气管切口　用刀尖挑开第 2、3 或第 3、4 气管环，撑开气管切口，吸出气管内分泌物及血液。

5．置入气管套管　插入大小合适、带有管芯的气管套管外管，立即取出管芯，放入内管。

6．固定套管　用手固定气管套管，避免用力咳嗽使套管脱出。气管套管插入后将系带固定于颈部，松紧以放入一指为宜。为防脱出，可在切口上端缝合 1 ～ 2 针加以固定。

7．用一块剪口纱布垫入伤口和套管之间，再用一块单层的无菌湿纱布盖在气管套管口外。

知识链接

经皮微创气管切开术

经皮气管切开术是在 Seldinger 经皮穿刺插管术基础上发展起来的一种新型气管切开术，具有简便、快捷、安全、微创等优点，已部分取代常规气管切开术。该技术使用 Seldinger 技术引导设计特殊的导丝置入气管内，然后引导扩张钳扩张气管。扩张钳能有效扩张创口以确保导管置入成功，而且创伤小。

参考文献：张波，桂莉．急危重症护理学［M］．4 版．北京：人民卫生出版社，2017.

（五）注意事项

1．皮肤切口与气管切口均要沿正中线进行，不得高于第 2 气管环或低于第 5 气管环。

2．气管套管要固定牢靠，太松则套管易脱出，太紧则影响血循环。

3．保持气管套管通畅，观察切口出血情况，随时清除套管内、气管内及口腔内分泌物。

4．湿化室内空气，防止分泌物干结而堵管。加强气道湿化，以稀释痰液，利于咳痰。

5．防止伤口感染，每日至少更换消毒剪口纱布和伤口消毒一次。

第三节　人工气道护理

案例 19-2

患者，男性，75 岁，因急性心肌梗死入院。入院 2 周后出现病情恶化，血压 150/90 mmHg，呼吸频率 35 次 / 分，不能平卧，两肺布满湿啰音，咳粉红色泡沫痰，血氧饱和度 70%，考虑急性左心衰竭并发呼吸衰竭。遵医嘱给予强心、利尿等处理，并予紧急气管插管接呼吸机辅助通气。

请回答：

1．对该气管插管患者进行吸痰护理操作的注意事项有哪些？

2．如何做好人工气道相关并发症的护理？

最常见的人工气道是经口或经鼻气管插管和气管切开，人工气道建立后，应做好人工气道的护理，才能保证抢救效果，保障患者生命安全，减少并发症的发生。

一、人工气道护理的目的

1．保持气道通畅。

2．改善呼吸功能，维持正常血氧浓度。

3．避免交叉感染。

4．建立有效的呼吸机连接途径。

二、护理措施

（一）人工气道的维持

1．气管插管患者　应妥善固定导管，防止导管随呼吸移动。严密观察导管固定情况，每班记录导管深度，及时发现导管移位。对使用胶布固定导管的患者要注意保护面部皮肤，防止皮肤损伤。

2．气管切开患者　应妥善固定气管导管，固定松紧度以可通过一根手指为宜。密切观察气管切开口皮肤情况，评估有无炎性红、肿和分泌物存在。观察导管固定带与颈部皮肤的接触处，评估有无皮肤损伤。

（二）气道内分泌物吸引

建立人工气道的患者，会厌失去作用，咳嗽反射的完整性遭到破坏，分泌物不易咳出，气道内分泌物的潴留会造成患者气道阻力增加，呼吸做功增加，有可能造成肺不张，加重肺部感染。因此，及时有效地进行气道内分泌物吸引对疾病的转归产生重要影响。

1．吸引原则　吸引是一种具有潜在损害的操作，不应该把吸引作为常规操作，应在有临床指征时进行。尽量鼓励患者把分泌物自行咳出。

2．吸引指征　①在气管导管内看见明显分泌物；②患者频繁或持续呛咳；③听诊在气管和支气管处有明显痰鸣音；④可疑为分泌物引起的 SpO_2 降低；⑤气道峰值压力升高；⑥患者突发呼吸困难等。

3．吸引压力　一般适宜的压力为 –200 ~ –150 mmHg。压力过大易损伤气管黏膜，引起出血等，压力过小不易清除气道分泌物。

4．吸引方式 包括开放式和密闭式吸引方式。开放式吸引为传统气管内吸引方式，但对于机械通气的患者吸引前必须先断开患者与呼吸机之间的连接，否则容易因呼吸回路冷凝水倒流而导致患者呛咳，同时断开呼吸机后呼气末正压（positive end-expiratory pressure，PEEP）消失，肺有效通气量降低，容易出现肺内负压增加和低氧血症等。密闭式吸引对呼吸和循环影响较小。研究显示，声门下分泌物吸引可降低呼吸机相关肺炎（ventilator associated pneumonia，VAP）发生率。

5．吸引注意事项

（1）适时吸痰，按需吸痰：吸痰是一种具有潜在损害的操作，应把握吸痰的指征，做到适时吸痰、按需吸痰。

（2）严格无菌操作：吸痰过程中如将吸痰管或气道污染，可能导致肺部感染，加重患者的病情和医疗负担。吸痰前最好先吸引口鼻分泌物，然后再用另一根吸痰管吸引人工气道内分泌物，一根吸痰管只能进入气道内吸引一次。

（3）不在吸痰前常规进行气管内生理盐水滴入。如果痰液过于黏稠难以吸出，可在吸痰前注入 5 ～ 10 ml 的无菌生理盐水，帮助痰液咳出。

（4）痰液多时，吸痰与吸氧应交替进行。当氧饱和度下降至 90% 以下，应停止吸痰，并给予吸纯氧，待氧饱和度恢复正常后再行吸痰。

（5）每次吸痰时间不超过 15 s，为颅脑损伤的患者吸痰时，吸引的时间间隔应尽量超过 10 min，以免引起颅内压累积性升高。

（6）吸痰管的直径不应超过人工气道导管内径的 1/2，以避免气道内形成较大的负压，同时可减少因吸引所致的 PaO_2 下降。

（7）吸痰过程中如出现严重心律失常、气道痉挛、发绀、烦躁不安等情况，应立即停止吸痰，并连接呼吸机或简易呼吸器通气，同时提高吸氧浓度。

（三）人工气道湿化

对吸入气体进行湿化有利于维持气道黏膜完整、纤毛正常运动及气道分泌物的排出，可降低呼吸道感染的发生。常见的湿化方法包括湿化器的加温湿化、雾化加湿、人工鼻和气管内滴注（或输注）加湿等方法。

科研小提示

文献显示人工气道湿化效果判定、湿化方法还有待于进一步研究。

（四）气囊护理

1．气囊的作用 有效充气可保证导管与气道之间的密闭性，避免机械通气时出现漏气；防止误吸引起坠积性肺炎；保证导管的固定。

2．气囊充气方法和压力监测 气囊充气量要恰当，气囊充气过少会导致有效通气量减少，口腔中的分泌物可经导管与气管间腔隙流入气囊以下的气管内，引起或加重呼吸道感染；充气过多，则压迫气管黏膜易引起气管黏膜缺血坏死，甚至产生气管食管瘘。理想的气囊压力应小于毛细血管渗透压（3.33 kPa），一般维持在 25 ～ 30 cmH_2O，使气囊对气管的压迫减少到最低程度，不发生误吸，也不影响潮气量。推荐使用高容量低张力气囊导管。定时检查气囊压力，及时调整。气囊要定时放气，每 4 ～ 8 h 放气一次，每次 3 ～ 5 min，使局部受压处血供改善。放气时，先抽吸气道内分泌物，再缓慢抽出气囊内气体，尽量减轻气囊压力下降对气管黏膜产生的刺激。

随堂测 19-4

目前临床上常采用最小漏气技术、最小闭合容积技术，或直接使用气囊测压表充气技术进行气囊充气。

（1）最小漏气技术：将听诊器置于患者气管处，先把气囊注气至听不到气体漏出，然后以每次 0.25 ~ 0.5 ml 进行气囊放气，直到有少量气体漏出为止。气囊充气后容许不超过 10% 潮气量的气体从套囊与气管壁的间隙漏出。优点为对气管黏膜压力最小，缺点为可出现误吸，不能维持 PEEP，患者实际吸入潮气量减少。

（2）最小闭合容积技术：将听诊器置于患者气管处，先把气囊注气至听不到气体漏出，然后以每次 0.25 ~ 0.5 ml 进行气囊放气，听到漏气声后向套囊内注气 0.25 ~ 0.5 ml，无漏气即可。优点为可保证潮气量和 PEEP，不易出现误吸，缺点为黏膜要承受一定压力。

（3）气囊测压表充气技术：专用的气囊测压表可精确监测气囊压，方法可靠，操作简单。临床上还有一些评定气囊压力的方法，如手指捏感法和固定注气法等，这些方法均不完全可靠，气管黏膜受到的压力如果超过气管黏膜毛细血管的灌注压，对气管黏膜损伤很大。

知识链接

气囊充气方法的专家共识

1．不能采用根据经验判定充气的指触法给予气囊充气（推荐级别：C 级）。

2．应使气囊充气后压力维持在 25 ~ 30 cmH_2O（推荐级别：D 级）。可采用自动充气泵维持气囊压（推荐级别：B 级）；无该装置时每隔 6 ~ 8 h 重新手动测量气囊压，每次测量时充气压力宜高于理想值 2 cmH_2O；应及时清理测压管内的积水（推荐级别：E 级）。

3．不宜常规采用最小闭合技术给予气囊充气，在无法测量气囊压的情况下，可临时采用最小闭合技术充气（推荐级别：E 级）。

参考文献：中华医学会呼吸病学分会呼吸治疗学组．人工气道气囊的管理专家共识（草案）[J]．中华结核和呼吸杂志，2014，37（11）：816-819.

3．气囊上滞留物的清除　在插入气管插管或气管切开套管后，患者上气道分泌物可聚集于气管导管气囊上方，造成局部细菌繁殖。分泌物顺气道进入肺部，可导致患者肺部感染。研究已经证实气囊上滞留物与早发 VAP 的相关性，因此，临床上可使用声门下滞留物吸引（subglottic secretion drainage，SSD）或气流冲击法，清除气囊上滞留物，降低气囊上方滞留物的含菌量，从而减少或避免气囊压力低时气囊上方滞留物进入下呼吸道引起细菌定植，预防肺部感染。

（五）感染的预防与控制

1．口腔护理　建立人工气道后患者呼吸道的正常防御功能、口腔内环境、吞咽功能和唾液分泌功能均会发生变化，易使口腔细菌繁殖、下移，成为引起肺部感染的直接原因。口腔护理对清除口腔内细菌数量、改变口腔内环境及维持口腔防御体系均至关重要。经鼻气管插管或气管切开患者的口腔护理较易进行，但经口气管插管，由于患者口中有气管导管和牙垫，以及患者无法吞咽，口腔内分泌物较多，用棉球擦拭会很困难，可选用冲洗法。冲洗前应检查气囊的压力，确定气囊无漏气。将患者头偏向一侧，向口腔内注入口腔护理液，用负压从患者口腔下方吸出，反复多次，直到口腔清洁无异味。

2．切口护理　切口应保持清洁、干燥，一般每日应消毒切口并更换切口处无菌敷料 2 ~ 3 次，如被血液、痰液等污染，应随时更换。

（六）人工气道相关并发症护理

1．脱管与导管固定不佳　常与牵拉等外力作用有关，表现为呼吸机低潮气量报警、喉部发声和窒息等。出现脱管应紧急处理，保持气道通畅，应用简易呼吸器通气和供氧，必要时重新气管内插管。

2．气道堵塞　主要由痰栓、异物堵塞引起，也可见于导管扭曲、气囊脱出嵌顿导管口、导管远端开口嵌顿于气管隆凸、脱管等引起，表现为不同程度的呼吸困难，严重时出现窒息。应针对原因及时处理，如调整人工气道位置、抽出气囊气体、吸痰等。如气道梗阻仍不缓解，则应立即拔除气管导管，重新建立人工气道。

3．呼吸道感染　人工气道建立使患者呼吸道生理防御机制受损、气囊长期压迫导致气管局部血液循环较差，气管导管摩擦和反复吸痰损害气管黏膜，吸痰操作不规范，如未戴无菌手套及操作不当、口腔护理不彻底、气囊充气不足等都可能导致呼吸道感染。为预防呼吸道感染，护理过程中应注意无菌操作，及时清除气道内分泌物，加强口腔护理，呼吸机管路定期更换、消毒，气囊充气适度。

4．气道损伤　主要与插管时机械性损伤、气道内吸痰、导管压迫气道和气囊压迫气管黏膜等有关，表现为出血、肉芽增生、气管食管瘘等。为避免气道损伤，插管前应选择合适的导管，插管时动作轻柔，带管过程中保持导管中立位，避免机械性外力牵拉，合理吸痰，做好气囊护理等。

小　结

本章重点介绍了徒手呼吸道异物清除的方法，常见的人工气道种类、操作步骤及注意事项，人工气道的护理措施等。保持呼吸道通畅对于急危重症患者抢救是至关重要的内容，在急救现场如何徒手清除呼吸道异物、开放气道、保证足够通气是抢救患者的关键。徒手清除呼吸道异物主要采用海姆立希法，成人海姆立希法包括腹部冲击法、自救腹部冲击法、胸部冲击法等，对于有意识的 1 岁以上儿童发生呼吸道异物梗阻的处理方法同成人海姆立希法，对于有反应的婴儿推荐使用拍背 / 冲胸法。常见的人工气道包括口咽通气管、鼻咽通气管、环甲膜穿刺置管、喉罩、经口 / 鼻气管插管、气管切开置管，建立人工气道能维持呼吸道通畅，保证足够的通气和充分的气体交换，防止误吸，充分引流气道分泌物。人工气道建立后需加强气道内分泌物吸引，湿化人工气道，选择合适的气囊充气和压力监测方法，加强感染的预防和控制，防止人工气道相关并发症。

思考题

1．婴儿呼吸道异物梗阻，应如何实施现场急救？

2．简述经口 / 鼻气管插管的注意事项。

3．王某，男，12 岁，边吃东西边跑闹玩耍，突然站立不动，可见哭样表情，但听不到哭声，随之面色发绀，请问：

（1）该患儿发生了何种问题？

（2）应如何进行现场急救？

4．张某，男，42 岁，因破伤风行气管切开，人工呼吸机辅助呼吸，抽搐过程中气管导管脱出，呼吸机低流量报警，作为一名护士应如何应对此种情况？

（王惠峰）

第二十章数字资源

第二十章 机械通气

导学目标

通过本章内容的学习，学生应能够：

◆ **基本目标**

1．复述机械通气的目的。

2．列举机械通气的应用指征。

3．解释球囊 - 面罩通气、高流量氧疗的基本结构与通气原理。

4．说出无创人工呼吸机、有创人工呼吸机的适应证与禁忌证。

5．正确实施球囊 - 面罩通气、高流量氧疗及使用无创人工呼吸机与有创人工呼吸机。

◆ **发展目标**

1．综合评估患者，为患者提供合适的呼吸支持方式，保证通气的有效性，维持患者氧合，为抢救患者赢得时间。

2．应用所学知识为机械通气患者提供个体化的急救护理方案。

机械通气（mechanical ventilation，MV）是利用机械装置（主要是呼吸机）来控制、代替或辅助患者自主呼吸运动的一种通气方式。机械通气给重症患者提供呼吸功能支持，维持基本生命需要，为疾病的治疗和康复提供条件。本章主要介绍球囊 - 面罩通气、高流量氧疗、无创人工呼吸机、有创人工呼吸机。

第一节　概述

一、机械通气的目的

1．改善通气功能　机械通气时通过气管插管或气管切开维持呼吸道通畅，通过呼吸机正压通气维持患者足够的潮气量，保证代谢所需的肺泡通气量。

2．改善换气功能　机械通气时使用呼气末正压（PEEP）或持续气道正压通气（CPAP）等方法维持足够的功能残气量，可防止肺泡萎陷，改善通气 / 血流比例，减少肺内分流，改善氧运输，纠正低氧血症，如临床应用 PEEP 治疗 ARDS。

3．减少呼吸功耗　由于气道阻力增加、呼吸系统顺应性降低及内源性呼气末正压的出现，易导致自主呼吸做功增加，呼吸肌疲劳。使用机械通气可减少呼吸肌做功，降低呼吸肌耗氧量，缓解呼吸肌疲劳。

4．为安全使用镇静和肌肉松弛药提供保障　对于需要抑制或完全消除自主呼吸的患者，如破伤风早期患者、接受手术或某些特殊操作者，呼吸机可为使用镇静和肌松药提供安全保障。

5．纠正反常呼吸运动　在某些情况下，如连枷胸等时，由于胸壁完整性受到破坏，通气功能受损，此时机械通气可通过机械性的扩张作用提供正压使胸壁稳定，促成有效而充分的通气，纠正反常呼吸运动。

6．保持呼吸道通畅　有创正压通气可在小气道扩张的同时提供较大的呼气气流，有利于气道分泌物的引流，保持呼吸道通畅。

7．为抢救生命赢得时间　机械通气是一种脏器的功能支持手段，可为呼吸衰竭患者治疗原发病争取时间。

二、机械通气应用指征

各种原因导致严重呼吸功能障碍，引起严重缺氧或二氧化碳潴留的患者均符合机械通气的应用指征。

1．低氧血症　①因肺水肿或肺不张导致的低氧型呼吸衰竭患者，可先行无创正压通气；②经保守治疗无效的严重低氧血症患者，应立即建立人工气道，进行机械通气。

2．肺泡通气量不足　①肺泡通气量不足，导致动脉血 pH 小于 7.3，应立即行机械通气；②肺泡通气量不足，患者呼吸做功明显增加，考虑呼吸肌衰竭的可能时，应立即行机械通气。

3．呼吸肌疲劳　各种原因导致的呼吸做功增加，应在出现氧合障碍前进行机械通气。

三、机械通气的分类

（一）根据呼吸机送气时产生的压力分类

1．负压通气　模仿呼吸肌的实际功能，用正常生理学机制维持呼吸。它是利用一个围绕患者胸腹部的筒状或壳状容器，产生容器内负压，使胸廓、气道和肺扩张膨胀，促使气体进入肺内，当围绕胸壁的负压去除时呼气开始。负压通气呼吸机由于结构功能缺陷，现在几乎不用。

2．正压通气　是指通过气管内插管或面罩的方法使空气进入患者的肺部。呼吸机送气时，将设定的气体送入肺内，肺泡内压力逐步增加为正压。当呼吸机停止送正压，口腔闭合压恢复大气压，肺泡内仍为正压，气体被呼出。

（二）根据呼吸机与患者连接方式分类

1．有创机械通气　是通过喉罩、气管插管或气管切开建立人工气道进行机械通气的方式。

2．无创机械通气　是通过鼻罩、口鼻面罩、全脸面罩或头罩与呼吸机连接，无需建立人工气道的通气方式。广义的无创通气应当也包括体外负压通气、胸壁震荡通气、体外膈肌起搏等。

（徐佳卿）

第二节　球囊 - 面罩通气

球囊 - 面罩通气（bag-mask ventilation，BMV）是通过挤压复苏球囊，将氧气送入患者肺内的一种正压通气方式。复苏球囊又称简易呼吸器，是进行人工通气的简易工具。与口对口呼吸相比，供氧浓度高，且操作简便。尤其是病情危急，来不及气管插管时可利用加压面罩直接给氧，使患者得到充分的氧气供应，改善组织缺氧状态。

一、基本结构与通气原理

（一）基本结构

球囊 - 面罩主要由面罩、球囊、储氧袋和氧气连接管四大部分组成。球囊由呼气阀、单向阀（鸭嘴阀）、压力安全阀、球体、进气阀、储氧安全阀、储气阀和氧气连接口组成。

（二）通气原理

1. 吸气 挤压球体使球体产生正压导致单向阀开放、进气阀关闭，与此同时单向阀向下移动，堵住呼气阀从而导致气体进入人体。

2. 呼气 球体松开使球内产生负压导致单向阀关闭并且同时上移、呼气阀打开致气体呼出，与此同时进气阀开放，气体被送入球体，直到球体完全恢复挤压前的原状。

二、操作方法与注意事项

（一）操作方法

1．解开围巾、领带、衣领口及腰带等，抢救者应位于患者头部后方。

2．去枕平卧，尽量将下颌托起，使气管与口腔成一直线，保持气道通畅。

3．清除口腔、气道分泌物或异物，有义齿者应取下。

4．必要时放入口咽通气管，将患者嘴打开时，防止咬伤。

5．将面罩紧紧扣住口鼻，并用拇指和示指紧紧按住，其他手指放置在下颌骨上做向头部提拉动作，以打开气道（呈“E-C”手法固定）并且保证按紧不漏气。单人操作时，单手开放气道（“E-C”手法），单手挤压球囊；双人操作时，双手开放气道，应用双下颌上提法，双手挤压球囊。氧流量为 8 ~ 10 L/min。

6．充满储氧袋，调节氧流量至使其鼓起。

7．双手挤压球囊的方法，两手捏住球囊的中间部分，两拇指相对朝内，四指并拢或略分开，两手均匀用力挤压球囊，待球囊重新膨起后开始下一次挤压。

8．挤压球囊频率 成人 10 ~ 12 次 / 分，相当于每 5 ~ 6 s 通气一次；儿童 12 ~ 20 次 / 分，相当于 3 ~ 5 s 通气一次。

9．挤压球囊深度 成人球囊的容量一般为 1500 ml，正常呼吸潮气量一般为 8 ~ 12 ml/kg（通常成人 400 ~ 600 ml），挤压球囊的 1/3 ~ 2/3，见胸廓抬起即可，挤压球囊时与患者吸气同步。

（二）注意事项

1．选择型号合适的面罩。

2．使用时间不宜过长。受人为因素影响，如果长时间使用，容易使通气量不足，需及时行气管插管。

3．若气管插管或气管切开患者使用复苏球囊，应先将痰液吸净，确保气囊压足够后再应用。

4．氧气储气阀及储氧袋必须与外接氧气装置组合使用，若未接氧气时，应将这两个部件取下。

5．随时观察使用效果。

（1）注视患者胸廓上升与下降（是否随着挤压球体而起伏）。

（2）经由面罩透明部分观察单向阀是否功能正常及患者嘴唇与面部颜色的变化。

（3）患者呼气时观察面罩内是否呈雾气状。若呈雾气状，代表经过按压球囊使气体进入肺内，并通过呼气带出肺内气体。

6．复苏球囊的清洁与消毒

（1）如果操作中单向阀被呕吐物或血液污染时，首先用力挤压球囊数次，将污物清除干净，再将单向阀卸下用水清洗。

（2）操作完成后将复苏球囊各配件依顺序拆开，清洗干净后置入含氯消毒液（500 ~ 1000 mg/L）中浸泡 30 min。取出用清水冲洗所有配件、晾干，调试后备用。储氧袋不能用消毒液浸泡，容易损坏，一般使用 75% 乙醇擦拭。

（3）如果是特殊感染者，可使用环氧乙烷消毒。

随堂测 20-1

（徐佳卿）

第三节 高流量氧疗

案例 20-1

患者，男性，37 岁，意识清醒，肥胖，腹胀，半坐卧位，以“腹痛 1 d”入院。T 38 ℃，R 30 次 / 分，HR 111 次 / 分，BP 154/92 mmHg。血清淀粉酶 622 U/L，血清脂肪酶 1608 U/L，诊断：急性胰腺炎。血气结果：PaO_2 55 mmHg，$PaCO_2$ 40 mmHg，BE –1 mmol/L，HCO_3^- 25 mmHg，PaO_2/FiO_2 131 mmHg，SpO_2 88%。

请回答：

1．该患者的首要治疗措施是什么？

2．应选择何种氧疗方式？为什么？

3．初始参数如何设置？

高流量（high flow）是指能够达到或高于患者吸气峰流速的流量，保证患者的吸气流量均来自外接空气与氧气的混合气体，吸入氧浓度不随患者呼吸型态改变，即保证吸氧浓度稳定，这个流量对于患者而言就是“高流量”，因此，高流量没有具体数值标准，因患者吸气峰流速而定。目前能提供高流量的吸氧装置有文丘里面罩、高流量呼吸湿化治疗仪及部分呼吸机等。本章主要介绍应用高流量呼吸湿化治疗仪进行氧疗。

经鼻高流量氧气湿化治疗（high-flow nasal cannulae，HFNC）是一种新型呼吸支持技术，利用高流量呼吸湿化治疗仪，通过鼻塞导管持续为患者提供可以调控且相对恒定的吸氧浓度（21% ~ 100%）、温度（31 ~ 37 ℃）和湿度的高流量（2 ~ 80 L/min，依品牌和型号有所差异）。HFNC 用于有自主呼吸的人工气道或非人工气道患者，以达到满足患者吸气需求、纠正缺氧、达到有效的湿化效果、提高患者舒适度等目的。

随堂测 20-2

知识链接

文丘里面罩

文丘里（Venturi）面罩是指利用文丘里原理将一定流量的空气与氧气混合，形成高速气流进而输送给患者的一种氧疗设备。

文丘里原理指当氧气经过狭窄的孔道进入面罩时，在喷射气流的周围产生负压，携带一定量空气进入面罩，形成高速气流的空气与氧气混合气体。通过调节氧流量及空气进入窗的大小，可改变空气与氧气的比例，从而调节氧浓度。高流速的气体不断冲刷面罩内部呼出气中的 CO_2，使 CO_2 难以在面罩潴留，故无重复呼吸。文丘里面罩可提供 24%、28%、31%、35%、40% 和 50% 等浓度的氧气，可以实现高流速低浓度给氧，适合伴高碳酸血症的低氧患者。为保持恒定的氧浓度，文丘里面罩产生的流速必须超过患者吸气峰流速。

参考文献：

[1] 急诊氧气治疗专家共识组．急诊氧气治疗专家共识［J］．中华急诊医学杂志，2018，27（4）：355-360．

[2] 王丽华，李庆印．ICU 专科护士资格认证培训教程［M］．2 版．北京：人民军医出版社，2011.

一、基本结构与通气原理

（一）基本结构

高流量呼吸湿化治疗仪主要是由呼吸湿化治疗仪主机（空氧混合模块、加温加湿模块、调节按钮和显示界面）、加热呼吸管路、自动加水式湿化罐、鼻塞导管、氧气源连接管和医用支架组成。

（二）通气原理

高流量呼吸湿化治疗仪除了通过鼻塞导管与患者连接外，还可以通过气管切开接头和面罩转接头与患者连接，可用于小儿和成人。空氧混合装置按照预设的氧浓度将空气和氧气在涡轮 / 风机前进行混合，混合后涡轮加速产生高速气流；加温加湿模块对高速气流进行加温湿化后通过连接具有加热导丝的管道及鼻塞接头将气体以恒温、恒湿、恒流速的方式输送给患者，通过近患者端实时监测温度和氧浓度进行动态调控。

1．产生呼气末正压（PEEP）效应　HFNC 可以提供持续的高速气流，高速气流在患者呼气时可以形成阻力，从而产生呼气末鼻咽部正压，可增加患者呼气末肺容积，有利于呼气末肺泡复张和气血交换。但 HFNC 形成的 PEEP 具有显著的流速依赖性，随流速增加而增加，且受性别、张口或闭口、鼻导管管径等多种因素影响。

2．冲刷解剖无效腔效应　HFNC 通过为患者提供持续并恒定的高流速空氧混合气体，冲刷患者呼气末残留在鼻腔、口腔及咽部的解剖无效腔气体，可明显减少患者下一次吸气时吸入的 CO_2 的含量。

3．维持黏液纤毛转运系统功能　HFNC 可以提供最佳湿度的空氧混合气体，最佳湿度为 37 ℃，44 mg/L，相比其他氧疗方式更符合人体生理情况下呼吸道的气体温度及湿度，避免因吸入医用干冷气体对上下呼吸道黏液纤毛系统功能和黏膜造成影响。HFNC 有助于稀释痰液和排痰，修复和维持患者呼吸道上皮细胞和纤毛的结构和功能，提高患者的舒适度，降低下呼吸道感染的发生率。

4．降低患者上呼吸道阻力和呼吸做功　鼻咽腔通过提供较大的表面积对吸入气体进行湿化和加温，HFNC 可以提供满足患者吸气流速需求和恒温恒湿的高流量气体，患者在吸气时不需要用力吸气，也不需要对吸入气体进行加温加湿，这样不仅可降低吸气阻力，同时避免患者对吸入气体进行加温湿化所需的能量消耗，减少患者的呼吸做功。

二、适应证与禁忌证

（一）适应证

1．轻、中度Ⅰ型呼吸衰竭（100 mmHg ≤ PaO_2/FiO_2 ＜ 300 mmHg）。

2．轻度呼吸窘迫（呼吸频率＞ 24 次 / 分）。

3．轻度通气功能障碍（pH ≥ 7.3）。

4．对传统氧疗或无创正压通气不耐受或有禁忌证者。

5．辅助气管镜检查或其他有创操作的氧疗。

6．气管插管前和拔管后的氧疗呼吸支持。

7．需要排痰的患者，如支气管扩张、肺炎、肺部感染、肺结核等。

8．气管插管拔管后的序贯治疗。

9．临终前的姑息治疗。

科研小提示

文献显示高流量氧疗用于序贯治疗，但还有待于进一步研究。

（二）禁忌证

1．绝对禁忌证　①心搏、呼吸骤停，需紧急气管插管有创机械通气；②自主呼吸微弱、昏迷；③极重度Ⅰ型呼吸衰竭（PaO_2/FiO_2 ＜ 60 mmHg）；④通气功能障碍（pH ＜ 7.25）。

2．相对禁忌证　①重度Ⅰ型呼吸衰竭（PaO_2/FiO_2 ＜ 100 mmHg）；②通气功能障碍（pH ＜ 7.3）；③反常呼吸；④气道保护能力差，有误吸高危风险；⑤血流动力学不稳定，需要应用血管活性药物；⑥面部或上呼吸道手术不能佩戴 HFNC 者；⑦鼻腔严重堵塞；⑧ HFNC 不耐受。

三、使用准备

1．物品准备　呼吸湿化治疗仪（消毒备用）、加热呼吸管路（内含自动加水式湿化罐）、鼻塞接头（选取小于鼻孔内径 50% 的鼻塞接头）、灭菌注射用水 500 ml、网套、棉签、手电筒。

2．环境准备　清洁，舒适，安全，若周围存在易燃、麻醉性气体，请勿使用。远离任何火源、油脂类物质等，以防发生自燃。

3．操作者准备　着装规范，洗手，评估患者适应证，排除禁忌证，遵医嘱执行。

4．患者准备　上机前应和患者充分交流，说明治疗目的的同时取得患者配合，建议半卧位或头抬高（＞ 20°），告知患者使用过程不要随意调节参数。

四、常用参数设置与调节

高流量氧疗分为儿童模式和成人模式。常用参数包括气体流速（flow）、氧浓度（FiO_2）与温度（℃）。

（一）不同模式下的参数设置范围

儿童模式和成人模式的氧浓度和温度设置范围见表 20-1。

表 20-1 不同模式下的参数设置范围

模式	流速（L/min）	氧浓度（%）	温度（℃）
儿童	2 ~ 25	21 ~ 100	31 ~ 37
成人	10 ~ 80	21 ~ 100	31 ~ 37

（二）参数初始设置和撤离标准

不同类型的呼吸衰竭参数初始设置与撤离标准有所不同，见表 20-2。

表 20-2 HFNC 参数初始设置和撤离标准

参数设置	Ⅰ型呼吸衰竭	Ⅱ型呼吸衰竭
初始流速	30 ~ 40 L/min	20 ~ 30 L/min
氧浓度温度	维持 SpO_2 92% ~ 96%，滴定氧浓度 31 ~ 37 ℃，根据患者的连接方式、舒适度、耐受度及分泌物黏稠度调节	维持 SpO_2 88% ~ 92%，滴定氧浓度 31 ~ 37 ℃，根据患者的连接方式、舒适度、耐受度及分泌物黏稠度调节
说明	若没有达到氧合目标，可逐渐增加吸气流量和氧浓度	若 $PaCO_2$ 潴留明显，流速可调至 45 ~ 55 L/min，甚至更高，达到患者能耐受的最大流量
撤机	原发病控制后逐渐降低参数，撤机时先下调氧浓度，再降流速，以 5 ~ 10 L/min 往下减或往上加，观察患者生命体征和呼吸功能指标有无变化。当流速＜ 20 L/min，氧浓度＜ 30% 时可以考虑撤机	

五、护理

（一）仪器、管道方面的护理

1．湿化装置及灭菌注射用水

（1）连接湿化装置时，连接管侧面排气盖保持开放状态。若管路中有空气，可增加灭菌注射水瓶内压力，促使灭菌水顺利向下流。

（2）及时检查并保持湿化装置的水在水位线以下，若水位高出水位线，应立即更换湿化罐。

（3）灭菌注射用水滴空后需及时更换，使湿化罐一直处于有水状态，以保证湿化效果。

（4）灭菌注射用水开瓶后注明开瓶时间，24 h 内有效。

2．高流量氧疗管道 注意管道积水现象并及时处理，警惕管路积水误入气道引起呛咳和误吸；注意患者鼻塞位置高度高于管路水平；鼻塞接头和加热呼吸管路更换时间按说明书或院内感染防控要求进行更换。

3．高流量氧疗仪及其报警

（1）开关机处理：使用时先开机再打开氧气；治疗结束后先关闭氧气，待氧浓度降至 21% 时再关机，以免氧气在治疗仪内积聚，确保用氧安全。

（2）流量设置：建议最低流量设置不小于 15 L/min，以克服呼吸管路阻力。

（3）机器报警处理：使用过程中如有机器报警或故障，及时查看并处理，直至报警消除，若不能立即排除，应及时更换。

（二）患者相关的护理

1．维持患者舒适 以治疗目的为前提，兼顾患者舒适性，及时听取患者主诉，遵医嘱适当调节参数。

2. 保证湿化效果 避免湿化过度或湿化不足，密切关注气道分泌物性状变化，按需吸痰，防止痰堵窒息等紧急事件的发生。

3. 关注湿化温度 若出现患者无法耐受的异常高温，应停机检测，避免灼伤气道。

4. 保护受压处皮肤 注意调节鼻塞固定带松紧，皮肤易损伤的患者可以使用皮肤保护敷料，避免固定带过紧引起颜面部皮肤损伤。

5. 关注 HFNC 治疗效果

（1）张口呼吸患者需嘱其配合闭口呼吸，如不能配合且不伴有二氧化碳潴留，可改为面罩方式进行氧疗。

（2）舌后坠伴 HFNC 效果不佳者，先予口咽通气道打开上呼吸道，后将 HFNC 鼻塞与口咽通气道开口处连接，如仍不能改善，可考虑无创通气或其他呼吸支持方式。

（三）终末处理

1. 仪器表面 用 75% 乙醇进行擦拭消毒。

2. 鼻塞接头、湿化罐及管路 均为一次性物品，按医疗垃圾进行处置。

3. 空气过滤纸片 应定期更换，建议每 3 个月或 1000 h 更换一次。

4. 主机消毒 连接仪器自带加热消毒管道进行仪器内部消毒，温度与时间的设置依据生产厂家的说明。

随堂测 20-3

（徐佳卿）

第四节 无创人工呼吸机的应用

无创正压通气（non-invasive positive pressure ventilation，NIPPV）是指不需要侵入性或有创性的气管插管或气管切开，只是通过鼻罩、口鼻罩、全面罩或头罩等方式将患者与呼吸机相连接进行正压辅助通气的技术。

案例 20-2

患者，男性，42 岁。因“呼吸困难夜间加重伴周身水肿 20 d”急诊留观。查体：神志清楚，T 36.5 ℃，P 86 次 / 分，R 30 次 / 分，BP 142/91 mmHg，口唇发绀，周身水肿。血气分析提示 pH 7.25，PaO_2 41 mmHg，$PaCO_2$ 72 mmHg，HCO_3^- 32.5 mmol/L。

请回答：

1. 考虑该患者发生了什么情况？
2. 首要治疗措施是什么？
3. 对患者的教育包含哪些内容？

一、适应证与禁忌证

（一）适应证

1. 患者情况 ①意识清醒；②能自主清除气道分泌物；③呼吸急促（频率 > 25 次 / 分），辅助呼吸肌参与呼吸运动。

2. 血气指标 海平面呼吸室内空气时，动脉血氧分压（PaO_2）< 60 mmHg，伴或不伴二

氧化碳分压（$PaCO_2$）$>$ 45 mmHg。

（二）禁忌证

1．绝对禁忌证　心脏骤停或呼吸骤停（微弱），此时需要立即心肺复苏、气管插管等生命支持。

2．相对禁忌证　①意识障碍；②无法自主清除气道分泌物；③严重上消化道出血；④血流动力学不稳定；⑤上气道梗阻；⑥未经引流的气胸或纵隔气肿；⑦无法佩戴面罩的情况，如面部创伤或畸形；⑧患者不配合。有相对禁忌证者应用 NPPV 需综合考虑患者情况、权衡利弊后再做决策，否则可能增加 NPPV 治疗失败或导致患者损伤的风险。

二、使用前准备

（一）患者准备

1．明确患者的基本情况，包括年龄、性别、身高、体重、诊断、病情、既往病史和对呼吸机支持的特殊要求等。

2．向清醒患者解释使用无创呼吸机的目的、注意事项等。

3．清洁面部皮肤，面罩受压位置给予敷贴保护。

4．选择舒适的体位，一般采取平卧或仰卧位，若无禁忌，建议床头抬高 30° ~ 45°。

（二）呼吸机准备

1．根据患者基本情况选择合适的呼吸机、呼吸机管道、过滤器和湿化装置等。

2．连接呼吸回路、电源和气源。

3．设置呼吸机支持模式、参数和报警限。

4．测试呼吸机是否能正常工作或机器自检各功能部件有无故障。

5．检测呼吸机正常工作，各功能部件无故障后关机备用于床旁，在呼吸机醒目处标记“备用”。

（三）面罩的选择

1．面罩种类　常用鼻罩和口鼻面罩，二者的差别在于鼻罩更舒适，但容易出现经口漏气。当患者有张口呼吸或采用鼻罩经口漏气明显时，宜选用口鼻面罩。老年或无牙齿的患者口腔支撑能力差，可尝试使用全面罩。

2．面罩大小　应根据患者脸型准备合适型号的面罩。面罩过大或与患者的面型匹配不好，容易造成漏气量增大，进一步导致患者不易触发或终止呼吸机送气，影响治疗效果。

三、常用参数设置与调节

（一）无创人工呼吸机的基本模式

无创呼吸机的通气模式通常有三种，即持续气道正压（continuous positive airway pressure，CPAP）模式、自主（spontaneous，S）模式或压力支持（pressure support）模式、时间（timed，T）或压力控制（pressure control）模式。

CPAP 模式提供一个高于大气压的基线压力，应用于有自主呼吸的患者，吸气时无附加压力。CPAP 工作原理简单，呼吸机仅需持续监测管路压力并通过改变流速维持该压力即可，漏气量只要在呼吸机能补偿的范围内，设置的压力均能维持。

在自主或时间模式（S/T）中，呼气末的基线压力称为呼气相气道正压（expiratory positive airway pressure，EPAP），吸气时在气道所增加的压力称为吸气相气道正压（inspiratory positive airway pressure，IPAP）。该吸气压力，在自主模式中是由患者触发来启动、流量切换终止，而时间模式则是由时间触发、时间切换终止。

（二）无创人工呼吸机参数的设置与调整

如何为患者设定个性化的治疗参数十分重要。压力和潮气量过低导致治疗失败，过高导致漏气和不耐受。一般采取适应性调节方式：呼气相压力从 4 ~ 8 cmH_2O 开始，待患者耐受后再逐渐上调，达到满意的通气水平，如潮气量达到 8 ~ 10 ml/kg，或患者可能耐受的最高通气支持水平。初始设置完成后再给患者戴上面罩，患者应保持半卧位，角度 30° ~ 45°。S 模式下需要设置后备通气频率，建议初始设定在每分钟 10 次，这就意味着若患者隔 6 s 不触发一次送气的话，呼吸机就会启动后备频率主动送气并报警，这就可以在一定程度上保障患者在出现睡眠呼吸暂停时的通气安全。对于那些难以触发呼吸机送气的患者，如神经肌肉疾病、严重 COPD 患者等，宜直接选用 T 或 S/T 模式，NPPV 时通气参数的调整见表 20-3。

表 20-3　NPPV 时通气参数的调节

参数	调节	预期结果
吸气气道正压（IPAP）	↑	潮气量↑，通气↑与 $PaCO_2$ ↓
	↓	潮气量↓，通气↓与 $PaCO_2$ ↑
呼气气道正压（EPAP）	↑	功能残气量↑，PaO_2 ↑，潮气量↓ 若存在内源性 PEEP（PEEPi），应用 EPAP 可改善人机同步
	↓	功能残气量↓，PaO_2 ↓，潮气量↑ 若 PEEP 小于 4 cmH_2O，可能存在 CO_2 重复吸收
吸入氧浓度（FiO_2）	↑	PaO_2 ↑，但外加氧气流量过大时易导致口干舌燥
	↓	PaO_2 ↓
后备通气频率	↑	增加在时间模式下的每分通气量，$PaCO_2$ ↓
	↓	减少在时间模式下的每分通气量，$PaCO_2$ ↑

知识链接

NPPV 辅助撤机

长时间的有创通气可能引起一系列并发症，包括呼吸肌无力及失用性萎缩、VAP 等，尽量缩短插管时间能够减少相关并发症的发生。目前辅助撤机的含义有两种：①拔除气管插管后使用 NPPV 通气，即有创 - 无创序贯通气。②拔管后常规氧疗。有研究表明，对于接受有创通气的Ⅱ型呼吸衰竭患者，NPPV 在脱机阶段能够改善呼吸状况，减少呼吸做功，维持稳定的气体交换，可用于加快该类患者脱机流程，并减少再插管带来的并发症。

参考文献：张新超，钱传云，张劲农，等．无创正压通气急诊临床实践专家共识（2018）[J]．中华急诊医学杂志，2019，28（1）：14-24.

四、护理

（一）患者的教育

与有创通气不同，NPPV 需要患者的密切配合，因此，对患者教育可以争取配合，消除恐惧，提高患者的舒适感和依从性，更有利于提高患者的应急能力。比如在患者发生咳嗽、咳痰或呕吐等紧急情况下能够迅速拆除连接，提高安全性。具体的教育包括：①治疗的作用和目的（缓解症状、促进康复）；②连接和拆除的方法；③治疗过程中可能会出现的各种感觉，帮助患者正确区分和客观评价所出现的症状；④可能出现的问题及相应措施，如鼻 / 面罩可能使面部不适感，使用鼻罩时要闭口呼吸，注意咳痰和减少漏气等；⑤指导患者有规律的放松呼吸，以便与呼吸机协调；⑥鼓励主动排痰并指导吐痰的方法；⑦出现不适通知医务人员等。

（二）病情观察

通过密切的临床监测，判断疗效，发现治疗过程中的问题和可能出现的不良反应并及时处理和调整是提高患者的耐受性和疗效的重要因素，也是避免因 NPPV 治疗无效而延误插管的重要措施，监测的内容见表 20-4。

表 20-4　NPPV 治疗时的监测内容

监测方向	监测详情
呼吸系统	呼吸困难的程度、呼吸频率、胸腹活动度、辅助呼吸肌活动、呼吸音、人机协调性等
循环系统	心率、血压等
通气参数	潮气量、压力、频率、吸气时间、漏气量等
血气和血氧饱和度	SpO_2、pH、$PaCO_2$、PaO_2 等
不良反应	胃胀气、误吸、面罩压迫、口鼻咽干燥、鼻面部皮肤压伤、排痰障碍、不耐受、恐惧、气压伤等

护理人员应密切监测患者的临床表现、SpO_2 和血气分析结果。NPPV 后 1 ～ 2 h，随着呼吸困难程度的改善，患者的心率、呼吸频率及精神状态会随之改善。否则，提示肺泡通气量不足，可能与呼吸机参数设置（吸气压力、潮气量）不合理、管路或面罩漏气等有关，应注意观察分析并及时调整管路位置及呼吸机参数。

NPPV 后 1 ～ 2 h 基于临床表现和血气分析结果判断患者行 NPPV 的疗效，对其后的治疗决策起到重要作用。评价疗效的最佳指标为：

1．临床表现　气促改善，辅助呼吸肌运动减轻和反常呼吸消失，呼吸频率减慢，心率改善等。

随堂测 20-4

2．血气分析　PaO_2 和氧合指数改善，$PaCO_2$ 下降，pH 改善。若无明显改善，需进一步调整参数或检查漏气情况，4 ～ 6 h 后再次复查血气，若仍无改善，则需考虑改用有创机械通气。

（三）面部皮肤保护

调整固定带张力，松紧以能于面颊旁轻松插入 1 ～ 2 指为宜，调整为避免漏气的最低张力，避免面罩过紧导致局部皮肤压伤，或面罩过松导致漏气过多。合理调整面罩位置，选用适合患者脸型的硅胶或气垫面罩，可减轻面罩的压迫。有条件的情况下轮换使用不同类型的面罩，避免长期压迫同一位置。若患者自主呼吸能耐受，应间断摘下面罩，一般以 4 h 一次为宜。部分患者出现眼部刺激感，与面罩漏气导致气体吹入眼中有关，可在前额加垫一块纱布，或适当加大头带压力以减少漏气。

科研小提示

文献显示，面部护理技术尚有改进空间，有待于进一步研究。

（四）气道加温湿化及清理

NPPV 易致痰液黏稠，排出困难，多与患者经口呼吸、通气需求量大或存在较大漏气量使总的通气量增加而不能充分湿化有关。应保证患者足够的液体量，鼓励其少量多次饮水及主动咳嗽，应用功能较强的主动加温湿化器等，以保证痰液引流通畅。部分患者咳嗽反射减弱，痰液无法咳出，可经口咽通气管或鼻咽通气管充分吸痰，保持呼吸道通畅（详见第十九章第三节）。

（五）心理护理

只要病情允许，在为患者无创通气之前应尽量与患者充分沟通，特别是初次使用者，应解释操作的目的、方法及注意事项，消除患者顾虑，提高信心和接受性。

（王华荣）

第五节　有创人工呼吸机的应用

案例 20-3

患者，男性，82 岁。因“反复咳嗽”收入急诊病房，患者既往气急 40 余年。查体：意识模糊，呼吸逐渐减弱，T 37.6 ℃，P 120 次 / 分，R 8 次 / 分，BP 135/95 mmHg，口唇发绀。吸氧条件下血气分析提示：pH 7.13，$PaCO_2$ 96 mmHg，PaO_2 85 mmHg。

请回答：

1．此患者是否应该建立人工气道？

2．如何预防该患者发生呼吸机相关性肺炎？

一、基本结构与通气原理

（一）基本结构

目前临床常用人工呼吸机多为正压呼吸机，不管是何种类型的呼吸机，其基本结构都是相似的，应包括：①气源；②供气和驱动装置；③空氧混合器；④控制部分；⑤呼气部分；⑥监测报警系统；⑦呼吸回路；⑧湿化和雾化装置。

（二）通气原理

正压呼吸机的主要作用是按照预设的模式和参数设置，将高压空氧混合气体进行减压和调节成一定送气形式后送入患者肺内，再通过患者的胸肺弹性回缩力和呼吸机对呼气末压力的调节，实现呼气过程，将肺内气体呼出。目前临床上正压呼吸机种类较多，内部结构也有较大差别，但其气路流程大致相似，具体为：高压气源输出高压空气和氧气→空氧混合气（按预设氧浓度混合）→吸气阀→吸气管道→加温湿化装置→经气道进入患者肺内→呼气管道→经呼气阀呼出。将模式和参数输入呼吸机控制系统，调节吸气阀和呼气阀，吸气阀开放，呼气阀关闭，实现吸气过程；吸气阀关闭，呼气阀开放，实现呼气过程，从而完成一个呼吸周期。有创呼吸机一个完整的呼吸周期由吸气触发阶段、吸气阶段、呼气触发（呼气切换）阶段和呼气阶段四部分组成。吸气或呼气的启动称为触发。现代呼吸机吸气触发方式有流量触发、压力触发、时间触发、容量触发和人工触发。呼气（切换）阶段的触发方式有流量触发（切换）、压力触发（切换）、时间触发（切换）和容量触发（切换）。其中压力触发、时间触发和流量触发最为常见。

1．吸气触发

（1）流量触发：在呼吸管道的闭合回路内存在一持续流动的基础气流，呼吸机监测吸气阀与呼气阀之间的流量差，当流量达到触发敏感性阈值时，即触发启动呼吸机送气。其触发敏感度的流量一般设置为 2 ～ 5 L/min。

（2）压力触发：呼吸机监测患者呼吸管道（闭合回路）内压力并识别吸气动作的一种方法，即呼吸管道中的压力降至设定的压力触发敏感性阈值时，呼吸机就开始一次送气。其触发敏感度常设置为 –2 ～ –0.5 cmH_2O。

（3）时间触发：呼吸机控制吸气启动，依据设置呼吸频率，按一定的时间间隔送气。常用于无自主呼吸或自主呼吸微弱的患者等。

（4）人工触发：呼吸机的手动触发启动模式，常用于检测呼吸机。

2．呼气触发（切换）

（1）时间触发（切换）：强制通气时，按一定的时间送气，吸气时间结束即转为呼气。

（2）流量触发（切换）：自主呼吸时，呼吸机监测吸气流量。当吸气流量降至峰流量的某一点（设定阈值）时，转为呼气。

（3）压力触发：当吸气峰压力超过预设值上限时，呼吸机自动转为呼气。

二、适应证与禁忌证

（一）适应证

无论何种原因只要出现严重缺氧和二氧化碳潴留，均可使用有创机械通气治疗，包括：①心搏、呼吸暂停，需行心肺复苏；② COPD、支气管哮喘、重症肌无力、吉兰 - 巴雷综合征、胸廓畸形、胸部外伤或胸部手术后所导致的严重通气不足；③脑部炎症、外伤、肿瘤及脑血管意外、药物中毒所致中枢性通气不足；④ ARDS、肺炎、间质性肺疾病、肺栓塞等导致的严重换气功能障碍。

（二）禁忌证

机械通气无绝对禁忌证，在出现致命性通气和氧合障碍时，应在积极处理原发病（如尽快进行胸腔闭式引流、积极补充血容量）的同时，不失时机地应用机械通气。下述情况应用有创呼吸机机械通气时应慎重：①气胸及纵隔气肿未行引流者；②肺大疱和肺囊肿；③低血容量性休克未补充血容量者；④严重肺出血；⑤气管食管瘘。

三、使用前准备

（一）患者准备

1．明确患者的基本情况，包括年龄、性别、身高、体重、诊断、病情、既往病史和对呼吸机支持的特殊要求等。

2．向清醒患者解释使用呼吸机的目的、注意事项等。

3．有创机械通气患者需建立人工气道。

4．选择舒适的体位，一般采取平卧或仰卧位，若无禁忌建议床头抬高 30° ～ 45°。

（二）呼吸机准备

1．根据患者基本情况选择合适的呼吸机、呼吸机管道、过滤器和湿化装置等。

2．连接呼吸回路、电源和气源。

3．设置呼吸机支持模式、参数和报警限。

4．用模拟肺测试呼吸机能否正常工作或机器自检各功能部件有无故障。

5．检测呼吸机正常工作、各功能部件无故障后关机备用于床旁，在呼吸机醒目处标记“备用”。

四、常用参数设置与调节

（一）有创人工呼吸机的基本模式

1．控制通气（controlled ventilation，CV） 呼吸机完全代替患者的自主呼吸，呼吸频率、潮气量或吸气压力、吸呼比、吸气流速由呼吸机控制，呼吸机提供全部的呼吸功。CV 适用于严重呼吸抑制或呼吸停止的患者，如心搏呼吸骤停、严重脑外伤等情况。

2．辅助通气（assisted ventilation，AV） 依靠患者的吸气努力触发呼吸机吸气活瓣实现通气，当存在自主呼吸时，根据气道内压力降低（压力触发）或气流（流速触发）的变化触发呼吸机送气，按预设的潮气量（定容）或吸气压力（定压）输送气体，呼吸功由患者和呼吸机共同完成。该模式通气时可减少或避免应用镇静药，保留自主呼吸以减轻呼吸肌萎缩，改善机械通气对血流动力学的影响。适用于呼吸中枢驱动正常的患者，如 COPD 急性发作、重症哮喘等。

3．辅助控制通气（assist-control ventilation，ACV） 是辅助通气（AV）和控制通气（CV）两种模式的结合，当患者自主呼吸频率低于预置频率或患者吸气努力不能触发呼吸机送气时，呼吸机即以预置的潮气量及通气频率进行正压通气，即 CV。当患者的吸气能触发呼吸机时，以高于预置频率进行通气，即 AV。ACV 常作为 ICU 机械通气患者的初始模式，然后再根据患者病情进行模式调整。

4．同步间歇指令通气（synchronized intermittent mandatory ventilation，SIMV） 是自主呼吸与控制通气相结合的呼吸模式，在触发窗内患者可触发和自主呼吸同步的指令正压通气，在两次指令通气之间触发窗外允许患者自主呼吸，指令呼吸是以预设容量（容量控制 SIMV）或预设压力（压力控制 SIMV）的形式送气。SIMV 能与患者的自主呼吸同步，减少患者与呼吸机的对抗，减低正压通气的血流动力学影响，用于长期带机患者的撤机。

5．压力支持通气（pressure support ventilation，PSV） 属部分通气支持模式，是患者在自主呼吸的前提下，当患者触发吸气时，呼吸机以预设的压力释放出气流，患者每次吸气都能接受一定水平的压力支持，以克服气道阻力，减少呼吸做功，增强患者吸气能力，增加吸气幅度和吸入气量。主要用于机械通气的撤机过渡。

6．持续气道正压（continuous positive airway pressure，CPAP） 是自主呼吸条件下，整个呼吸周期内（吸气及呼气时间）气道均保持正压，患者完成全部的呼吸功，是 PEEP 在自主呼吸条件下的特殊技术。CPAP 用于通气功能正常的低氧患者，可防止气道和肺泡的萎陷，增加肺泡内压和功能残气量，增加氧合，改善肺顺应性，降低呼吸功。CPAP 过高可增加气道压，减少回心血量，出现低血压、气压伤等表现。

7．双相气道正压通气（biphasic positive airway pressure，BiPAP） 是指给予两种不同水平的气道正压，高压时间、低压时间、高压水平、低压水平各自可调，高压水平和低压水平之间定时切换，从高压水平转换至低压水平时，增加呼出气量，改善肺泡通气。该模式允许患者在两种水平上呼吸，可与 PSV 合用以减轻患者呼吸功。通气和换气障碍型呼吸衰竭兼可使用，如重症肺炎、COPD 急性发作等。

（二）有创人工呼吸机参数的设置与调整

1．潮气量（VT） 在容量控制通气模式下，潮气量的选择应保证足够的气体交换及患者的舒适性，通常依据理想体重选择 5 ~ 12 ml/kg，并结合呼吸系统的顺应性、阻力进行调整，避免气道平台压超过 30 ~ 35 cmH_2O。在压力控制通气模式时，潮气量主要由预设的压力、吸气时间、呼吸系统的阻力及顺应性决定。最终应根据动脉血气分析进行调整。

2．吸气压力 使用压力控制模式时，在满足所需潮气量的前提下，吸气压力主要由呼吸系统的阻力及顺应性决定。一般成人先预设 15 ~ 20 cmH_2O，小儿 12 ~ 15 cmH_2O，然后根据潮气量进行调整。原则上以最低的吸气压力获得满意的潮气量，避免出现气压伤和影响循环功能。

3．呼吸频率　根据每分通气量、目标 $PaCO_2$ 水平进行呼吸频率设定，一般成人通常设定为 12 ～ 20 次 / 分。

4．峰值流速　理想的峰流速应能满足患者吸气峰流速的需要，成人常用的流速设置在 40 ～ 60 L/min，根据每分通气量和呼吸系统的阻力和肺的顺应性调整，流速波形在临床常用减速波或方波。

5．吸呼比（I ：E）　I ：E 的选择是基于患者的自主呼吸水平、氧合状态及血流动力学，适当的设置能保持良好的人 - 机同步性，机械通气患者通常设置吸气时间为 0.8 ～ 1.2 s 或吸呼比为 1 ：（1.5 ～ 2）。对于控制通气者，为抬高平均气道压（MAP）改善氧合，可适当延长吸气时间及吸呼比，但应注意患者的舒适度、监测内源性 PEEP 及对心血管系统的影响。

6．触发灵敏度　一般情况下，压力触发常为 –1.5 ～ –0.5 cmH_2O，流速触发常为 2 ～ 5 L/min。若触发敏感度过高，会引起与患者用力无关的误触发；若设置触发敏感度过低，将显著增加患者的吸气负荷，消耗额外呼吸功。

7．吸入氧浓度（FiO_2）　机械通气初始阶段可给予高浓度的氧（甚至是纯氧），以迅速纠正严重缺氧，以后依据目标 PaO_2、PEEP 水平、MAP 水平和血流动力学状态，酌情降低 FiO_2 至 50% 以下，并设法维持 $SpO_2 > 90\%$，若不能达到上述目标，即可加用 PEEP，增加 MAP，应用镇静药或肌肉松弛药。若适当 PEEP 和 MAP，可以使 $SpO_2 > 90\%$，应保持最低的 FiO_2。

8．呼气末正压（PEEP）　设置 PEEP 的作用是使萎陷的肺泡复张，增加功能残气量，提高肺顺应性，改善通气和换气功能，PEEP 常应用于以 ARDS 为代表的 I 型呼吸衰竭，一般初设在 5 cmH_2O，然后根据氧饱和度进行调整，直至获得满意的氧饱和度。PEEP 可增加胸膜腔内压，设置过高易出现气压伤和低血压等表现。

9．报警限　设置呼吸机高压报警限具有报警和切换功能，一般设置气道峰值压力（PAP）为 + 10 cmH_2O。

知识链接

有创 - 无创“序贯”机械通气

有创 - 无创“序贯”机械通气简称序贯通气，是随着 NIPPV 的发展而产生的一种通气方式。它是指气管插管机械通气（ETMV）患者，在未满足拔管和撤机的条件下，提前拔管，改用 NIPPV，然后逐渐撤机的机械通气方式。为尽量避免有创人工通气和无创人工通气的缺点，并兼顾两者的优点，有学者希望在重症患者采取有创 - 无创的序贯通气方式。序贯通气主要用于慢性呼吸衰竭，包括呼吸、心血管和神经肌肉疾病，特别是慢性呼吸疾病导致的呼吸衰竭，实际上大多数是 COPD 呼吸衰竭。

参考文献：朱蕾，钮善福．机械通气［M］．4 版．上海：上海科学技术出版社，2021.

科研小提示

有创 - 无创序贯机械通气技术尚有改进空间，有待于进一步研究。

五、常见报警原因及处理

报警功能是呼吸机必备的功能之一，引起呼吸机报警的原因很多，有的报警需要立即处理，否则会危及患者生命，如高压报警、窒息报警等。呼吸机报警按警示级别分为一级、二级、三级和机械故障 4 种类型。

（一）报警的识别

常以报警声音、屏幕显示警报信息及红色或黄色指示灯闪烁的方式，提示患者呼吸、人工气道及循环管路或呼吸机出现问题。一级警报是指一些不会危及患者生命但可能会对患者有害的问题；二级警报是可能危及患者生命安全的问题，需要去处理；三级报警是指正在发生威胁患者生命安全的问题，属于红色警报，要求立即处理；机械故障是指呼吸机不能正常工作，需要工程师技术支持。

（二）报警的处理

以保障患者的生命安全为原则，同时再查明报警原因。若报警问题能立即解决，应先处理报警原因，后恢复报警信息；报警问题不能立即解决时，应立即脱离呼吸机，改用简易呼吸器接氧气给患者辅助通气，或更换呼吸机。若同时出现多个报警，应查找根本原因。呼吸机常见报警及处理方法见表 20-5。

表 20-5 呼吸机常见报警原因及处理

报警内容	原因	处理
电源报警	停电；电源插头脱落；电源掉闸；蓄电池电量低	将呼吸机与患者断开并行人工通气支持；同时修复电源
气源报警	压缩氧气或空气压力低；气源接头未插到位；氧浓度分析错误	将呼吸机与患者断开；给患者行人工通气支持；同时调整或更换气源，或校对 FiO_2 分析仪，必要时更换氧电池
潮气量过高	呼吸道方面： 额外增加气流	适当上调报警限
	患者方面： 患者呼吸肌力量较强，见于 SIMV、PSV 等模式时过渡通气；原发病控制，呼吸系统顺应性恢复等	降低支持力度，适时脱机
	呼吸机方面： 参数设置不当、监测失灵等	做好呼吸机的保养及维护，合理设置报警参数
潮气量过低	呼吸道方面： 管道系统密封不严漏气，常见于导管气囊密封不严、破裂漏气，管道漏气，湿化罐漏气，导管脱出等	更换导管、呼吸管道回路；保持管道密闭；检查气囊压力
	患者方面： 患者呼吸肌力量弱，呼吸减弱，见于 SIMV、PSV 等模式时；气道痉挛；呼吸系统顺应性减低等	加大支持力度，解除气道痉挛，治疗原发病
	呼吸机方面： 呼吸机活瓣漏气、监测失灵，呼出流量传感器监测错误、参数设置不当等	做好呼吸机的保养及维护，检测校正呼出流量传感器，合理设置报警参数

续表

报警内容	原因	处理
每分通气量过低	呼吸道方面： 管道系统密封不严漏气，常见于导管气囊密封不严、破裂漏气，管道漏气，湿化灌漏气，导管脱出等	更换导管、呼吸管道回路；保持循环管道密闭
	患者方面： 患者呼吸肌力量弱，见于SIMV、A/C等模式时；气道痉挛；呼吸系统顺应性减低、控制通气时，呼吸频率设置较低等	加大支持力度，解除气道痉挛，治疗原发病，合理设置参数
	呼吸机方面： 呼吸机活瓣漏气、参数设置不当等	做好呼吸机的保养及维护，合理设置报警参数
气道高压	呼吸道方面： 分泌物堵塞气道、管道积水、管道扭曲打折、气管导管紧贴呼吸道内壁、气管导管置入过深、气管导管脱出气囊堵塞气道、设置过低；导管移位等	吸痰，清理呼吸道分泌物、积水、理顺管路、调整固定导管位置
	患者方面： 咳嗽、气道痉挛、人机不协调对抗、气胸、胸腔内活动性出血、呼吸系统顺应性减低（肺水肿、支气管痉挛、肺纤维化等），患者兴奋、激动、想交谈等	听诊，及时清理呼吸道分泌物；安抚患者；使用药物镇静；闭式引流、止血；治疗原发病
	呼吸机方面： 参数（高压报警限）设置不当、活瓣故障等	合理设置压力报警参数；机械故障时更换呼吸机
气道低压	呼吸道方面： 管道脱落、管道漏气（常见于气囊充气不足、气囊破裂、使用喉罩时密封不严）等	加强监管，保持管道密闭；更换气管导管；调整喉罩位置
	患者方面： 支气管胸膜瘘后经胸腔导管漏气、气管食管瘘经食管漏气等	治疗原发病
	呼吸机方面： 呼吸机驱动力不足（气源压力低于呼吸机工作压力下限）等	调整气源压力或更换动力装置
呼吸频率过高	患者方面： 呼吸中枢疾病如浅快呼吸；药物对呼吸的兴奋；代谢需要增加；缺氧；高碳酸血症；酸中毒；疼痛；焦虑、恐惧等	监测动脉血气；纠正缺氧和酸中毒；镇静；镇痛；安抚患者；积极治疗原发病，合理用药
	呼吸机方面： 参数设置不当，如设置触发灵敏度过高、支持力度偏小；自主呼吸恢复等	合理设置报警参数，改换通气模式
呼吸频率过低	患者方面： 呼吸中枢疾病，神经肌肉接头性疾病，药物对呼吸的抑制等	积极治疗原发病，合理用药
	呼吸机方面： 参数设置不当如设置呼吸频率过低、触发灵敏度过低等	合理设置报警参数

续表

报警内容	原因	处理
人机对抗	患者不配合；自主呼吸增强；高热、抽搐、疼痛、体位不适；心肺功能改变、缺氧加重；人工气道不通畅、移位、固定不好或受牵拉，刺激患者；呼吸机同步性能差或触发灵敏度调节不当，或其他参数设置不当	取得患者理解与配合；改变卧位；积极治疗原发疾病；保持呼吸道通畅；调整呼吸模式和参数；合理固定气管导管和呼吸机管道；必要时进行镇静、镇痛

随堂测 20-5

六、常见并发症及处理

有创呼吸机使用得当可改善患者氧合，缓解低氧血症，减少呼吸做功，防止呼吸肌疲劳。使用不当会带来一些并发症，甚至危及患者生命。

（一）人工气道相关并发症

1．脱管　与导管固定不佳和牵拉等有关，表现为呼吸机低潮气量报警、喉部发声和窒息等。出现脱管应紧急处理，保持气道通畅，应用简易呼吸器通气和供氧，必要时重新气管内插管。

2．气道堵塞　由痰栓、异物、导管扭曲、气囊脱出嵌顿导管口、导管远端开口嵌顿于气管隆嵴、脱管等引起，表现为不同程度的呼吸困难，严重时出现窒息。出现气道堵塞应针对原因及时处理，如调整人工气道位置、抽出气囊气体、试验性插入吸痰管等。如气道梗阻仍不缓解，则应立即拔除气管导管，重新建立人工气道。

3．气道损伤　与插管时机械性损伤、气道内吸痰、导管压迫气道和气囊压迫气管黏膜有关，表现为出血、肉芽增生、气管食管瘘等。为避免气道损伤，插管前应选择合适的导管，插管时动作轻柔，带管过程中保持导管中立位，合理吸痰，做好气囊护理等。

（二）机械通气本身引起的并发症

1．呼吸机相关肺损伤（ventilator-induced lung injury，VILI）　指机械通气对正常肺组织造成的损伤或使已损伤的肺组织进一步加重，包括气压伤、容积伤、萎陷伤和生物伤，临床表现为肺间质气肿、皮下气肿、纵隔气肿、心包积气、气胸和肺水肿等。为了避免和减少呼吸机相关肺损伤的发生，机械通气应避免高潮气量和高平台压，吸气末平台压不超过 30 ~ 35 cmH_2O，以避免气压伤、容积伤，同时设定合适的 PEEP，以预防萎陷伤。出现张力性气胸应立即行胸腔闭式引流。

2．呼吸机相关性肺炎（VAP）　VAP 与口咽部分泌物和胃肠内容物反流误吸密切相关，高危因素包括高龄、APACHE Ⅱ评分高、急性和慢性肺部疾病、Glasgow 昏迷评分＜ 9 分、长时间机械通气、过度镇静、平卧位等。预防措施主要包括：①半卧位，床头抬高 30° ~ 45°；②避免镇静时间过长和程度过深；③避免口咽部和胃内容物反流入口腔误吸；④进行持续声门下吸引；⑤规范使用呼吸机管道，不同患者之间必须更换呼吸机管道，长期带机患者按需更换；⑥做好口腔护理；⑦尽早撤机等。

七、护理

（一）病情观察

患者在有创机械通气期间应注意评估机械通气效果，及时发现相关并发症，提高机械通气的安全性。病情观察重点如下。

1．呼吸功能　观察呼吸节律、呼吸深度，评估有无呼吸困难、人机对抗等。机械通气患者缺氧时可出现脉搏、呼吸增快，需严密观察。注意气道压力、呼出潮气量、SpO_2，评估通气和氧合状况。观察患者皮肤黏膜、口唇和甲床。二氧化碳潴留时可出现皮肤潮红、多汗和浅表静脉充盈。口唇和甲床青紫提示低氧血症。当患者病情严重必须给予高浓度氧时，应避免长时间吸入，氧浓度尽量不超过60%，同时密切观察有无氧中毒所致肺损伤出现。加强营养支持可以增强或改善呼吸肌功能。

2．循环功能 机械通气的目的不是单纯改善氧合，而是改善组织的氧供，循环功能在其中发挥核心作用。机械的通气及基础疾病导致的循环功能障碍是影响预后的重要因素。循环状态的监测包括血压、心率、心律、心排血量、中心静脉压、中心静脉跨壁压、肺动脉楔压、肺循环阻力、脉搏、皮肤、尿量等指标。

3．意识 缺氧和（或）二氧化碳潴留所致意识障碍患者，若呼吸机支持适当，患者意识状态应逐渐好转；若精神状态恶化、人机配合不良或精神好转后又恶化应考虑呼吸机支持是否适当或患者病情发生变化。因此，应严密观察患者意识状况，出现异常及时通知医生处理。

4．血气分析 机械通气30 min后应做动脉血气分析，以评估机械通气的效果和是否需要调整呼吸机模式和参数。若治疗有效，患者血气分析结果应趋于正常。若治疗无效，血气分析结果显示无改善或继续恶化。在机械通气治疗过程中需根据患者病情严密监测动脉血气状况。

5．体温 患者出现VAP和原有肺部感染恶化时可出现体温异常改变，应严密监测，观察气道分泌物量、色、性状和气味，评估肺部感染情况，及时报告医生。

6．其他 机械通气的患者上消化道出血发生率为6% ~ 30%。如果原发病为ARDS或MODS则发生率更高。应注意观察应激性溃疡所致消化道出血和有无腹胀。机械通气的患者应有专人护理，密切观察病情变化，综合患者的临床表现及通气指标判断机械通气的效果，见表20-6。

表20-6 机械通气效果的观察

指标	通气好转	通气不足
神志	逐渐好转	烦躁或意识障碍程度加重
末梢循环	面色红润、循环良好	发绀或面部过度潮红
血压、脉搏	稳定	波动明显
胸廓起伏	平稳起伏	不明显或呼吸困难
血气分析	正常	$PaCO_2$ ↑、PaO_2 ↓、pH ↓
潮气量或每分通气量	正常	降低
人机协调	协调	对抗

（二）心理护理

1．焦虑与恐惧 机械通气患者常见的心理反应是焦虑与恐惧，主要与对机械通气的不理解、沟通交流障碍和撤机等有关。为缓解患者焦虑与恐惧心理，对于清醒患者，在机械通气前应向患者充分解释机械通气的目的、实施方法、患者可能会出现的感受和配合注意事项等。机械通气患者由于气管插管或切开，影响正常的语言沟通，因此，必须与患者建立有效的沟通方式，如通过姿势、手势、面部表情和眼神等，也可通过写字板、卡片等与患者交流，增加视觉信息传递。对有书写能力的患者，可鼓励其把自己的感受和要求写出来，以供医护人员参考。撤机前做好患者心理护理，向患者解释撤机目的、方法、注意事项和撤机过程中、撤机后可能出现的反应及应对措施，消除患者顾虑。

2．缺乏安全感 引起机械通气患者不安全感的因素主要有：①担心呼吸机出现故障；②担心痰液堵塞气道；③担心医护人员不能及时发现病情变化；④担心管道脱落等。为增加患者安全感，在准备呼吸机时，应保证呼吸机性能良好并告知患者；按需要及时吸痰和清除呼吸机管道积水，保持气道通畅；加强床旁监护，让医护人员身影时刻都在患者视线内；关心、体贴患者，加强与患者的沟通，及时发现患者的不适并予以相应处理等。

（三）镇痛与镇静

1．镇痛、镇静的原因

（1）在ICU行气管插管的患者大多从来没有类似的经历，陌生的环境、陌生的人、多种医疗设备及机器发出的声音等，加之ICU中不断有新的患者进来，有一些患者最终因抢救无效而死亡，会使患者出现焦虑、恐惧、抑郁、愤怒、害怕、悲哀、敌对等情绪反应。加上无法进行语言交流，其需求得不到满足，从而加重了患者焦虑不安的情绪。

（2）气管插管可使机体产生强烈应激反应，引起神经、循环、内分泌等系统发生剧烈变化，内皮素（endothelin，ET）的改变是其中重要的环节之一。ET可导致患者血压升高，体循环阻力增大，心脏负荷加重，对于高血压及心功能不全者极为不利；同时具有强烈的气道平滑肌收缩作用，易引起支气管痉挛、脑血管痉挛与脑组织细胞损伤，还可导致应激性溃疡。

（3）气管导管置入会引起会厌部强烈的刺激感，导致患者出现恶心、呃逆、呛咳等现象。导管可能在口咽部扭折、梗阻而引起通气不畅，导管刺激口咽部引起恶心、唾液分泌。

2．镇痛、镇静的目的 去除或减轻患者的疼痛及躯体不适感，减少不良刺激及交感神经系统的过度兴奋，从而使患者耐受气管插管，减轻患者的焦虑、躁动及谵妄，改善睡眠，并诱导遗忘，消除对病痛的记忆，降低患者的代谢率，减少其氧耗氧需，减轻各器官的代谢负担。

3．镇痛、镇静的实施 在重危患者进行机械通气时，医生、护士要密切合作，监测病情和各项指标，认真调节药物剂量和注射速度，注意镇静水平的调整，避免药物过量、药物蓄积作用以及药物不良反应，从而使镇静药、镇痛药的应用恰到好处。

（四）人工气道护理

相关人工气道主要包括气管插管和气管切开置管，护理重点包括人工气道固定、湿化和气管内吸引，详见第二十章第三节。

八、呼吸机撤离

呼吸机撤离（discontinuation of mechanical ventilator）是指当导致呼吸衰竭的病因好转后，应尽快开始撤机。延迟撤机将增加呼吸机的并发症和医疗费用；过早撤离呼吸机又可导致撤机失败，增加再插管率和病死率，呼吸机撤离失败患者VAP发生率是脱机、拔管成功患者的8倍，病死率是脱机、拔管成功患者的6～12倍。如何将呼吸机撤离的时机掌握得恰到好处，正确掌握呼吸机撤离时机，最大限度地使患者既利用呼吸机渡过严重失代偿性呼吸衰竭的难关，又避免了不必要的长时间应用呼吸机带来的不便和痛苦，最大限度地发挥呼吸机治疗的利，降低呼吸机治疗的弊，是呼吸机临床应用的主要环节。

（一）撤机指征

使用人工呼吸机的患者由于疾病的个体化差异，撤机指征也具有一定差异性。根据中华医学会重症医学分会机械通气临床应用指南（2006年），患者达到以下条件可考虑撤机，包括：①导致机械通气的病因好转或消除；②氧合指标：$PaO_2/FiO_2 > 150 \sim 200$ mmHg，PEEP $\leqslant 5 \sim 8$ cmH_2O，$FiO_2 < 40\%$；③血流动力学稳定，没有心肌缺血动态变化，临床上没有显著的低血压，不需要血管活性药的治疗或只需要小剂量的血管活性药物，如多巴胺或多巴酚丁胺＜5～10 μg/（kg·min）；④有自主呼吸能力和较强的咳嗽能力。

（二）撤机准备

1．加强呼吸道管理，保持呼吸道通畅。

2．去除上机诱因，积极控制原发病。

3．调整营养状态，纠正离子紊乱。

4．减少糖类物质摄入，较少呼吸负荷。

5．呼吸肌功能锻炼，提高肌力。

6．给予告知，让患者有心理准备。

（三）撤机方法

1．直接撤机　为不经过任何器械或辅助撤机方法完成整个撤机过程，适用于心肺功能好、呼吸机支持时间短的患者，如仅需要短期（不超过 24 h）机械通气的患者，特别是外科手术后患者，非常容易成功撤机和拔管，可直接撤离呼吸机，让其自主呼吸。

2．呼吸模式过渡　适用于原心肺功能较差、呼吸机支持时间较长的患者，通过改变呼吸支持模式和参数降低呼吸机支持水平逐步过渡撤机，如使用 SIMV、PSV 等模式过渡。

3．间接撤机　停机过程中保留气管插管，但需充分抽出气囊气体，给予吸氧和充分湿化。开始阶段白天间断停机，夜间通气；初始停机时间较短（10 ~ 15 min），避免患者出现明显呼吸困难，否则需要及早恢复机械通气；然后逐渐延长停机时间；待患者能稳定自主呼吸 2 h，且动脉血气稳定，可考虑撤机。

（四）撤机的实施

选择充分休息后的上午进行撤机，此时患者状态较好，医护人员较多，能保证抢救及时有效，撤机后严密观察患者病情，包括呼吸状况、SpO_2、心率、血压等，及时发现不耐受撤机指征并进行相应处理。

1．与患者沟通，讲解脱机时可能出现的不适及应对方法，如可能出现憋气，可让患者做深呼吸、缩唇呼吸等。向患者充分讲解撤机的必要性和可能性，以及长期机械通气的危害性，树立信心，争取患者最大力度的配合。

2．暂停管饲，准备氧疗装置，准备再次插管的用物。

3．清理呼吸道及气囊上滞留物。

4．协助取平卧位，头偏向一侧或半卧位。

5．给予足够的氧储备。

6．脱机拔管。

（五）不能耐受撤机的指征

患者出现以下变化应立即恢复人工呼吸机机械通气：①呼吸频率＞ 30 次 / 分；②血压升高或降低超过 20 mmHg，心率加快或减慢超过 20 次 / 分；③ PaO_2 ＜ 60 mmHg，$PaCO_2$ ＞ 55 mmHg，出现烦躁、出汗及尿量进行性减少。

（六）呼吸机依赖及护理

呼吸机依赖是指机械通气患者使用呼吸机通气支持的实际时间超过根据患者病情所预期的通气支持时间的一种状况，患者至少有一次撤机失败。呼吸机依赖的原因包括生理和心理因素两方面，生理因素包括气体交换降低、通气负荷增加、通气需求增加、通气驱动力降低和呼吸肌疲劳等；心理因素包括不能控制呼吸模式、缺乏动机和信心及精神错乱等。对呼吸机心理依赖的患者，应确切告知其生理指标已达到脱机标准，鼓励患者尝试脱机，脱机时做好安全保障措施，床旁严密观察患者，及时向患者反馈其各项生命体征稳定的信息，增强患者对脱机的信心。

（七）脱机拔管后患者的护理

1．体位　为患者取舒适体位，条件允许可采取半卧位，为患者保暖、保护隐私。

2．加强呼吸道管理　加强患者气道温湿化，保持呼吸道通畅，指导并协助患者咳痰，必要时可经口咽通气管吸引。

3．观察生命体征　如神志、心率和心律、血压、呼吸。如患者缺氧会出现心率与血压明显增高表现，注意患者的呼吸，及时发现患者呼吸异常表现，如呼吸频率加快（成人＞35次/分）、辅助呼吸肌做功、口唇黏膜或肢端发绀及呼吸音变化、反常呼吸等。

4．若拔管后监测　出现明显的吸气性呼吸困难和（或）喉部有哮鸣音，考虑喉头水肿，应静脉应用糖皮质激素，密切观察患者的症状和体征，必要时再次行气管插管或气管切开。

5．血气分析　患者若无明显异常，可于拔管后2～4 h和24 h复查动脉血气，观察酸、碱平衡及氧合指标。

6．防止误吸　继续鼻饲24～48 h，试饮水无呛咳后可拔出鼻饲管，进半流质饮食。

小结

本章从球囊-面罩、无创人工呼吸机、有创人工呼吸机对机械通气进行了详细的阐述。球囊-面罩通气操作简便，可在无氧气源的情况下使用，是较常用的急救手段，需掌握适宜的通气量与频率。患者使用无创人工呼吸机时应特别注意患者的病情观察及使用指导。发生面部皮肤破溃时应积极处理，选择适合患者的面罩。有创人工呼吸机的常用参数调节及常见报警原因和处理是护士在临床工作中需掌握的重点。认真观察患者的意识、呼吸功能、循环功能可为医生治疗疾病提供有效的帮助，预防并发症的发生，减少对患者的伤害，促进患者尽快撤机。

思考题

1．请叙述球囊-面罩通气的通气原理。

2．经鼻高流量氧疗适应证有哪些？

3．请叙述使用无创呼吸机的禁忌证。

4．无创呼吸机的面罩选择原则是什么？

5．何谓同步间歇指令通气（SIMV）？

6．简述呼吸机撤机指征。

7．李某，男性，20岁，因“车祸后致脾破裂”在全麻下行手术治疗，手术完毕在呼吸机辅助呼吸下转入ICU治疗，患者全麻未醒。既往体健，无心肺及高血压病史。

请回答：

（1）该患者在使用呼吸机的过程中应该注意哪些人工气道相关的并发症？

（2）护士在护理过程中发现呼吸机出现高压报警，应当如何处理？

（3）3 h后患者清醒，生命体征正常，应当如何实施撤机？

（王华荣）

第二十一章数字资源

动静脉穿刺置管

第二十一章

导学目标

通过本章内容的学习，学生应能够：

◆ **基本目标**

1. 描述动脉置管、中心静脉穿刺置管、经外周静脉穿刺中心静脉置管的操作步骤、方法。
2. 比较桡动脉、股动脉、肱动脉、足背动脉置管方法的异同。
3. 比较颈内静脉、锁骨下静脉、股静脉置管方法的异同。

◆ **发展目标**

综合运用所学知识与技能为动脉穿刺置管、中心静脉置管、经外周静脉穿刺中心静脉置管患者提供持续的护理照护。

对于危重患者需要有创血压监测或者长期输液治疗等，因此，通过动静脉置管术以留置动静脉导管。本章主要介绍动脉穿刺置管、中心静脉置管、经外周静脉穿刺中心静脉置管的内容。

第一节　动脉穿刺置管

一、目的与适应证

（一）目的

危重患者常需持续进行有创动脉血压监测，实时掌握患者血压变化，及时调节血管活性药物的使用。另外，危重患者常需反复进行血气分析检查，了解患者 pH、PCO_2、PO_2、乳酸等变化，可通过动脉导管多次抽取血标本。此外，还可通过动脉置管进行心排血量测量，为肿瘤患者进行区域性化疗等。

（二）适应证

1．各类危重患者。
2．进行复杂大手术、体外循环心内直视术或需行低温治疗及控制性降压手术的患者。
3．有大出血的手术患者。
4．严重低血压、休克等需反复测量血压的患者。
5．需反复采集动脉血标本进行血气分析的患者。

6．需持续应用血管活性药物的患者。

7．呼吸、心搏停止后复苏的患者。

8．不能行无创血压测量的患者。

（三）禁忌证

1．穿刺局部感染患者。

2．有出血倾向或抗凝、溶栓治疗期间的患者。

3．该动脉是某肢体或部位唯一的血液供应来源时，不得在此动脉行长时间置管。

4．进行桡动脉置管时 Allen 试验阳性患者。

二、操作准备

（一）操作者准备

1．了解动脉置管部位解剖结构，做到心中有数。明确动脉穿刺的适应证及禁忌证；熟练掌握穿刺流程。

2．选择合适的血管进行穿刺　常用于动脉内置管的途径包括桡动脉、股动脉、肱动脉、足背动脉，由于桡动脉导管较易置入并且并发症少，常作为首选。

（1）桡动脉：是肱动脉的分支之一，部位表浅易扪及、易定位；侧支循环丰富，周围无重要组织，不会引起其他组织损伤；穿刺点两端易被固定，不滑动；深面即为桡骨，拔管后容易压迫止血；因此，多首选桡动脉，最常用左侧桡动脉。在放置导管前需做侧支循环试验，即 Allen 试验。术者用双手同时按压桡动脉和尺动脉；嘱患者反复用力握拳和张开手指 5 ~ 7 次至手掌变白；松开对尺动脉的压迫，继续保持压迫桡动脉，观察手掌颜色变化。若手掌颜色 15 s 之内迅速变红或恢复正常，表明尺动脉和桡动脉间存在良好的侧支循环，即 Allen 试验阴性，一旦桡动脉发生闭塞也不会出现缺血；相反，若 15 s 手掌颜色仍为苍白，Allen 试验阳性，表明手掌侧支循环不良，不能进行穿刺置管。

（2）股动脉：位于腹股沟韧带中点下方，外侧是股神经，内侧是股静脉。由于股动脉内径大、技术容易掌握、血液循环不容易受损、可根据需要置入较大鞘管等优点，已成为经动脉介入检查与治疗最常选择的途径，ICU 中进行脉搏指示持续心排血量监测时多选择股动脉。股动脉置管的缺点是解剖位置较深，不易扪及，操作不慎可伤及周围的股静脉和股神经；拔管后不易有效压迫止血；置管部位在腹股沟部，易造成局部感染；侧支循环欠佳，置管肢体栓塞时易形成坏死。股动脉置管特别要注意的是穿刺点必须在腹股沟韧带以下，穿刺点过高可能使穿刺针越过腹股沟韧带，可能误伤髂动脉引起腹膜后血肿，使术后止血困难；穿刺点过低，则由于股动脉进入收肌管位置较深，穿刺不易成功，且由于有动脉分支、股静脉走行于股动脉下方，容易造成动静脉瘘。

（3）足背动脉：是胫前动脉的延续，比较表浅易摸到，穿刺成功率也较高。穿刺前需了解胫后动脉供血情况，即压迫足背动脉后，压迫拇趾指甲数秒钟，使拇趾变苍白，解除对趾甲的压迫。若颜色迅速变红，表示侧支循环良好；如侧支循环不佳，不宜行足背动脉穿刺置管。

随堂测 21-1

（4）肱动脉：在肘窝上方、肱二头肌内侧可触及，但由于位置深、穿刺时易滑动，成功率低。另外，由于肱动脉侧支循环少，一旦发生血栓、栓塞，可发生前臂缺血性损伤，故一般不用。

3．评估患者的病情、凝血情况、合作程度等，以及穿刺部位的皮肤、搏动情况及侧支循环情况。

知识链接

桡动脉置管术方法

1．盲穿法　即不借助可视化工具，只通过触摸动脉搏动确定动脉大致位置和走行来完成穿刺。一般穿刺点取腕横纹上方桡骨茎突旁，此处动脉搏动最明显，且常较平直，便于置管。腕部背伸可使桡动脉更加平直，以背伸45°左右为宜，角度不宜过大，因过度背伸会减小桡动脉内径，增大穿刺难度。由于穿刺针针芯前端往往略长于套管尖端，当管芯内见回血时，仅代表针芯尖端在血管腔内，而无法确定套管尖端是否在血管腔内。

2．超声引导　即借助超声可视化穿刺部位来完成穿刺。纵轴平面内（long-axis in-plane，LA-IP）和短轴平面外（short-axis out-of-plane，SA-OOP）技术。显影线辅助定位技术，在线阵探头上安装两根辅助定位线，可在超声显像上产生两条并行声影。安置探头使桡动脉于两条声影之间显影，于两条定位线之间进针穿刺，可实现桡动脉准确定位。

3．近红外激光可视技术　该设备原理是利用近红外激光具有生物组织高透过率的特点来获取桡动脉和穿刺针的图像，但由于其获取的是一个透视图像，因而无法判断桡动脉的深度，可能无法提供穿刺进针的正确方向，目前在临床上未获得广泛应用。

参考文献：刘丽佳，周清河．桡动脉置管术方法和并发症的研究进展［J］．浙江医学，2021，43（19）：2154-2158.

（二）患者准备

1．向患者解释操作的目的和意义，取得患者配合。

2．选择桡动脉置管应检查尺动脉侧支循环情况，实施Allen试验。Allen试验阴性时方可选择桡动脉穿刺置管，Allen试验阳性不能进行经桡动脉穿刺置管。

3．若选择股动脉进行置管，必要时应备皮。

（三）物品准备

根据患者血管粗细选择合适的动脉留置针、动脉测压装置、压力袋、0.9%氯化钠注射液500 ml（袋装）、肝素钠注射液；进行皮肤消毒时首选含量大于0.5%氯己定乙醇溶液（小于2个月以下的婴儿慎用）；局部麻醉药、无菌手套、透明敷料、常规治疗车、无菌治疗盘、小软垫等。

三、操作步骤与注意事项

（一）操作步骤

1．洗手，戴口罩。

2．遵医嘱配制肝素钠稀释液500 ml（袋装）置于压力袋中，连接动脉测压装置后进行排气，排空气泡后将压力袋压力充至300 mmHg。排气时最好将压力袋部分充气或不充气，以防止在排气时导致压力管道中小气泡附壁，对测量值的准确性造成不利影响。

3．推车携物至患者床旁，严格执行查对制度，正确核对患者。根据穿刺部位协助患者取舒适体位，充分暴露穿刺部位。选择桡动脉进行穿刺置管时，保持穿刺侧前臂、腕关节和手掌呈水平位，手腕下方垫软垫，使手腕背曲60°以充分暴露动脉。选择股动脉穿刺置管，穿刺时患者取平卧位，下肢伸直，轻度外展。

4．手消毒，戴手套。消毒穿刺部位，以穿刺点为中心，由内向外螺旋式消毒，直径为10 cm × 12 cm。血管痉挛常可导致置管失败，可根据情况使用局部麻醉药，预防血管痉挛的发生。

5．穿刺置管

(1) 经桡动脉穿刺置管时，穿刺点为前臂掌侧腕关节横褶上 2 cm 左右，避开瘢痕、炎症、硬结。穿刺前首先摸清桡动脉的走行，选择桡动脉搏动最强、走行直的部位，左手示指和中指按压于被选取的动脉两侧，示指和中指指端连线与血管走向垂直固定动脉。右手持针，在两指间桡动脉搏动最明显处，呈 10° ～ 40° 刺入动脉，进针方向与桡动脉走行保持一致，见回血后降低角度进针 0.5 ～ 1 mm，将穿刺针放平，左手将外套管全部推入，右手退出针芯，连接动脉测压装置。

(2) 经股动脉穿刺置管时一般用 Seldinger 技术，穿刺使用专用导管。穿刺部位在腹股沟韧带下，以减少进针过程中发生腹膜后出血或肠道穿孔的危险。穿刺时需仔细触摸股动脉搏动最明显处，穿刺针与皮肤呈 30° ～ 45°，当持针手感觉到明显的动脉搏动时，即可刺破血管，见搏动性血流从穿刺针喷出，缓慢送入导引钢丝，退出穿刺针，生理盐水纱布擦拭导引钢丝，沿导引钢丝送动脉导管进入股动脉，撤出导丝，连接动脉测压装置。

6．置管后处理　以穿刺点为中心，无张力地固定贴紧透明敷料。脱手套，协助患者恢复舒适体位。告知患者不可自行拔除穿刺导管或按揉穿刺点，活动时避免牵拉有创压力监测装置，防止导管移动或脱出。观察穿刺后反应并记录，患者出现不良反应或并发症应及时给予处理。

(二) 注意事项

1．桡动脉穿刺置管必须做 Allen 试验。

2．避免反复穿刺，减少动脉损伤。如果穿刺部位出现血肿，需按压直至不出血为止。

3．观察患者若出现穿刺点持续出血不止，经加压包扎无效，穿刺肢体出现皮温凉、花斑、发白或肿胀时，应及时通知医生给予处理。

4．确保动脉测压装置压力袋压力维持在 300 mmHg，保持管路通畅。妥善固定套管针及管路，防止导管受压扭曲及脱出。维持动脉测压装置连接紧密，防止漏血。

5．严格无菌操作，防止感染。

四、置管后护理

(一) 护理评估

1．评估穿刺部位，若穿刺点出现渗血、血肿，应及时报告医生予以处理。

2．评估穿刺侧肢体情况，观察动脉置管远端肢体血运及皮温情况，及时发现穿刺侧肢体缺血并发症。

3．评估动脉置管期间测压管路的通畅情况，以及有创动脉血压测量的影响因素。

(二) 护理措施

1．使用动脉置管进行测压时患者需保持平卧位进行零点校正，校正后方可开始测量动脉压力。校正零点时，压力传感器需放置于腋中线第 4 肋间处，体位变动后需重新调零。常规每班调定零点，对监测数据、波形有异议时应随时调零。

2．及时记录有创动脉血压的监测数值，根据患者具体情况并结合病情判断血压数值是否异常，及时通知医生，遵医嘱处理。监护仪波形显示异常时及时查找原因，及时发现有无导管打折、三通 / 水止关闭、堵管等，并及时给予处理，保证测压数值准确。

3．经导管取血时应严格遵循无菌原则，避免空气进入管路。经测压管抽取动脉血后应立即用肝素盐水进行快速冲洗，充分冲洗管路，保持加压袋压力在 300 mmHg，防止堵管。

4．观察有无并发症。常见并发症包括穿刺侧肢体缺血、动脉栓塞、空气栓塞、动脉导管感染。应积极预防并发症的发生，若患者出现穿刺侧肢体皮温、血运异常、肢体肿胀、穿刺点红肿热痛，应及时通知医生给予处理。避免测压管路导管受压或扭曲，保持管路连接紧密、通畅，导管回血及时冲洗，若出现导管堵塞，可用 20 ml 注射器回抽，不可推注，确定导管堵塞时应给予拔除。测压、取血、校正零点等操作过程中防止空气进入测压系统。保持测压装置密闭无菌，每 72 h 更换一次。更换敷料时需注意避免导管拔出。

科研小提示

文献显示，由于桡动脉置管术的并发症病例数少，研究发现的危险因素只能被认为是探索性的，还有待于进一步研究。

（三）健康教育

1．告知患者活动时避免牵拉导管。

2．告知患者若穿刺处渗血或包扎过紧需及时告知医护人员。

第二节　中心静脉穿刺置管

一、目的与适应证

（一）目的

将中心静脉导管经皮肤穿刺置入中心静脉腔内，以便于进行相应的诊断、治疗及测量各种生理学参数，也可以作为长期的输液途径。目前中心静脉置管在急救复苏、危重患者、大手术中监测和治疗中不可缺少。在快速扩容、中心静脉给药、术后营养支持、监测中心静脉压等方面都发挥着重要的、不可替代的作用。

（二）适应证

1．急、危患者的抢救治疗，需迅速开通大静脉通路进行输液、输血及静脉给药时。

2．严重创伤、休克患者及急性循环衰竭的患者，需进行中心静脉压力监测以指导液体的输入时。

3．手术后需长时间禁食、进行静脉营养治疗时。

4．进行血液净化治疗，如血液透析、滤过或血浆置换。

5．静脉造影或者经静脉的介入治疗。

6．肿瘤患者长期化疗时。

7．无法进行外周静脉穿刺或者不能满足需要时。

8．插入肺动脉漂浮导管、放置起搏导管。

（三）禁忌证

无绝对禁忌证，对于以下情况应谨慎应用。

1．穿刺局部疑有感染或已有感染患者。

2．严重出血性疾病、溶栓或应用大剂量肝素抗凝的患者。

3．心脏及大血管内有附壁血栓的患者。

4．上腔静脉综合征患者。

5．肝素过敏者。

二、操作准备

（一）操作者准备

1．置管前应首先明确操作目的。

2．置管途径的选择　常用的置管途径有颈内静脉、锁骨下静脉和股静脉，三种途径各有其优缺点，应根据患者的临床情况，选择合适的穿刺部位。值得注意的是如果需要监测中心静脉压，则应选择颈内静脉或锁骨下静脉。

（1）锁骨下静脉：为腋静脉的延续，向第1肋外缘行至胸锁关节后方，与颈内静脉汇合成无名静脉，右侧无名静脉短而垂直，左侧无名静脉长而水平，两侧无名静脉汇合成上腔静脉，最后注入右心房。锁骨下静脉内径一般为1～2 cm。从解剖角度上讲，以右侧锁骨下静脉穿刺为宜。锁骨下静脉置管的优点在于：其解剖标志清楚，肥胖和水肿对解剖标志影响不大；不引起颈部结构的损伤；对患者的颈部和上肢限制少，患者感觉较舒适；便于固定和覆盖敷料。其缺点是出血和误穿动脉时不能直接压迫止血；易造成气胸和血胸；可能引起空气栓塞；导管可能移位至颈内静脉。

（2）颈内静脉：延续于乙状窦，沿颈总动脉及迷走神经下行，三者包被于颈动脉鞘内，颈内静脉位于颈动脉及迷走神经的前外侧。颈内静脉置管的优点在于出血时容易压迫；穿破胸膜形成气胸和血胸的机会比锁骨下静脉置管少；直接进入上腔静脉，不易移位。其缺点是容易误穿颈内动脉；可能误伤迷走神经、胸导管；容易引起感染；肥胖和水肿患者解剖标志不清楚。

（3）股静脉：为髂外静脉的延续，在大腿根部腹股沟韧带下方与股动脉同行于股血管鞘内，位于动脉的内侧，在腹股沟韧带下1.5～2 cm处有大隐静脉汇入。股静脉置管的优点在于出血时易于直接压迫止血；无气胸等并发症。其缺点是感染危险性增加；下肢难以固定，易导致导管移动；限制患者的活动，有血栓栓塞性疾病者下肢深静脉血栓形成的危险性增加。

3．评估患者的病情、凝血情况、合作程度等，以及穿刺部位的皮肤情况。

（二）患者准备

1．向患者解释操作的目的和意义，讲解操作过程及如何配合操作，取得患者的配合。

2．选择股静脉置管，必要时应备皮。

（三）物品准备

1．中心静脉导管　根据患者病情以及置管目的选择中心静脉导管。中心静脉导管有单腔导管、双腔导管、三腔导管、四腔导管，在满足治疗的前提下，尽量使用管腔少的导管，从而减少感染的概率。中心静脉导管多为一次性中心静脉穿刺套包，内有穿刺针、导丝、扩张器、中心静脉导管等。

2．置管所用的物品　进行皮肤消毒时首选含量大于0.5%氯己定乙醇溶液（小于2个月以下的婴儿慎用），如果对氯己定乙醇有使用禁忌，可选用有效碘浓度不低于0.5%聚维酮碘或2%碘酊溶液和75%乙醇；无菌穿刺包（内有消毒、缝合针线等）、无菌治疗巾；遵医嘱准备连接中心静脉的输液、局部麻醉药；一次性注射器、无菌手套、透明敷料；如需监测中心静脉压，需准备有创压力监测装置、0.9%氯化钠注射液500 ml（袋装）、肝素钠注射液。

3．准备好相关的抢救药品及物品，如除颤仪等。

知识链接

中心静脉置管的常见危险因素

1．导管置入方法相关危险因素　置中心静脉导管属于侵入性操作，对医师操作技能相关要求较高，当出现穿刺部位选择不佳、反复血管穿刺刺激血管和不规范的封管等情况时，CRT 的发生风险均会增加。传统 CVC 置入主要依靠血管周围组织、动脉搏动位置等相关解剖关系和穿刺者积累的经验，确定好穿刺点部位及穿刺针进针方向后进行盲穿，但是患者一般身体状况、血管变异性等不可控因素使盲穿具有一定挑战性和危险性。

2．导管本身的危险因素　导管本身对机体而言就属于异物，CVC 置入后机体内常发生排异反应。CVC 置入可刺激周围血管及组织发生炎性反应，引起穿刺部位血管内皮发生机械性损伤，破坏内皮完整性，激活血小板，引起血管内血流动力学改变，血栓形成是凝血系统及补体系统激活共同作用的结果，导管置入后触发补体活化过程，主要是通过经典激活途径及旁路激活途径，促进血栓形成。

（1）导管材质：导管的材料与血栓的形成具有相关性，生物相容性越好的材料血栓形成概率越低。国家防控疾病中心指出，导管材质按血栓形成风险由高到低排序依次为：聚苯乙烯、聚氨基甲酸乙酯、硅胶，目前常用于 CVC 置管的材质为硅胶或聚氨酯材质。

（2）导管直径：在建立血管通路过程中，血管内径值尤其重要。目前推荐导管 / 血管比（catheter to vessel ratio，CVR）用于帮助临床医生为血管选择最合适尺寸的导管，国外有研究报道，CVR 在 50% 时相对安全，当超过 50% 时，静脉血栓的发生率将增加 8 倍。导管管径越大，则对内皮损伤越大，导致血液流速缓慢，更易形成血液高凝状态。

参考文献：熊嫚，贺锐，赵晓珊，等．血液透析病人置中心静脉导管后导管相关性血栓研究进展[J]．成都医学院学报，2022，3：17.

三、操作步骤与注意事项

（一）操作步骤

1．洗手，戴口罩。

2．遵医嘱配制肝素钠稀释液 500 ml（袋装），连接测压装置，排气备用。放置临时起搏器时，应准备好临时起搏器，保证电量充足，状态良好。

3．根据穿刺部位协助患者取穿刺体位，充分暴露穿刺部位。必要时可以使用 B 超进行血管定位。

（1）锁骨下静脉穿刺置管：协助患者去枕仰卧，取头低脚高位，头低 15° ～ 30°，以保证静脉充盈及减少空气栓塞的可能，或在患者两肩胛骨之间垫一小枕，使双肩下垂，抬高锁骨中段，分开锁骨下静脉和肺尖，从而避免穿刺时误伤肺部。使患者头偏向穿刺者的对侧，便于穿刺。

（2）颈内静脉穿刺置管：协助患者取去枕平卧位，肩后垫一薄枕，头低 15° ～ 30°，头后仰并偏向穿刺者的对侧，使颈部充分伸展。

（3）股静脉穿刺置管：协助患者取平卧位，大腿外旋并外展 30°。

4．操作者手消毒，穿无菌手术衣，打开无菌包，戴无菌手套。将无菌物品放置于无菌区域内。消毒穿刺部位，铺无菌巾（需要覆盖患者全身），为患者进行局部皮肤浸润麻醉。

5．穿刺方法

（1）锁骨下静脉穿刺置管：一般选择锁骨下路径进行穿刺置管。如选右锁骨下静脉穿刺，穿刺点为锁骨与第 1 肋相交处，即锁骨中 1/3 段与外 1/3 交界处，锁骨下方 1 cm 处。如选左锁骨下静脉穿刺，穿刺点可较右侧稍偏内，可于左锁骨内 1/4 ～ 1/3 处，沿锁骨下缘穿刺。穿刺手法为右手持针，保持穿刺针体与额平面平行，左手示指放在胸骨上凹处定向，穿刺针保持负压进入皮肤，针尖指向内侧稍上方，待穿刺针触及锁骨骨膜后，穿刺针紧贴在锁骨后，对准胸骨柄上切迹进针，直到回抽出静脉血为止。进针深度一般为 3 ～ 5 cm。穿刺成功后，令患者吸气后屏息，取下注射器，一手固定导针并以手指轻抵针尾插孔，以免发生气体栓塞或失血。将导丝缓慢从导针尾部插孔送入，放入中心静脉导管，撤出导丝。常用锁骨下静脉置管深度，左侧不宜超过 15 cm，右侧不宜超过 12 cm，总之，以能进入上腔静脉为宜。

（2）颈内静脉穿刺置管：虽然颈内静脉穿刺径路很多，但是根据穿刺点与胸锁乳突肌的关系，一般选用中间径路或者后侧径路。中间径路定位在胸锁乳突肌的胸骨头、锁骨头及锁骨形成的三角顶点，环状软骨水平定位，距锁骨上 3 ～ 4 横指以上。后侧径路定位于胸锁乳突肌锁骨头后缘、锁骨上 5 cm 或颈外浅静脉与胸锁乳突肌交点的上方。穿刺手法为左手轻柔扪及颈动脉，中间径路穿刺时针尖指向胸锁关节下后方，针体与胸锁乳突肌锁骨头内侧缘平行，针轴与额平面呈 45° ～ 60°，如果能够摸清颈动脉搏动，则按与颈动脉平行方向穿刺。后侧径路穿刺时针尖对准胸骨上切迹处，紧贴胸锁乳突肌腹面，针轴与矢状面及水平面呈 45°，深度不超过 3.5 ～ 4.5 cm，穿刺针保持负压进入皮肤，直到回抽出静脉血为止。放置中心静脉导管方法同锁骨下静脉置管，置管深度为 13 ～ 15 cm。

（3）股静脉穿刺置管：穿刺点位于腹股沟韧带下 2 ～ 3 cm，股动脉搏动点内侧 1 cm 处。穿刺手法为右手持针，保持穿刺针尖指向剑突，与皮肤呈 45°，一般进针 3 ～ 5 cm 即可抽到回血。

6．穿刺置管过程中告知并协助患者保持体位，观察患者生命体征变化，如有问题及时进行处理。穿刺成功后连接输液和（或）中心静脉压监测装置。以穿刺点为中心，无张力固定贴紧透明敷料。脱手套，协助患者恢复舒适体位。告知患者活动时避免拖拽、挤压导管，防止导管打折及脱出；自觉不适、胸闷、憋气及穿刺部位出现肿胀或疼痛时及时通知护士。

7．胸部 X 线检查确定导管位置，导管尖端正确位置位于上腔静脉与右心房交界处，确定导管未扭曲及导管尖端未贴在上腔静脉管壁上。

（二）注意事项

1．有凝血功能障碍或者正在进行抗凝治疗的患者，锁骨下出血后压迫止血困难，因此，禁忌行锁骨下静脉穿刺置管。

2．颅内压高或者充血性心力衰竭患者不宜采取头低脚高体位。

3．穿刺时应注意判断穿刺针进入的是动脉还是静脉，置管过程中注意观察回血颜色及穿刺针乳头处是否有血液搏动，如果不确定是否误入动脉，可以抽取血标本与同时抽取的动脉血比较颜色或者血氧饱和度。患者吸入氧浓度较高，血氧饱和度差别较大时，还可以连接测压装置观察压力和波形来判断是静脉还是动脉。

4．置入导管时必须首先将引导丝从导管尾端拉出，以免引导丝随导管送入血管造成严重后果。

5．严格无菌操作，严防感染。

科研小提示

文献显示，目前尚未明确导管相关性血栓的危险因素评估及评价标准，后续有待进一步研究。

四、置管后护理

（一）护理评估

1．评估中心静脉导管固定情况及置管深度，检查固定导管的缝线是否松动、脱落，防止导管脱出。若有导管脱出，经X线确定不在血管内，应立即给予拔管，避免向内送入导管。

2．密切观察穿刺部位皮肤有无血肿、红肿、疼痛、脓性分泌物等，如穿刺点出现炎症反应要及时处理。查看置管时间、敷料更换时间及敷料情况。

3．密切观察患者的体温、心率、血压等情况。

（二）护理措施

1．正确连接输液及测压管路，检查管路内液体中无气泡；更换管路时应先关闭中心静脉留置导管，确保导管各连接完善并无漏气现象后再打开导管的阻断阀，防止空气栓塞的发生。

2．保持管道通畅，避免打折、受压。出现液体流速不畅，使用10 ml注射器抽吸回血，不应正压推注液体。应用输液泵输液，每天至少1次将输液管路脱离输液泵，检查重力滴速在每分钟80滴以上，以便及时发现导管脱出及导管堵塞。

3．输入化疗药、氨基酸、脂肪乳等高渗、强刺激药物或输血前后及时用生理盐水冲管。尽量避免由中心静脉导管内抽血。每日更换输液装置，操作过程中严格遵守无菌操作原则。有条件者应使用输液终端过滤器，阻止微生物的侵入。

4．输液结束应用20 ml生理盐水脉冲式冲洗导管，用肝素盐水正压封管，封管液量应2倍于导管加辅助装置容积。冲、封管应遵循生理盐水、药物注射、生理盐水、肝素盐溶液的顺序原则。

5．及时为患者更换穿刺部位敷料，无菌透明敷料每7 d更换一次，纱布敷料每2 d更换1次，出现渗血、出汗等导致敷料潮湿、卷曲、松脱或破损应及时更换。更换敷料时将敷料水平方向松解，脱离皮肤后自下而上去除敷料，以免将导管脱出。

随堂测 21-2

6．观察有无心律失常、出血和血肿、气胸、血管损伤等并发症。股静脉插管时还应注意观察置管侧下肢有无肿胀、静脉回流受阻等下肢静脉栓塞的现象。

（三）健康教育

1．告知患者留置中心静脉导管的目的和注意事项，指导患者穿着宽松衣物；更衣、翻身、坐起时勿牵拉拖拽导管。

2．告知患者保持穿刺部位局部清洁、干燥，禁止抓挠，如贴膜有卷曲、松动或贴膜下有汗液、渗血，及时通知护士。

3．告知患者妥善保护体外导管部分。若固定导管双翼的缝线断开脱落或导管与输液器脱离，立即把导管外露部分反折用手捏紧并迅速告诉医护人员。

第三节　经外周静脉穿刺中心静脉置管

一、目的与适应证

（一）目的

经外周静脉穿刺的中心静脉导管（peripherally inserted central venous catheter，PICC）是由外周静脉（贵要静脉、肘正中静脉、头静脉）穿刺插管，经锁骨下静脉插管送至上腔静脉的下1/3处。PICC简化了中心静脉穿刺的过程，降低了中心静脉的穿刺风险和感染概率，延长了导管的留置时间。应用目的是确保药物直接进入上腔静脉，避免患者因长期静脉输液或输注高浓度、强刺激性药物所带来的血管损害，减轻患者痛苦，为患者开辟了一条方便、安全、有效的静脉通路，保护患者的外周静脉。

（二）适应证

1．长期静脉输液的患者。

2．肿瘤化疗患者（需要反复输入刺激性药物）。

3．需要输入高渗性或黏稠的液体（如肠外营养液、脂肪乳、氨基酸）。

4．缺乏外周静脉通道或条件不好。

5．需要泵入血管活性药物。

6．早产儿。

7．家庭病床的患者。

（三）禁忌证

1．严重出凝血功能障碍者。

2．穿刺部位或附近组织有感染、皮炎、烧伤等。

3．准备放置导管的静脉，其近心端有静脉损伤、栓塞或有动静脉瘘的可能。

4．放置导管的上肢有肌肉挛缩、放射治疗等。

二、操作准备

（一）操作者准备

1．明确置管目的。

2．选择置管途径　选择柔软、粗直、有弹性、充盈、无或少静脉瓣、穿刺局部皮肤完整、非关节部位且容易固定的静脉，首选右侧贵要静脉，次选正中静脉、头静脉，B超引导下可选择肱静脉。

（1）贵要静脉：是上臂最粗最直的静脉，静脉瓣少，在肌肉下穿行，置管后导管不会受肌肉收缩的影响，上臂与身体呈90°时更容易穿刺。但其位于身体内侧，且只有很短的一段血管能够触摸到，经过腋窝容易造成输液不畅，受使用拐杖的影响。

（2）正中静脉：是肘窝部最粗、最突出的静脉，易于穿刺和护理，但是不同人之间解剖差异较大，可汇入头静脉或贵要静脉，静脉瓣较多，放置导管有一定难度。

（3）头静脉：血管先粗后细且扭曲，汇入腋静脉时呈一定的角度，可导致导管推进困难，且导管易反折异位进入腋静脉或颈静脉。

3．向患者解释，取得患者配合并与患者及其家属签署知情同意书。

4．评估患者的病情、凝血情况、合作程度。询问患者既往置管史、手术外伤史及过敏史；询问并查看患者有无其他血管通路装置。评估穿刺部位皮肤，避开瘢痕、硬结、破损及感染。避免在接受放射治疗侧、接受乳房根治术或腋下淋巴结清扫侧、锁骨下淋巴结肿大或有肿块侧、安装起搏器侧、脑血管意外后患侧的肢体穿刺。上腔静脉压迫综合征的患者禁忌进行置管；有血栓史、血管手术史的静脉和放疗部位不宜进行置管。

（二）患者准备

1．向患者解释操作的目的和意义，讲解操作过程及如何配合操作，取得患者的配合。

2．体位　患者取平卧位，穿刺侧手臂外展与身体呈90°。

3．确定穿刺点　一般在肘窝下2横指处。肘上穿刺置管可避免肘关节活动导致的导管活动及不适，因此，可能时尽量选在肘上穿刺置管。肘上穿刺可以使用B超引导，在操作前需进行穿刺定位。

4．准确测量置管长度和上臂围

（1）测量置管长度：从穿刺点量起，沿静脉走向至右锁骨关节内缘（左侧置管同样测量

随堂测 21-3

至右锁骨关节内缘），向下反折至第 3 肋间；或者从穿刺点量起，沿静脉走向至右锁骨关节内缘，右侧置管 + 3 cm，左侧置管 + 4 cm。值得注意的是，体外测量的长度永远不可能与体内静脉的解剖长度完全一致。

（2）测量上臂围：可以是穿刺点上下 10 cm 处，也可以是肘窝上 10 cm 处，但每次测量必须在同一位置，以保证测量数据的可比性。

（三）物品准备

1．PICC 导管　根据病情及置管目的选择 PICC 导管，在满足治疗的前提下，尽量使用管径细、管腔少的导管。PICC 导管的种类有以下几种。

（1）按材质分为聚脲胺脂导管与硅胶导管。

（2）按管腔数量分为单腔导管、双腔导管与多腔导管。

（3）按导管末端类型分为末端开口导管与三向瓣膜式导管。

（4）按修剪方式分为置管前修剪导管与置管后修剪导管。

（5）按压力耐受分为普通导管与耐高压导管。

2．置管所需物品　PICC 穿刺包（穿刺针、套管针、导丝、穿刺鞘扩皮器组件、手术刀、剪刀、PICC 导管等）；进行皮肤消毒时首选含量大于 0.5% 的氯已定乙醇溶液（小于 2 个月以下的婴儿慎用），如果对氯已定乙醇有使用禁忌，可选用有效碘浓度不低于 0.5% 聚维酮碘或 2% 碘酊溶液和 75% 乙醇；无菌治疗巾、无菌手套、透明敷料等。必要时需要准备麻醉药品、肝素钠注射液等。

3．B 超仪

三、操作步骤与注意事项

（一）操作步骤

1．洗手，戴口罩。

2．根据穿刺部位协助患者安置穿刺体位，充分暴露穿刺部位。B 超引导时进行血管定位，使用超声引导系统选择穿刺静脉，先摸到肘窝处的肱动脉搏动，涂少量的耦合剂，大概在肘窝上 2 cm 处先找肱动脉与肱静脉，用探头轻轻压迫，可见其搏动为肱动脉，与之伴行的可被压扁的为肱静脉。因肱静脉汇合于内侧的贵要静脉，所以将探头向内侧、向上慢慢移动，找到内径较大的血管，用探头压迫，可以压扁，无搏动就是首选的穿刺血管，在穿刺点做标记。

3．消毒穿刺部位，用 2% 葡萄糖酸氯已定醇，以穿刺点为中心由内向外环行擦拭，上下直径 20 cm，两侧至臂缘，共消毒 3 遍（第 1 个棉球顺时针，第 2 个棉球逆时针，第 3 个棉球顺时针）后待干。

4．打开 PICC 穿刺包，戴无菌手套，铺无菌治疗巾。

5．穿刺方法

（1）末端开口式 PICC 置管：在穿刺前需用生理盐水预冲导管，撤导丝至所需置管长度后再撤 1 cm，按置管长度减去多余导管。穿刺以 20° ～ 40° 进针，见回血后，即降低角度再进针 0.5 cm，固定针芯送外套管，右手撤针芯左手示指和拇指固定套管针，小鱼际轻按套管头端，减少出血，送入导管。导管送入血管 10 ～ 15 cm 时，将套管轻轻退出，撕裂套管，嘱患者下颌转向穿刺侧肩部并尽量贴近胸部，避免导管移位进入颈内静脉，继续送入导管至所需长度，嘱患者头恢复正常体位。导管送至 0 点位置后，抽回血冲管，缓慢撤出导丝。

（2）三向瓣膜式 PICC 置管：注意观察导管的完整性，用 20 ml 注射器预充导管；用拇指和示指轻捏距导管末端圆头 1 cm 处导管侧壁上的三向瓣膜阀，让三向瓣膜更快地进入工作状态，利于置入导管后抽回血。以 15° ～ 30° 进针进行静脉穿刺，见回血后降低穿刺针角度，送插管鞘退出针芯，将 PICC 导管自插管鞘内缓慢、匀速送入。自插管鞘置入导管 10 ～ 15 cm

时，嘱患者向穿刺侧转头并将下颌贴肩，防止导管误入颈静脉。送导管至预定长度后，撤出插管鞘。用 20 ml 注射器抽回血冲管，缓慢撤出支撑导丝。修剪导管：保留体外导管 6 cm，如体外导管不足 5 cm，也要剪掉导管末端 1 cm；剪刀与导管呈 90°，导管剪成平整的直面，不得剪出斜面。安装连接器：将减压套筒套入导管，将导管套在连接器的金属柄上，将连接器的倒钩和减压套筒的沟槽连接在一起并锁定，锁定后轻轻用力牵拉导管与连接器，确保导管在体外固定牢固。

(3) 血管超声引导下三向瓣膜式 PICC 置管：将血管超声引导系统摆放在操作者的对面，便于操作。铺治疗巾，安装无菌探头罩，取无菌耦合剂少许涂在探头上，探头上罩上无菌罩，避免罩和探头之间留有气泡，用橡胶圈固定牢固。穿刺前使用超声导引系统再次进行血管定位，并将选择好的血管影像固定在标记点的中央位置，左手固定好探头，保持探头位置垂直于皮肤。注意整个操作过程中保持探头与皮肤呈 90° 的垂直角度。在探头上安装导针器后，右手取穿刺钢针，针尖斜面向上插入导针器沟槽，操作者观察超声显示屏进行静脉穿刺。在超声显示屏上可在血管内看见一白色亮点，血从针尾处缓缓流出，即为穿刺针已进入血管。穿刺成功后，固定穿刺针保持不动，小心地移开探头。左手固定好穿刺针，右手取导丝置入穿刺针，导丝入血管后，随即降低进针角度，继续推送导丝，体外导丝保留 10 ~ 15 cm。沿导丝送入插管器，注意固定好导丝，避免导丝滑入静脉，推进插管鞘时与血管走向保持一致，边旋转插管器边用力持续向前推进，使插管器完全进入血管。拧开插管器上的锁扣，分离扩张器、插管鞘，左手示指及中指按压插管鞘前段止血，右手将扩张器和导丝一同撤出，随即用左手拇指堵住鞘口。置入导管，撤出插管鞘，撤出导管内支撑导丝，修剪导管长度，安装连接器。

6．穿刺成功后连接输液接头，冲封管后透明敷料固定。将 PICC 呈“S”或“L”形摆放，无张力覆盖无菌透明敷料并贴合紧密。脱手套，协助患者恢复舒适体位。告知患者保持局部清洁干燥，不要擅自撕下贴膜，贴膜有卷曲、松动、汗液时及时请护士更换；避免使用置管一侧手臂提拉重物；穿衣时先穿置管一侧肢体，再穿健侧肢体；脱衣时，先脱健侧肢体，再脱置管一侧肢体。

7．胸部 X 线检查确定导管位置，PICC 尖端位于上腔静脉下 1/3 处或上腔静脉与右心房交界处，方可进行输液。

（二）注意事项

1．置管部位皮肤有感染或损伤、放疗史、血栓形成史、外伤史、血管外科手术史或接受乳腺癌根治术和腋下淋巴结清扫术后者，禁止在此侧置管。

2．穿刺首选贵要静脉，次选肘正中静脉，最后选头静脉。肘部静脉穿刺条件差者可采用 B 超引导下 PICC。

3．严格遵循无菌技术，减少导管相关感染的发生。

4．如遇送管困难，表明静脉有阻塞或导管位置有误，不可强行送管。

5．应轻柔抽取导丝，以免破坏导管及导丝的完整性。

6．禁用小于 10 ml 的注射器，避免压强过大而导致 PICC 破裂。

7．禁止在导管上贴胶布，这将破坏导管强度和导管完整性。

8．导管露出体外部分及导管固定器应全部覆盖于透明敷料内。

9．常规 PICC 导管禁止使用高压注射泵推注造影剂。

知识链接

PICC 常见并发症

1．从生理上讲，PICC 导管占据了手臂外周静脉的部分横截面直径，易导致静脉淤滞，外周插入的中心导管尖端经常移位并损伤内皮，化疗输注也具有血栓形成风险，并且由于所有上述因素，PICC 通常为血栓形成创造良好的条件。

2．PICC 相关 DVT 的发生有许多重要的危险因素，如年龄、PICC 时间、既往 DVT 和持续超过 1 h 的手术。中心静脉通路装置和置入技术的不当是术后并发症的重要危险因素，特别是在危重患者中，糖尿病、慢性阻塞性肺疾病和晚期癌症等伴随疾病是 PICC 置管后发生 DVT 预测因素。

3．高血小板计数和含氟哌利多化疗与静脉血栓栓塞症（VTE）发生有显著关系。在一项涉及 32 项观察研究的分析中发现吸烟与其他危险因素无关的 VTE 风险增加，这可能是促凝状态、血浆纤维蛋白原水平升高和炎症状态。

4．中心静脉导管相关血流感染（CLABSI）的一个主要危险因素是中心静脉导管的长期维持。然而，长期的 PICC 维持而不会导致 CLABSI 的确切持续时间尚未确定。大多数支持 PICC 比传统深静脉置管在血流感染方面更安全的观点，然而一项前瞻性队列研究认为，在高危住院患者中使用 PICC 导致的血流感染率与传统中心静脉置管的血流感染率相似。

参考文献：吴贝贝．经外周静脉穿刺中心静脉置管的应用进展和并发症 [J]．岭南现代临床外科，2021，21（3）：359-366.

四、置管后护理

（一）护理评估

1．评估 PICC 穿刺点情况及周围皮肤的完整性。若穿刺点及周围皮肤出现红肿、皮疹，及时报告医生予以处理。若穿刺点渗血、渗液，及时更换无菌透明敷料，保持局部皮肤清洁干燥。若 PICC 破损导致渗液，应及时修剪导管，更换无菌敷料。

2．评估 PICC 导管位置、导管内回血情况。观察输液时是否出现局部疼痛、渗漏、输液速度减慢、输液停顿或其他不适。

3．置管期间，测量双侧上臂臂围，并与置管前进行对照。

科研小提示

文献显示，PICC 总体安全性高，但 PICC 的使用、维护和并发症处理有待进一步研究。

（二）护理措施

1．固定 PICC 并保持通畅，确保无滑脱、受压、打折、扭曲。若 PICC 部分脱出，不可回置，及时报告医生并遵医嘱行 X 线检查，判断导管尖端位置后处理。

2．PICC 治疗间歇期间应至少每周维护 1 次。输液接头每周更换 1 次，如输注血液或胃肠外营养液，需每 24 h 更换 1 次。PICC 置管后 24 h 内更换无菌透明敷料，置管期间无菌透明敷料应每 7 d 更换 1 次。若穿刺部位的敷料发生松动、污染等完整性受损，应立即更换。

3．更换敷料时由导管远心端向近心端除去无菌透明敷料，以穿刺点为中心消毒，先用乙醇清洁，待干后，再用2% 葡萄糖酸氯己定醇消毒3遍，消毒面积应大于敷料面积。无菌透明敷料无张力粘贴固定；注明贴无菌敷料的日期、时间、置管深度和操作者。

4．输注药物前应回抽血液，确定PICC在静脉内并给予脉冲式冲管。若输注的两种不同药物间有配伍禁忌，在前一种药物输注结束后，应冲洗或更换输液器，并冲洗PICC，再进行下一种药物输注。输注脂肪乳、输血等黏稠液体后，用生理盐水10 ~ 20 ml脉冲正压冲管后，再输其他液体。新生儿禁止在PICC导管处抽血、输血及血制品。

5．冲、封管时应遵循SASH原则　S—生理盐水；A—药物注射；S—生理盐水；H—肝素盐溶液（若禁用肝素，则实施SAS原则），根据药液选择适当的溶液脉冲式冲洗导管，封管时使用10 U/ml肝素盐溶液脉冲式正压封管，封管液量应是导管加附加装置2倍的容积。

（三）健康教育

1．告知患者避免翻身、移动、起床活动时因牵拉而引起管路滑脱。穿衣时先穿PICC侧，再穿对侧。脱衣时先脱对侧，再脱PICC侧。

2．穿刺侧手臂勿提5 kg以上重物；勿高举过头；勿做甩臂、抻拉手臂等动作；勿长期压迫。

3．指导患者观察穿刺点周围皮肤情况，有异常及时通知护士。

小　结

为急危重症患者建立安全、高效的动、静脉通路至关重要，是实施各项救治方案，甚至支持生命的必要途径。随着急危重症监护技术的不断提高，动、静脉通路的建立与护理水平也不断提高。本章详细讲述了动脉穿刺置管、中心静脉穿刺置管、经外周静脉穿刺中心静脉置管的操作目的、适应证、禁忌证、操作方法及注意事项、置管后的护理。置管后对导管的维护至关重要，通过有效的护理措施可以降低导管感染率和非计划拔管率，为患者提供连续安全的治疗。

思考题

1．请叙述PICC置管后的护理措施。

2．张某，男，51岁，因“发现全血细胞减少32年，持续发热4周”收入院，诊断急性髓系白血病（M4，高危），肺部感染。入院后行第一次化疗后出现咳血痰，发热。近3日食欲差，只少量饮水。给予面罩吸氧8 L/min，激素冲击治疗与抗感染治疗。查体：T 39.3 ℃，P 132次/分，R 36次/分，BP 68/45 mmHg，SpO_2 89%，肺部听诊明显湿啰音，尿量20 ml/h。患者立即转入ICU，给予患者抗休克，升压、气管插管、机械通气治疗。

请回答：

（1）根据患者病情，需要留置何种管路？为什么？

（2）置管后如何进行护理？

（王　玥）

第二十二章数字资源

第二十二章 心脏电复律

导学目标

通过本章内容的学习，学生应能够：

◆ **基本目标**

1．复述心脏电复律的定义、分类及适应证。

2．描述非同步电除颤、全自动体外除颤的具体操作步骤。

3．总结非同步电除颤的注意事项。

◆ **发展目标**

1．正确应用本章所学知识配合医生为患者实施心脏电除颤。

2．正确应用全自动体外电除颤技术。

在严重快速型心律失常时，用外加充足的脉冲电流在极短的时间内通过心脏，使全部或大部分心肌细胞在瞬间同时除极，并中断各种折返途径和消除异位起搏点，使自律性最高的窦房结重新主导心脏节律，达到恢复窦性心律的方法，被称为心脏电复律，也称为心脏电除颤。按放电的形式不同，可将电复律分为交流电复律和直流电复律两种。由于直流电复律放电量易于控制，且较为安全和便于同步，故应用更广泛。按电复律时发放的电脉冲是否与心电图 R 波同步，可将电复律分为同步电复律和非同步电除颤两种，也是本章的重点内容。

第一节　人工手动电复律

案例 22-1

患者，男性，45 岁。诊断：急性广泛前壁心肌梗死。救治过程中突然发生抽搐，意识不清，血压测不到，心电监护导联呈形态、振幅各异的不规则波动，频率为 310 次 / 分，QRS 波群消失。

请回答：

1．考虑该患者可能发生了什么情况？

2．最恰当的急救措施是什么？

一、目的与适应证

（一）目的

1．非同步电除颤　除颤仪释放足够的电能，使全部或大部分心肌在瞬间同时发生除极，并均匀一致地进行复极，使自律性最高的窦房结重新主导心脏搏动，从而达到恢复窦性心律，终止心室颤动的目的。2020 年美国心脏协会（American Heart Association，AHA）的《心肺复苏和心血管急救指南》指出：不管是院内心搏骤停（in-hospital cardiac arrest，IHCA）还是院外心搏骤停（out-of-hospital cardiac arrest，OHCA），都应该尽快给予电除颤。早期除颤对于心搏骤停的存活极其关键。原因是：①非创伤性心搏骤停时最常见的心电图表现是心室颤动；②电除颤是终止心室颤动最有效的方法；③当发现心搏骤停时，除颤实施得越早越好，每延迟 1 min 除颤，心室颤动造成心搏骤停患者的存活率就降低 7% ~ 10%。因此，将除颤列为基础生命支持的治疗手段之一，并强调早期除颤，力争在心搏骤停后 3 min 内进行首次电除颤。

2．同步电复律　心脏在相对不应期开始的一个短时期内，即在 T 波顶峰前 20 ~ 30 ms 的一段时间内，称为“易损期”，此期是心肌细胞的兴奋性处于恢复之初，细胞群之间兴奋性恢复有先有后，某些细胞可受强烈刺激而兴奋，而另一些细胞则无兴奋性，因此，较易发生传导延缓和单向阻滞而形成兴奋折返，引起心室颤动。因此，要求电刺激避开“易损期”，将电流发放在 R 波下降支的心室绝对不应期内。所谓同步电复律就是除颤仪带有同步功能，利用患者心电图 R 波触发除颤仪放电，并经过一段时间的延迟，使电刺激不落入“易损期”内，从而避免发生意外，达到转复心律的治疗目的。

（二）适应证

1．非同步电除颤

（1）心室颤动。

（2）心室扑动。

（3）血流动力学不稳定的室性心动过速。

2．同步电复律

（1）室上性心动过速。

1）非洋地黄中毒引起、经药物治疗无效者。

2）预激综合征引起、经药物治疗无效者。

3）持久性或慢性房性心动过速伴有房室传导阻滞，或难以肯定是室上性心动过速伴差异传导还是室性心动过速者。

（2）非洋地黄中毒或严重低血钾引起经药物治疗无效者。

（三）同步电复律的禁忌证

1．房颤伴高度或完全性房室传导阻滞患者。

2．房颤伴明显心脏扩大、心功能不全患者。

3．洋地黄中毒引起的心律失常患者。

4．病态窦房结综合征患者。

5．近期内发生栓塞者。

6．不能耐受抗心律失常药物治疗的患者。

7．低钾未纠正的心律失常患者。

随堂测 22-1

二、操作准备

1．操作者准备

（1）评估患者的病情及皮肤情况，记录时间，做好沟通工作。

（2）若为心电监护的患者，应先排除电极片的干扰。

2．用物准备　除颤仪、导电糊 1 支（或 4 ～ 6 层生理盐水纱布）、简易呼吸器、抢救车、吸氧装置、心电监护仪等抢救及监护物品。

3．患者准备

（1）去枕平卧于坚硬平面上。

（2）左上臂外展，暴露胸部，检查并去除身上的金属及导电物质，松开衣扣；了解患者有无安装起搏器；如果汗液多，用纱布擦净。

三、操作步骤

1．打开除颤仪，选择除颤方式。

2．选择能量　一般分为单相波除颤仪和双相波除颤仪。对于非同步电除颤，成人单相波除颤能量首选 360 J，双相波除颤能量为 120 ～ 200 J。儿童首次除颤能量为 2 J/kg，第二次电击的能量为 4 J/kg，可考虑更高能量，但上限不超过 10 J/kg 或成人的最大能量。对于同步电复律，应由医生根据病情进行合理设定。

3．在电极板上均匀涂导电糊或垫湿盐水纱布。

4．充电　按下充电按钮，听到除颤仪充电完毕的提示声音。

5．放置电极板　电极板最常选择放置的位置为前 - 侧位（心底部在胸骨右缘锁骨下方第 2、3 肋间，心尖部在左乳头外侧左腋中线第 4、5 肋间），此外还有前 - 后位（心尖部在左侧心前区标准位置、心尖部在左 / 右背部肩胛下区）。对于右胸安有起搏器的患者，应避免将电极板直接放在起搏器上，可采用前 - 右肩胛下位，即心底部为心脏后面、右肩胛下角区；心尖部为心前区左侧。

随堂测 22-2

6．放电　电极板充分接触胸壁并稍加压，再次评估病情，确认除颤方式、电量，确认所有人员离开病床，按下放电按钮进行放电，停留片刻后离开。

7．立即进行心肺复苏。

8．评估心脏节律，通过监护仪观察患者的心律是否转为窦性心律，如除颤未成功，遵医嘱决定是否再次除颤。

9．操作后处理

（1）观察患者生命体征、意识、瞳孔等情况。

（2）擦除胸前导电糊或生理盐水，观察皮肤有无灼伤，恢复患者体位，整理床单位。

（3）关闭除颤仪，清洁电极板，放回原处，充电备用。

（4）洗手，补充记录。

知识链接

除颤时机的选择

心脏骤停患者最常见的心律失常是心室颤动。除颤时机是影响除颤效果的最重要因素，尽可能在较短的时间内进行电除颤是治疗心室颤动的关键。大量研究证实，从心室颤动开始到除颤的时间越长，除颤成功的可能性就越小，每延迟 1 min，心室颤动致心脏骤停患者的生存率就下降 7% ～ 10%。3 min 内除颤的效果最好；5 min 内除颤效果较好；超过 10 min 进行除颤，患者几乎没有生存机会。

参考文献：

[1] 温伟，张新超．影响成功电除颤的因素研究进展［J］．中华卫生应急电子杂志，2021，7（1）：42-43.

[2] Bircher NG，Chan PS，Xu Y，et al．Delays in cardiopulmonary resuscitation，defibrillation，and epinephrine administration All decrease survival in in-hospital cardiac arrest［J］.Anesthesiology，2019，130（3）：414-422.

四、注意事项

（一）操作前

1．发生心搏骤停时，当现场有2位或2位以上施救者时，应该一位施救者开始CPR，另一位施救者启动急救反应系统和准备除颤仪。一旦除颤仪准备就绪，立即进行电除颤。

2．除颤前确认患者心电图类型，以选择正确的除颤方式。

3．除颤部位皮肤清洁、干燥、无破损。

4．儿童电除颤时使用儿童专用电极板除颤。

（二）操作中

1．禁止使用两电极板相互摩擦的方法涂匀导电糊。

2．充电后手持两电极板不应相互接触，不能面向操作者本人，避免误放电损坏仪器或伤害操作者自身。

3．电极板放的位置要正确，并应与患者皮肤密切接触，保证导电良好。皮肤应保持干燥，以免灼伤。盐水纱布不宜过湿，以免造成短路。

4．对于安装植入式心律转复除颤仪或起搏器的患者，应避免将电极板直接放在上述装置上，电极板放置在距离上述装置10 cm以外的位置。

5．放电前必须确保所有人员远离病床，以免触电。

（三）操作后

1．非同步电除颤治疗心室颤动时，电除颤后立即进行CPR，以缩短间断胸外按压的时间。

2．除颤后密切观察患者生命体征，积极处理可能出现的并发症，直至患者完全清醒、心律稳定。

3．同步电复律后遵医嘱给予抗心律失常药物。

4．电极板使用后应充分清洁，并定期对除颤仪进行充电和检查性能，以备随时使用。

5．操作后应完善护理记录。

（四）常见并发症及护理

1．心肌损害　除颤后血液中的儿茶酚胺、乙酰胆碱、肌酸激酶等物质的释放，可出现心电图上ST段的移位、T波倒置，心肌酶升高，低血压等。

2．心律失常　原因常为不合适的同步电击、潜在心脏疾病、低钾血症或其他电解质异常、洋地黄中毒或反复使用过多的能量电击。可见窦性停搏、窦性心动过缓或室性期前收缩、室性心动过速等。需密切观察生命体征并给予及时处理。

3．高钾血症　电击可造成肋间肌的电损伤，释放钾离子入血，从而导致高钾血症。应定时监测电解质变化。

4．皮肤灼伤　电能较大、反复放电、导电糊涂抹不均匀等可造成皮肤灼伤，3～5 d可自行缓解。

知识链接

双重连续电除颤

2020年美国心脏协会《心肺复苏和心血管急救指南》首次提出对顽固性可除颤心律使用双重连续电除颤的观点，但由于目前研究证据性较弱，不支持使用双重连续电除颤。目前仅有系列病例研究报道称院外心脏骤停（out-of-hospital cardiac arrest，OHCA）患者接受双重连续电除颤后具有良好的预后。而少数观察性研究表明，使用双重连续电除颤与标准电除颤对患者的自主循环恢复（return of spontaneous circulation，ROSC）率、生存率、神经系统预后的影响差异无统计学意义。最新一项纳入 152 例 OHCA 患者的 RCT 研究发现，与标准电除颤相比，使用双重连续电除颤可使经历 3 次以上电除颤的患者拥有更高的心室颤动终止率和 ROSC 率，但其对于短期或长期生存等预后情况的影响尚不清楚。鉴于缺乏强有力的证据，2020 年指南暂不支持和推荐临床使用双重连续电除颤救治顽固性可除颤心律患者。

参考文献：

[1] Panchal AR，Bartos JA，Cabanas JG，et al．Part 3：adult basic and advanced life support：2020 American Heart Association Guidelines for Cardiopulmonary Resuscitation and Emergency Cardiovascular Care．Circulation，2020，142（16_suppl_2）：S366-S468.

[2] 何亚荣，郑玥，周法庭，等．2020 年美国心脏协会心肺复苏和心血管急救指南解读—成人基础 / 高级生命支持［J］．华西医学，2020，35（11）：1311-1323.

第二节 全自动体外除颤

一、目的与适应证

（一）目的

全自动体外除颤仪（automated external defibrillator，AED）是一种由计算机编程与控制、用于体外电除颤、自动化程度极高的除颤仪。AED 具有自动分析心律的功能，一旦患者出现心室颤动和无脉性室性心动过速，通过语音提示和屏幕显示的方式，建议施救者实施电除颤。不仅专业医务人员，即使是非专业施救者，在经过培训后也完全可以安全、正确地掌握 AED 的操作方法；同时，AED 体积小、重量轻，便于携带与使用。因此，AED 在院外急救中发挥着更重要的作用。

自 1995 年来，美国心脏协会（AHA）推荐由经过培训的非专业施救者在现场急救中使用 AED，以提高院外心搏骤停的存活率。此计划被称为公众使用除颤（public access defibrillation，PAD）计划，即在人员密集的公共场所与大型社区设置 AED，以便于在心搏骤停发生时由熟悉 AED 使用的现场目击者或“第一反应人”（通常是非专业人员）在第一时间实施除颤，从而挽救患者的生命。此计划的目的是通过确保在心搏骤停可能发生的公众现场有 AED 和受过培训的非专业施救者，以缩短心搏骤停发作到 CPR 和电除颤的时间。同时医院内使用 AED，应使足够的医务人员接受培训，从而保证在医院内任何地点发生心搏骤停的患者能够在 3 min 内接受除颤。

（二）适应证

适应于心室颤动、心室扑动、无脉性室性心动过速患者。

二、操作准备

（一）操作者准备

评估患者有无意识、有无呼吸、有无脉搏，并评估除颤环境是否安全。

（二）用物准备

AED、一次性除颤电极，各种抢救和心肺复苏所需要的器械及药品。

（三）患者准备

1．去枕平卧于坚硬平面上。

2．暴露胸部，检查并去除身上的金属及导电物质，松开衣扣。

三、操作步骤

1．打开 AED。

2．依 AED 提示，迅速将一次性电极紧贴在患者胸壁，电极放置位置同人工手动电除颤。

3．确保所有人员未接触患者，AED 自动分析心律，确定是否需进行电除颤。

4．当分析有需要除颤的心律，仪器会通过声音报警或图形报警提示，并自动发放除颤，或根据语言提示施救者手动放电，且 AED 无需人工选择能量。此时要求所有人员按仪器提示离开患者和床。如不需要除颤，则会提示开始心肺复苏。

5．除颤结束后施救者应进行 5 个周期 CPR，AED 会再次分析心律，然后根据语音提示给予除颤或 CPR，直至急救人员到来。

四、注意事项

1．对于有目击的成人心搏骤停，若可以立即取得 AED，应尽快使用除颤仪；若无法立即取得 AED，应在他人前往获取以及准备 AED 的同时开始 CPR，并在 AED 准备就绪后尽快除颤。

2．使用 AED 的施救者要经过一定的专业培训，并取得相应的资格证书。因为 AED 对于不是心室颤动或无脉性室性心动过速引起的心搏骤停没有价值，并且不能有效治疗心室颤动终止后发生的非电除颤心律，大部分电除颤后患者均存在无灌注心律，需要进行 CPR 直至恢复灌注心律。因此，施救者不仅要识别紧急情况和使用 AED，还要正确给予 CPR。

3．AED 只适用于“三无征”（即无意识、无呼吸和无脉搏）的患者，因此，施救者应先确定患者具有“三无征”才可以除颤。

小结

本章从人工手动电复律和全自动体外除颤两个方面进行详细的阐述。人工手动电复律按电复律时发放的电脉冲是否与心电图 R 波同步，可将电复律分为同步电复律和非同步电除颤两种。介绍了电复律的目的及适应证、操作准备、操作步骤及注意事项。全自动体外除颤仪体积小、重量轻，便于携带与使用，本章重点介绍了全自动体外除颤仪的操作方法及注意事项。不仅专业医务人员，即使是非专业人员，在经过学习培训后也完全可以安全、正确地掌握。

思考题

1．请简述心脏电复律的概念。

2．请简述非同步电除颤的适应证。

3．请叙述非同步电除颤的步骤。

4．患者，男性，52 岁，5 年前因劳累、受凉等诱因出现胸闷、气促伴低热，予以抗感染及退热治疗，症状无缓解，夜间平卧位尤感气促不适，遂于医院就诊。出院后患者间断出现劳累后气促症状，体力活动有所下降。1 周前患者突发心悸，伴头晕、黑矇症状，于急诊行心电图检查示：室性心动过速，心室率 210 次 / 分，予胺碘酮 0.15 g 缓慢静注，继以 1 mg/min 缓慢滴注，未能恢复窦性心律。随即患者出现意识丧失，四肢抽搐，伴大汗淋漓，心电监护示 QRS 波群与 T 波完全消失，出现形态大小不等、频率不规则的波动，频率 400 次 / 分。

请回答：

（1）该患者最可能发生了哪种情况？

（2）需要采取什么急救措施？

（3）简述具体操作步骤。

（卢海霞）

第二十三章 临时心脏起搏器的应用

第二十三章数字资源

导学目标

通过本章内容的学习，学生应能够：

◆ **基本目标**

1．列举经静脉心内膜起搏及体外无创临时心脏起搏的目的与适应证。

2．解释临时起搏的工作原理。

◆ **发展目标**

正确实施临时心脏起搏器置入术的配合。

1973 年 Schnitzler 首先报道应用漂浮电极导管进行床旁心脏临时起搏，此项技术迅速得到推广应用，现已成为医院抢救必不可少的医疗技术之一。心脏起搏除了为患者提供心律支持，还能提供正常或接近正常的血流动力学效应，是治疗严重心律失常的一种有效的应急措施，在心肺复苏中发挥积极作用。同时，也为心脏疾患的患者行非心脏手术提供了一项重要的安全保障措施。目前，在临床中应用越来越广泛。临时性心脏起搏（temporary cardiac pacing）是将脉冲发生器放置于体外，达到诊断或治疗目的后即撤除起搏导管，仅用于可逆性或短暂性心律失常。导管放置时间一般在 1 ~ 2 周，最长不超过 1 个月，如仍需起搏治疗，则应植入永久性起搏器。

案例 23-1

患者，女性，19 岁。近 2 周持续发热 38 ℃左右，伴恶心、呕吐、腹泻，遂出现心悸、胸痛、呼吸困难、晕厥发作。体格检查发现：面色苍白，精神萎靡。心率 40 次 / 分，律齐，心尖部第一心音低钝，且可闻及大炮音。临床诊断为病毒性心肌炎。

请回答：

1．心电图表现提示患者最可能发生了什么情况？

2．最适宜的治疗措施是什么？

3．体外无创临时心脏起搏护理的注意事项有哪些？

第一节　概　述

一、临时起搏的原理

临时心脏起搏器由起搏器（体外脉冲发生器）、临时起搏电极导管、电池组成。体外脉冲发生器定时发放一定频率的脉冲电流，通过导线和电极传输到电极所接触的心肌（心房或心室），使局部心肌细胞受到外来电刺激而产生兴奋，并将兴奋传导至整个心脏，使心脏收缩与舒张，维持心排血量，从而维持心脏正常功能。

二、临时起搏的分类

临时心脏起搏可通过经静脉、食管、胸壁、心外膜或冠状动脉等途径来实现。包括心室起搏、心房起搏和双腔起搏 3 种方式。

（一）心室起搏

心室起搏是心脏起搏最快捷而易行的起搏方式，是急诊抢救中最常用和最有效的措施，也是最常用的保护性起搏方式。其优点是简便、易行，能够快速恢复心脏的收缩，缺点是使心房、心室的同步收缩功能丧失，患者临床症状如无改善或进入休克状态时，要考虑心房起搏或双腔起搏。

心室起搏有两种方式，即经静脉或直接穿刺植入电极和直接刺激胸壁的体外起搏方法，二者均可在床旁进行，经静脉植入电极可放置 7 ～ 10 d，体外起搏方法支持时间较短。

（二）心房起搏

心房起搏选择性地应用于窦房结功能不全而无房室传导障碍的患者，可用于治疗症状性心动过缓或用短阵超速起搏治疗心动过速。对药物引起的症状性心动过缓且病情需要而必须使用该药物时，可同时采取心房起搏保护，直至停药。对某些长 QT 间期综合征（自发性或获得性）或反复发作的室性心动过速患者采用临时性心房起搏，通过缩短 QT 间期和抑制心室异位起搏点，有助于心律失常的控制。

（三）双腔起搏

双腔起搏特别适用于需保持房、室顺序（同步）收缩的患者，有助于建立较佳的血流动力学状态。此外，尚可用于起搏器安装之前评估是否需要永久性双腔起搏，某些患者有时需将单腔起搏器更换为双腔起搏器，在此之前进行临时性双腔起搏可帮助预测植入后血流动力学能否获得实际改善。

随堂测 23-1

第二节　经静脉心内膜起搏

一、目的与适应证

（一）目的

1．紧急临时心脏起搏　主要应用于突然发生的心动过缓所致脑供血不足、晕厥，在最短时间内恢复正常的心律，以保证重要器官的供血。

2．择期性临时心脏起搏　主要目的是预防，应用于预防性或保护性起搏的患者。

（二）适应证

1．症状性二度或三度房室传导阻滞、束支传导阻滞或有症状的窦性心动过缓、窦性停搏等。

2．药物中毒或电解质紊乱等引起的症状性窦性心动过缓、窦性停搏及三度房室传导阻滞。

3．保护性起搏，主要用于大手术前存在潜在性窦性心动过缓或房室传导阻滞的患者。

4．反复发作的阿 - 斯综合征（Adams-Strokes syndrome）在植入永久性心脏起搏器之前及起搏器依赖患者更换起搏器前的过渡性治疗。

5．药物治疗无效或不宜用药物及电复律治疗的快速性心律失常，如心动过缓或药物诱发的尖端扭转型室性心动过速，反复发作的持续性室性心动过速及室上性心动过速等，给予起搏或超速起搏终止心律失常。

随堂测 23-2

二、操作准备

（一）操作者准备

评估患者是否具备适应证，告知患者及家属临时心脏起搏的必要性，获得理解与配合，签署知情同意书。

（二）用物准备

主要包括无菌治疗巾、穿刺针及鞘管、临时心脏起搏器及起搏电极、电池、导线、电极膏、0.9% 氯化钠、肝素钠注射液、利多卡因及必要的抢救药品；床旁心电监护仪、简易呼吸器、心电图机、除颤仪等。

（三）患者准备

术前检查血常规、血液生化、凝血功能、胸部 X 线、超声心动图、24 h 动态心电图。术前穿刺部位备皮，持续心电监护，建立静脉通路。根据患者情况可给予镇静药以减轻焦虑。

三、操作步骤

1．确定静脉穿刺途径　临时起搏电极导管可经多种静脉途径插入，包括锁骨下静脉、颈内静脉、颈外静脉、股静脉及肱静脉等。其中经锁骨下静脉、颈内静脉、颈外静脉途径也是永久起搏电极插入途径。右侧颈内静脉是最常用的静脉穿刺途径，同时该路径是进右室最直接的路径，并能稳定固定导线的位置。

2．穿刺置管　用 16G 或 18G 穿刺针穿刺静脉，进入静脉后回血通畅，将导引钢丝送入血管腔内，撤除穿刺针。经导引钢丝送入扩张管和静脉鞘管，退出扩张管和导引钢丝后，起搏电极导管经鞘管推送，进入 15 ～ 20 cm 或右心房后，气囊充气 1.0 ～ 1.5 ml，电极导管可顺血流导向通过三尖瓣进入右心室。

3．电极导管定位与固定　心腔内心电图可指导电极导管的定位。导管到达右房时呈现巨大 P 波，记录到巨大 QRS 波时表示导管穿过三尖瓣进入右心室，导管接触到心内膜时显示 ST 段呈弓背向上抬高 1.5 ～ 3.0 mV，是重要的电极定位指标。依起搏图形 QRS 波方向调整电极位置直至出现稳定的起搏图形。右室心尖部是最稳固的部位，通常起搏与感知阈值较为满意。右室流出道起搏作为心尖部起搏的一种替代选择及补充是可行及安全的，从理论上讲，其血流动力学优于心尖部起搏。一般要求起搏阈值应小于 1 mA（0.5 V），在深呼吸和咳嗽时导管顶端位置应固定不变。

4．固定与包扎　电极导管安置到位后，应将导管和鞘管缝合固定在穿刺部位的皮肤处。消毒后局部覆盖无菌敷料包扎。

5．起搏参数调节

（1）起搏频率：起搏器连续发放脉冲的频率一般为 40 ～ 120 次 / 分，通常取 60 ～ 80 次 /

分为基本频率。

（2）起搏阈值：是引起心脏有效收缩的最低电脉冲强度，心室起搏要求电流 3 ～ 5 mA，电压 3 ～ 6 V。

（3）感知灵敏度：起搏器感知 P 波或 R 波的能力，心室感知灵敏度值一般为 1 ～ 3 mV。

四、注意事项

1．选择静脉途径

（1）股静脉途径：感染机会多，导管不易固定，患者需卧床限制活动。因保留中心静脉途径，可为今后永久起搏导管的植入留有充分的余地，对于需要植入永久起搏器的患者，临时起搏治疗应首选此途径。

（2）颈内静脉途径：穿刺时不宜进针过深或偏内，避免伤及胸膜顶或颈动脉。如误穿动脉，需退针后压迫止血，避免形成血肿。

（3）锁骨下静脉途径：可发生损伤锁骨下动脉、损伤臂丛神经、气胸、血胸、锁骨下静脉血栓形成、局部血肿及锁骨下骨刺形成等并发症，需引起术者的高度重视。穿刺时抽出血液呈鲜红色或去除注射器后有搏动性血流自针头喷出，提示进入锁骨下动脉，应迅速撤除针头，局部按压数分钟。穿刺时如有疼痛放射到胸壁，则可能碰到臂丛神经，要回撤针头。如吸出空气，提示穿入胸腔，更应立即拔出针头，并密切观察有无气胸及给予相应的处理。

（4）颈外静脉途径：较少使用，主要原因是插管相对困难（角度大，有静脉瓣），而且颈外静脉位置表浅，血管壁很薄，操作时需小心，动作轻柔，以免血管损伤。

（5）肱静脉途径：此部位电极不好固定，导管易脱位，故此种方法一般不选用。

2．临时心脏起搏术后均应常规拍胸部 X 线片证实导管位置，并排除可能出现的并发症，如气胸等。

3．临时起搏术后患者需进行心电监测，观察起搏与感知功能是否正常，有无新的心律失常。如果患者自身心率超过起搏心率，则需增加起搏频率（通常大于自身心率 10 次 / 分以上），以此判断起搏功能情况。起搏阈值增高常为导管脱位的早期征兆，有怀疑时需拍胸部 X 线片证实。

4．体外脉冲发生器应固定在床上或患者身上，以防止牵拉导致导管脱位，每天应检查接头连接处，确保起搏安全。

5．穿刺伤口处应定期更换敷料。外露的导管盘绕成环，用敷料保护固定。穿刺入口处的起搏导管应尽可能固定不动。经股静脉或肱静脉放置导管者一般需使术侧肢体固定。采用颈静脉或锁骨下静脉途径者则限制较少，可以允许患者下床走动。

6．临时起搏术后患者若需抗凝治疗，应密切观察静脉穿刺部位的出血征象。

7．密切监测患者的生命体征变化及一般情况，防治各种可能出现的并发症。常规持续心电监护，并每日做 12 导联心电图与前图进行比较，同时检测起搏器电池电量、起搏和感知功能至少每日 1 次，如发现异常应尽快查明原因，及时处理。

随堂测 23-3

科研小提示

美国西北大学研究人员里仕・阿罗拉、伊戈尔・艾夫穆夫、约翰・罗杰斯领导的团队开发了一种完全植入、纤薄轻量的心脏起搏器，用于术后控制心率和心脏节律。该装置通过无线能量传输供电，实现无引线、无电池，而且其组成成分可在一段时间后通过自然生理过程被身体吸收，该项技术已经过动物模型测试，人体实验还有待于进一步研究。

第三节　体外无创临时心脏起搏

体外无创临时心脏起搏（noninvasive temporary pacemaker，NTP）是一种安全、迅速而容易实施的非介入性心脏起搏方法，由 Zoll 于 1952 年首先研制成功并应用于临床，之后随着起搏技术及设备的不断完善，其临床应用日趋广泛。

一、目的与适应证

（一）目的

NTP 是用体外脉冲电流刺激心脏，引起心脏搏动的治疗方法，它的主要目的就是通过激动两电极片之间的胸腔内心肌组织而起搏心脏，从而提高患者的生存质量，降低病死率。

（二）适应证

1．各种原因引起的心脏停搏患者。

2．致命性缓慢性心律失常，包括窦性停搏、完全性房室传导阻滞并发阿 - 斯综合征。

3．室上性心动过速、室性心动过速患者。

4．有潜在心脏停搏或心动或缓的患者做备用性抢救手段。

5．药物中毒（如洋地黄过量、抗心律失常药物中毒）或电解质紊乱（如高钾血症）等引起的症状性窦性心动过缓、窦性停搏及三度房室传导阻滞患者。

6．埋藏式起搏器失效或感染的患者。

7．全身麻醉时的预防性起搏。

8．迷走神经反射、低钾血症、心导管术、瓣膜置换或先天性心脏手术等患者。

9．有出血倾向、急性心内膜炎、三尖瓣修补术后等不宜经静脉心内膜起搏的患者。

二、操作准备

（一）操作者准备

首先明确适应证，向患者家属讲解体外无创性临时心脏起搏的必要性，获得理解与配合，签署知情同意书。

（二）用物准备

包括起搏器、起搏电极及缆线、必要的抢救药品、床旁心电监护仪、心电图机、除颤器等。

（三）患者准备

胸部备皮，若患者对疼痛敏感，可适当给予镇静。

三、操作步骤

1．将具有高阻抗的起搏电极板的胸前电极（阴极）安贴于常规 ECG 的 V3 导联处，后背电极（阳极）贴于左肩胛下角与脊柱之间，与胸前电极相对应。放置前用乙醇擦拭局部，以除去皮肤油脂，继之涂以导电糊，以降低电阻。

2．连接好心电监护导联和起搏脉冲发生器。

3．将起搏器输出置于“0”位，然后启动电源开关，调整起搏频率，使标记脉冲落于舒张期内，在有心脏停搏的情况下置于 60 次 / 分左右。

4．增加起搏脉冲振幅，直至有刺激心脏引起的 QRS-T 波出现为止。刺激脉冲振幅宜保持在阈刺激之上，若用超速抑制起搏控制快速性心律失常，起搏频率应高于基础心率 10 次 / 分左右。

四、注意事项

1．起搏电极安放部位对于有效起搏和减轻患者疼痛至关重要。阴极电极片必须放置于左侧胸前，否则起搏阈值会增加或不能起搏。阳极电极片放置于左侧背部，肩胛骨下部和脊柱棘突之间，放置于肩胛骨或脊柱棘突之上可导致阈值升高。

2．在放置电极片之前保证患者胸前皮肤清洁、无破损，皮肤擦伤会导致起搏阈值升高，加重患者起搏时的疼痛。

3．起搏的并发症较少，最常见的是咳嗽和疼痛。疼痛是由于神经刺激和骨骼肌收缩，疼痛程度与起搏电流强度、受累的骨骼肌多少有关，皮肤擦伤、电极片下皮肤干燥均可加重疼痛。与心内膜起搏相比，体外起搏可以延长心脏有效不应期，因而可减轻心律失常的发生。

4．起搏后患者需持续心电监护，观察起搏后心率、心律的变化、起搏器感知功能是否正常及心电图的变化。通常心电图显示起搏心律与自主心律交替出现，无长 R-R 间隙；在缓解期患者心电图表现为自主心律。

5．观察血压的变化。起搏有效者意识恢复，血压恢复，皮温回升。

6．应用体外无创临时心脏起搏终止室上性心动过速时可能诱发室性颤动，因此，使用时床旁必须备有必要的抢救物品。

小 结

本章介绍了临时起搏的原理和分类，重点阐述了经静脉心内膜起搏、体外无创临时心脏起搏。经静脉心内膜起搏的目的主要是紧急临时心脏起搏和预防性保护性起搏，可选用多种静脉途径进行穿刺，其中最常用的是右侧颈内静脉，穿刺后需要证实导管位置，加强病情观察、导管固定、更换敷料等。体外无创临时心脏起搏是一种安全、迅速、易于实施的心脏起搏方法，原理为用体外脉冲电流刺激心脏，引起心脏搏动，操作前注意备好常见抢救物品，操作过程中注意起搏电极安放部位，减轻患者疼痛，操作后要注意病情观察。

思考题

1．请叙述经静脉心内膜起搏及体外无创临时心脏起搏的目的与适应证。

2．简述临时起搏器的工作原理。

3．张某，男，80 岁，主因胸闷 3 d 伴晕厥 1 次，以“三度房室传导阻滞”被急诊收入院。入院查心电图示：三度房室传导阻滞。HR 32 次 / 分，BP 80/50 mmHg，经植入临时心脏起搏治疗后，心电图示起搏心律。HR 70 次 / 分，BP 110/62 mmHg。

请回答：

临时心脏起搏治疗过程中应该如何对患者进行监测与护理？

（卢海霞）

第二十四章 主动脉内球囊反搏术

第二十四章数字资源

导学目标

通过本章内容的学习，学生应能够：

◆ **基本目标**

1. 说出主动脉内球囊反搏术的适应证与禁忌证。
2. 叙述主动脉内球囊反搏术的术后护理措施。

◆ **发展目标**

综合运用所学知识为主动脉内球囊反搏术患者实施护理。

主动脉内球囊反搏术（intra-aortic balloon pump，IABP）是一种以辅助左心室功能为主的机械性循环装置，利用IABP球囊在心脏舒张期充气及在心脏收缩期放气，以达到改善心功能的目的。它的使用是临时性的，通过一段时间的辅助使心功能改善，或为终末期心脏病患者行心脏移植术赢得一些准备时间，是临床一种有效而应用广泛的机械循环辅助装置。

第一节 概 述

自1968年IABP最早在心源性休克患者中付诸实施，到1980年经皮插入球囊导管使IABP成为临床常用技术，随着IABP应用技术不断提高，以及其安全性和改善血流动力学的特性，其应用范围不断被拓宽，已成为心源性休克和重度急性左心衰竭患者治疗的重要组成部分，目前作为一种安全有效的临床技术应用于各种心血管危重症的治疗。现多主张早期置入导管并及早开始使用IABP辅助治疗，不宜延迟到其他治疗均无效时再使用，同时心脏手术术前预防性应用IABP也为手术提供了安全保障。

一、主动脉内球囊反搏术的原理

IABP是将一种特定的球囊导管置入患者降主动脉近心端，导管的另一端连接反搏器，利用反搏的原理，在心脏舒张期气囊迅速充气，增加冠状动脉血流灌注，增加舒张期冠状动脉灌注压力，增加心肌供血，同时改善脑及外周血管的灌注，增加供氧；在心脏收缩期气囊迅速放气，使主动脉压力瞬间下降，射血阻力降低，减少左心室做功，降低后负荷，减少心肌耗氧，达到改善心功能，从而挽救患者生命的目的。IABP的触发方式包括心电图触发、压力触发、起搏器触发、固定频率触发等。临床应用多以心电图触发方式为主，选择R波高尖、T波低平的导联触发反搏使之与心动周期同步。

随堂测24-1

二、适应证与禁忌证

（一）适应证

1．各种原因引起的心脏泵衰竭，包括急性心肌梗死并发心源性休克、围术期发生的心肌梗死、体外循环后低心排血量综合征、心脏挫伤、病毒性心肌炎等。

2．急性心肌梗死后的机械性并发症，如室间隔穿孔、乳头肌断裂致二尖瓣关闭不全及巨大室壁瘤等。

3．内科治疗无效的不稳定或变异型心绞痛持续 24 h。

4．心肌缺血导致的严重室性心律失常及顽固性严重心律失常经药物治疗无效者。

5．对围术期重症患者需提供支持和保护措施者，如严重心肌缺血患者做冠状动脉造影、PTCA、溶栓术、麻醉诱导，高危重症患者做心导管检查、心脏手术、普通外科手术时，心脏移植前后的辅助治疗，以及人工心脏的过渡治疗。

（二）禁忌证

1．绝对禁忌证

（1）主动脉瓣病变：主要见于严重主动脉瓣关闭不全、主动脉窦瘤破裂。

（2）主动脉壁病变：多见于主动脉瘤（球囊充气可致夹层形成或动脉破裂）。

随堂测 24-2

2．相对禁忌证　出血性脑卒中、严重的出血倾向、周围动脉疾病、心脏畸形纠正不满意者、无手术适应证的晚期心脏病、恶性肿瘤、各种疾病的终末期患者。

第二节　IABP 导管置入与术后护理

案例 24-1

患者，男性，65 岁，因反复胸闷、气促伴晕厥 5 年，复发加重 6 h 急诊入院。入院诊断：①冠心病；②心源性休克。常规心电图提示：广泛 ST 段抬高，窦性心律，心律齐，心率 143 次 / 分。局麻下行 IABP。

请回答：

该患者 IABP 术后的护理措施有哪些？

一、操作准备

（一）操作者准备

1．评估患者双下肢皮肤颜色、温度、足背动脉搏动情况及双下肢的基础感觉和运动能力，评估患者的血流动力学状况及配合情况。

2．向患者及家属解释关于 IABP 的工作原理、注意事项，帮助其树立信心，获取患者及家属的理解与配合，并签署知情同意书。

（二）用物准备

包括压力传感器、治疗巾、静脉切开包、无菌手套、消毒液、无菌纱布、肝素盐水、生理盐水、利多卡因、注射器、加压输液袋及除颤仪等抢救物品等。根据患者身高选择 IABP 导管及穿刺套件（身高 152 cm 以下选用 25cc 型号，身高 152 ～ 162 cm 选用 34cc 型号，身高 162 ～ 183 cm 选用 40cc 型号，身高 183 cm 以上选用 50cc 型号）。准备 IABP 机并检查是否处于工作状态，是否打开了报警装置，氦气瓶气体是否充足。

（三）患者准备

1．建立静脉通道，术侧备皮。

2．患者采取平卧位，可酌情镇静，防止患者肢体移位。

3．为患者连接一个“R”波向上的最佳 ECG 导联，并贴牢电极，避免脱落或接触不良，确保 QRS 波幅＞ 0.5 mV。

二、操作步骤

1．消毒右股动脉穿刺部位，打开 IABP 反搏导管套装，在穿刺部位铺无菌巾。在体外测量好 IABP 导管留置长度。

2．用利多卡因局麻后穿刺右股动脉，顺利送入导丝，沿导丝将动脉鞘管送入股动脉内。

3．经鞘管送入反搏球囊，使其位于左锁骨下动脉端 1 ～ 2 cm 到肾动脉开口近端的降主动脉内，可通过 X 线观察导管尖端位于前胸第 2、3 肋间。

4．球囊反搏导管与 IABP 主机相连，并连接压力传感器与心电监护，根据病情需要设置触发模式，正常情况下以心电图触发；当患者为起搏心律时，可用起搏器触发；因各种原因引起 ECG 不能有效触发时，可改用压力触发。设置反搏比为 1 ∶ 1。

5．穿刺局部缝线固定球囊反搏导管，并标记球囊导管置入深度。

三、注意事项

1．操作过程中应严格无菌操作。

2．严密观察心电、呼吸、血压、血氧饱和度等生命体征，遵医嘱使用血管活性药物及抢救药物。

科研小提示

IABP 后乳酸持续升高患者的后续处理还有待于进一步研究。

四、术后护理

IABP 使用过程中可能出现一些并发症，因此，术后护理尤为重要。

（一）严密监护

1．血流动力学监测　根据病情变化每 15 ～ 60 min 评估并记录患者的血流动力学指标，主要有体温、心率、心律、血压、呼吸、血氧饱和度、中心静脉压、肺动脉压、肺毛细血管楔压、反搏压、出入量、血气分析及实验室检查等；在 IABP 使用 15 min 后，血流动力学指标可以得到改善；使用过程中注意心排血量及正性肌力药用量变化。

2．心电监护

（1）正确选择电极片粘贴部位并固定牢固，避免脱落导致 IABP 终止启动。选择一个 R 波向上的最佳导联，以便触发 IABP 球囊充盈的周期，同时密切观察心律、心率的变化；当心率＞ 150 次 / 分，应调 IABP 反搏比为 1 ∶ 2，否则球囊反搏无效；当波幅＜ 0.5 mV 时，不能有效触发球囊周期性启动，应增大波幅。

（2）触发 IABP 最有效的心律是窦性心律，心率 80 ～ 110 次 / 分。

3．球囊反搏的监护

（1）随时观察并记录监护仪上的血流动力学参数及波形改变，特别是监测反搏压变化，及时评估辅助循环效果。

（2）观察球囊充气是否位于心室射血后下降支的反冲切迹上，排气是否开始于动脉压力波上升之前，如有异常应及时调整 IABP 充、放气时间。

（3）发现波形改变或消失应立即查找原因，如发生气囊破裂，导管内会出现血液，反搏波形消失，必须立即停止反搏并更换气囊导管。

（二）导管护理

1．保证管路通畅，每小时以肝素盐水冲管，连续冲洗时间大于 15s。

2．严密观察 IABP 机各连接处是否松动、脱出，以保证管路、三通及压力传感器等连接牢固。

3．观察导管腔内是否清亮，如有血液，提示气囊破裂，应立即拔除或更换导管。

4．正确校正压力零点，做好记录，确保监测压力的准确性和稳定性。

5．注意导管球囊置入深度有无变化，准确记录出入量，注意肾功能变化。

6．密切观察下肢皮肤色泽、温度、感觉、循环状况，标记足背动脉搏动位置，以早期发现下肢缺血及血栓形成。

（三）体位护理

1．患者需要取平卧位或半卧位（床头抬高不超过 30°），以保证 IABP 导管在体内的位置。

2．保持术侧肢体伸直，适当制动，防止过度屈曲，必要时使用约束带，以免 IABP 导管打折。

3．保证压力传感器的位置位于患者的腋中线水平（即右心房水平），体位变化时及时校准，保证压力的准确性。

4．翻身时幅度不宜过大，保持下肢与躯体成一直线，避免术肢弯曲，注意球囊导管是否移位。

5．保持床单位整洁，使用防压疮垫，以防发生压力性损伤。

（四）常见并发症护理

1．出血及血小板减少症　发生原因可能与凝血功能障碍、肝素化、药物抗凝、血小板减少、体外循环破坏凝血机制、置管时损伤血管、气囊反复充气放气对血液中的血细胞和血小板的机械性破坏、手术时吻合血管不严密、拔管后压迫时间不足等有关。具体护理措施：

（1）加强患者穿刺部位的观察，注意局部有无血肿形成，如有血肿，应观察血肿部位、范围及张力变化并做好标记及记录，必要时压迫止血，加压包扎。

（2）注意伤口敷料渗血情况、口腔或皮肤黏膜有无出血，观察患者二便情况，注意有无肉眼血尿、黑便等。

（3）术肢制动，保证股动脉导管不打折，位置良好。

（4）关注患者检验结果，尤其是血常规、凝血功能变化，如有异常及时通知医生并处理。

（5）嘱患者勿搔抓皮肤，保持床单位的平整。

（6）拔除球囊导管后穿刺部位用沙袋加压包扎止血至少 6 h。

2．下肢缺血　发生的原因有动脉粥样硬化、血管痉挛、股动脉细小、动脉粥样硬化斑块阻塞股动脉、低血压等；也可由局部血栓形成引起，多由于抗凝效果不佳，停搏时间过长，下肢活动受限造成。具体护理措施：

（1）密切观察术侧肢体皮肤的温度、颜色、足背动脉的搏动（标记位置），并与对侧肢体作比较，监测肢体血供情况。

（2）遵医嘱给予抗凝治疗，并观察抗凝效果及有无出血倾向。

（3）在辅助治疗过程中应进行术肢的被动运动，以促进血液循环。

（4）IABP 球囊反搏停止时间应小于 30 min，以免球囊表面形成血栓及加重循环衰竭。

（5）当术侧肢体出现皮温降低、皮肤苍白、足背动脉搏动减弱或消失、术侧肢体疼痛等症状时，通知并配合医生对症处理。

3．感染　发生的原因与手术本身的创伤和导管的侵入性操作有关，同时与患者自身免疫功能低下及其他伴随疾病有关，另外，医护人员手卫生执行的依从性不高也是重要影响因素。具体护理措施：

（1）严格无菌操作，注意手卫生。

（2）密切观察局部伤口有无红肿、渗血、出血情况，及时换药。

（3）加强体温的监测，遵医嘱使用抗生素。

（4）注意血常规（白细胞、中性粒细胞）变化情况。

（5）加强基础护理，保持病室环境整洁，按时通风、换气，注意保暖，每日行口腔护理1 ~ 2次。

4．其他　在IABP的临床使用过程中偶有患者出现气囊破裂、主动脉血管并发症、穿刺部位局部血肿、腹膜后血肿、假性动脉瘤、动静脉瘘、谵妄等并发症，在护理过程中也应当密切观察，给予针对性处理。

（五）心理护理

对于疾病本身的恐惧、对IABP机的认知缺失、经济负担等都使患者心理负担加重，会产生焦虑和恐惧情绪。在护理过程中护士应通过各种交流手段了解患者的需求，并针对患者的心理需求制订相应的护理措施，如讲解相关仪器的用途和介绍环境，与患者建立良好的护患关系，使患者增加安全感，对医务人员产生信任，配合治疗，帮助患者以最佳心态度过危险期，从而增加患者战胜疾病的信心。

五、撤机

（一）撤机指征

1．患者临床症状改善，生命体征稳定，心脏指数＞ 2.0 L/（min·m^2）。

2．已停用正性肌力药或正性肌力药明显减量，收缩压＞ 100 mmHg，心率＜ 100次/分，无恶性心律失常。

3．末梢循环改善，皮肤、面色可见红润，鼻尖、额头及肢体末端转暖。

4．有主动脉血管内并发症、下肢缺血、局部出血、气囊内血栓形成等并发症的患者应酌情早期撤离IABP。

（二）撤机护理

1．调整反搏比为1 ∶ 2，严密监测病情30 min左右，注意患者心率、心律、血压变化。

2．患者生命体征平稳、达到撤机指征可考虑撤机。拔管前4 h停用低分子量肝素，球囊必须停止工作。拔管时应将球囊导管和鞘管一起拔出。拔管过程中监测患者心率、心律、血压情况，观察有无迷走神经反射发生。

3．拔管后股动脉穿刺处压迫20 ~ 30 min，确认无出血后给予弹力绷带加压包扎、沙袋压迫，6 h后撤除沙袋，根据病情选择卧床时间，密切观察伤口有无渗血、渗液，若有出血及时处理。

4．拔出股动脉鞘管后24 h，若患者生命体征平稳，无特殊不适，可帮助患者逐渐开始活动，同时注意观察伤口情况。

随堂测 24-3

小　结

本章主要介绍主动脉内球囊反搏术（IABP）的原理、适应证、禁忌证及 IABP 导管置入与术后护理。IABP 操作简便、创伤小，主要是减少心肌耗氧、改善心功能、挽救患者生命，在临床的应用范围日益拓宽。完成 IABP 导管置入后，对患者及导管的严密监护至关重要，同时患者体位的护理、术后常见并发症的护理、心理护理、撤机护理等都是本章的重点内容。

思考题

1．请简述主动脉内球囊反搏术的适应证。

2．请叙述主动脉内球囊反搏术常见并发症的护理要点。

3．王某，女性，65 岁，主因间断胸痛 1 d，加重 5 h 急诊入院。入院诊断：急性广泛前壁心肌梗死。入院后 ECG 示：窦性心律，心律齐，心率 152 次 / 分，血压 72/30 mmHg，予血管活性药物升压、急诊 PCI 治疗，术后患者心率 158 次 / 分，血压 80/38 mmHg，血流动力学不稳定，予以 IABP 辅助治疗。

请回答：

（1）IABP 反搏比应设置为多少？

（2）该患者 IABP 术后有哪些护理要点？

（卢海霞）

第二十五章 连续性血液净化治疗

第二十五章数字资源

导学目标

通过本章内容的学习，学生应能够：

◆ 基本目标

1. 说出连续性血液净化技术的种类、适应证。
2. 应用所学知识完成操作前物品准备工作。

◆ 发展目标

运用所学知识为连续性血液净化的患者制订护理计划。

连续性血液净化（continuous blood purification，CBP）是在连续性肾替代治疗（continuous renal replacement therapy，CRRT）的基础上逐步发展而来的，是指用净化装置通过体外循环方式连续、缓慢清除体内代谢产物、异常血浆成分及蓄积在体内的药物或毒物，以纠正机体内环境紊乱的一组治疗技术。

第一节 概 述

一、基本原理

（一）溶质清除

1. 弥散（diffusion） 半透膜两侧血液及透析液中的分子在限定的空间内进行扩散，由浓度高的一侧转运至浓度低的一侧，最终达到相同的浓度。半透膜两侧的浓度梯度是其驱动力。血液透析就是利用了弥散原理，对小分子物质起到较好的清除效果。

2. 对流（convection） 对流的动力来源于半透膜两侧的压力梯度，溶质分子在压力梯度下随着水分进行跨膜移动，是血液滤过的基础，对中、小分子溶质清除效果较好。

3. 吸附（adsorption） 是在体外血浆或血液里的多肽或蛋白质分子结合到膜结构或其他吸附材质的过程。溶质清除与溶质浓度关系不大，而和溶质与膜的化学亲和力及膜的吸附面积有关，对中、大分子溶质清除效果好。

（二）水的清除

1. 超滤（ultrafiltration） 血浆水分在血液和透析/超滤单位之间的压力梯度下通过半透膜移动。

2. 渗透 水分从渗透浓度低的一侧向渗透浓度高的一侧移动。

随堂测 25-1

二、目的与适应证

（一）目的

血液净化治疗是各种危重病救治中最重要的支持治疗措施之一，其主要目的是代偿或替代因急性肾功能不全而迅速丧失的肾功能，维持和恢复机体内环境稳定，避免发生并发症，达到良好的临床耐受性，有利于肾和其他器官功能恢复。

（二）适应证

1．肾病

（1）重症急性肾损伤伴血流动力学不稳定和需要持续清除过多水或毒性物质，如急性肾损伤合并心力衰竭、严重感染等。

（2）慢性肾病的并发症，如合并尿毒症脑病、血流动力学不稳定等。

2．非肾疾病　如严重水电解质紊乱、酸碱失衡、全身炎症反应综合征、多器官功能障碍综合征、药物或食物中毒等。

知识链接

挤压综合征与血液净化治疗

挤压综合征是由于挤压或压力导致肌细胞破坏引起的全身性改变。损伤导致肌肉破坏后产生的大量肌球蛋白是一种肾毒性物质，急性肾损伤（AKI）的发生与之有关。治疗方面除了常规的补液、碱化尿液和肌间隔综合征治疗外，应尽早行肾替代治疗（RRT），由于肌球蛋白相对分子量较大，在选择 RRT 时应尽量选择高通量滤器，最大限度地清除血浆中的肌球蛋白。此外，CRRT 对电解质紊乱、代谢性酸中毒的纠正均可减少 AKI 的发生及促进已发生 AKI 的肾功能恢复。

参考文献：血液净化急诊临床应用专家共识组．血液净化急诊临床应用专家共识 [J]．中华急诊医学杂志，2017，26（1）：24-36.

三、常用的连续性血液净化技术

（一）连续性肾替代治疗（CRRT）

CRRT 是连续 24 h 及 24 h 以上缓慢清除水分和溶质的治疗方式的总称。主要包括以下技术。

1．连续性静脉 - 静脉血液滤过（continuous venovenous hemofiltration，CVVH）

2．连续性静脉 - 静脉血液透析（continuous venovenous hemodialysis，CVVHD）

3．连续性静脉 - 静脉血液透析滤过（continuous venovenous hemodiafiltration，CVVHDF）

4．缓慢连续超滤（slow continuous ultrafiltration，SCUF）

5．连续性高通量透析（continuous high flux dialysis，CHFD）

6．配对血浆滤过吸附（couple plasma filtration absorption，CPFA）

7．高容量血液滤过（high volume hemofiltration，HVHF）

8．脉冲式高容量血液滤过（pulse high volume hemofiltration，PHVHF）

（二）血液灌流（HP）

血液灌流是将患者血液从体内引到体外循环系统中，通过灌流器中吸附器吸附毒物、药物、代谢产物，达到清除这些物质的一种血液净化治疗方法。

（三）血浆置换（PE）

血浆置换是将患者的血液经血泵引出，经过血浆分离器分离血浆和细胞成分，去除致病血浆或选择性地去除血浆中的某些致病因子，然后将细胞成分净化后血浆及所需补充的置换液输回体内。

第二节　连续性血液净化治疗的实施

一、实施前准备

（一）环境准备

严格执行院感各项规范要求，做好环境及物品消毒，保证治疗环境符合标准。

（二）患者准备

1．评估患者，了解基本信息、主要诊断，明确治疗目的。

2．监测患者生命体征、出入量，评估容量状态及出血风险。

3．签署知情同意书，做好宣教及心理沟通。

4．血管通路准备　血液净化需要能快速提供体外血流的血管通路，为了提高导管放置的成功率，避免穿刺并发症，推荐在超声引导下进行穿刺。血管通路位置和导管的选择由治疗的紧急程度、类型、既往通路史及总体身体状况决定。

（1）血管选择：第一顺位右侧颈内静脉，其直接回流入上腔静脉；第二顺位股静脉，在双侧中心静脉阻塞的情况下，可从股静脉置入导管；第三顺位左侧颈内静脉，与右颈内静脉相比，左侧颈内静脉置入导管需要通过两个直角才能到达上腔静脉，可出现插管困难及导管功能故障等情况；第四顺位锁骨下静脉，一般情况下应避免将锁骨下静脉作为插管部位，因为锁骨下静脉狭窄和栓塞发生的风险较高。

（2）导管选择：优先选择大口径的导管放置于中心静脉中，以维持血流通畅。为了使导管的尖端能处于大静脉管腔中，右侧颈内静脉导管最佳长度应介于 12 ～ 15 cm，左侧颈内静脉导管长度应介于 15 ～ 20 cm，股静脉导管长度则应介于 19 ～ 24 cm。

（三）物品准备

1．设备

（1）血滤机：主要由泵系统、压力监测系统、液体平衡系统、安全（如空气探测、漏血监测）及加热装置等构成，是行血液净化治疗的体外血循环的动力系统。

（2）滤器、管路：根据不同治疗模式选择不同的滤器、管路。选择滤器时要考虑三个核心参数，即提供充足血流的能力、超滤能力和生物相容性，推荐使用合成的高通量血液透析膜。管路包括 A-V 套装、透析液管路、置换液管路等，不同管路有特殊颜色标记。

2．药品

（1）预冲液：可选择生理盐水或肝素生理盐水，其配制方法为 1000 ml 生理盐水 +1 ml（5000 U）肝素。

（2）置换液：置换液电解质浓度原则上应接近人体血浆水平，以乳酸盐和碳酸氢盐最常用。

（3）抗凝剂：肝素和枸橼酸盐在临床应用广泛，此外还有低分子量肝素等。

3．其他　注射器、无菌纱布、安尔碘、棉签、无菌治疗巾、一次性三通、肝素帽、胶布、无菌手套等。

二、操作过程

1．医生开具治疗处方，选择模式及运行参数。

2．开机并安装管路　连接电源，打开电源开关，CRRT 机器自检通过，根据医嘱选择治疗模式。按 CRRT 机提示正确并牢固地连接安装各治疗管道，置换液挂于秤钩上并连接相应的管路。

3．预冲血滤装置　血滤机均有自动预冲洗功能，可自动完成血泵、肝素泵、废液泵及漏血检测。预冲前需再次确认治疗管道和滤器的连接正确和牢固，确保血路流向正确。连接患者前需以肝素生理盐水（5000 ~ 10000 U/L）对血液管路、滤器进行预充、浸泡，排出其中的空气和微粒物质。

4．连接患者　抽出透析管动脉及静脉端内的肝素液并回抽血液，检查是否有凝血块及通畅度，将体外循环管路连接到患者的血管通路。

5．治疗阶段　记录开始时间，根据医嘱设置治疗参数，调节报警限，妥善固定管路。

6．回血、分离和下机　回血过程是在引血端连接生理盐水，运行血泵将血液回流到患者体内。当循环冲刷后血泵停机，血液回路分离，撤除管路和配套设施。

知识链接

枸橼酸盐抗凝四大优势

枸橼酸盐是一种较为理想的抗凝剂，其优点主要表现在以下四个方面。

1．枸橼酸通过螯合体外循环中的钙离子形成枸橼酸钙而实现血液净化的抗凝作用，同时还可减少血液与滤器膜相互作用产生的不良影响，提高溶质的清除效果。

2．枸橼酸钠在危重患者进行血液净化抗凝中作用于滤器及外周管路，大大降低了患者出血的风险。

3．枸橼酸钠在高出血风险危重患者的抗凝效果持久稳定，溶质清除效果较其他抗凝剂效果好。

4．枸橼酸钠无肝素抗原性，在血液净化抗凝中不会发生肝素相关性血小板减少症。

参考文献：刘娜娜．局部枸橼酸抗凝用于重症病人血液净化的研究进展 [J]．天津医科大学学报，2019，25（1）：90-93.

三、监测与护理

（一）血液净化治疗中的监测

1．体外环路监测　治疗开始时体外环路引血不宜过快，应逐渐增加至目标流速。气泡捕捉器中血液量保持高水平，减少气体微栓子的形成。严密监测环路压力，评估管路及滤器凝血程度。血管通路与体外环路连接紧密，减少三通衔接，避免意外脱管。及时处理报警，减少血泵停运时间。

2．液体平衡监测　准确记录出入液量，正确设置血流量、每小时脱水量、置换液速率，并随时调节。

3．出血及凝血监测　观察出血表现，监测凝血情况，防止滤器凝血，延长滤器使用寿命。出现出血倾向或凝血功能异常应及时调整抗凝剂剂量及使用方式。

4．感染监测　严格无菌操作是预防感染的关键，尤其要加强重点环节的监管，如置换液更换。

5．血液指标监测　严密监测电解质、营养素、药物浓度等指标变化，出现异常及时调整，并在置换液中加以补充。

（二）血液净化治疗中的护理

1．严密观察生命体征　持续监测患者的生命体征、血氧饱和度和意识变化。

2．血管通路的护理　妥善固定血管通路，防止脱管。治疗结束后严格消毒接口处，以封管液封管，无菌敷料覆盖，防止导管扭曲、污染、漏血。

3．加强基础护理　患者长时间卧床及体位受限容易产生不适感，护士应加强生活护理、基础护理，协助患者被动运动，增强舒适感。

4．心理护理　护士应重视思想工作，消除患者及家属对血液滤过治疗的恐惧和疑惑，关心鼓励患者，取得其理解配合，保证治疗效果。

第三节　连续性血液净化治疗的并发症及处理

案例 25-1

患者，男性，38 岁，85 kg，货车司机。在高速路上发生车祸，送医后诊断为多发伤、颅内出血伴横纹肌溶解、急性肾衰竭（ARF）。目前给予床旁 CRRT 治疗，模式为 CVVH。

请回答：

患者行 CRRT 期间可能出现哪些技术性并发症？

一、技术性并发症

1．穿刺留置导管相关并发症　包括出血、气胸、导管相关性感染等。预防此类并发症要严格遵守操作规范，导管留置一般不超过 7 d。

2．滤器凝血　血滤过程中如发现血液颜色变暗、温度下降、管路跳动增大、滤出液明显减少或血滤机提示跨膜压上升，一般提示滤器内凝血，如凝血严重则需更换滤器。

3．管道连接不良　CBP 血流量高达 50 ～ 250 ml/min，血路中任何部位突发连接不良或管道破裂都可造成大量失血而危及生命。因此，整个管道必须在可视范围，确保管道连接密闭完好。

4．空气栓塞　静脉通路连接不良，吸气相负压可以将气体吸入静脉系统形成空气栓塞。目前 CBP 的血滤机均有空气监测和报警系统，可有效预防空气栓塞的发生。

5．水、电解质平衡紊乱　记录每小时出入液量，定时检测电解质，及时根据病情调节置换液的电解质成分。

二、临床并发症

1．出血　较常见，包括留置静脉插管出血和体外抗凝引起的出血。如有持续渗血而又不能降低肝素用量时，可采取局部压迫止血，待血滤结束后遵医嘱以等量的鱼精蛋白中和。对有出血倾向的重症患者可采用局部肝素化、枸橼酸盐或其他抗凝技术，以降低出血风险。

2．血栓　血栓的发生与插管时损伤和管路留置时间有关。监测血管灌注情况及体外循环

随堂测 25-2

中静脉压力，有助于早期发现血栓。

3．感染 严格无菌操作以减少局部感染。CBP 治疗期间多种因素会影响抗生素有效浓度，需加强监测、动态调整。

4．低体温 治疗期间需预防低体温引起的并发症，必要时每小时测量体温，可采取置换液和透析液加温、回血加热等方式维持体温在正常范围内。

5．过敏反应 血液长时间与人工膜或塑料导管接触可产生血膜反应，使用高生物相容性的膜可在一定程度上避免过敏反应发生。

6．营养物质丢失 CBP 患者需注意营养的补充，定期查前白蛋白、转铁蛋白等指标，给予必要的营养支持。

小结

本章从连续性血液净化治疗（CBP）的概述、实施、并发症处理三个方面进行详细阐述。CBP 目前不仅局限于替代功能受损的肾，近来更扩展到常见危重疾病的急救，成为各种危重病救治中最重要的支持治疗措施之一。其清除溶质的原理为弥散、对流及吸附；清除水的原理是超滤与渗透。血液净化治疗包括肾替代治疗、血液灌流及血浆置换等方式。实施治疗前要做好环境、患者、用物的准备。根据操作流程完成开机自检、管路连接、预冲、治疗等步骤。治疗过程中要加强病情观察，做好体外环路、液体平衡等项目监测，重视基础护理及心理护理。CBP 技术性并发症有滤器凝血、管道连接不良等；临床并发症有出血、感染等。

思考题

1．连续性血液净化治疗的适应证包括哪些？

2．王某，女，48 岁，食物中毒后发生 MODS，欲行连续性血液净化治疗。

请回答：对于该患者，在血液净化过程中应加强哪些方面的监测与护理？

（王欣然　张芝颖）

第二十六章　体外膜肺氧合技术

第二十六章数字资源

导学目标

通过本章内容的学习，学生应能够：

◆ **基本目标**

1．说出体外膜肺氧合技术的工作原理与工作模式。
2．阐述体外膜肺氧合技术的目的与适应证。
3．列举体外膜肺氧合技术的实施要点。
4．应用所学知识为实施体外膜肺氧合技术的患者提供监测和护理。

◆ **发展目标**

1．结合静脉血栓栓塞症相关知识与技能，对体外膜肺氧合技术的并发症实施监测及护理。
2．综合运用机械通气知识与技能为体外膜肺氧合患者提供持续的气道管理。

体外膜肺氧合（extracorporeal membrane oxygenation，ECMO）技术是持续体外生命支持（extracorporeal life support，ECLS）技术之一，用于部分或完全替代患者心肺功能，从而为原发病的诊治争取时间。

第一节　概　述

案例 26-1

患者，女性，58 岁，退休教师，既往心力衰竭病史，此次因“呼吸、心搏骤停”急诊入院，持续心肺复苏 30 min 生命体征仍微弱，立即呼叫 ECMO 小组，行床边 ECMO 置管术。ECMO 治疗 10 min 后，患者恢复自主心律及呼吸。

请回答：

1．ECMO 技术的工作原理是什么？
2．患者运用 ECMO 的什么工作模式？
3．在运行 ECMO 期间，应监测患者的哪些指标？

ECMO技术起源于20世纪50年代的手术体外循环装置，此后该技术逐步得到发展应用，被用于越来越多的疾病，包括新型冠状病毒肺炎重症患者的救治。

一、ECMO技术的工作原理

ECMO装置由一套ECMO管路、血泵、氧合器（又称膜肺）、氧供气流、监测系统及水箱等组成，其工作原理是通过血泵将静脉血从体内引流到体外，经过氧合器进行气体交换后，再将氧合过的血液回输入体内，从而为衰竭的心脏和（或）肺提供暂时辅助支持。

二、ECMO技术的目的与适应证

（一）目的

ECMO的主要目的是承担气体交换和（或）部分血液循环功能，从而获取心、肺功能恢复的机会与时间。不同疾病类型运用ECMO的治疗目的不尽相同，主要目的有：

1．等待自身心脏、肺功能恢复。

2．等待脏器移植或接受长期心室辅助装置。

3．稳定血流动力学，为找出原发疾病并给予相应治疗提供时间。

4．维护其他器官功能，缓解供体缺乏的矛盾。

（二）适应证

主要适用于需要循环、呼吸支持的患者，尤其是在应用药物或主动脉内球囊反搏无效且血流动力学不稳定的重症患者。

1．心源性休克　如心肌梗死、心搏骤停、心肌炎等。

2．严重急性呼吸衰竭　严重ARDS、肺栓塞等。

3．严重循环衰竭　感染中毒性休克、药物中毒等。

随堂测26-1

三、工作模式

根据血液回输的途径，ECMO分为静脉到静脉ECMO（venovenous ECMO，VV-ECMO）和静脉到动脉ECMO（venous-arterial ECMO，VA-ECMO）两种形式，前者仅有呼吸辅助作用，而后者同时具有循环和呼吸辅助作用，临床可根据疾病治疗需要选择适宜模式。

随堂测26-2

第二节　体外膜肺氧合的实施与护理

一、ECMO实施前准备

（一）患者准备

1．告知患者及家属ECMO技术的必要性、方法、可能发生的并发症并签署知情同意书。

2．患者提前备皮，处于平卧位及麻醉状态，充分暴露穿刺部位。

3．避开ECMO置管穿刺部位建立深静脉通路，放置有创血压监测装置。

4．监测动脉血气及活化部分凝血活酶时间（activated partial thromboplastin time，APTT）与活化凝血时间（activated clotting time of whole blood，ACT）结果。

5．提前30 min停肠内营养，清除气道及口鼻腔分泌物。

（二）物品及环境准备

1．物品准备

（1）膜式氧合器。

（2）适配型号插管，穿刺包及外科器械包。

（3）体外循环管道包。

（4）弹力绷带。

2．仪器准备

（1）ECMO 机器：离心泵主机（含耦合剂）、离心泵、手摇泵、膜肺支架、流量探测仪、连续血氧饱和度监测仪及连接玻管、空氧混合器及气源、变温水箱。

（2）APTT/ACT 监测仪、B 超机（含导电糊）、血气分析仪。

（3）呼吸机、微量泵、输液泵、监护仪、负压吸引器。

3．药品准备

（1）管路预充液。

（2）肌松剂、镇静镇痛药物、麻醉用药。

（3）抗凝用药及生理盐水。

（4）代血浆或血制品、胶体液等。

（5）根据病情备血管活性药及其他抢救用药。

4．环境准备

（1）病房环境宽敞，将不必要的物品推至病房外。

（2）患者穿刺空间足够大，术区无遮挡术者视野的物品。

知识链接

ECMO 团队建设

ECMO 技术的成功开展离不开训练有素的 ECMO 团队。ECMO 团队成员应以具有良好的职业道德为前提，以患者生命安全第一为目标和出发点；以能够提供最好治疗为理念，相互信任，团结一致，共同提高。ECMO 团队所需的相关专业技术人员一般由体外循环医生、外科医生、ICU 医生和 ICU 护士组成，包括一名负责人、一名 ECMO 协调员或小组组长、一名仪器和耗材管理员及一名信息管理员。团队定期进行培训，增强团队配合度。护士可担任团队中的协调员、仪器耗材管理员及信息管理员，负责 ECMO 团队的日常事务。

参考文献：侯晓彤，杨峰，童朝晖，等．中国开展成人体外膜肺氧合项目建议书［J］．中华危重病急救医学，2014，26（11）：769-772.

二、实施过程

（一）ECMO 系统准备

1．以无菌技术正确连接 ECMO 管路、氧合器等。

2．使用晶体液重力预充排气，再将均匀涂抹导电胶的离心泵头置于血泵中，逐渐调高血泵转速再次排气，确认 ECMO 管路内无气体后进行流量及各压力点校正，闭环运转循环管路，避免扭转打结。

3．提前稳定运行于 37 ℃水温的水箱。

（二）置管

根据 ECMO 支持模式、置管部位，配合医生完成穿刺置管术，经 X 线确定后进行缝合固定。

（三）ECMO 运行

将 ECMO 系统与患者置管紧密连接，防止气泡进入。全面、仔细地检查 ECMO 系统管路后，调节初始泵速、气体流量等，开放 ECMO 管道通路，开始运行 ECMO。

科研小提示

文献显示，建立体外膜肺氧合的护理流程能提供有效和安全的护理。

三、监测与护理

（一）ECMO 运行中的监测

随堂测 26-3

1．患者指标及并发症的监测　在 ECMO 运行过程中需观察患者氧合有无改善。由于 ECMO 管路中有 600 ～ 800 ml 的血容量，为防止血液凝固及血栓，管路运行期间通常使用普通肝素钠全身肝素化。因此，也需要密切观察患者生命体征、凝血指标及有无并发症发生。ECMO 运行期间常见的指标及并发症监测见表 26-1。

表 26-1　ECMO 运行期间常见的指标及并发症监测

监测内容	具体监测指标
重点指标监测	①心率及心律：及时发现异常并处理 ②平均动脉压：维持在 50 ～ 70 mmHg ③体温：控制在 35 ～ 37 ℃ ④中心静脉压：维持在 5 ～ 12 cmH_2O ⑤血氧饱和度及氧合指数：根据氧合情况调整参数 ⑥出入量及组织灌注情况 ⑦ ACT：维持在正常值的 1.5 倍 ⑧ APTT：维持在 60 ～ 70 s ⑨血小板计数：维持在 70×10^9/L 以上
并发症监测	①出血：如穿刺处出血、颅内出血、消化道出血等 ②血栓或缺血性损伤：如脑血管栓塞、肢体缺血性损伤等 ③感染：感染部位以血流、下呼吸道和泌尿系最常见 ④肾功能不全：监测尿量及肾功能 ⑤溶血：监测是否出现黄疸、高胆红素血症和血红蛋白尿

2．ECMO 运行中的仪器监测

（1）氧合器的监测：观察氧合器的凝血情况，有无血浆渗漏，并监测跨氧合器的压力。

（2）流量及转速监测：转速是导致流量改变的关键因素，故若出现流量改变时，首先查看转速是否发生变化，再评估管道是否打折扭曲。在转速相同的情况下，血液流速较基础降低 0.5 L/min，需关注管道是否打折扭曲。

（3）膜肺的监测：每 4 ～ 6 h 用手电照射观察 ECMO 循环系统内有无血栓形成。

（4）气源、氧源及水箱的监测：各种电线、管路、输液管摆放有序并妥善固定，监测水箱温度及体温，及时添加水箱内蒸馏水。

（5）ECMO 管路监测：妥善固定管道，避免发生牵拉、移位、打折、渗漏和脱落等情况；密切监测管路中有无气泡、血栓形成；注意保持管路的密闭性，防止引起空气、血栓栓塞。

（二）ECMO 患者的护理

1．气道管理 ECMO 时机械通气的主要目标是让肺休息，降低或避免呼吸机诱导肺损伤的发生，宜实施肺保护性通气策略。

（1）严密观察呼吸机参数变化，维持吸气峰压低于 20 ～ 25 cmH_2O，呼气末正压 10 ～ 20 cmH_2O。

（2）保持气道通畅，加强吸痰护理，必要时加用湿化液促进痰液排出或行纤维支气管镜吸痰治疗。

（3）每日定时监测气管插管气囊压力，使其保持在 25 ～ 30 mmHg。

2．液体管理 目标是使细胞外液容量恢复并保持在正常水平（干体重）。

（1）维持每小时尿量＞ 1 ml/kg，如果血流动力学稳定，可持续使用利尿剂。

（2）如对利尿剂反应不佳或患者出现肾功能不全，可用持续肾替代治疗。

3．感染控制 ECMO 置管较粗对局部皮肤损伤较大，加之局部穿刺点渗血较多，大大增加了导管相关性血流感染的机会。

（1）需严格遵守各项无菌技术原则。

（2）严密监测患者体温及炎性指标变化。

（3）加强局部穿刺点的消毒，注意观察穿刺点周围有无脓性分泌物。

（4）预防呼吸机相关性肺炎。

科研小提示

ECMO 患者的消毒隔离：宜单间病房，每日定期进行房间、环境消毒。

4．镇静护理 为减少疼痛、降低呼吸氧耗量和避免 ECMO 导管的脱出，可对患者进行适度镇静，维持 Ramsay 镇静评分为 3 ～ 4 分。但应注意尽量避免使用脂溶性镇静剂，避免膜肺堵塞。脱离 ECMO 之前应逐渐减少镇静剂的用量，恢复自主呼吸，增加患者活动。

5．抗凝及预防出血的护理 ECMO 抗凝的基本目标是不出血、适度抗凝、适度纤溶。

（1）按需定期监测 ACT 或 APTT，及时调整肝素用药速度。

（2）每日定时检查穿刺点有无渗血，局部渗血较多应及时按压止血、换药。

（3）监测神志、瞳孔，胃液、粪便性状及量，结合血红蛋白，观察有无出血倾向，如有异常及时通知医生处理。

（4）严密观察股静脉置管侧下肢远端供血情况，定时检查足背动脉及皮肤有无花斑等，必要时建立侧支循环以保证下肢供血。

随堂测 26-4

知识链接

ECMO 治疗常用的抗凝剂

1．普通肝素　是 ECMO 患者最广泛使用的抗凝药物，其主要通过与血浆蛋白抗凝血酶（AT）形成复合物来发挥作用。肝素同时抑制Ⅹa 因子和凝血酶活性，从而阻止纤维蛋白交联形成血凝块。肝素会增加组织因子蛋白抑制剂（TFPI）从内皮中释放，抑制组织因子 - 活化Ⅶ因子复合物（TF-FⅦa）途径活化的凝血反应。AT 缺乏会影响普通肝素的量效反应，在增加肝素用量时应监测 AT 的水平。存在的不足主要是出血风险及肝素诱导血小板减少症风险。

2．直接凝血酶抑制剂（DTI）　比伐卢定和阿加曲班直接抑制凝血酶而不结合 AT。凝血酶抑制剂从维持剂量的低量开始，逐渐加量至使患者 APTT 达到 50 ～ 60 s，但临床经验上更倾向于维持 APTT 于 60 ～ 90 s。

参考文献：赵举，崔勇丽，刘刚．ECMO 中的抗凝管理［J］．中国急救医学，2021，41（7）：607-609.

6．营养支持　ECMO 期间患者处于高分解代谢状态，宜进行积极营养支持。通过早期评估，尽早进行肠内营养支持。

7．基础护理　及时清洁患者口腔、皮肤、会阴部等，注意患者保暖，定时翻身，减少干扰刺激，促进睡眠，保持患者舒适。

8．心理护理　护士态度热情、亲切，帮助患者疏导恐惧和焦虑等负性情绪，帮助患者树立信心。

科研小提示

文献显示，危重患者应用 ECMO 时如何进行院内安全转运仍需进一步探讨。

四、ECMO 的撤离

随着患者脏器功能改善，ECMO 支持力度逐渐降低。支持力度低于患者心肺功能总体的 30%（2 ～ 2.5 L/min）时提示可考虑试验性脱机。脱机试验成功患者可撤离 ECMO。撤离时拔除 ECMO 导管，将体外管道内的血液经自体血回输装置回输，拔管后根据患者情况进行置管伤口缝合，局部按压至少半小时，再用沙袋压迫 4 ～ 6 h。为防止血栓形成，拔除导管后逐渐减量肝素，之后可常规给予低分子量肝素。

五、ECMO 整体实施操作流程及要点

ECMO 整体实施操作流程及要点见图 26-1。

小　结

本章从 ECMO 技术的工作原理、目的与适应证、工作模式、实施过程、监测与护理多个方面进行详细的阐述。ECMO 技术是通过血泵将静脉血从体内引流到体外，经过氧合器进行气体交换膜肺氧合和二氧化碳排出后，再用驱动泵将氧合过的血液回输灌流入体内的生命支持技术，以获取心、肺功能恢复的机会与时间，分为 VV-ECMO 及 VA-ECMO 两种模式。实施 ECMO 技术时应做好患者、仪器、药品及环境的准备，医护团队配合，完成系统预充、置管、连接及运行。在运行期间，持续监测患者重点指标，同时观察仪器运行是否良好、患者有无并发症发生，为患者提供气道管理、液体管理、感染控制、镇静镇痛、抗凝及预防出血、营养支持、心理支持及基础护理等措施，直至病情稳定后撤离 ECMO，保证患者安全。

核对：
医嘱、患者床号、姓名、各类知情同意签字情况、ECMO模式、物品、团队人员、仪器设备、数量、型号、预充液种类和数量

评估：
患者：患者病程、适应证、检验指标、插管部位、皮肤、血管情况
环境：满足操作无菌原则
物品：安全在物品有效期内、数量、型号齐全和正确
仪器：质检完毕、设备完好、待机状态可使用

准备：
1. 团队：相关专业技术人员团队（ICU医护、体外循环医生、外科医生）的准备
2. 患者：置管处备皮，维持患者生命体征相对稳定，加强镇静、镇痛，密切监护
3. 仪器：设备已通电，运转良好，自检完毕
4. 物品准备：肝素抗凝、生理盐水、乳酸钠林格、复方电解质液、钙剂、抢救车
5. 备血

实施：
1. 开机自检　2. ECMO 耗材套包正确连接
3. ECMO 预充排气
4. 确保患者肝素化并插管
5. 预充完毕，连接患者，启动ECMO　6. 参数调整
7.效果评价　8. 撤机拔管

→ 实施：
1. 提前使用肝素50 ~ 100 U/kg维持血液抗凝
2. 流量调整由低到高，逐渐调整至预定维持流量
3. 运行过程中不得随意调整流量和转数
4. 检查膜肺和各个接头有无渗漏

观察与记录：
1. 容量评估、血流动力学指标监测、凝血指标监测、管路情况，尤其是PaO_2、SpO_2、ACT、有创血压、血小板计数，管路有无空气、血栓、抖动等
2. 记录监测指标的数值，运行时间、情况等

图 26-1　ECMO 整体实施操作流程及要点说明示意

思考题

1．请叙述体外膜肺氧合（ECMO）两种工作模式的区别。

2．ECMO 仪器运行期间需要持续监测哪几个方面？

3．男性，26 岁，因“发热 7 d”入院治疗。端坐呼吸，听诊双下肺布满湿啰音，并出现生命体征不稳定，T 39.2 ℃，P 92 次 / 分，R 40 次 / 分，BP 118/73 mmHg，SpO_2 90%，机械通气治疗无效。血气分析报告提示：氧合指数 76.6 mmHg，pH 7.204，PaO_2 43 mmHg，$PaCO_2$ 78.7 mmHg。肺部 X 片示：双侧多肺叶受累，可见大量炎性渗出，显影双侧肺段和肺叶大片白色的阴影。

请回答：

（1）可以采取哪种 ECMO 模式帮助患者改善氧合？

（2）ECMO 运行期间最常见的并发症是什么？如何预防？

（徐佳卿）

第二十七章 创伤急救技术

第二十七章数字资源

导学目标

通过本章内容的学习，学生应能够：

◆ **基本目标**

1. 复述不同止血法、包扎、固定、搬运方法的适应证、具体操作步骤和注意事项。
2. 列举不同止血法、包扎、固定、搬运方法的物品、材料准备。
3. 应用所学知识正确实施创伤急救技术操作。

◆ **发展目标**

1. 在临床实际中快速、准确地选择和实施各项创伤急救技术，并综合运用创伤外科与急救知识，提高患者生存率，促进康复。
2. 在实施创伤急救技术操作的过程中能够与休克、气胸、脊髓损伤、颅脑损伤等危重情况照护密切结合。

创伤造成机体组织完整性破坏或功能障碍，甚至导致大出血、休克等严重后果，可危及患者生命，因此，如何在创伤发生时及时、正确、有效地采取急救措施成为降低创伤死亡率和伤残率的关键。救护人员须熟练掌握创伤急救技术，具备较高的救治反应能力和水平，在复杂的现场情况下能迅速做出正确判断，在维持患者生命体征、防治休克的同时实施有效止血、包扎、固定，并将患者安全、迅速地转运到医院进行后续相关专科治疗，为成功施救提供技术保证。

第一节 止 血

案例 27-1A

患者，男性，43 岁，因车祸致右下肢上段有一处开放性损伤，大量出血，急救人员紧急现场急救。体格检查：T 36.5 ℃，P 120 次 / 分、R 24 次 / 分，BP 90/60 mmHg，患者神志清楚，合作，轻度烦躁，面色苍白，四肢湿冷，右下肢活动障碍，局部有开放性损伤并有大量活动性出血。患者情绪紧张、恐惧，担心会死亡。

请回答：

1. 考虑该患者目前状况，应首先采取的措施是什么？具体应如何实施？
2. 患者目前情绪紧张、恐惧，救护人员应如何安慰患者？

创伤往往导致出血，短时间内大量失血时可出现严重的失血性休克，如不及时抢救可危及患者生命。因此，救护人员应精确掌握止血术（hemostasis）的实施步骤和要点，及时、准确地判断出血部位并选择有效的止血方法，争分夺秒地实施止血措施。

一、目的与适应证

外伤导致出血者均应进行止血。

1．动脉出血　血液颜色鲜红，由断裂动脉血管的近心端随心脏搏动呈喷射状射出，短时间内即可大量出血，如不及时止血，患者很快会出现失血性休克，甚至因大量失血而死亡，需要紧急采取有效措施迅速止血。

2．静脉出血　血色暗红，由断裂静脉的远心端流出，出血量逐渐增多，多不能自愈。虽然静脉出血量和速度小于动脉出血，但由于出血缓慢容易忽视，急救人员要全面评估患者，及时发现出血的存在，尽快有效止血。

3．毛细血管出血　血色鲜红，为渗出性，往往出血量较小并能自行凝固而自愈，危险性较小，但如伴随重要脏器损伤或出血面积过大，也可发生失血性休克而威胁生命。

二、操作准备

（一）操作者准备

1．评估患者　止血前应全面评估患者伤情，准确测量生命体征，尤其是血压，同时确定出血部位和类型，以选择有效的止血材料和止血方法。

2．确定止血方法　根据患者伤情、出血位置与性质合理选择有效的止血方法，如指压止血法、止血带止血法、加压包扎止血法、填塞止血法、屈曲关节加垫止血法等。

（二）用物准备

常用的止血材料包括绷带、橡皮止血带、卡式止血带、充气止血带、止血钳等。在现场急救中可用无菌敷料、绷带、三角巾，甚至干净的毛巾、布带、衣服等进行止血。

三、操作步骤与方法

（一）指压止血法

指压止血法为临时应急止血措施，救护人员用手指、手掌或拳头将伤口近心端的动脉向深部的骨骼压迫以阻断血流，达到临时止血的目的，一般适用于头面颈部及四肢的动脉止血。常用于面动脉、颞浅动脉、颈总动脉、锁骨下动脉、肱动脉、尺动脉、桡动脉、股动脉、胫前动脉、胫后动脉等动脉的止血。

1．颞浅动脉压迫止血法　用于头顶部出血的止血。用拇指将同侧耳屏前方颧弓根部的搏动点（颞浅动脉）压向颞骨（图 27-1A）。

2．面动脉压迫止血法　适用于面部出血的止血。用拇指将下颌角处的动脉搏动点（面动脉）压向下颌骨（图 27-1B）。

3．颈总动脉压迫止血法　适用于头颈部出血的止血。用拇指将同侧气管外侧与胸锁乳突肌前缘中点之间的强搏动点（颈动脉）压向第 5 颈椎横突（图 27-1C）。禁止同时压迫双侧颈总动脉。

4．枕动脉压迫止血法　适用于头后部出血的止血。用拇指将同侧耳后乳突下稍往后的动脉搏动点（枕动脉）压向乳突（图 27-1D）。

5．锁骨下动脉压迫止血法　适用于肩、腋部出血的止血。用拇指将同侧锁骨上窝中部的动脉搏动点（锁骨下动脉）压向第 1 肋骨（图 27-2A）。

6．腋动脉压迫止血法　适用于上臂出血的止血。上肢外展 90°，用拇指将腋窝中点的动

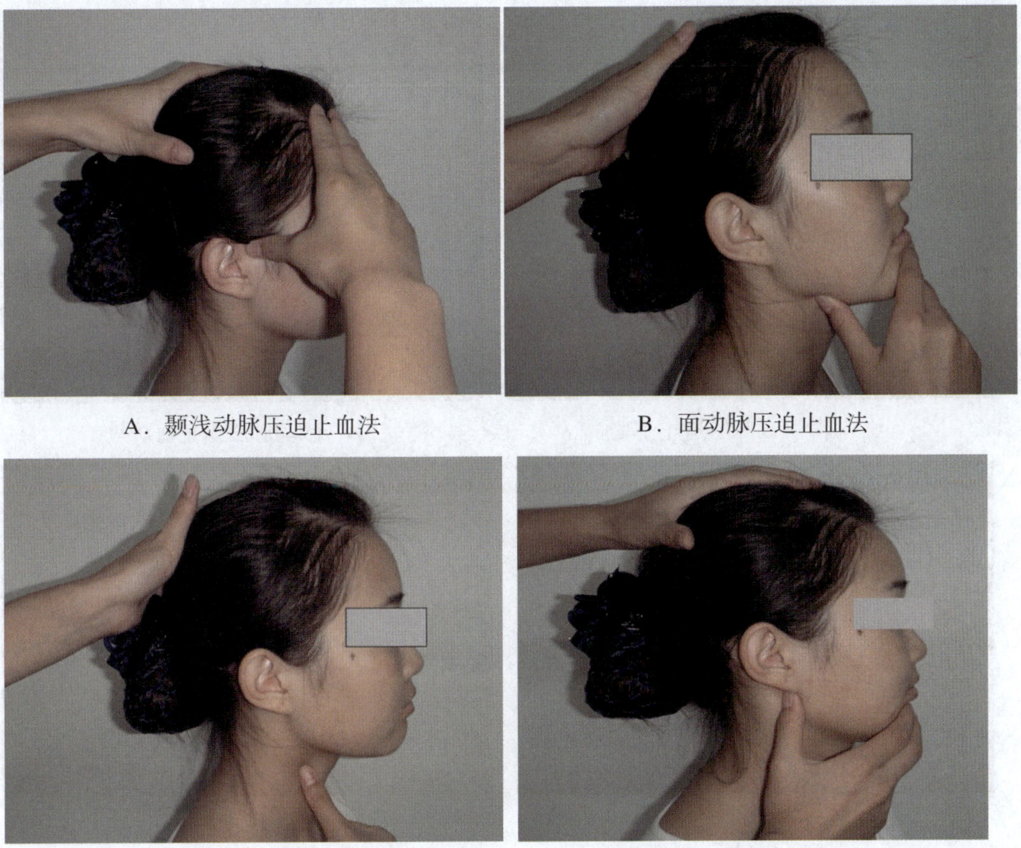

A．颞浅动脉压迫止血法　　B．面动脉压迫止血法

C．颈总动脉压迫止血法　　D．枕动脉压迫止血法

图 27-1　颈面部出血压迫止血法

脉搏动点（腋动脉）压向肱骨头（图 27-2B）。

7．肱动脉压迫止血法　适用于前臂出血的止血。用拇指将上臂内侧中部的动脉搏动点（肱动脉）压向肱骨干（图 27-2C）。

8．尺、桡动脉压迫止血法　适用于手掌、手背出血的止血。用两拇指将手腕稍上处的内、外侧动脉搏动点（尺、桡动脉）压向尺、桡骨（图 27-2D）。

9．股动脉压迫止血法　适用于大腿出血的止血。用拳头或双手拇指重叠用力将腹股沟中点稍下的强搏动点（股动脉）用力压向耻骨上支。

10．腘动脉压迫止血法　适用于小腿出血的止血。用拇指将腘窝中部的动脉搏动点（腘动脉）用力压向腘窝（图 27-3A）。

11．胫前动脉、胫后动脉压迫止血法　适用于足部出血的止血。用双手示指或拇指用力压迫足背中部近脚踝处的动脉搏动点（胫前动脉）（图 27-3B）和足跟与内踝之间的动脉搏动点（胫后动脉）（图 27-3C）。

（二）止血带止血法

主要用于四肢大血管出血，且加压包扎或其他止血方法不能有效止血时。常用的有橡皮止血带、卡式止血带、充气止血带和旋压止血带。止血用物为各种类型的止血带和三角巾，抢救现场可就地取材，使用手帕、布带等止血。

1．橡皮止血带止血法　抬高患肢，于伤口近心端垫上衬垫，止血带绕肢体 2 圈，使止血带头端压在止血带下，绕完两圈后止血带末端压在紧缠的橡皮带下面形成活结（图 27-4）。

2．卡式止血带止血法　衬垫垫于患肢，将卡式止血带绕肢体一圈，一端穿入扣环，一只手按住扣环，另一只手紧拉止血带至伤口不再出血。

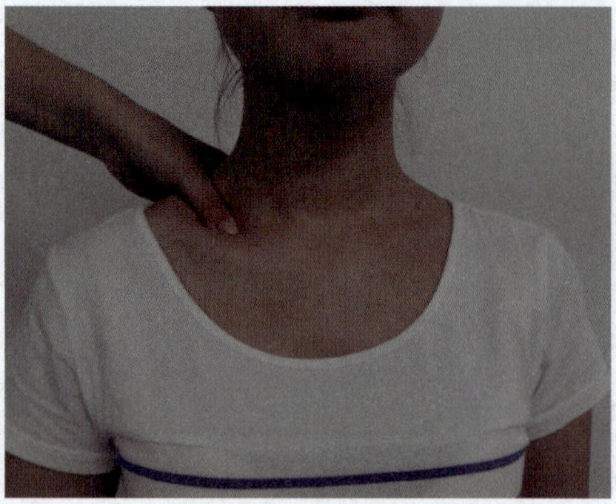

A．锁骨下动脉压迫止血法

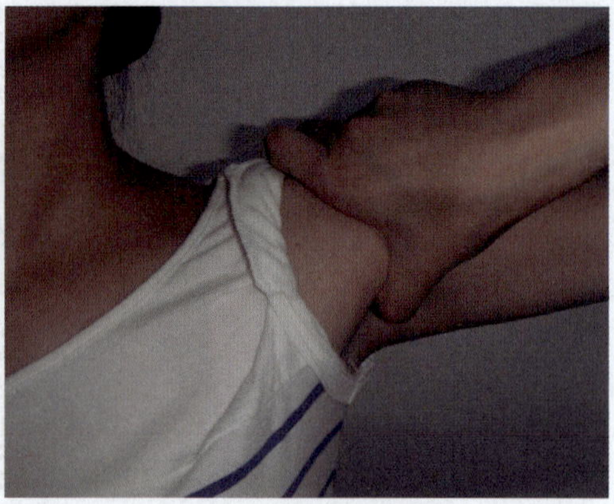

B．腋动脉压迫止血法

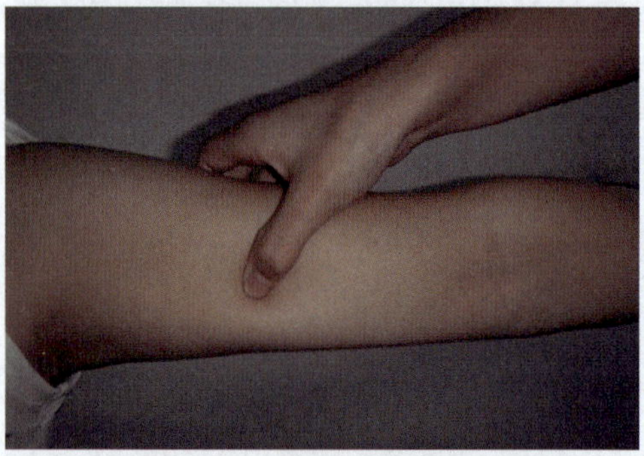

C．肱动脉压迫止血法

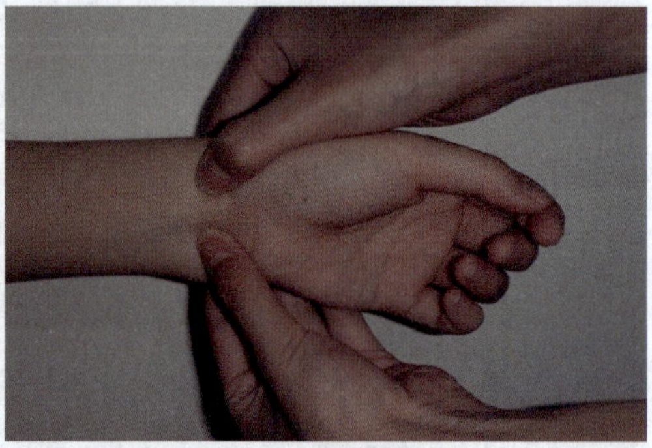

D．尺、桡动脉压迫止血法

图 27-2　上肢出血压迫止血法

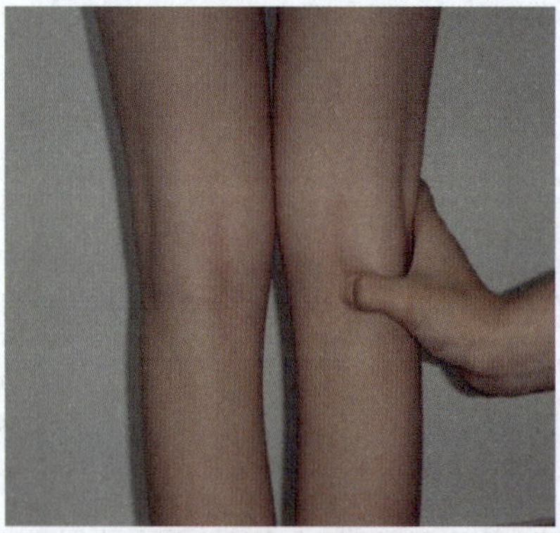

A．腘动脉压迫止血法

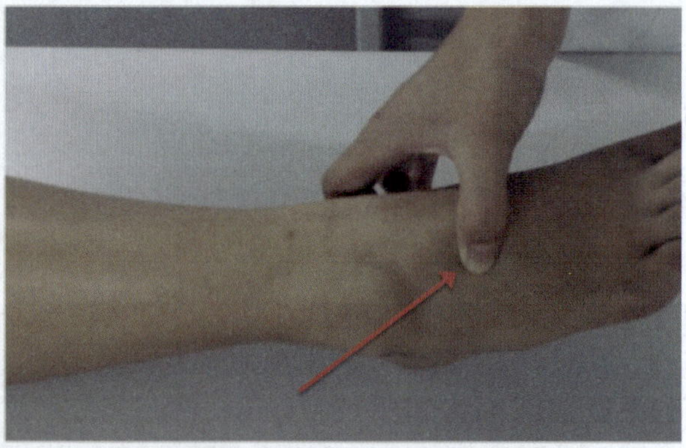

B．胫前动脉压迫止血法

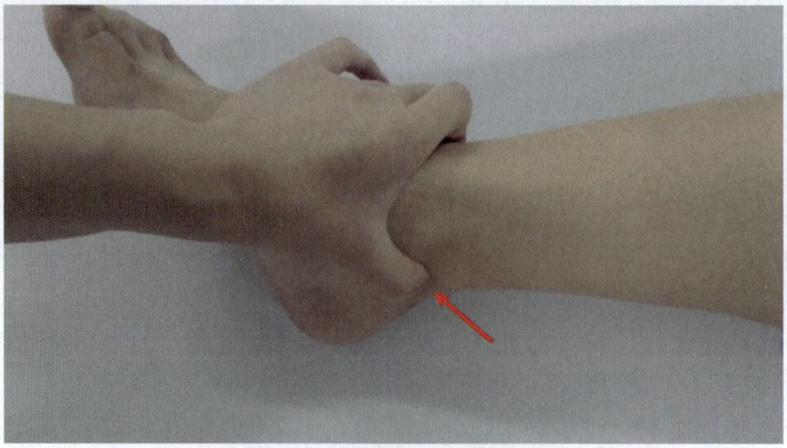

C．胫后动脉压迫止血法

图 27-3　下肢出血压迫止血法

3．充气止血带止血法　衬垫垫于患肢，将充气止血带的袖带绑在伤口近心端，抬高肢体，充气达到止血效果并保持所需压力。

4．旋压止血带止血法　旋压止血带由摩擦带扣、绞棒、固定带、自粘带、C 形锁扣组成。止血时衬垫垫于患肢，将止血带套在肢体伤口近心端，拉紧自粘带并粘贴稳固，旋转绞棒加压并固定在 C 形锁扣内。

5．布料止血带止血法　将三角巾叠成带状，在伤口近心端绕肢体 1 圈，两端向前拉紧打一个活结，在一头留出一小套，将一根小棍插在活结下并提起顺时针旋转绞紧，再将小棍另一端插入小套内，并把小套拉紧固定（图 27-5）。

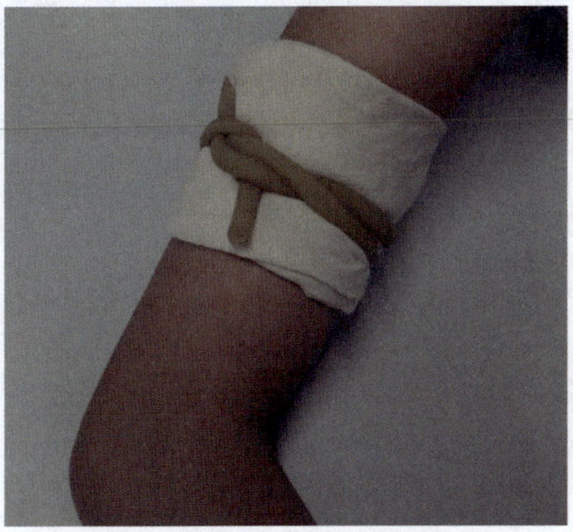

图 27-4　橡皮止血带止血法

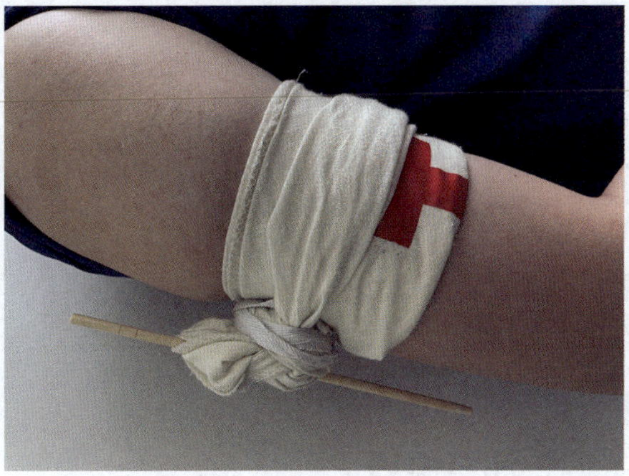

图 27-5　布料止血带止血法

科研小提示

文献提示止血带止血常会引发严重并发症，科学操作方法仍需完善。

（三）加压包扎止血法

加压包扎止血法适用于四肢、头颈、躯干等体表小动脉或小静脉出血。将无菌敷料覆盖在伤口上，紧急情况下也可用清洁的布类、纱布代替，较深的伤口可用敷料填充，再用绷带、三角巾、多头带加压包扎，包扎松紧度以达到止血目的为宜。如伤口有异物，应保留异物，伤口边缘用敷料将异物固定，再用三角巾、绷带对伤口边缘的敷料进行加压包扎。

（四）填塞止血法

填塞止血法适用于四肢较深、较大伤口，躯干部出血禁止使用此方法。用无菌敷料填塞伤口，外加敷料，再用绷带、三角巾加压包扎。

（五）屈曲关节加垫止血法

屈曲关节加垫止血法适用于无骨折或关节脱位的前臂或小腿出血时的止血。前臂出血时在肘窝处加垫、屈肘；小腿出血时在腘窝下加垫、屈膝，再用绷带、三角巾等进行固定。

知识链接

躯体交界部位止血装置

对于腋窝、骨盆等“四肢-躯干”交界部位，现有四款交界部位止血带被用于控制和处置交界性大出血，分别为战备止血钳（combat ready clamp，CRoC）、交界部位急救止血装置（junctional emergency treatment tool，JETT）、SAM 交界部位止血带（SAM junctional tourniquet，SJT）、腹主动脉交界止血工具（abdominal aortic and junctional tourniquet，AAJT）。AAJT 应用时间不宜过长，在腹股沟和腋窝等交界处的时限为 4 h，在腹部则为 1 h。如在腹部应用时间超过 2 h，患者易发生缺血性高钾血症和代谢性酸中毒。目前主要推荐使用前 3 种交界部位止血工具。SJT、JETT 主要是基于骨盆固定带设计理念，在对应腹股沟韧带中点处位置安装气囊靶向压迫装置，可进行单侧或双侧腹股沟止血；CRoC 则是直接在大腿根部外侧固定直角钳，通过垂直臂压迫腹股沟动脉进行止血，起效较快，但仅能进行单侧腹股沟止血。此外，这些装置除了控制交界部位出血，还可用于爆炸伤高位截肢患者止血、骨盆固定。

参考文献：郭栋，张戎，黎檀实，等．现代战伤现场急救止血理论、技术与器材 [J]．中华灾害救援医学，2021，9（6）：1066-1070.

四、注意事项

1．指压止血时应准确掌握按压部位，压力大小应以不出血为宜，压迫时间不宜过长，可适当抬高伤处患肢。

2．止血带使用不当会造成神经、组织损伤，甚至威胁生命。因此，使用止血带止血时应注意以下事项。

（1）正确选择位置：止血带应扎在伤口的近心端，尽量靠近伤口。

（2）保护局部皮肤：皮肤与止血带之间要加衬垫，避免勒伤皮肤。

（3）压力适当：以出血停止、远端动脉搏动刚好消失为准，成人上肢为 250 ～ 300 mmHg，下肢为 400 ～ 500 mmHg。

（4）严格掌握时间：使用止血带前先将受伤的肢体抬高 2 min，使血液尽量回流；原则上止血带止血时间不能超过 5 h，期间每隔 0.5 ～ 1 h 放松 2 ～ 3 min，放松止血带的过程中可采用压迫止血。放松后再在稍高平面上扎止血带。

（5）明确标记：必须在患者胸前衣服或手腕等明显位置做标记，标明开始使用止血带日期、时间和部位。

（6）松解前准备：松解止血带之前应补充血容量，并做好抗休克和止血器材准备。

3．有骨折或伤口有异物的时候禁止使用加压包扎止血法。

4．填塞止血法止血应注意填塞敷料的无菌，在取出填塞敷料时易引起再次出血，应尽快手术处理。

5．屈曲关节加垫止血法对患者造成的痛苦较大，且易造成神经、血管损伤，应密切观察肢体远端血液循环，每隔 40 ～ 50 min 缓慢松开 3 min。

随堂测 27-1

第二节 包 扎

案例 27-1B

该患者经过止血后局部出血停止，患者神志清楚。查体：T 35.9 ℃，P 100 次 / 分，R 25 次 / 分，BP 100/70 mmHg。患者情绪稳定，配合度好，救护人员开始对伤口进行包扎。

请回答：

1．包扎前还应做什么准备？

2．应该选择何种包扎方法？

3．包扎过程中应注意哪些问题？

包扎（dressing）是急救技术中最常见的方法之一，用于创伤或手术患者保护创面，局部用药，减少感染，固定骨折、关节和敷料，托起受伤的肢体，减轻患者痛苦，防止刺伤血管、神经等严重并发症，加压包扎还有压迫止血的作用。

一、目的与适应证

包扎适用于体表各部位的伤口（除采用暴露疗法者），厌氧菌感染、犬咬伤的伤口禁止包扎。包扎目的包括固定敷料、保护伤口、协助止血、减轻疼痛、减少污染。

二、操作准备

（一）操作者准备

1．评估患者 全面评估患者病情，测量生命体征，查看局部伤口情况。

2．确定包扎方法 救护人员可根据患者伤情选择适当的包扎方法。常用的包扎方法有绷带包扎法、三角巾包扎法、多头带包扎法及尼龙网套包扎法等。

（二）用物准备

包扎最常使用的材料是各种绷带、三角巾、多头带（四头带、胸带、腹带、丁字带等）、尼龙网套、无菌敷料、胶带、别针或夹子等。现场救护没有上述常规包扎材料时，可用身边的衣服、手绢、毛巾等材料进行包扎。

三、操作步骤与方法

（一）绷带包扎法

绷带包扎是包扎技术的基础，用于制动、固定敷料或夹板、加压止血、促进组织液吸收或防止组织液流失、促进静脉回流等。常用绷带有纱布绷带、棉布绷带、弹力绷带、自粘绷带、石膏绷带等，绷带长度和宽度有多种规格。在使用绷带前，应以无菌敷料覆盖伤口。

1．环形包扎法 一般用于各种包扎的起始和结束时，也适用于粗细相等的部位，如额、颈、腕、四肢、胸、腹、腰等处。具体方法为：绷带起始端留出 10 cm 左右开始环绕数周，每 1 周重叠盖住前 1 周。第 1 周缠绕稍呈斜状，至第 2、3 周开始做环形，并将第 1 周斜出的预留一端压于环形圈内，包绕层数根据需要但不少于 2 层，缠绕结束将尾端毛边折一下，用胶布或别针将尾端固定（图 27-6A）。

2．蛇形包扎法　适用于夹板固定或其他快速简单固定时。具体方法为：先将绷带以环形法缠绕 2 周，然后以绷带宽度为间隔，斜行向上缠绕，各周互不遮盖，在尾端环形包扎 2 周，尾端毛边反折，用胶布固定或尾端纵行撕开打结（图 27-6B）。

3．螺旋形包扎法　适用于直径基本相同的部位，如上臂、大腿、手指、躯干等。具体方法为：先按环形法缠绕数圈固定，然后向上缠绕，每周盖住前 1 周的 1/3 ～ 1/2（图 27-6C）。

4．螺旋反折包扎法　主要用于粗细不等的部位，如前臂、小腿。具体方法为：以环形包扎开始，将绷带由肢体细处向粗处作螺旋状缠绕，每 1 周均向下反折，反折时以左手拇指按住绷带上面正中处，右手将绷带向下反折，向后绕并拉紧，盖住前 1 周的 1/3 ～ 1/2，每周反折位置一致，反折位置应避开伤口或骨隆突（图 27-6D）。

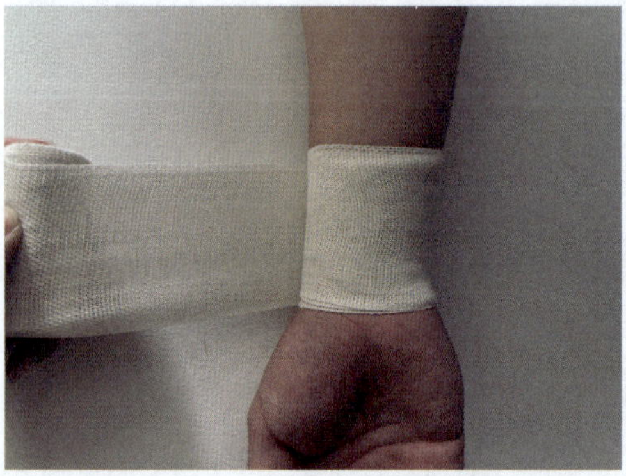

A．环形包扎法

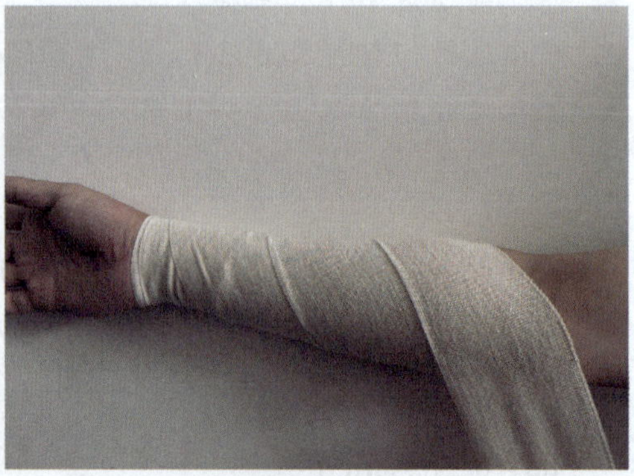

B．蛇形包扎法

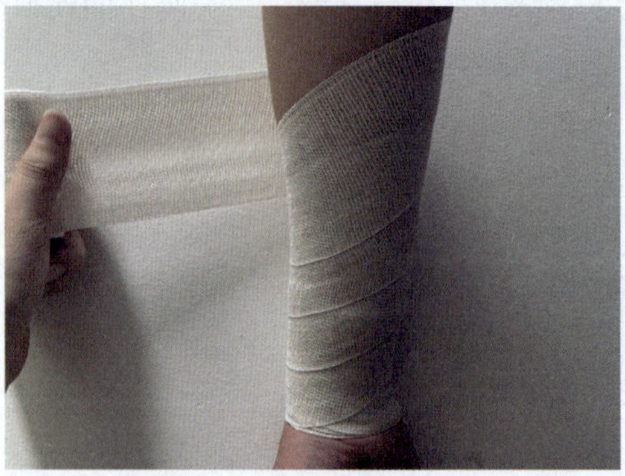

C．螺旋形包扎法

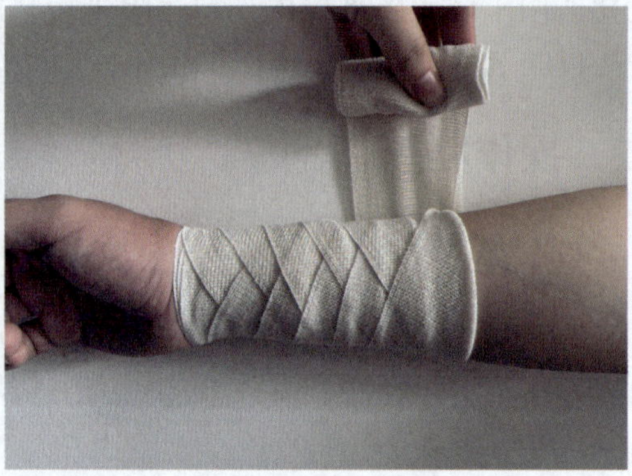

D．螺旋反折包扎法

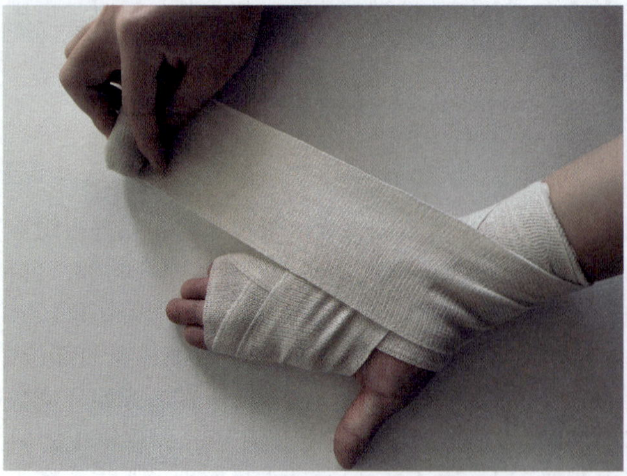

E．“8”字形包扎法

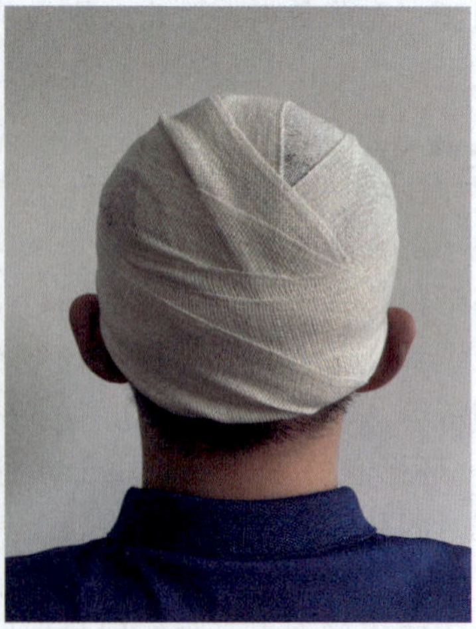

F．回返包扎法

图 27-6　绷带包扎法

5．“8”字形包扎法　主要用于直径不一致的部位或肘、踝、肩、膝等关节部位。具体方法为：将绷带在伤口或关节的上下，由下而上再由上而下做“8”字形的缠绕（图 27-6E），如此重复多次，每周盖住上一周的 1/3 ～ 1/2。

6．回返包扎法　适用于包扎头顶部、断肢残端部位。具体方法为：先将绷带以环形缠绕 2 ～ 3 周，后由助手固定绷带，再将绷带 90° 反折，经过顶端，达环形包扎处再向回反折（图 27-6F），如此反复包扎并逐渐向两侧扩展，每次遮盖上周的 1/3 ～ 1/2，直至包住整个顶端，最后将绷带再环绕数圈压住反折处并固定。

（二）三角巾包扎法

三角巾可根据需要折叠成条带状、燕尾巾、连双燕尾巾等不同的形状以满足包扎的需要，可用于头面部、肩、胸（背）部、腹部、臀部、四肢等部位的包扎。三角巾包扎前应在伤口处垫上敷料。

1．头面部包扎

（1）头顶部包扎法：将三角巾底边向上反折 3 ～ 5 cm。将长边正中放在前额与眉平齐，顶角越过头顶拉向枕后，将两底角经两耳上方绕至枕后交叉，压住顶角，交叉后再经耳上到前额打结固定，后将顶角向上反折塞入底边内（图 27-7）。

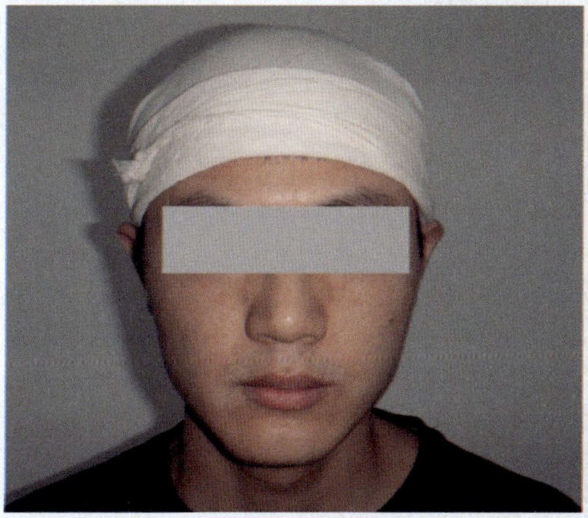
A．正面观

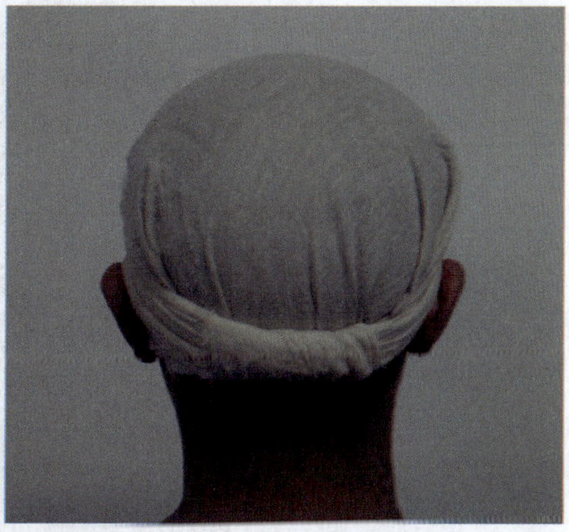
B．背面观

图 27-7　三角巾头顶部包扎法

（2）风帽式包扎法：将三角巾顶角、底边中点各打一结。将顶角结放于额前，底边结放在枕部下方，包住头部，两底角往面部拉紧，交叉包绕下颌，然后拉到枕后打结（图 27-8）。

（3）面具式包扎法：将三角巾顶角打结置于头顶，三角巾套住面部，底边拉向枕部，并上提两底角，拉紧并交叉压住底边，再向前绕到颈前部打结，最后在眼、鼻、口对应位置各开一个小孔。

（4）下颌部包扎法：将三角巾折成 4 指宽的带状巾。留出顶角的带子并置于枕后，两端分别经耳下绕向前，一端拖住下颌，至对侧耳前与另一端交叉后在耳前向上绕过头顶部，另外一端交叉后向下绕过下颌，经耳后拉向头顶，两端和顶角的带子一起打结（图 27-9）。

（5）额部包扎：将三角巾折成 4 指宽的带状巾，留出顶角的带子。将带状巾中央覆盖敷料处，两端环绕头部打结。

（6）眼部包扎：将三角巾折成 4 指宽的带状巾。

1）单眼包扎法：将带状巾斜放在眼部，将下侧较长的一端经枕后绕到额前压住上侧较短的一端后，再环绕头部到健侧颞部，与翻下的另一端打结（图 27-10A）。

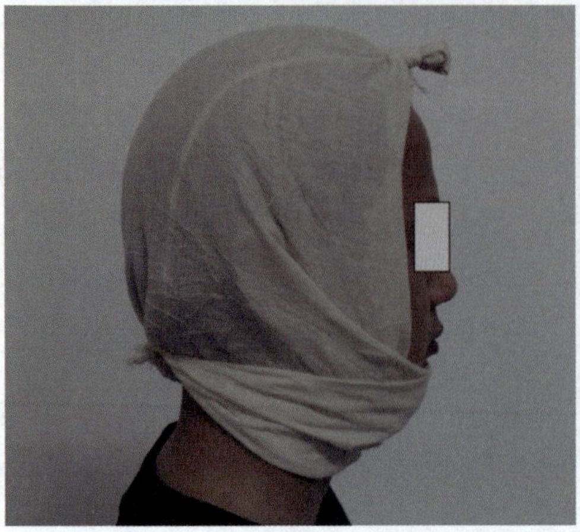

A．侧面观

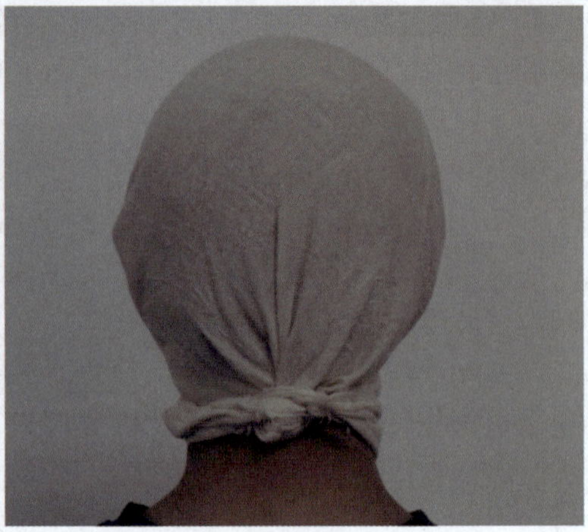

B．背面观

图 27-8　三角巾风帽式包扎法

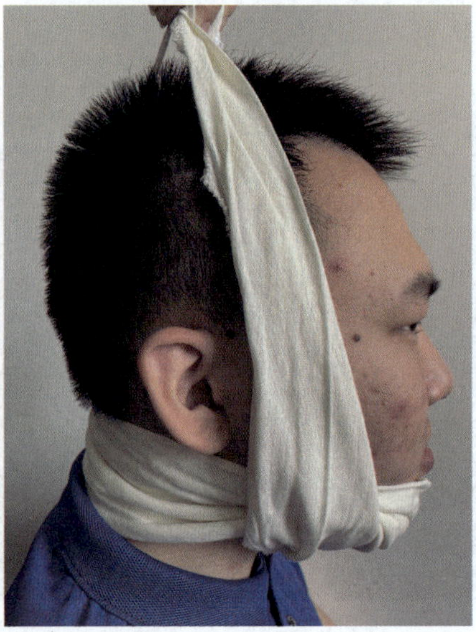

图 27-9　下颌部包扎法

2）双眼包扎法：将带状巾中央盖在一侧伤眼，下端从同侧耳下绕枕后，经对侧耳上至眉间上方压住上端继续绕头部到对侧耳前，将上端反折斜向下，盖住另一伤眼，再绕到耳下与另一端在对侧耳上打结（图 27-10B）。

（7）耳部包扎：将三角巾折成 5 指宽的带状巾。

1）单耳包扎法：将带状巾覆盖患耳，一端向下绕枕后、另一端经前额分别绕至健侧耳上，于头上打结。

2）双耳包扎法：将带状巾中部置于枕后，两端分别斜向上包住双耳，在前额交叉并向相反方向环绕头部打结。

2．肩部包扎　将三角巾一底角掀起，折向三角巾的另一条边，形成燕尾状。

（1）单肩包扎法：燕尾夹角约 90°，将燕尾巾夹角朝上放在患侧肩上，大片在后压住小片，燕尾巾底边包绕上臂上部后在上臂内侧打结，双侧燕尾角分别经背部和胸部拉向健侧，并在健侧腋下打结（图 27-11A）。

（2）双肩包扎法：燕尾巾夹角约 100°，燕尾夹角从背部向上对准后颈部，燕尾搭在双肩上，两燕尾角分别经双肩拉至腋下，并与两侧燕尾底角打结（图 27-11B）。

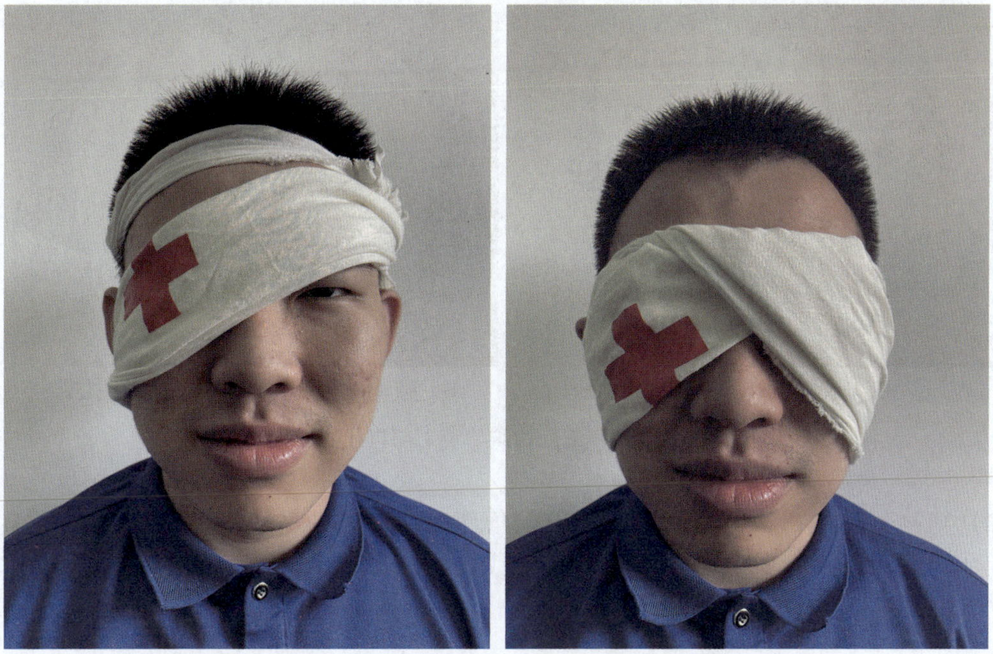

A. 单眼包扎法　　B. 双眼包扎法

图 27-10　眼部包扎法

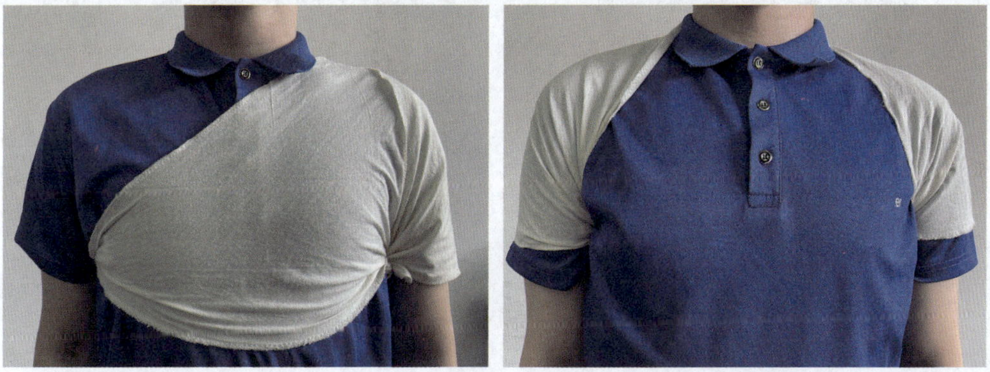

A. 单肩包扎法　　B. 双肩包扎法

图 27-11　肩部三角巾包扎法

3. 胸（背）部包扎

（1）胸（背）部三角巾（单侧）包扎法：将三角巾充分展开，将三角巾的底边向下，围绕胸部于背后与绕过患侧肩部的顶角带子一起在背后打结。背部包扎与胸部包扎方向相反（图 27-12A）。

（2）胸（背）部燕尾巾（双侧）包扎法：将三角巾折成夹角约 100° 的燕尾巾，底边稍微向上折，将燕尾巾夹角于胸前向上对准颈部，两燕尾角分搭在双肩上并拉至颈后打结，顶角带子经下胸部经背部绕至对侧腋下打结（图 27-12B）。

4. 腹部、臀部包扎

（1）腹部（单臀）包扎法：将三角巾折成夹角约 60° 的燕尾巾，夹角朝下对准患侧大腿外侧中线，顶角与底边中央分别通过腹部和腰部绕到对侧打结，两个底角包绕伤侧大腿根部打结，横放于脐部，拉紧两底角至腰背部打结，顶角经会阴拉至臀后方，与底角打结处连接（图 27-13A）。

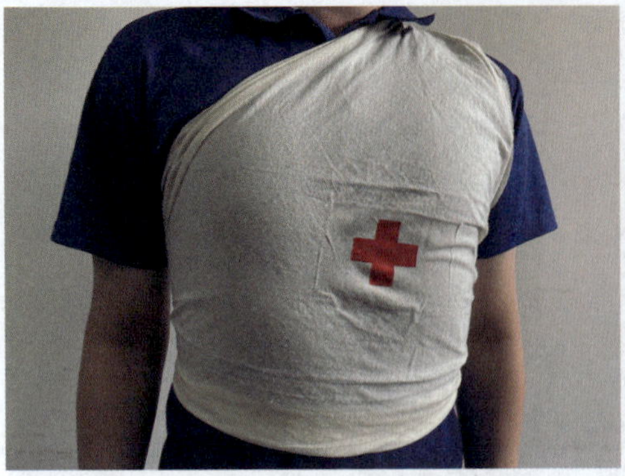
A. 胸（背）部三角巾（单侧）包扎法

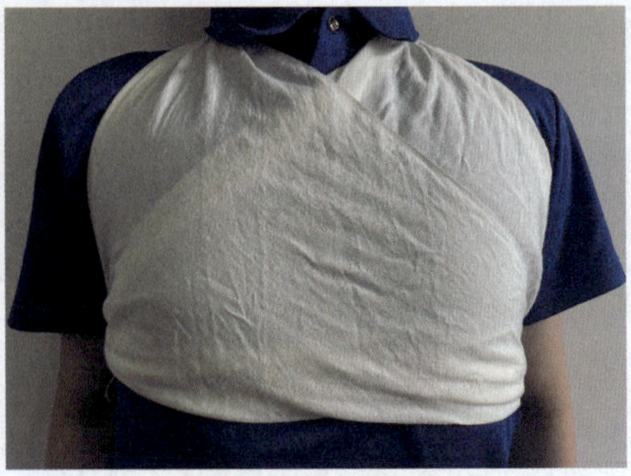
B. 胸（背）部燕尾巾（双侧）包扎法

图 27-12　三角巾胸（背）部包扎法

（2）双侧臀部包扎法：将两块三角巾顶角连接，形成蝴蝶巾。将蝶形巾顶角打结处放在腰骶部，底边的一端在腹部打结，另一端则由大腿后方经大腿内侧绕向前与底边打结（图 27-13B）。

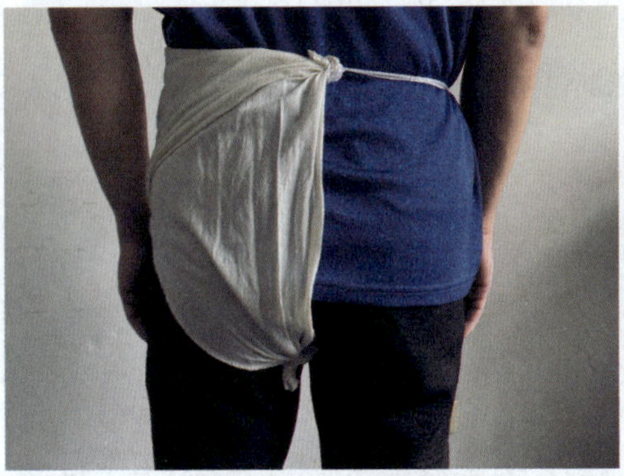
A. 腹部（单臀）包扎法

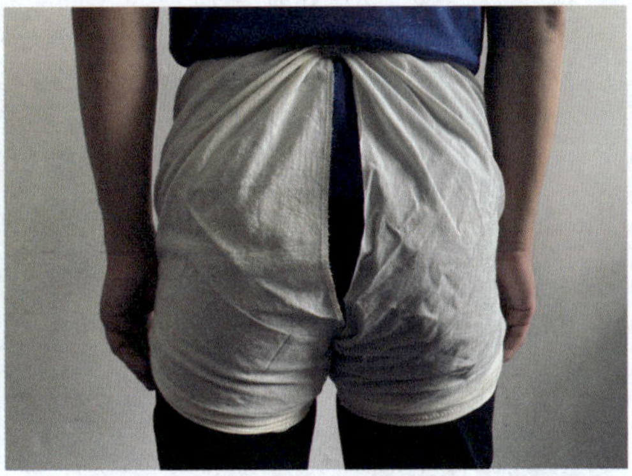
B. 双侧臀部包扎法

图 27-13　三角巾腹部、臀部包扎

5. 四肢包扎

（1）上肢三角巾包扎法：将三角巾一底角打结并套在患侧手上，另一底角沿手臂后侧经颈后拉到对侧肩上，拉顶角包裹患侧上肢并适当固定，患侧前臂屈至胸前，拉紧位于健侧肩部和患侧手部的两底角打结（图 27-14）。

（2）上肢三角巾悬吊包扎法：将三角巾充分展开，一底角置于健侧肩部，三角巾顶角指向患侧，屈曲患侧肘关节约 80°，将前臂置于三角巾上，将三角巾另一底角向上反折至患侧肩部，于颈后与另一底角打结，三角巾顶角折平打结或用别针固定（图 27-15），此为大悬臂带。也可将三角巾折成带状，悬吊伤肢，两端于颈后打结，此为小悬臂带。

（3）手（足）三角巾包扎法：展开三角巾，将手（足）放在三角巾中央，指（趾）尖对着顶角，将顶角提起覆盖手（足）背上（图 27-16A），拉两底角交叉压住顶角（图 27-16B），绕回腕（踝）部打结（图 27-16C）。

（4）足与小腿三角巾包扎法：展开三角巾，足放在三角巾一侧（图 27-17A），提起较长一侧的底角向上包裹小腿（图 27-17B），并与顶角打结，再用另一底角包足，绕足背至踝部，于踝关节处打结（图 27-17C）。

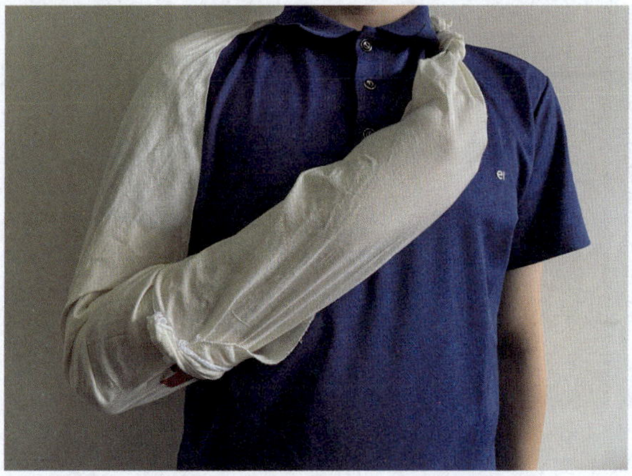

图 27-14　上肢三角巾包扎法

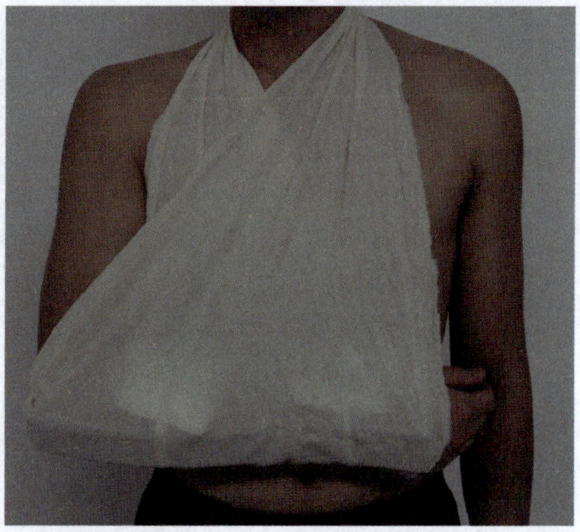

图 27-15　上肢三角巾悬吊包扎法

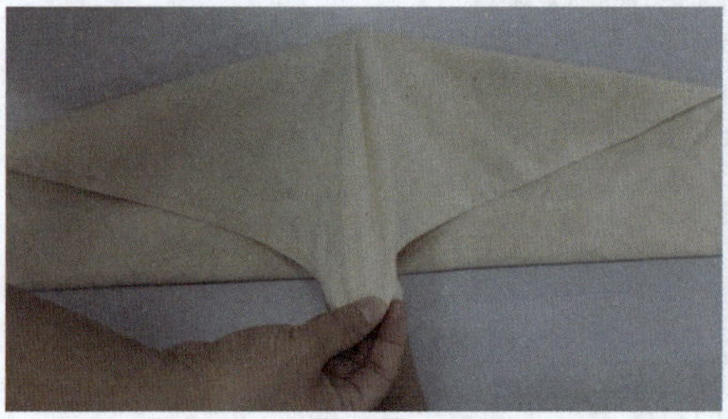

A．顶角提起覆盖在手（足）背上

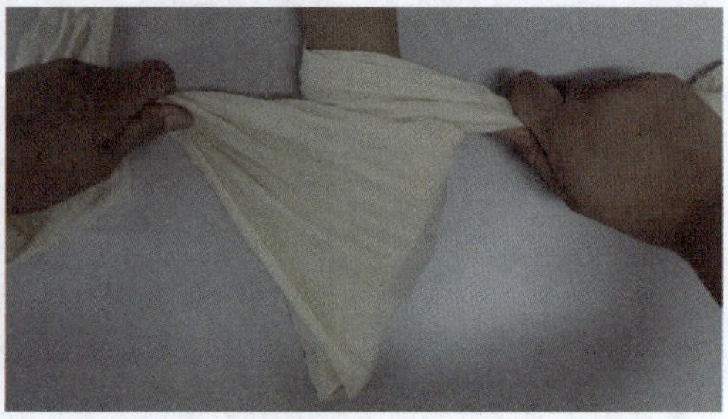

B．拉两底角交叉压住顶角

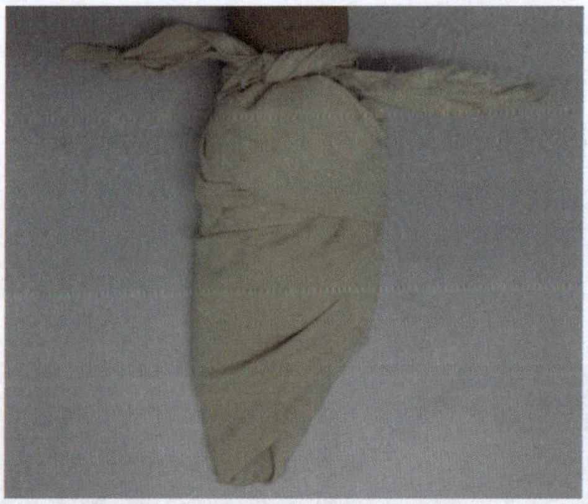

C．绕回腕（踝）部打结

图 27-16　手（足）三角巾包扎法

科研小提示

适用于异物存在或内脏脱出情况下的新型包扎材料与方法仍缺乏。

（三）多头带包扎法

1．腹带包扎法　腹带中间为包腹带，两侧各有多条相互重叠的带脚。操作时需两人配合，患者平卧，一人将一侧带脚卷起，从患者腰下递至对侧，另一人在对侧接过带脚；将腹带平放于患者腰背部，展开两侧带脚。沿腹带重叠次序逐一将带脚紧贴腹部包裹，带脚互相交错压住，松紧度要适宜。后将剩余的一对带脚打结固定。放置腹带时要注意方向，如伤口在上腹

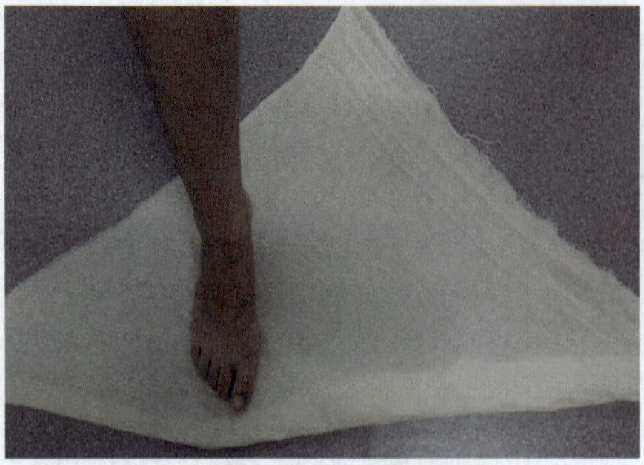

A．足放在三角巾一侧

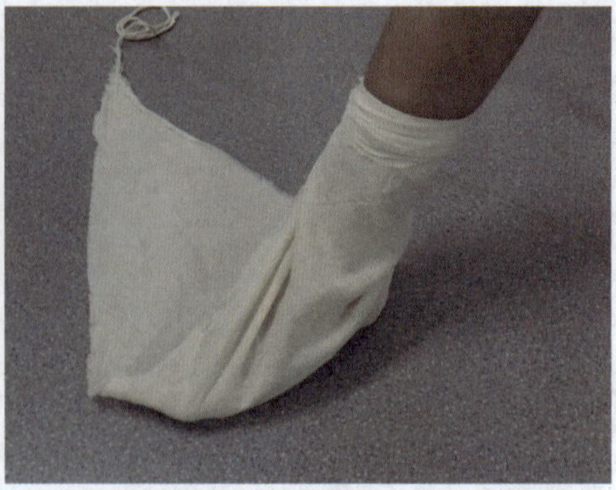

B．提起较长一侧的底角向上包裹小腿

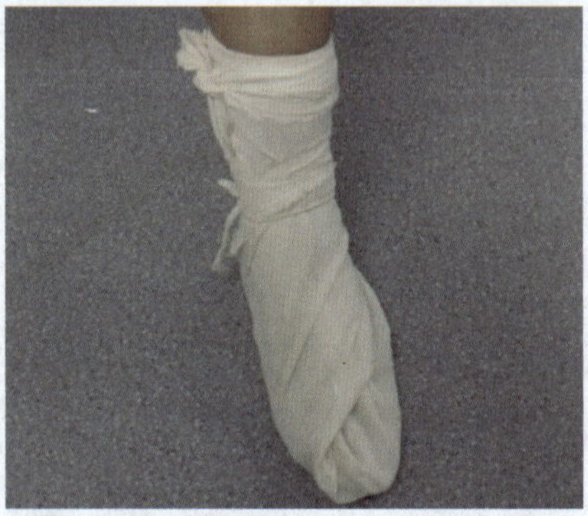

C．踝关节处打结

图 27-17　足与小腿三角巾包扎法

部，应由上而下包扎；如伤口在下腹部，则由下而上包扎（图 27-18A）。

2．胸带包扎法　胸带比腹带多两条竖带，包扎前先将胸带平放于患者背后，展开两侧带脚，将两竖带从患者背部向前经颈两侧置于胸前，然后按腹带包扎方法包扎两侧带脚，最后将竖带与带脚在胸前打结固定（图 27-18B）。

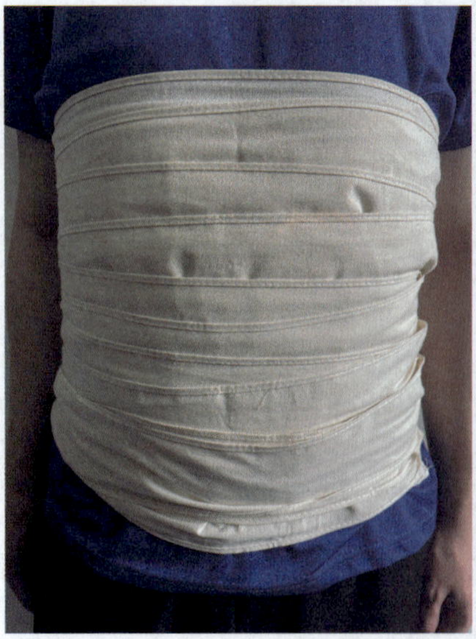

A．腹带包扎法

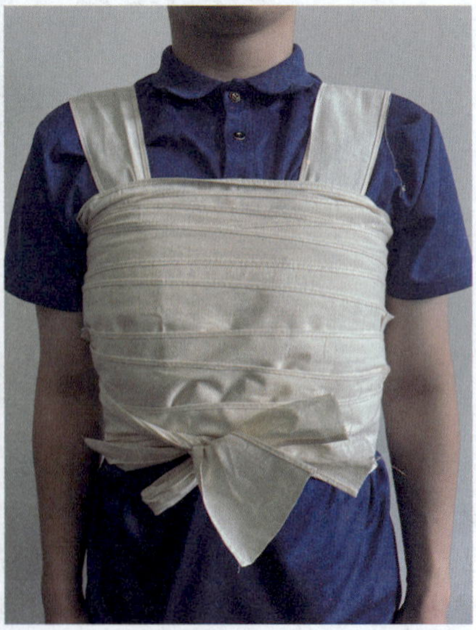

B．胸带包扎法

图 27-18　多头带包扎法

（四）尼龙网套包扎法

尼龙网套套型好，方便使用，常用于头部或四肢等处包扎。包扎前伤口用敷料覆盖并固定，将尼龙网套套在敷料上，注意避免尼龙网套移位。

四、注意事项

1．包扎前须进行创面的清理、消毒，并覆盖上无菌敷料，操作时动作轻柔。

2．评估伤口，选择适当的材料及包扎方法。避免使用潮湿绷带，因潮湿绷带可刺激皮肤，增加感染机会，干燥后收缩会影响血运。

3．包扎时避免污染伤口，禁止将脱出体外的内脏还纳，有骨折或内脏器官外露时应用无菌纱布覆盖，然后用盆状容器扣在暴露的器官上，再行包扎；要使患者处于舒适体位，包扎肢体保持功能位，骨隆突或皮肤皱褶处应加衬垫。

4．包扎时应从远心端向近心端，用力均匀，包扎牢固、松紧适度；固定打结时应避开伤口处、受压处、摩擦处和骨隆突部位。

5．观察肢体末端颜色、温度，以防血液循环障碍。

6．解除包扎时应先解开固定结或取下胶布，然后双手传递松解，必要时可剪开拆除。

随堂测 27-2

第三节　骨折的固定

案例 27-2A

患者，男性，30 岁，20 min 前由高空坠落，他人呼叫 120 到现场，急救人员进行紧急现场伤情评估。查体：T 36.3 ℃，P 97 次 / 分，R 22 次 / 分，BP 120/70 mmHg，患者意识清楚，全身未发现开放性损伤，右侧股骨上段畸形。患者主诉腰部和右下肢疼痛剧烈，不敢活动。

请回答：

1．该患者目前的主要问题是什么？

2．救护人员应如何实施现场急救？

固定术主要是针对骨折患者，早期对骨折部位进行有效固定可降低骨折断端对周围血管、神经及软组织的损害，减轻患者痛苦，便于后送及治疗。

一、目的与适应证

固定的目的是限制受伤部位活动度，避免二次损伤，减轻痛苦，便于转送。适应证包括四肢骨折、脊柱骨折、骨盆骨折、锁骨骨折等。

二、操作准备

（一）操作者准备

1．评估患者　全面评估患者病情和受伤部位局部的情况，准确判断患者骨折的位置和类型，以及有无局部神经、血管、肌肉组织的损伤，有无异物、特殊位置的骨折，如椎骨骨折需要特殊处理。

2．确定固定方法　在急救现场，均为各种类型的外固定。根据骨折的不同类型及不同的骨折部位可选择不同的固定方法，如四肢骨折可采取夹板固定法，锁骨骨折多采取三角巾固定法，椎骨骨折则需要采取有效措施使脊柱保持一条轴线。

（二）用物准备

固定器材最理想的是夹板。夹板有木质夹板、金属夹板、可塑性树脂夹板和充气塑料夹板等（表 27-1）。在急救现场可就地取材，如使用硬纸板、木板条，甚至书本、树枝等。另外，还需要衬垫、绷带、三角巾或代替物等。特殊部位骨折可选择颈托、腰托、肋骨固定带及各种支具等。

表 27-1　夹板固定类型与优、缺点

夹板类型	优点	缺点
木质夹板	廉价、简单、操作与取材方便	不能根据肢体形状进行塑形，也不能弯曲
充气夹板	固定与加压止血双重作用	对于开放性伤口吸水性、透气性差，炎热天气不宜使用
金属夹板	有多种规格，可任意弯曲，灵活、方便	现场急救材料不易获得，同时质地较硬，使用时需加衬垫
可塑性夹板	可根据所需固定部位形状塑成所需造型	现场急救材料不易获得，使用之前须在 60 ℃以上热水中软化，冷却后变硬固定，操作较为复杂

三、操作步骤与方法

（一）锁骨骨折固定

将三角巾折成带状巾或用锁骨固定带，患者取坐位，尽量使患者双肩后张，安放锁骨固定带并调节松紧度，或带状巾两端分别呈“8”字形绕双肩，拉紧带状巾两端后在背后打结（图 27-19）。

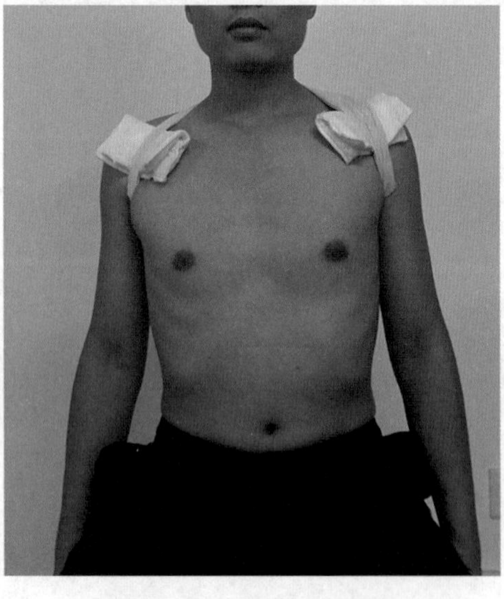

图 27-19　锁骨骨折固定法

（二）上臂骨折固定

将长、短夹板分别置于上臂后外侧和前内侧（如只有一块夹板，则置于上臂外侧），夹板两端用绷带绑扎固定，肘关节屈曲 90°（图 27-20A），用三角巾将前臂悬吊于胸前，颈后打结。如无夹板，可利用两条三角巾进行临时固定，一条三角巾将患肢水平屈肘 90° 悬吊于胸前，另一条三角巾折成带状将患肢上臂包扎固定于患侧胸壁。

（三）前臂骨折固定

将两块夹板置于前臂掌、背侧（如只有一块夹板，则置于前臂背侧），肘关节屈曲 90°（图 27-20B），拇指在上，骨折上、下端及手掌处用绷带绑扎固定，用三角巾将前臂悬吊于胸前。没有夹板时，采用三角巾将伤侧前臂屈曲悬吊于胸前，并用另外一条三角巾将伤臂固定于胸前。

（四）大腿骨折固定

将长、短夹板（如只有一块夹板，则置于患侧肢体外侧）分别置于患侧下肢外侧（腋窝至足跟）、内侧（大腿根至足跟），在腋下、膝关节、踝关节等骨隆突处垫衬垫保护，空隙处用

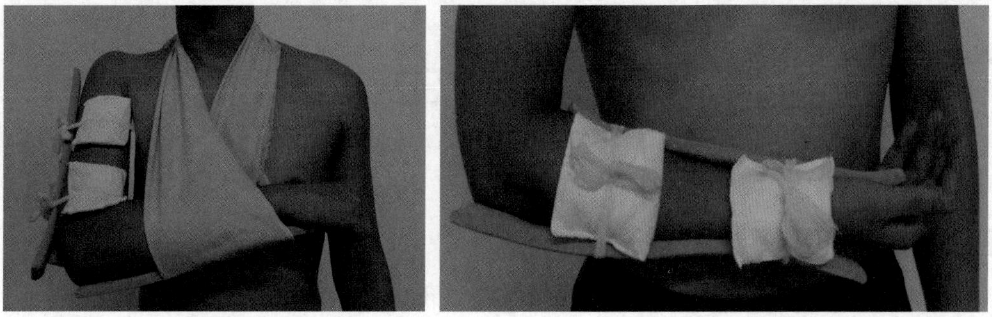

A．上臂骨折固定法　　B．前臂骨折固定法

图 27-20　上肢骨折固定法

衬垫填塞，使用绷带或三角巾分段绑扎固定，固定位置及顺序为：骨折上、下端→腋下→腰部→髋部→小腿→踝部，足部保持功能位固定。如无夹板，则将双下肢并紧，双足并齐，两腿间加衬垫保护，双下肢分段固定。

（五）小腿骨折固定

将长、短夹板分别置于患侧下肢从足跟到大腿范围的外侧（髋关节至外踝）和内侧（大腿根至内踝），关节及骨隆突处用衬垫保护，空隙处用衬垫填塞，绷带或三角巾分段绑扎固定的位置与顺序为：骨折上、下端→髋部→大腿→踝部，足部取功能位固定。如现场无夹板，同大腿骨折固定方法。

知识链接

骨盆骨折的现场固定法

骨盆固定带是临床上最常用的非侵入性方法，用于骨盆骨折患者的固定。国际上比较常用的骨盆固定带包括：山姆Ⅱ型骨盆固定带、创伤骨盆矫形器、骨盆固定带及可临时使用床单制作的简易固定装置。床单固定法在临床工作中因其花费较低且固定装置极易获得，常常被大多数临床工作者所应用。固定方法：首先在搬运患者之前，先把床单或骨盆固定带放在脊柱板的下半部分；用铲式担架将患者移至脊柱板上，并将床单或骨盆固定带从患者身下滑动到位；使用床单固定时，床单对折打结，打结时力度要轻，慢慢地增加压力，直至有足够的强度支撑骨盆；使用骨盆固定带时，也应慢慢地增加张力，避免用力过猛。在固定骨盆的同时应行双膝关节的固定。

参考文献：于庆艳，娄靖，张进军．骨盆骨折院前急救策略［J］．中华急诊医学杂志，2019，2：260-263.

（六）颈椎骨折固定

保持颈与躯干处于同一条轴线，颈部不能旋转。应先于枕部放置一个薄软枕，然后再用软枕或沙袋固定头两侧，最后用三角巾将头与担架进行固定。如有条件也可直接用颈托外固定，将患者头部固定为正中位置，测量患者颈部高度，选择合适的颈托进行固定。

（七）胸腰椎骨折固定

保持躯干处于同一条轴线，患者去枕平卧于硬板平车、硬板担架或脊柱固定板上，腰部垫软枕，用绷带将患者双肩、腰部、臀部、双下肢、足部固定在硬板平车、硬板担架或脊柱固定板上。

科研小提示

骨折外固定支具的有效改良可缩短现场操作所需时间、缓解疼痛。

四、注意事项

1．开放性软组织损伤应先止血、消毒、包扎，再固定。

2．污染的开放性伤口应进行简单清创；开放性骨折断端外露时，不可将外露的骨折断端还纳，以免造成感染。

3．固定过程中如发生休克、大出血、体温过低等威胁生命的情况，须尽早处理，以抢救生命为重。

4．夹板固定注意事项

（1）位置与长度应适当：夹板应放在骨折部位的下方或两侧，夹板的长度须超过骨折部位上下两个关节，即“超关节固定”原则。

（2）保护局部皮肤：夹板与皮肤之间须加衬垫，或用布料、棉花、毛巾等软物铺垫，以免皮肤摩擦破损或固定不牢靠。

（3）注意松紧适宜：固定松紧要适度，过紧会影响血液循环，过松会影响固定效果。

（4）密切观察血液循环情况：肢体固定时必须要露出指（趾）端以便随时观察末梢血液循环状况。

（5）局部制动、科学搬运：固定后局部制动，避免没必要的搬运，要实施科学搬运，避免二次损害。

5．脊柱骨折者不宜随意搬动，应临时就地固定。

随堂测 27-3

第四节　搬　运

案例 27-2B

该患者经过救护人员现场简单处理后需尽快转运至附近医院进行下一步治疗。目前患者因腿部和腰部剧烈疼痛而恐惧救护人员的搬运，救护人员积极与患者进行沟通，安慰患者情绪。

请回答：

1．如采取徒手搬运，救护人员应如何操作？

2．搬运的过程中应注意哪些问题？

搬运是创伤急救的重要技术之一，正确、稳妥、迅速地搬运对患者的救治和预后情况非常重要。搬运不当会加重损伤，增加痛苦，增加治疗的负担，致残或导致死亡。搬运过程要求救护人员具备扎实的搬运知识和技能，能够根据伤情及现有条件正确选用适当的搬运方法。

一、目的与适应证

搬运的目的是将患者经过现场初步急救处理后迅速安全地转送到医院或安全地带，使患者脱离危险环境，避免再次损伤，尽快得到专业救治。搬运适用于转移活动受限的患者。

二、操作准备

（一）操作者准备

1．评估患者　搬运患者前要全面评估患者的伤情，及时做好止血、包扎、固定，稳定生命体征，为搬运做好准备。

2．选择搬运方法　常用的搬运方法有徒手搬运法、担架搬运法及针对特殊伤情的搬运法，应根据患者病情、现场人力和设备情况选择最适当的搬运方法。

（二）用物准备

根据选择的搬运方法准备用物，常用的有各种担架、棉被或毛毯等。

三、操作步骤与方法

（一）徒手搬运法

徒手搬运法适用于转运距离较近、患者伤情较轻且现场缺乏有效搬运设备的情况。

1．单人搬运法

(1) 扶持法：此法适用于病情轻、能够站立行走的患者。救护人员站在患者一侧，使患者近侧手臂从后揽住救护人员的颈部，救护人员用外侧的手牵着患者近侧手腕，另一手从后扶持患者腰背部，使其身体略靠着救护人员，患者在救护人员辅助下行走。

(2) 抱持法：救护人员一手托患者背部，另一手托大腿将患者抱起，如患者能配合，可让其一手揽住救护者的颈部。

(3) 背负法：如患者能站立，救护者站在患者前面，微弯背部将患者背起；如患者不能站立，救护人员躺在患者一侧，一手紧握患者双臂，另一手抱腿部，用力翻身，将患者背在背上，而后慢慢站起。此法不适用胸部创伤、四肢骨折或脊柱骨折的患者。

(4) 侧身匍匐法：患者受伤部位向上，腰部置于救护人员大腿上，患者的躯干部位贴紧救护人员的胸前，救护人员携带患者匍匐前进，整个过程中患者的头部和上肢不与地面接触。此方法适用于患者不能站立，救护人员无法实施抱持法进行搬运的情况。

(5) 牵拖法：选择现场可用于拖拽的材料，如雨衣，将患者置于雨衣上，通过扎紧雨衣的两个袖子以固定患者，救护人员拖拽雨衣前行。

2．双人搬运法

(1) 椅托式搬运法：患者左侧救护者以右膝跪地，患者右侧救护者以左膝跪地，各以一手伸入患者大腿之下而互相紧握，另一手彼此交替支持患者背部（图 27-21A），患者如清醒，可用双手臂揽住救护人员颈部。此方法适用于气胸患者的搬运。

(2) 拉车式搬运法：两名救护人员，一人站在患者头部，两手插到腋前，将其抱在怀内，另一人站在患者足部，夹住患者双腿，两人协调一致，慢慢抬起、前行（图 27-21B）。

(3) 平抬（平抱）式搬运法：两名救护人员并排将患者平抱，也可一前一后、一左一右平抬患者。此方法不适用于脊柱损伤者。

3．三人或多人搬运法　三名救护人员并排站在患者一侧，第一人托住肩胛骨，第二人托住腰臀部，第三人托住双下肢，三人同时轻轻抬起患者、协调一致前行（图 27-22）。多人搬运法用于搬运脊柱损伤的患者，主要目的是保持脊柱伸直，同时保证头颈部与躯干处于同一轴线水平。搬运可由 4 ~ 6 名救护人员一起进行：四人搬运时由一人专管头部固定，其他三人按

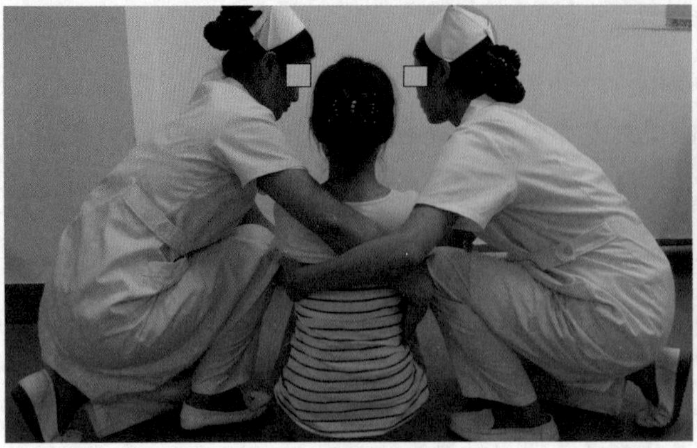

A．椅托式搬运法

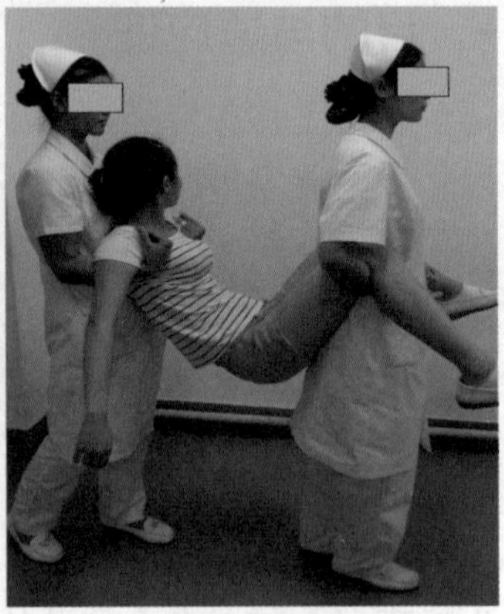

B．拉车式搬运法

图 27-21　双人搬运法

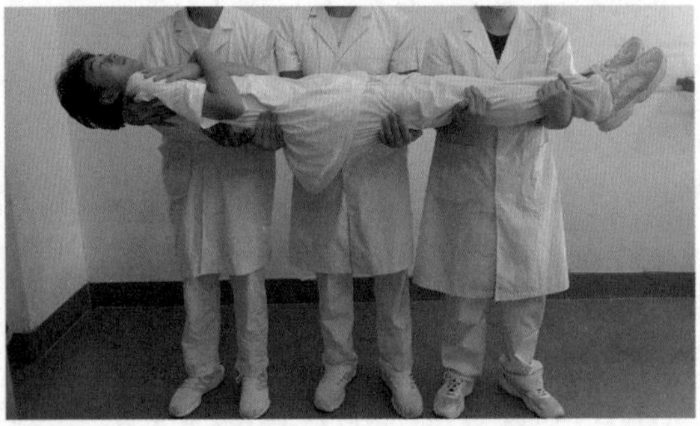

图 27-22　三人搬运法

照三人搬运法实施，四人步调一致；六人搬运时，可分成两排，分别站在患者两侧，两人专管头部，保持颈部固定，两人托住背部和臀部，两人托住下肢，协调一致轻轻将患者抱起。搬运过程要轻柔、步调一致，尽快将患者置于硬板担架或推车上。

知识链接

脊柱脊髓损伤患者的固定与转运

对可疑脊柱脊髓损伤者，一种有效的颈椎固定方法是使用沙袋或毛巾卷行颈部双侧固定，并将患者的前额用胶带固定到脊柱硬板上，同时使用硬质的颈托以防颈椎过伸。将患者安稳固定在标准长脊柱硬质板上也是对胸腰椎的标准固定方法，该方法可在给患者翻身时（如需要清理呼吸道及患者需要呕吐时）为胸腰椎提供最大的稳定支撑。需要指出的是，轴向牵引和硬板固定依旧存在脊柱平移和旋转活动的可能。因此，应尽量减少可疑脊柱损伤患者的旋转活动。只有当影像学和临床评估排除了脊柱不稳才可以去除脊柱稳定装具。情况允许应尽早转运，合并脊髓损伤的患者在转运途中要防止压疮，受压部位用软枕、气圈或泡沫塑料垫好，每隔一定时间用担架式翻身床将患者夹在中间捆好翻身一次。

参考文献：宗兆文，秦昊，陈思旭，等．现代脊柱战伤分级救治专家共识［J］．解放军医学杂志，2019，44（12）：991-999.

（二）担架搬运法

担架结构简单、轻便耐用，是急救现场转运过程中最常用的工具，相比徒手搬运法更适用于转运路程较长、躯干或下肢骨折、危急重症的患者。

1．担架的分类

（1）铲式担架：为铝合金质地。使用时不用搬动患者，可将左右两片铝合金板直接插入患者身体下面，扣合后搬运。特别适用于脊柱损伤等不能随意搬动的患者转运。

（2）板式担架：由木板、塑料板或高分子材料板制成，硬度大，四周有可供搬运的拉手，适用于心肺复苏及骨折患者。

（3）四轮担架：为轻质合金带四个轮子的担架，可以推行或固定于救护车等运输工具上，也可以与院内担架车对接。四轮担架适合危重患者的远程转送，可在一定程度上预防因搬动不当所致的意外。

（4）帆布担架：由一张帆布和两根木棒、两根横木、两根布带、两根扣带组成，结构较为简单。在急救现场也可用被服替代帆布制成简易担架。

（5）楼梯担架：可折叠，适用于狭窄空间、走廊、楼梯等处的搬运。

2．担架搬运的方法　一组担架搬运需要三四人共同完成，根据患者受伤情况将患者安全移至担架上，患者头部在转运方向的后方，足部在前，便于负责担架后面的救护人员随时观察患者的病情变化。转运过程中前进要平稳，脚步动作一致，上坡时担架前面的救护人员注意放低担架，担架后面的救护人员注意抬高担架，下坡时相反，尽量保持担架的水平状态。

四、注意事项

1．搬运前应根据情况实施止血、包扎、固定或 CPR 等急救措施。

2．根据不同的伤情以及现场情况选择适当的搬运方式和工具。

3．搬运时动作轻巧、协调一致，避免过度颠簸，注意观察患者的伤势和病情变化。

4．对特殊患者搬运前和搬运过程中应进行适当的处理。

（1）腹部内脏脱出的患者：腹部损伤伴有内脏脱出的患者不能直接将内脏还纳入腹腔，以免加重感染。应立即让患者双腿屈曲，放松腹肌，避免内脏继续脱出，同时在现场选择大于内脏脱出物的洁净的盆状容器扣住脱出的内脏，并用三角巾（现场无三角巾的情况下，可用衣服或布条代替）包扎固定。转运过程中要注意腹部保温，患者全程采取屈曲下肢仰卧位，尽快完成转运，尽早入院外科处理。

（2）颅脑损伤或昏迷患者：应侧卧或俯卧，或平卧头偏向一侧，以利于呼吸道分泌物引流，搬运中注意观察呼吸情况，避免窒息。

（3）脊柱损伤患者：脊柱骨折后最危险的并发症是脊髓损伤，一旦脊髓损伤将给患者造成永久的残疾。在搬运脊柱骨折的患者时应保持脊柱伸直状态，避免任何形式的屈曲和旋转，同时要保持颈部与躯干处于同一轴线水平，可采用脊柱固定板和多人搬运法。

（4）身体有异物插入的患者：不能随意将异物拔出，应在搬运前妥善固定好异物，同时包扎伤口，搬运过程中应避免挤压、碰撞异物，以免异物脱出或继续深入患者身体，外露部位较长、较大或形状不规则的异物应有专人负责保护，以免给患者造成二次损伤。

（5）胸部外伤患者：如有开放性气胸，先将开放性气胸封闭，变成闭合性气胸之后再搬运，可采取椅托式搬运法。

（6）休克患者：应取去枕平卧位，抬高双下肢。

（7）骨盆骨折患者：应在搬运前使用三角巾或可代替材料进行环形包扎，然后将患者置于硬质担架上进行转运，转运过程中应保持膝关节微屈，以减轻对骨盆的牵拉作用。

5．做好患者交接工作　患者转运到达医院后救护人员应与医院医护人员做好交接。

随堂测 27-4

小 结

本章详细讲解了止血、包扎、固定、搬运四项创伤急救技术。止血包括指压止血、止血带止血、加压包扎止血法等，应准确选择止血方法、判断止血部位及持续时间，以防止血不当导致止血效果不佳或造成二次损害。包扎主要为绷带包扎、三角巾包扎，包扎前须进行创面的清理、消毒，正确实施包扎术。固定术主要是针对骨折患者，固定松紧要适度、保护皮肤，观察末梢血液循环状况。搬运包括徒手搬运和担架搬运，应根据不同的伤情及现场情况选择适当的搬运方式和工具，对特殊患者进行适当处理，搬运时动作轻巧、协调一致，注意观察患者病情变化。医护人员应熟练掌握以上四项创伤急救技术，在复杂的现场情况下能迅速做出正确判断，实施有效救护。

思考题

1．简述止血带止血的注意事项。

2．常用的绷带包扎法有哪些？分别适用于什么情况？

3．请叙述大腿骨折和小腿骨折夹板固定的范围以及绷带或三角巾绑扎固定位置。

4．脊柱骨折的患者如何固定及搬运？

5．患者，男性，40 岁，在过马路时被车撞伤，救护人员 15 min 赶到现场。查体：患者神志清楚，呼吸、脉搏尚正常，血压 110/70 mmHg。患者主诉左上肢前臂疼痛难忍，未见开放性伤口；左下肢小腿前有一长度 6 cm 左右的伤口，有渗血，疼痛明显。现场救护人员初步判断其左上肢前臂、左下肢小腿骨折的可能性大。

请回答：

（1）针对患者的情况，该如何实施急救？

（2）实施急救时有哪些注意事项？

（赵博伦）

第二十八章 重症康复技术

第二十八章数字资源

导学目标

通过本章内容的学习，学生应能够：

◆ 基本目标

1．解释重症康复及体位管理的目的和气道廓清技术的适应证。

2．说明重症康复的基本原则与方法、体位管理及气道廓清的注意事项。

3．比较良肢位摆放时各体位特点及气道廓清时各方法的适用范围。

4．应用常用体位的摆放要点及常用气道廓清技术。

◆ 发展目标

1．综合运用体位管理及气道廓清技术解决重症患者早期康复相关问题。

2．将重症护理与重症康复建立紧密联系。

随着现代医学的发展，危重症患者的救治成功率有了显著提高，但容易继发躯体功能障碍、认知障碍等并发症，导致机械通气及住院时间延长、病死率增高等不良结局发生。早期床旁开展重症康复技术在改善患者预后、提高生活质量和促进回归正常生活等方面均显示出了有效性。本章主要介绍护理中常用的重症康复技术。

第一节 概 述

一、重症康复的概念及目的

重症康复（intensive care rehabilitation，ICR）是在康复医学、重症医学及护理学等多学科合作下开展的综合性干预，是在保证医疗安全的前提下对患者病情进行充分评估后所开展的一系列康复技术及手段。重症康复的目的可归纳为：

1．维持躯体、四肢的良好体位，预防关节僵硬变形和肢体痉挛，最大限度地恢复患者躯体功能。

2．减少肌肉萎缩、增加肌肉力量，提高患者功能性运动能力，预防深静脉血栓形成。

3．改善呼吸功能，减少患者对机械通气的依赖，促进痰液排出，改善肺通气、顺应性和通气 / 血流比值，减少呼吸阻力和呼吸做功，预防肺不张。

4．促进患者精神及认知功能改善，降低谵妄发生率。

二、重症康复的基本原则

1．早期开展　重症康复应在患者进入监护室后尽早开展，根据患者的疾病、神志、是否机械通气等制定个体化康复计划。

2．安全实施　明确重症康复介入及暂停时机，关注患者康复治疗反应。

3．目标导向　康复实施前应综合评估患者，制定预期目标和治疗计划。实施过程中应以预期目标为导向，治疗循序渐进，并进行阶段性总结及调整。

4．多学科合作　重症康复团队应由ICU医师、护士、康复医师、康复治疗师、营养师、心理治疗师等多学科人员组建。护士不仅是团队中的评估者、治疗执行者，更应成为协调交流者及情感支持者。

三、重症康复的分类及基本方法

根据重症康复介入的手段，可以分为预防性康复、被动性康复、主动性康复三大类。

（一）预防性康复

1．康复特点　不需要患者主动参与，能量消耗低，是最安全的康复方法。

2．适用人群　适用于昏迷、气管切开及不能主动参与康复的患者。

3．康复方法　包括：①维持患者肢体处于生理姿势，预防肢体痉挛、畸形；②定时翻身，预防压疮；③定时体位管理及肺部排痰护理，预防反流及误吸、坠积性肺炎等；④利用各类智能化康复设备诱导肌肉收缩，预防肌肉萎缩、深静脉血栓形成。

（二）被动性康复

1．康复特点　通过康复设备带动患者完成肢体关节活动、肌肉收缩运动，不需要患者主动参与，不增加患者体能消耗，治疗安全。

2．适用人群　适用于昏迷患者，或清醒但不能主动活动的患者。

3．康复方法　包括智能性踏车、神经肌肉电刺激、非侵入性脑刺激技术（如经颅磁刺激、经颅直流电刺激）等。

（三）主动性康复

1．康复特点　患者主动参与功能锻炼及运动，需要消耗一定体能，在安全的前提下应循序渐进地开展。

2．适用人群　适用于清醒可以配合活动的患者。

3．康复方法　包括外科手术后的四肢活动、脑卒中偏瘫患者的健侧肢体主动活动、主动循环呼吸技术等。

随堂测 28-1

第二节　体位管理

案例 28-1

患者，女性，72岁。左侧丘脑出血急性期。查体：右侧肢体肌力0级，左侧肢体肌力3级。

请回答：

1．如何对该患者实施体位管理？

2．实施体位管理期间的注意事项有哪些？

体位管理是指根据患者治疗、护理需要所采取并保持身体姿势和位置的治疗技术，是重症康复技术中的重要组成部分。护士应根据患者疾病特点，协助并指导患者摆放正确、舒适的体位。

一、体位管理的目的

在具体的体位管理中，依据不同的康复目的及患者情况，体位管理有以下四种目的。

1．维持躯干、肢体在生理性体位，预防或减轻痉挛、畸形等。

2．促进肌肉、关节处于功能活动状态，预防关节挛缩、肌肉萎缩。

3．改善肺通气和通气/血流比值，促进痰液分泌物引流及排出。

4．定时变换体位，预防压疮发生。

二、常用体位

（一）良肢位

良肢位又称抗痉挛体位，是为了保持肢体的良好功能而采取的一种体位。实施良肢位摆放可以对抗患者患肢痉挛问题，预防关节挛缩、半脱位和周围软组织损伤等的发生，常见良肢位如下。

1．仰卧位

（1）体位特点：即面部朝上的卧位。此体位可引起上肢屈肌和下肢伸肌肌张力增高，也易使偏瘫下肢外旋、足趾受压及足下垂。临床护理中应尽量缩短使用仰卧位的时间，通常与其他体位交替使用。

（2）体位摆放：仰卧位时患者头部软枕不宜太高。患侧肩胛下可垫一软枕使肩部上抬前挺，患侧上肢伸展、手心向下放置于枕头上。患侧臀部、大腿外侧垫一软枕支撑整个大腿外侧，膝关节屈曲，足部避免被褥压迫（图 28-1）。

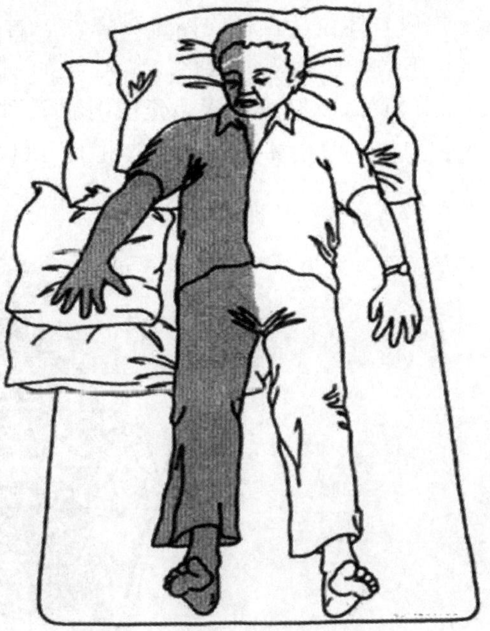

图 28-1　良肢位摆放（仰卧位）

2．患侧卧位

（1）体位特点：即患侧肢体在下方、健侧肢体在上方的侧卧位。这种体位可以抑制上肢屈肌痉挛和下肢伸肌痉挛，促进患肢感觉功能恢复，也利于自由活动健侧肢体，是脑卒中偏瘫患者的首选体位。

（2）体位摆放：患侧卧位时，患者头下垫 10～12 cm 高的软枕，躯干稍向后旋转，后背用枕头支撑。患臂前伸，与躯干夹角大于 90°，前臂外旋，手指伸展，掌心向上。患侧髋关节微微后伸，膝关节略屈曲，踝关节屈曲 90° 防止足下垂。健侧上肢放在身上或身后软枕上，健侧下肢屈髋屈膝，腿下放一软枕支撑（图 28-2）。

3．健侧卧位

（1）体位特点：即健侧肢体在下方，患侧肢体在上方的侧卧位。此体位避免了患侧肩关节直接受压引起的关节损伤，但限制了健侧肢体的主动活动。

（2）体位摆放：健侧卧位时患者头下给予合适软枕，胸前放一软枕。患肩前屈 90°～100°，肘关节伸展，腕、指关节伸展放在软枕上，掌心向下。健侧肢体自然放置，患侧髋、膝关节自然屈曲并置于体前另一软枕上（图 28-3）。

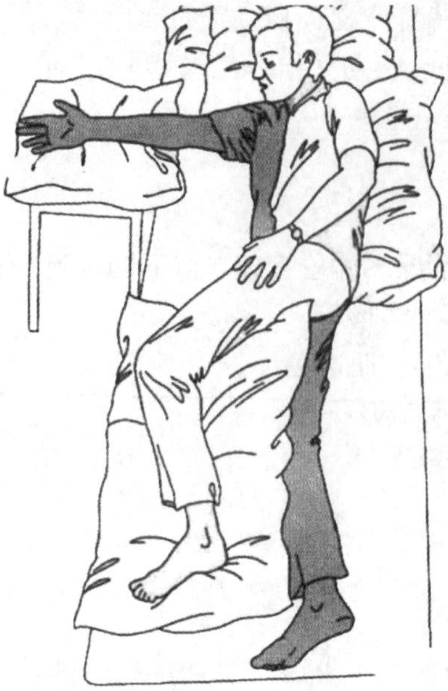

图 28-2　良肢位摆放（患侧卧位）

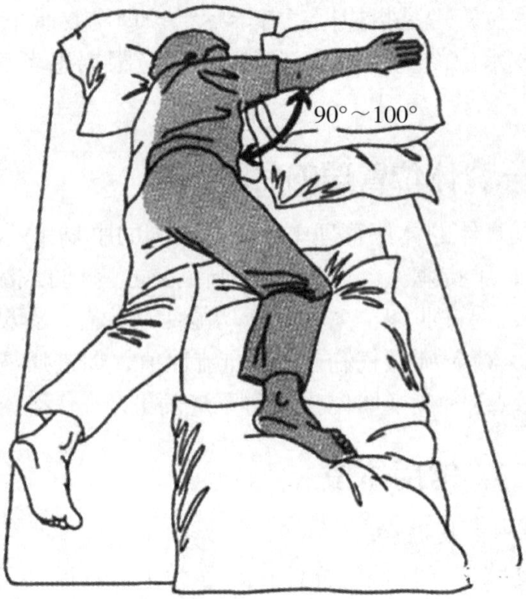

图 28-3　良肢位摆放（健侧卧位）

4．床上坐位

（1）体位特点：此体位难以使患者躯干保持端正，容易出现半卧位姿势而助长躯干屈曲、激化下肢伸肌痉挛，因此，在无支持的情况下应尽量避免此种体位。

（2）体位摆放：床上坐位时患者背后应给予多个软枕确保脊柱伸展，髋关节保持近于直角，患侧上肢抬高并放置于软枕上（图 28-4）。

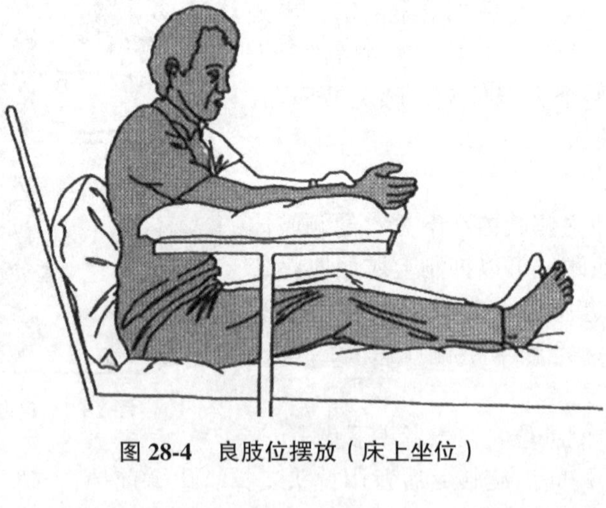

图 28-4　良肢位摆放（床上坐位）

（二）功能位

功能位是使肢体发挥最大功能的位置，功能位维护有利于患者康复后正常进行日常生活活动，如进食、穿衣、行走等。

1．上肢功能位　肩关节屈曲、外展，肘关节屈曲 90°，前臂中立位，腕关节背伸 30° ~ 45°，各掌指关节和指间关节稍屈曲，拇指处于对掌位（掌指关节半屈曲，指间关节轻微屈曲）。

2．下肢功能位　下肢髋部伸直，无内收、外旋，膝关节稍屈曲 20° ~ 30°，踝处于 90° 中间位。

（三）俯卧位

俯卧位是患者俯卧，两臂屈曲放于头部两侧，两腿伸直，胸下、髋部及踝部各放一软枕，头偏向一侧。俯卧位通气可促进急性呼吸窘迫综合征患者背侧塌陷肺泡复张、增加功能残气量、改善通气和血流灌注。此外，还有利于痰液引流、降低肺血管阻力及增加心输出量。临床护理时应做好俯卧位患者的生命体征监测、管道管理、气道护理及皮肤护理等，预防误吸、面部水肿及压疮、管路滑脱等风险发生。

（四）站立位

重症患者病情稳定后使用直立床站立，可预防坠积性肺炎、压疮、尿路感染、骨质疏松及下肢肌萎缩等的发生，是维持脊柱、骨盆及下肢应力负荷的有效手段。临床护理时应注意患者血压、心率等体征监测，预防直立性低血压、脑缺血等的发生。

随堂测 28-2

三、注意事项

1．保证患者的舒适与安全。

2．保护受压部位，预防压疮发生。

3．注意维持患者呼吸、循环相对稳定。

4．不过度牵拉肢体，防止神经、肌肉损伤及关节脱位。

5．保护患者隐私，不过度暴露患者身体。

6．体位摆放完成、变化、恢复时应仔细复查。

第三节 气道廓清技术

案例 28-2

患者，男，76岁。慢性阻塞性肺疾病急性加重期、肺部感染。入院后给予气管插管及机械通气5 d。查体：神志清楚，查体配合，呼吸机辅助通气，双肺呼吸音低，右下肺可闻及痰鸣音。

请回答：

1．如何对该患者实施气道廓清技术？

2．实施气道廓清技术的注意事项有哪些？

重症患者由于感染、镇静和镇痛药物应用及获得性衰弱等病理因素存在，常引起呼吸道黏液分泌量明显增多、咳嗽能力下降或丧失，导致分泌物潴留、气道阻塞和感染加重。气道廓清技术是运用物理或机械方式促使患者气道分泌物松动和有效咳嗽、咳痰，减轻和控制与其相关并发症的系列措施的总称。

一、适应证

（一）气道相关性疾病

1．疾病特点 气道黏液高分泌，大量分泌物蓄积导致气道阻塞、气流受限。此外，炎症反应降低纤毛清除功能及损伤肺泡表面活性物质，引起气道反复感染、阻塞和重塑，形成恶性循环。

2．常见疾病　慢性阻塞性肺疾病、哮喘、支气管扩张等慢性气道疾病。

（二）呼吸道感染性疾病

1．疾病特点　多与黏液生成、纤毛功能受损、人工气道抑制咳嗽反射、呼吸肌衰弱而降低咳嗽效率等因素相关。

2．常见疾病　呼吸道细菌、病毒等感染急性期患者。

（三）神经及肌肉疾病

1．疾病特点　吸气肌无力引起肺容积减少，呼气肌无力降低咳嗽效率，无效咳嗽增加了误吸、气道阻塞和肺部感染等发生风险。

2．常见疾病　脊髓损伤、吉兰 - 巴雷综合征、重症肌无力、肌营养不良症、多发性神经病等。

（四）外科手术

1．疾病特点　手术引起患者肺容积减少、膈肌活动受限、纤毛运动受损、畏惧咳嗽等。

2．常见疾病　胸部手术、腹部手术、神经系统开颅术等。

二、常用方法

（一）体位引流

体位引流（postural drainage）是将病变位置于高处、使引流支气管的开口方向向下，通过体位变化，在重力作用下将病变肺段的分泌物移动到大气道从而被清除。

1．适应证　①年老体弱、久病体虚、术后或创伤性疼痛等原因，不能有效咳出气道分泌物；②慢性阻塞性肺疾病、肺纤维化、神经肌肉疾病等患者发生急性呼吸道感染，无力排出气道分泌物；③支气管扩张、囊性肺纤维化或肺脓肿等患者因结构异常而引起气道分泌物聚集，长期无法排出。

2．禁忌证　①不稳定的头颈部损伤、活动性出血伴血流动力学不稳定者绝对禁忌；②呼吸急促的患者可能无法耐受特殊体位（头低位）。

3．具体步骤

（1）治疗前准备：向患者解释体位引流的目的、方法以及配合方法，消除紧张情绪；做好体位引流用物准备。

（2）确定痰液潴留的部位：借助胸部听诊及胸部 CT 或 X 线片等判定痰液潴留部位。

（3）摆放体位：根据痰液潴留部位，将患者置于正确引流体位，即病变部位位于高处，引流支气管的开口向下。

（4）治疗频次：每个引流体位保持 3 ～ 15 min，每天 3 次或按需进行。如有多个部位需要引流，每次引流总时间不要超过 30 ～ 45 min。

4．注意事项

（1）体位引流应配合气道湿化、雾化吸入、胸部扩张练习、呼吸控制等措施增加疗效。

（2）体位引流时应联合叩击、振动、气道内吸引等气道廓清技术有效促进痰液排出。

（3）餐后不宜立即进行体位引流，可能发生胃食管反流、恶心和呕吐等并发症，应在餐后 1 ～ 2 h 或饭前 1 h 进行。

（4）引流时注意观察患者的生命体征变化，预防气道分泌物阻塞、窒息等发生。

（二）有效咳嗽训练

有效咳嗽是人体防御和保护性的反射动作，可以帮助呼吸道清除外界侵入的异物和过多的分泌物，起到清洁和保护呼吸道的作用。

1．适应证　适用于神志清醒、一般状况良好且能够配合的患者。

2．禁忌证　无绝对禁忌。

3．具体步骤

（1）治疗前准备：向患者解释有效咳嗽的目的、方法及配合方法，消除紧张情绪。

（2）治疗方法：患者取舒适坐位，先进行深而慢地呼吸 5 ～ 6 次，深吸气至膈肌完全下降。屏气 3 ～ 5 s，继而缩唇，缓慢地通过口腔将肺内气体呼出，再深吸气屏气 3 ～ 5 s。身体前倾，进行 2 ～ 3 次短促而有力的咳嗽，咳嗽的同时收缩腹肌或用手按压上腹部，帮助痰液咳出。

（3）治疗频次：每次 10 ～ 15 min，每天 3 次或按需进行。

4．注意事项

（1）咳嗽训练不宜长时间进行，可在早晨起床后、晚上睡觉前进行。

（2）餐后不宜立即进行咳嗽训练，可能发生胃食管反流、恶心和呕吐等。

（3）训练时注意观察患者生命体征变化，预防气道分泌物阻塞、窒息。

（三）辅助咳嗽技术

辅助咳嗽技术（assisted cough techniques）是模拟正常的咳嗽机制，增加咳嗽峰流量，用于呼气肌力量下降患者的人工辅助技术。

1．适应证　适用于神志清醒、一般状况良好且能够配合的患者。

2．禁忌证　①腹腔高压患者禁忌；②对肋骨外侧边缘和上腹部施加压力有风险的患者不宜使用。

3．具体步骤

（1）治疗前准备：向患者解释辅助咳嗽的目的、方法及配合方法，消除紧张情绪。

（2）治疗方法：患者取仰卧位或坐位（背靠椅子），操作者手置于患者肋骨下角处，嘱深吸气并尽量屏住呼吸，在用力呼气同时由外部对患者胸部或上腹部施压帮助快速呼气，从而引起咳嗽。

（3）治疗频次：每天 3 次或按需进行。

4．注意事项　同有效咳嗽训练。

（四）叩击和振动

用有节奏的手法手动叩击（percussion）或振动（vibration）胸壁，以松动气道分泌物，促进排出。

1．适应证　适用于气道黏液高分泌相关疾病的患者。

2．禁忌证　①胸壁不稳定；②不稳定的深静脉血栓或肺动脉栓塞；③未经引流的气胸；④血流动力学不稳定；⑤胸部外伤或近期外科术后；⑥可疑或存在活动性咯血。

3．具体步骤

（1）治疗前准备：向患者解释目的、方法，消除紧张情绪，备好吸痰用物。

（2）治疗方法：叩击时，操作者五指并拢，掌指关节弯曲，掌心空虚呈杯状，利用腕关节力量由外向内、由下向上有节奏地快速叩击患者背部，叩击频率 120 ～ 180 次 / 分，力量强弱以患者能承受为宜，每个部位叩击 2 ～ 5 min，叩击与体位引流相结合可使排痰效果更佳。振动时，操作者应双手放置于外胸壁，靠操作者肩部和手臂肌肉用力，在患者呼气的同时进行振动，促进分泌物排出。

（3）治疗频次：依据气道分泌物量，每天 3 ～ 4 次或按需进行。

4．注意事项

（1）叩击时，按支气管走向由外周向中央叩击，避免叩击创伤或外科手术部位，避开乳房、心脏及骨突起（如锁骨、椎骨）。

（2）餐后不宜立即进行叩击，应在餐后 2 h、餐前 30 min 或雾化后进行。

（3）叩击拍打的频率、力度视患者年龄、体质、病情而定，注意观察患者生命体征的变化，如出现呼吸困难及发绀，应立即停止并采取相应措施。

（五）高频胸壁振荡

高频胸壁振荡（high-frequency chest wall oscillation）指通过可充气背心，给患者外胸壁提供高频和小容量的气体脉冲，促使分泌物松解、肺部周边细末支气管的分泌物向大气道移动，从而清除分泌物。

1．适应证　同叩击和振动。

2．禁忌证　同叩击和振动。

3．具体步骤

（1）治疗前准备：向患者解释治疗目的及方法，消除紧张情绪，备好吸痰用物。

（2）治疗方法：穿合适型号的可充气背心，根据患者耐受性设置频率、强度。临床常用振荡频率为 10 ～ 12 Hz，治疗时间为 15 min。

（3）治疗频次：依据气道分泌物量，每天 3 ～ 4 次或按需进行。

4．注意事项

（1）胸部振荡排痰时，应注意预防留置导尿管、胸腔引流管等管路滑脱。

（2）餐后不宜立即进行，可能发生胃食管反流、恶心和呕吐等，应在餐后 2 h、餐前 30 min 或雾化后进行。

（3）胸部振荡的频率、时间视患者的年龄、体质、病情而定，注意观察患者生命体征变化，如出现呼吸困难及发绀应立即停止并采取措施。

随堂测 28-3

科研小提示

重症患者气道管理除气道廓清技术外，还涉及气道湿化、雾化等方面。从气道湿化、气道雾化、振动排痰、辅助咳痰到人工吸痰等全方位的护理评估及干预，已被临床实践证实是有效的人工气道管理方法。集束化气道护理方案一旦整合，将成为重症监护室中无价的工具。

三、注意事项

1．多学科合作，保证安全实施。

2．依据病史、症状、查体、实验室检查等综合评估患者，制定预期目标和治疗计划。

3．注意管线放置在位，保证正常功能。

4．治疗前后注意观察患者生命体征变化及治疗反应。

5．治疗应循序渐进。

6．治疗期间应注意职业防护，防治交叉感染。

小　结

本章概述性地介绍了重症康复的目的、基本原则与方法。体位管理是危重症患者日常护理工作中的基础问题，应全面认识体位管理的目的、良肢位、功能位、俯卧位等体位的特点及摆放要点，规范基础体位护理工作。重症患者的气道分泌物清除是床旁护理的重点与难点，掌握常用气道廓清技术的适用范围及治疗要点，旨在提升气道护理管理质量，逐步将康复治疗融入重症护理日常工作。

思考题

1．简述重症康复的基本方法。

2．脑卒中患者患侧卧位的摆放要点是什么？

3．患者，女性，69岁，主因“咳嗽、咳痰、发热5 d，呼吸困难6 h”入院。既往否认高血压、糖尿病病史。患者于5 d前受凉后出现咳嗽，咳中量黄脓痰，咳痰无力，伴畏寒、发热，监测体温38～39 ℃，自服阿奇霉素治疗，症状无改善。6 h前用力咳嗽后出现呼吸困难、全身大汗，呈进行性加重，家属立即送入医院。查体：意识淡漠，未吸氧状态下SpO_2 81%，鼻导管吸氧（5 L/min）后升至90%，呼吸40次/分，血压90/55 mmHg，两肺听诊广泛痰鸣音，四肢湿冷。立即给予气管插管、呼吸机辅助通气及抗感染、补液治疗，肺部CT提示右肺下叶实变、右侧胸腔少量积液。床旁护理时气道内可吸出中量Ⅲ度黄黏痰。

请回答：

（1）针对该患者，床旁可选择哪些气道廓清技术？

（2）该患者实施气道廓清技术时的注意事项有哪些？

（冯　涛）

主要参考文献

[1] 李文涛，张海燕．急危重症护理学［M］．2 版．北京：北京大学医学出版社，2016.

[2] 张波，桂莉．急危重症护理学［M］．4 版．北京：人民卫生出版社，2017.

[3] 桂莉，金静芬．急危重症护理学［M］．5 版．北京：人民卫生出版社，2022.

[4] 中国医药教育协会急诊医学专业委员会，中华医学会北京心血管病学分会青年委员会．中国骨髓腔内输液通路临床应用专家共识［J］．中国急救医学，2019，39（7）：620-624.

[5] 张文武．急诊内科学［M］．4 版．北京：人民卫生出版社，2017.

[6] Ciottone．灾难医学（第 2 版）［M］．侯世科，樊毫军，译．北京：人民卫生出版社，2018.

[7] 中国医药教育协会急诊医学专业委员会，中华医学会北京心血管病学分会青年委员会．中国骨髓腔内输液通路临床应用专家共识［J］．中国急救医学，2019，39（7）：620-624.

[8] 中国医师协会内镜医师分会消化内镜专业委员会．急性非静脉曲张性上消化道出血诊治指南［J］．中华医学杂志，2019，99（8）：571-578.

[9] 中国医师协会急诊医师分会，中华医学会急诊医学分会，全军急救医学专业委员会，等．急性上消化道出血急诊诊治流程专家共识［J］．中国急救医学，2021，41（1）:1-10.

[10] 中国研究型医院学会出血专业委员会，中国出血中心联盟．致命性大出血急救护理专家共识（2019）［J］．介入放射学杂志，2020，29（3）：221-227.

[11] 国家卫生健康委脑卒中防治专家委员会．脑卒中院前急救诊疗指导规范［J]. 中华医学杂志，2018，98（39）：3138-3147.

[12] 中华医学会急诊医学分会，中国医疗保健国际交流促进会胸痛分会．急性胸痛急诊诊疗专家共识［J］．中华急诊医学杂志，2019，28（4）：413-420.

[13] 张重阳，李立艳，王立祥，等．中国淹溺性心脏停搏心肺复苏专家共识［J]. 中华危重病急救医学，2020，29（8）：1032-1045.

[14] Schmidt A C，Sempsrott J R，Hawkins S C，et al．Wilderness medical society clinical practice guidelines for the treatment and prevention of drowning：2019 update［J］. Wilderness Environ Med，2019，30（4）：70-86.

[15] 全军热射病防治专家组，热射病急诊诊断与治疗专家共识组．热射病急诊诊断与治疗专家共识（2021 版）［J］．中华急诊医学杂志，2021，30（11）：1290-1299.

[16] 中国医师协会急诊医师分会．急性有机磷农药中毒诊治临床专家共识（2016）［J］．中国急救医学，2016，36（12）：1057-1065.

[17] 中国医师协会神经内科医师分会脑与脊髓损害专业委员会．CO 中毒迟发性脑病诊断与治疗中国专家共识［J］．中国神经免疫学和神经病学杂志，2021，28（3）：173-179.

[18] 孙仁华，江荣林，黄曼，等．重症患者早期肠内营养临床实践专家共识［J]. 中华危重病急救医学，2018，30（8）：715-721.

[19] 米元元，黄海燕，尚游，等．中国危重症患者肠内营养支持常见并发症预防管理专家共识（2021 版）［J］．中华危重病急救医学，2021，33（8）：897-912.

[20] 詹庆元，解立新．中国呼吸危重症患者营养支持治疗专家共识［J］．中华医学杂志，2020，8：573-585.
[21] 国家卫生健康委员会脑损伤质控评价中心，中华医学会神经病学分会神经重症协作组，中国医师协会神经内科医师分会神经重症专业委员会．脑死亡判定标准与操作规范：专家补充意见（2021）［J］．中华医学杂志，2021，101（23）：1758-1765.
[22] 中华医学会消化病学分会胃肠动力学组，大中华区消化动力联盟．食管动态反流监测临床操作指南（成人）［J］．中华消化杂志，2021，41（3）：149-158.
[23] 周建新，席修明．机械通气与呼吸治疗［M］．北京：人民卫生出版社，2017.
[24] 张翔宇．机械通气手册［M］．北京：人民卫生出版社，2017.
[25] 葛慧青，代冰．高流量氧疗实用手册［M］．沈阳：辽宁科学技术出版社，2018.
[26] 急诊氧气治疗专家共识组．急诊氧气治疗专家共识［J］．中华急诊医学杂志，2018，27（4）：355-360.
[27] 朱蕾，钮善福．机械通气［M］．4 版．上海：上海科学技术出版社，2021.
[28] 张新超，钱传云，张劲农，等．无创正压通气临床实践专家共识（2018）［J］．中华急诊医学杂志，2019，28（1）：14-24.
[29] 吕静，卢根娣．急救护理学［M］．11 版．北京：中国中医药出版社，2021.
[30] 血液净化急诊临床应用专家共识组．血液净化急诊临床应用专家共识［J］．中华急诊医学杂志，2017，26（1）：24-36.
[31] 王欣然，贾建国．CRRT 实践操作教程［M］．2 版，北京：人民军医出版社，2015.
[32] 中国医师协会体外生命支持专业委员会．成人体外膜肺氧合循环辅助专家共识［J］．中华重症医学电子杂志，2018，4（2）:114-122.
[33] Guglin M，Zucker M J，Bazan V M，et al．Venoarterial ECMO for adults：JACC Scientific Expert Panel［J］．J Am Coll Cardiol，2019，73（6）：698-716.
[34] 杨晓龙，邱卓英，邱服冰，等．基于 WHO-FICs 的重症患者活动康复：Scoping 综述［J］．中国康复理论与实践，2021，27（4）：373-384.
[35] 中国病理生理危重病学会呼吸治疗学组．重症病人气道廓清技术专家共识［J］．中华重症医学电子杂志（网络版），2020，6（3）：272-282.

中英文专业词汇索引

H

J

K

L

X

Y

Z